· 医学影像技术培训丛书 ·

医学影像诊断学

常利芳　樊　智　薛艳青　主编

中国纺织出版社有限公司

图书在版编目（CIP）数据

医学影像诊断学／常利芳，樊智，薛艳青主编.--
北京：中国纺织出版社有限公司，2023.6
（医学影像技术培训丛书）
ISBN 978-7-5229-0613-3

Ⅰ.①医… Ⅱ.①常…②樊…③薛… Ⅲ.①影像诊
断-教材 Ⅳ.①R445

中国国家版本馆CIP数据核字（2023）第091719号

责任编辑：傅保娣　　责任校对：高　涵　　责任印制：王艳丽

中国纺织出版社有限公司出版发行
地址：北京市朝阳区百子湾东里A407号楼　邮政编码：100124
销售电话：010—67004422　传真：010—87155801
http://www.c-textilep.com
中国纺织出版社天猫旗舰店
官方微博 http://weibo.com/2119887771
三河市宏盛印务有限公司印刷　各地新华书店经销
2023年6月第1版第1次印刷
开本：787×1092　1/16　印张：26.5
字数：610千字　定价：138.00元

主 编 简 介

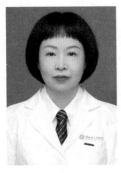

常利芳，女，1977年出生，毕业于长治医学院医学影像学专业，本科学历。现就职于晋城市人民医院医学影像科，主治医师。从事影像诊断工作20余年，对各种常见病、多发病的影像学检查技术与诊断有丰富的经验。参编著作1部。

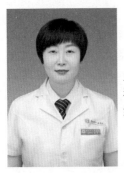

樊智，女，1981年出生，毕业于山西医科大学医学影像与核医学系超声专业，硕士研究生。现就职于晋城市人民医院超声医学科，副主任医师。从事超声科临床工作10余年，对各种常见病、多发病的普通超声及超声造影诊断有丰富的经验及见解。

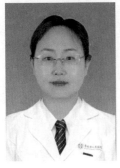

薛艳青，女，1976年出生，毕业于长治医学院医学影像学专业，本科学历，副主任医师。晋城市女医师协会委员。曾于河南省郑州大学第一附属医院及广东省中山大学第六附属医院放射科进修和学习。对影像科各种常见病、多发病的诊断与治疗有丰富经验。对X线普放疾病的诊断、消化系统便秘的功能性和器质性病变的检查和诊断、乳腺影像诊断、肌骨系统病变诊断有着独到的见解。尤其擅长X线摄影下乳腺金属导丝定位技术及普放的一些特殊检查项目诊断和治疗。曾在国家级期刊发表相关论文，参编著作1部。

编　委　会

常利芳　晋城市人民医院

樊　智　晋城市人民医院

薛艳青　晋城市人民医院

前　言

随着医学科学技术的不断进步，高端医学影像设备越来越多地在临床得到应用和推广，促进了医学影像技术向更科学、更严谨的专业化方向发展。近年来，一些新的检查技术和诊断方法不断涌现，人们对疾病的认识水平也不断提高，医学影像诊断在临床上的价值越来越重要。因此，为适应医学影像技术专业教育和人才培养的需求，特组织编写了《医学影像诊断学》。

本教材在编写过程中，注重理论与实践相结合。主要对中枢神经系统、呼吸系统、循环系统、消化系统、泌尿系统、生殖系统及乳腺、骨骼肌肉系统常见疾病的 X 线、CT、磁共振和超声诊断等进行了详细的阐述。在编写内容上，删除少见、少用技术和少见病种的叙述，增加病种新概念、分类和知识的介绍，把疾病的临床与病理特点、影像学表现以及各影像技术的优势有机结合，使学生在全面获取专业技术知识的基础上，综合分析和应用的能力也能够得到切实提高。

本教材编写具体分工如下：主编常利芳（第一章，第三章，第五章），共计 20 余万字；主编樊智（第四章第一至四节，第六章），共计 20 余万字；主编薛艳青（第二章，第四章第五节，第七章），共计 20 余万字。

本教材在编写过程中，编者们付出了巨大努力。但由于编写时间有限，疏漏或不足之处在所难免，恳请各位专家、医学界同仁批评指正，以便今后再版时修正完善。

编者

2023 年 2 月

目　　录

第一章　中枢神经系统

第一节　检查技术

一、X线检查

（一）颅脑X线检查

1. 头颅平片

临床上很少应用，主要用于检查颅骨骨折和颅骨肿瘤。常规摄取后前位和侧位片，必要时加摄切线位片。

2. 脑血管造影

通常用DSA技术，包括颈动脉造影和椎动脉造影。主要用于评估脑血管疾病，如颅内动脉瘤，动、静脉畸形等；也常作为CTA检查的补充方法，并为脑血管疾病诊断的金标准。此外，脑血管造影也是脑血管疾病介入治疗的组成部分。

（二）脊髓X线检查

1. 脊椎平片

主要用于检查脊椎本身病变和椎管内病变引起的一些改变，其中包括骨质改变以及椎间隙、骨性椎管径线和椎间孔大小的改变。常规摄取脊椎正、侧位片，观察椎间孔时需摄斜位片。

2. 脊髓血管造影

用于检查椎管内血管畸形，并为诊断的金标准，还可进行介入治疗。

二、CT检查

（一）颅脑CT检查

1. CT平扫

CT平扫为颅脑疾病的常规检查方法，其中部分疾病，如急性颅脑创伤、急性脑出血和先天性脑发育畸形等，CT平扫检查常可明确诊断。

2. CT增强检查

CT平扫发现颅内病变时，多需行CT增强检查，并依临床拟诊疾病和平扫检查表现，采用不同的增强检查方法。

（1）CT增强检查：是大多数颅脑疾病，如肿瘤性、血管性、感染性病变等常用的增强方法，依据病变的强化程度和方式,多可明确诊断。

(2)CTA 检查:主要用于脑血管疾病检查,可以发现和诊断脑动脉主干及主要分支狭窄和闭塞、颅内动脉瘤和动、静脉畸形等。由于 CTA 检查的安全性高、成像质量佳,已部分取代了有创性 DSA 检查。

(3)CT 灌注检查:可以反映脑实质微循环和血流灌注情况。主要用于检查急性脑缺血,此外,对于脑肿瘤病理级别的评估、肿瘤治疗后改变与复发的鉴别等也有一定价值。

3. 图像后处理技术

运用 MSCT 获得的容积数据,可行多种 CT 图像后处理,如行冠状位、矢状位乃至任意方位的多层面重组,以更清楚地显示病变的空间位置,应用最大密度投影(MIP)可更好地发现颅内动脉瘤及其与载瘤动脉的关系等。

(二)脊髓 CT 检查

1. CT 平扫

常作为椎管病变的初查方法。用于评估脊椎骨质改变和椎间盘病变,且明显优于脊椎平片;可准确测量骨性椎管各径线和截面积;可显示椎管旁软组织异常。然而,CT 平扫对检查原发并局限于椎管内的病变价值有限。常规行横断位扫描,需分别用软组织窗和骨窗观察,应用多平面重组和 SSD 等后处理技术,能更直观地显示上述各种改变。

2. CT 增强检查

CT 增强检查较少应用。CTA 检查对发现椎管内血管畸形有较高价值。

三、MRI 检查

(一)颅脑 MRI 检查

1. MRI 普通检查

普通 MRI 检查需常规进行,包括横断位 T_1WI 和 T_2WI 检查,必要时加行冠状位和(或)矢状位成像。其中,T_1WI 像显示解剖结构较好,T_2WI 像则对发现病变较为敏感。对于较小病灶,如垂体微腺瘤、局限于内耳道内的听神经瘤等,则需用高分辨力薄层检查。

2.MRI 特殊检查

(1)水抑制 T_2WI(FLAIR)检查:能够敏感地检出 T_2WI 上难以发现的脑室旁和脑沟、脑池旁的脑实质病灶。

(2)脂肪抑制技术:主要用于检查和诊断颅内含有脂肪组织的病变,例如胼胝体脂肪瘤、松果体区畸胎瘤等。

(3)磁敏感加权成像(SWI)检查:用于常规 CT 和 MRI 检查均不能发现的弥散性轴索损伤所致的小灶性出血以及脑内的小静脉异常等的检查。

3. MRI 增强检查

其应用指征:普通检查发现异常,但难以确定病灶的具体大小、数目和性质;临床高度疑为颅内疾病,而普通检查未发现明确异常。

4. MR 血管成像(MRA)检查

MRA 检查可用于检查脑血管疾病,但显示效果通常不及 CTA 检查。

5. ^1H 磁共振波谱(^1H – MRS)检查

通过分析病变组织内代谢物的改变,有助于颅内病变尤其是肿瘤性病变的诊断与鉴别诊断。

6. 功能性 MR(fMRI)检查

fMRI 检查能够反映疾病所导致的脑功能性改变,以此达到病变诊断与鉴别诊断之目的。同时,fMRI 也是精神影像学这一新的学科分支的重要检查方法。

(1)扩散加权成像(DWI)和扩散张量成像(DTI)检查:DWI 主要用于急性脑梗死的早期诊断、脑肿瘤的诊断与鉴别诊断及其病理级别的评估等;DTI 的脑白质纤维束成像能够显示正常脑白质纤维束的走向和结构的完整性,以及病变所致的脑白质纤维束受压、移位或破坏、中断,对病变的诊断、治疗及预后评估均具有重要价值。

(2)灌注加权成像(PWI)检查:主要用于脑缺血性疾病检查,并对评估急性脑梗死的缺血性半暗带有一定价值;此外,还可用于常见的星形细胞肿瘤的诊断、鉴别诊断及病理级别的评估。

(3)脑功能定位检查:是利用血氧水平依赖(BOLD)原理对脑皮质功能区进行定位,主要用于脑外科术前方案制订,以避免损伤重要功能脑区,此外也用于术前癫痫灶的定位。

(二)脊髓 MRI 检查

MRI 是椎管内包括脊髓各类疾病的首选和主要影像检查技术。

1. MRI 普通检查

普通 MRI 检查为椎管内病变的常规检查方法,能够敏感地检出病变;检查以矢状位 T_1WI 和 T_2WI 为主,可全面观察脊髓及其周围结构,必要时辅以横断位、冠状位检查。脂肪抑制 T_1WI 和 T_2WI 检查偶用,可检查和诊断椎管内含有脂肪组织的病变。

2. MRI 增强检查

增强 MRI 检查临床常用,有助于脊髓和其他椎管内病变的诊断与鉴别诊断。

3. MRA 检查

MRA 检查用于发现和诊断椎管内血管畸形。

4. MR 脊髓成像(MRM)

MRM 较少应用,对椎管内病变的定位有一定帮助。

(常利芳)

第二节　正常影像表现

一、正常颅脑表现

(一)X 线平片

头颅平片常规投照后前位和侧位。

1. 头颅大小与形状

头颅大小与形状与生长发育有关。

2. 颅骨骨质密度与结构

成人颅骨分为内板、外板和板障。内、外板为密质骨,呈线状致密影;其间板障呈细颗粒状低密度影。额顶和枕骨粗隆部的颅板较厚,以外板为著,而颞骨、枕骨鳞部及额骨垂直部较薄。

3. 颅缝与囟门

在颅骨发育过程中,膜性基质可分化出额骨、顶骨、颞骨、枕骨多个化骨核,其间的间隙小者为缝,大者为囟。新生儿有 6 个囟门,居顶骨四角,在顶骨中线者分别称为前、后囟门,在两侧下外方者称前、后外侧囟门。囟门在 X 线平片上表现为边缘清楚的透亮区,而颅缝为透亮线影。

在后前位片上,矢状缝位于颅骨中线;人字缝由其后端向两下外侧走行;颞鳞缝呈短线状,由外上斜向内下;冠状缝在此位置显示不清。在侧位片上,冠状缝和人字缝呈上、下方向走行(图 1-1)。有时在人字缝顶端,枕骨与顶骨可出现轻度重叠或分离,勿误认为骨折。颅缝在颅外板多呈锯齿状,内板较平直。新生儿颅缝宽约 1mm,不同颅缝开始闭合的时间不同,闭合速度因人而异。闭合后的颅缝边缘硬化为正常表现,但在儿童颅缝周围出现硬化多为提前闭合征象。

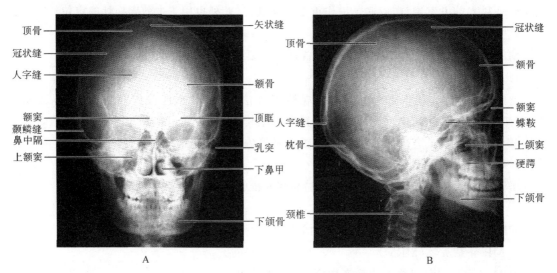

图 1-1 正常颅骨 X 线平片

注 A.后前位片;B.侧位片。

4. 颅壁压迹

①脑回压迹:脑回压迫颅骨内板,使局部骨质变薄,表现为圆形或卵圆形的密度减低区。在囟门闭合前后,脑组织发育较快,脑回压迹较为明显;成人压迹浅,数目少。②脑膜中动脉压迹:脑膜中动脉压迫颅骨内板,表现为条状透亮影,起于颅中窝,走行较直,易与线形骨折相混淆。③蛛网膜颗粒压迹:蛛网膜颗粒压迫颅骨内板,表现为边缘锐利且不规则的密度减低区,多位于矢状窦两旁的额、顶骨,直径常为 0.5～1.0cm,但有时可达数厘米。大的压迹需与颅骨破坏相鉴别。④板障静脉压迹:板障静脉为颅骨板障内的营养静脉,其压迹呈粗细不均的树枝状,走行方向不一,可跨越颅缝,多见于顶骨。⑤导静脉压迹:导静脉贯穿于颅骨,沟通颅内外血流,常见的导静脉在乳突后方导入乙状窦,侧位片上表现为短小弯曲的管状低密度影。

5.颅底

在颅骨侧位片上,颅前窝、颅中窝、颅后窝依次呈阶梯状下降。①蝶鞍:位于颅底中央,前为鞍结节,后为鞍背。侧位片可显示蝶鞍的大小、形态及骨质结构。正常蝶鞍前后径为7～16mm,深为7～14mm。正位片上鞍底呈平台状,宽度8～20mm。蝶鞍的形状有椭圆形、扁平形和圆形,鞍背与枕骨斜坡相连续。鞍底光滑规整,呈一条弧线状致密影,厚薄与蝶窦的发育有关。②岩骨及内耳道:后前位片可在眼眶内观察到岩骨与内耳道。内耳道呈管状、壶腹状或喇叭状,最宽约10mm,平均5.5mm。

(二)脑血管造影

脑血管造影是将含碘对比剂注入颈内动脉系统或椎—基底动脉系统,使脑血管系统显影,根据脑血管的分布、形态、位置变化判断颅内疾病的检查方法。

1.动脉期

(1)颈动脉系统:颈总动脉约在第4颈椎水平分,为颈内动脉和颈外动脉。

1)颈内动脉:在颅内分7段,为颈段、岩骨段、破裂孔段、海绵窦段、床突段、眼段和交通段。侧位片上,颈内动脉呈"C"形,其眼段发出眼动脉向前走行,随后发出脉络膜前动脉及后交通支向后走行,最终分为大脑前、中动脉(图1-2)。①大脑前动脉:分5段,为水平段、上行段、膝段、胼周段和终段(临床称为 A_1～A_5 段)。侧位片可显示大脑前动脉发出的眶额动脉、额极动脉和胼缘动脉;后前位片可显示连接两侧大脑前动脉的前交通动脉。②大脑中动脉:也分5段,分别为水平段、回转段、侧裂段、分叉段和终段(临床称为 M_1～M_5 段)。侧位片可显示大脑中动脉在侧裂段发出的额顶升支;后前位片上大脑中动脉位于外侧,分支相互重叠。

2)颈外动脉:与头颅相关的主要有脑膜中动脉、颞浅动脉及枕动脉三大分支。

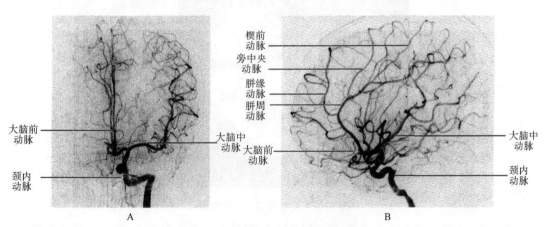

图1-2 正常颈内动脉造影图像

注 A.正位片;B.侧位片。

(2)椎—基底动脉系统:主要包括椎动脉和基底动脉。①椎动脉:起自锁骨下动脉,经第6颈椎至第1颈椎横突孔上行,通过枕骨大孔,在延髓腹侧入颅,在脑桥下缘两侧椎动脉汇合成一条基底动脉。汇合前两侧椎动脉分别发出小脑后下动脉。②基底动脉:在脑桥腹侧上行,沿途发出小脑前下动脉、内听动脉、脑桥动脉及小脑上动脉,并在后床突上方分为两条大脑后动脉。大脑后动脉为基底动脉的终支,向后分出颞支和枕支。

2. 微血管期

此期动脉排空,静脉尚未充盈,碘对比剂存留在微血管内,一定程度上反映了脑皮质的形态和脑实质的血液供应情况。

3. 静脉期

脑静脉分为浅静脉和深静脉,在皮质下相互交通,形成丰富的静脉网。①浅静脉:包括大脑上、中、下静脉,分别汇入上矢状窦、海绵窦、横窦、岩上窦和岩下窦,其间有吻合静脉相沟通。②深静脉:丘纹静脉和透明隔静脉在室间孔后缘汇合成大脑内静脉,两侧的大脑内静脉以及基底静脉在松果体的后方汇合成大脑大静脉。大脑大静脉与下矢状窦汇合成直窦。③静脉窦:上矢状窦和直窦汇入窦汇,再经横窦、乙状窦引流入颈内静脉。

(三)颅脑 CT 检查

1. CT 平扫

(1)颅骨及含气空腔:用骨窗观察。在颅底层面可以观察到颈静脉孔、卵圆孔、破裂孔、枕骨大孔以及乳突气房和鼻窦等(图1-3)。在枕大孔上方层面可见颈静脉结节、岩骨、蝶骨小翼、蝶鞍和视神经管等结构,岩骨的内侧可见内耳道。在高位层面可显示颅盖诸骨的内外板和颅缝。

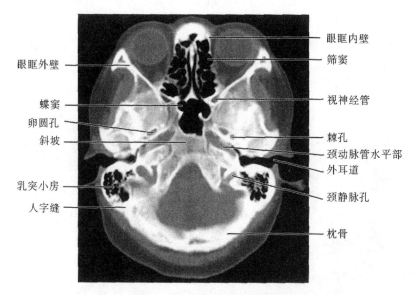

图 1-3　正常颅底 CT 骨窗像

(2)脑实质:脑皮质的 CT 值为 32～40HU,脑髓质的 CT 值为 28～32HU,两者平均相差(7.0±1.3)HU,易于分辨。尾状核、豆状核(壳核和苍白球)构成基底节的主要部分,其内侧是侧脑室,外侧紧靠外囊,丘脑位于其后内方,内囊在豆状核与尾状核、丘脑之间走行。这些神经核团的密度类似于皮质并略高于内囊。延髓、脑桥和中脑组成脑干,在环池和桥池的衬托下可清楚显示,但其内部的神经核团难以分辨。

(3)含脑脊液的间隙:在脑室系统、脑池、脑沟、脑裂内含有脑脊液,呈低密度区。具体包括侧脑室、第三脑室、第四脑室、枕大池、桥池、桥小脑角池、鞍上池、环池、侧裂池、四叠体池以及大脑纵裂池等。

(4)非病理性钙化:CT对非病理性钙化的检出率较X线平片高。①松果体钙化:常见于成人,位于第三脑室后部,一般直径为3～5mm,若短时间内迅速增大,应考虑松果体肿瘤的可能;②脉络丛钙化:出现率约75%,主要位于侧脑室三角区,常对称出现;③大脑镰钙化:多见于40岁以上的成人,沿大脑镰走行,呈线样或结节状钙化;④基底节钙化:常见于高龄人群,若年轻人出现,要考虑甲状旁腺功能低下的可能;⑤小脑齿状核钙化:老年人偶见对称性齿状核钙化,无明确临床意义;⑥少数情况下还可见到床突间韧带、颈内动脉虹吸段及小脑幕的局限性钙化。

2.CT增强扫描

正常脑组织在增强检查后,密度均有增高,但增高的程度不尽相同。正常脑实质轻度强化,脑血管明显强化,硬脑膜血供丰富且无血脑屏障,呈显著强化。蛛网膜正常时无强化,侧脑室内的脉络丛强化后呈不规则的带状致密影,松果体和垂体无血脑屏障,呈明显强化。

(四)颅脑MRI检查

1.脑实质

脑髓质与脑皮质相比,含水量少而含脂量多,在T_1WI上脑髓质信号高于脑皮质,在T_2WI上则低于脑皮质(图1-4、图1-5)。脑实质内一些铁质沉积较多的核团,如苍白球、红核、黑质及齿状核等,在高场T_2WI上呈低信号。基底节内靠侧脑室,外邻外囊,在豆状核与尾状核、丘脑之间有内囊走行。由于MRI无骨伪影干扰,颅后窝可清楚显示。

2.脑室、脑池、脑沟

其内均含脑脊液,在T_1WI上呈低信号,在T_2WI上呈高信号(图1-4～图1-7)。

3.脑神经

高分辨率MRI多能清晰显示脑神经。以T_1WI显示为佳,呈等信号强度。在颅底层面可显示第Ⅱ、第Ⅵ、第Ⅶ、第Ⅷ、第Ⅸ、第Ⅹ、第Ⅺ、第Ⅻ对脑神经;在蝶鞍层面能显示第Ⅴ对脑神经;在鞍上池层面可以显示第Ⅲ、第Ⅳ对脑神经。

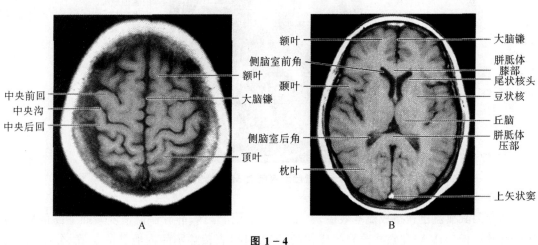

图1-4

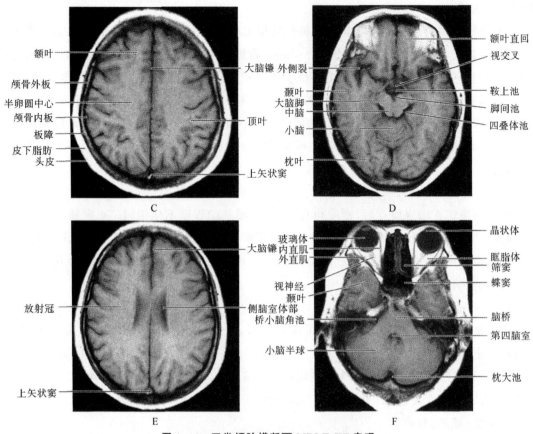

额叶
颅骨外板
半卵圆中心
颅骨内板
板障
皮下脂肪
头皮

大脑镰
顶叶
上矢状窦

额叶直回
视交叉
大脑镰 外侧裂
颞叶
大脑脚
中脑
小脑
枕叶

鞍上池
脚间池
四叠体池

C

D

放射冠
上矢状窦

大脑镰
侧脑室体部

玻璃体
内直肌
外直肌
视神经
颞叶
桥小脑角池
小脑半球

晶状体
眶脂体
筛窦
蝶窦
脑桥
第四脑室
枕大池

E

F

图 1 - 4   正常颅脑横断面 MRI T₁WI 表现

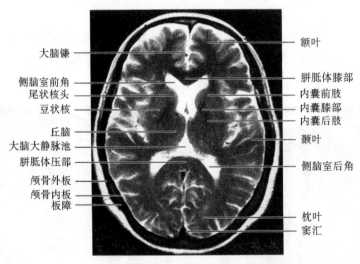

大脑镰
侧脑室前角
尾状核头
豆状核
丘脑
大脑大静脉池
胼胝体压部
颅骨外板
颅骨内板
板障

额叶
胼胝体膝部
内囊前肢
内囊膝部
内囊后肢
颞叶
侧脑室后角
枕叶
窦汇

图 1 - 5   正常颅脑横断面 MRI T₂WI 表现

4. 脑血管

动脉因其血流迅速造成流空效应,经常显示为无信号区,静脉血流速度慢而呈高信号。磁共振动脉成像(MRA)和磁共振静脉成像(MRV)可以直接显示颅内血管的位置、分布与形态(图1-8、图1-9)。

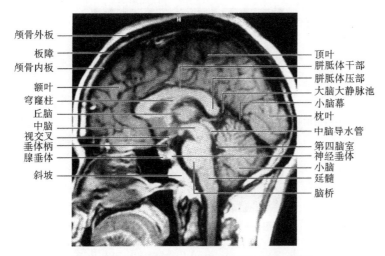

颅骨外板 顶叶
板障 胼胝体干部
颅骨内板 胼胝体压部
额叶 大脑大静脉池
穹窿柱 小脑幕
丘脑 枕叶
中脑 中脑导水管
视交叉 第四脑室
垂体柄 神经垂体
腺垂体 小脑
斜坡 延髓
脑桥

图 1 - 6 正常颅脑正中矢状面 MRI T$_1$WI 表现

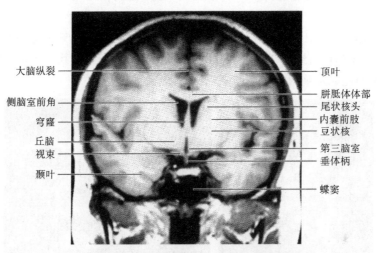

大脑纵裂 顶叶
侧脑室前角 胼胝体体部
尾状核头
穹窿 内囊前肢
丘脑 豆状核
视束 第三脑室
垂体柄
颞叶 蝶窦

图 1 - 7 正常颅脑冠状面 MRI T$_1$WI 表现

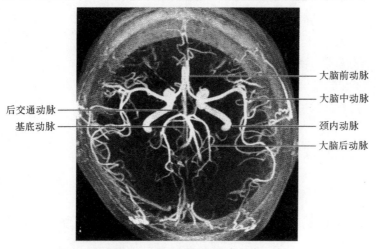

大脑前动脉
大脑中动脉
后交通动脉
基底动脉 颈内动脉
大脑后动脉

图 1 - 8 正常颅脑 MRA 图像

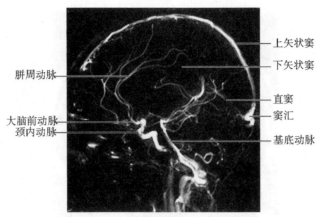

图 1 - 9　MRV 显示颅内静脉窦

上矢状窦
下矢状窦
直窦
窦汇
基底动脉
胼周动脉
大脑前动脉
颈内动脉

5. 颅骨与软组织

　　头皮和皮下组织含大量脂肪,在 T_1WI 及 T_2WI 上均呈高信号;颅骨内外板、硬脑膜、乳突气房、含气鼻窦等结构几乎不含或少含质子,均无信号或呈低信号;颅骨板障内含脂肪较多且其中的静脉血流较慢,也呈高信号。磁共振新技术能够提供常规扫描序列无法提供的信息,如扩散张量成像(DTI)能显示脑白质纤维(图 1 - 10),MRS 能量化脑组织化学物质含量(图 1 - 11),磁敏感加权成像(SWI)能显示脑内微小静脉(图 1 - 12)。

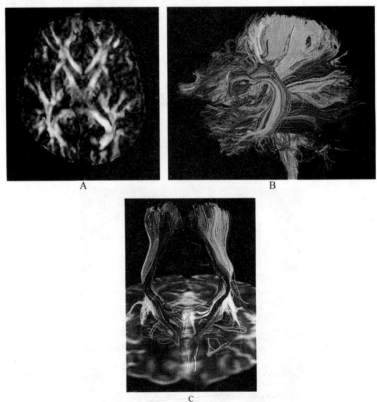

A

B

C

图 1 - 10　正常脑内白质纤维

　　注　A.脑 DTI 横断伪彩图;B.大脑半球内白质纤维成像;C.立体重建的皮质脊髓束。

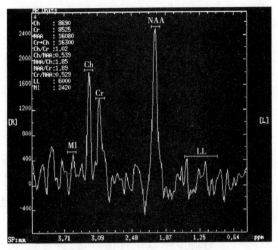

图 1 - 11 正常脑¹H - MRS

注 N-乙酰天冬氨酸(NAA):其波峰位于 2.0ppm,为谱线中最高峰,是神经元的标志物,降低表示神经元受损。

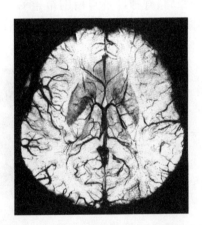

图 1 - 12 正常脑磁敏感加权成像(SWI)

注 清晰显示脑内小静脉。

二、脊髓正常表现

(一)X 线检查

1. 脊椎平片

脊椎平片能显示脊髓的骨性椎管。正位片上,两侧椎弓根对称,各个相邻上、下椎弓根内缘连线即代表骨性椎管的两侧壁,其平滑、自然相续;侧位片上,各椎体后缘连线则代表骨性椎管的前壁,屈度平滑自然,与脊椎屈度一致。

2. 脊髓血管造影

可清楚显示脊髓的多支供血动脉及其分支,其中呈"发卡样"走行的最粗一支供血动脉为 Adamkiewicz 动脉。

（二）CT 检查

1. 骨性椎管

横断位适于观察椎管的大小和形状。①在椎弓根层面上，由椎体后缘、椎弓根、椎板和棘突围成的一个完整的骨环，即为骨性椎管的横断位；正常骨性椎管前后径下限为 11.5mm，横径下限为 16mm，侧隐窝宽度下限为 3mm；小于下限值即提示骨性椎管狭窄。②在椎间盘及其上、下层面上，椎体与椎板并不相连，其间即为椎间孔，有脊神经和血管通过。

2. 椎管内软组织

硬膜囊位于椎管内，呈圆形或卵圆形，周围可有脂肪性低密度间隙；脊髓和硬膜囊均呈中等密度。在上颈椎水平，蛛网膜下隙较宽大，可见低密度脑脊液环绕在颈髓与硬膜囊之间；其余水平均难以分辨脊髓与硬膜囊。黄韧带附于椎板内侧面，正常厚度为 2～4mm。

（三）MRI 检查

在正中矢状位 T_1WI 上，正常脊髓呈带状中等信号，边缘光整、信号均匀，位于椎管中心，前后有低信号的蛛网膜下隙内脑脊液衬托；旁矢状位上，椎间孔内脂肪呈高信号，其内圆形或卵圆形低信号影为神经根。正中矢状位 T_2WI 上，脊髓仍呈中等信号，而蛛网膜下隙内脑脊液呈高信号。横断位上，清楚显示脊髓、脊神经及与周围结构的关系（图 1－13）。MRM 能够清楚显示高信号的蛛网膜下隙内脑脊液和走行其中的低信号脊髓和脊神经，以及向前外走行呈高信号的脊神经根鞘。

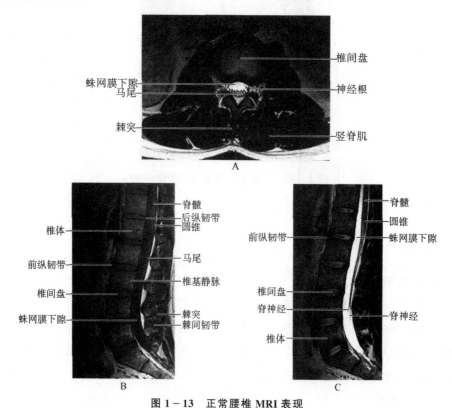

图 1－13　正常腰椎 MRI 表现

注　A.T_2WI 横断位；B.T_1WI 矢状位；C.T_2WI 矢状位。

（常利芳）

第三节　基本病变表现

一、颅脑

(一)X线表现

1. X线平片

(1)颅骨骨质。

1)骨质缺损:包括颅骨破坏、颅骨密度减低、骨质缺损。一般良性和慢性病变破坏区边缘硬化,急性和恶性病变边缘模糊不清。单发骨质缺损常见于先天性变异、脑膨出、神经纤维瘤病、板障内蛛网膜囊肿、肿瘤及肿瘤样变、外伤及术后等。多发骨质缺损常见于代谢性病变,如甲状腺功能亢进、骨质疏松症及肿瘤等。

2)骨质增生:包括颅骨密度和厚度的增加。弥散性骨质增生常见于系统性疾病,如畸形性骨炎、肾性佝偻病、垂体生长激素腺瘤、地中海贫血、石骨症等。局限性骨质增生多见于骨质病变,如慢性骨髓炎、骨肿瘤及肿瘤样变、陈旧性骨折等。还可见于颅内病变侵及颅骨,如脑膜瘤。

3)脑回压迹增多:多见于慢性颅内压增高。

4)血管压迹改变:多见于脑膜中动脉压迹的异常增粗、弯曲。可继发于脑膜瘤、血管瘤、颅内原发及转移性恶性肿瘤等。

5)蝶鞍改变:表现为蝶鞍的骨质吸收、增大、变形。鞍内型肿瘤可致蝶鞍气球样膨大,多见于垂体瘤;鞍上型肿瘤可致蝶鞍扁平、鞍背缩短;鞍旁肿瘤可致鞍底受压下陷,形成双蝶鞍,前床突上翘或破坏。除肿瘤外,慢性颅内压增高也可致蝶鞍改变。

(2)颅骨大小与形态。

1)头颅增大:见于脑积水、先天性畸形。如伴有颅壁增厚,多见于畸形性骨炎、骨纤维异常增殖症、垂体生长激素瘤等。

2)头颅变小:多见于先天性畸形。

3)头颅变形:多见于先天性畸形的狭颅症、糖胺聚糖病及一侧大脑发育不全。

(3)病理性钙化。

1)钙化的形状、分布、大小多样,包括点状、弧线状、带状及团状等。见于内分泌或代谢性疾病、肿瘤性疾病、寄生虫性疾病、血管性疾病及炎性疾病等。

2)脑实质内钙化除生理性钙化外,应注意考虑到疾病的可能,如苍白球的钙化应鉴别的疾病包括结节性硬化、弓形体病、放射性损伤、钙代谢紊乱、特发性家族性脑铁钙质沉着症(法尔病)。

值得注意的是,肿瘤的钙化比率为$3\%\sim5\%$,有时根据钙化表现可初步判断肿瘤的部位和性质,根据松果体钙化的移位情况可推断肿瘤的大致部位。

2. X线血管造影

(1)脑血管移位:颅内占位性病变及周围水肿可使脑血管移位,移位的程度取决于病变的大小与位置。

(2)脑血管形态改变:可表现为脑动脉增粗、迂曲,均匀或不均匀性狭窄、痉挛或走行僵硬,常见于血管性疾病及肿瘤等。

(3)脑血管循环改变:有助于定位和定性诊断。颅内压增高时,脑循环减慢;良性肿瘤常见局部循环时间延长,而恶性肿瘤则致使局部血液循环加速。

(4)脑血管形态与分布:良性肿瘤的新生血管较为成熟、粗细均匀、轮廓清楚,瘤内小动脉显影如网状。恶性肿瘤的新生血管粗细不均、密度不均、分布弥漫,呈模糊的小斑点状表现。

(二)CT表现

1. CT平扫

平扫可见脑实质密度改变。病变的密度变化可分为以下几种类型。

(1)高密度病变:密度高于正常脑组织的病变,CT值常大于40HU,如出血、钙化及某些肿瘤等。

(2)等密度病变:密度类似于正常脑组织的病变,CT值常在28～40HU,如脑膜瘤、脑梗死的吸收期、亚急性出血等。可根据脑室、脑池及中线结构的移位和变形或周围水肿带的衬托判断病变。

(3)低密度病变:密度低于正常脑组织的病变,CT值常小于28HU,如脑梗死、囊性变、坏死、水肿、气体、表皮样囊肿(胆脂瘤)、星形细胞瘤等。

(4)混杂密度病变:同时存在两种或两种以上密度的病变。病变内包含多种成分,如钙化的高密度与囊变的低密度可同时并存。混杂密度病变常见于颅咽管瘤、恶性胶质瘤和畸胎瘤等。

2. CT增强扫描

有助于发现CT平扫未能显示的病变。

(1)平扫图像上可显示的病变,通过病变增强程度与方式可进一步观察血供特点。

(2)增强后病变是否强化以及强化的程度,与病变组织血供是否丰富及血—脑脊液屏障被破坏的程度相关。如脑脓肿的脓肿壁由于肉芽组织含有丰富的毛细血管,生殖细胞瘤因无血—脑脊液屏障,恶性肿瘤因其新生血管和血—脑脊液屏障被破坏,均可出现强化。

(3)强化程度因病变性质不同而差异很大,分为明显强化、轻中度强化及无强化等。

(4)强化方式又分为均匀强化、斑片状强化、环形强化、不规则强化及脑回状强化等。①均匀强化常见于脑膜瘤、生殖细胞瘤、髓母细胞瘤等;②斑片状强化常见于血管畸形、星形细胞瘤、脱髓鞘疾病、炎症等;③环形强化常见于脑脓肿、脑转移瘤、星形细胞瘤等;④不规则强化常见于恶性胶质瘤等;⑤脑回状强化多见于脑梗死。

3. 占位效应

由于颅腔容积固定,肿瘤、出血等占位性病变及其引起的周围脑组织水肿均可产生占位效应,常见征象如下。

(1)中线结构的移位:正常中线结构包括大脑镰、松果体、第三脑室、第四脑室及透明隔等,一侧的占位性病变可使这些结构向对侧移位。

(2)脑室、脑池与脑沟的改变:脑室与脑池外占位性病变可引起脑室与脑池的移位与变形,甚至闭塞。脑室与脑池内的占位性病变及其导致的脑积水可引起脑室与脑池扩大。脑内占位性病变常因推挤周围脑组织致使邻近脑沟变窄、闭塞。幕上占位性病变可引起幕上脑室及脑池的改变，幕下占位性病变可使第四脑室发生改变。

4. 脑积水

脑积水是指因脑脊液产生、吸收失衡或脑脊液循环通路障碍所致的脑室系统异常扩大。因脑脊液产生过多或吸收障碍而形成的脑积水称为交通性脑积水，表现为脑室系统普遍扩大，脑沟正常或消失；因脑室系统或第四脑室出口处阻塞而形成的脑积水称为梗阻性脑积水，表现为梗阻近端脑室系统扩大、积水，远端正常或缩小。

5. 脑萎缩

脑萎缩是指各种原因引起的脑组织减少而继发的脑室和蛛网膜下隙的扩大，表现为脑沟、脑池增宽、增深，脑室扩大，脑沟宽度大于 5mm 可认为扩大。常见于老年脑萎缩及退行性脑病等。

6. 颅骨改变

骨肿瘤可表现为骨质破坏、软组织肿块；脑膜瘤还可出现邻近颅骨骨质增生、变厚；骨折常表现为骨连续性中断，有时需与正常颅缝相鉴别。

（三）MRI 表现

1. MRI 平扫可见脑实质信号异常

(1) 长 T_1、长 T_2 信号：即 T_1WI 低信号，T_2WI 高信号。见于大多数脑肿瘤、脑梗死、脱髓鞘疾病、脑脓肿及脑炎等。

(2) 长 T_1、短 T_2 信号：即 T_1WI 低信号，T_2WI 低信号。见于动脉瘤、动静脉畸形、钙化及纤维组织增生等。

(3) 短 T_1、长 T_2 信号：即 T_1WI 高信号，T_2WI 高信号。见于脑出血的亚急性期、含脂肪类肿瘤等。

(4) 短 T_1、短 T_2 信号：即 T_1WI 高信号，T_2WI 低信号。见于急性出血、黑色素瘤、肿瘤卒中等。

(5) 混杂信号：指病变内信号成分多样。动脉瘤出现湍流现象、动静脉畸形伴血栓形成、肿瘤合并坏死、囊变及出血等均可为混杂信号。

2. MRI 增强扫描

(1) 同 CT 增强表现：由于 MRI 对比增强主要通过缩短组织的 T_1 弛豫时间，在 T_1WI 上短 T_1 组织呈高信号，因而含对比剂的组织在 T_1WI 上信号高于周围正常脑组织。

(2) 肿瘤血管内对比剂产生的增强不仅与病变组织血管数目有关，还与血流的速度、方向和血脑脊液屏障破坏的程度相关，因而增强 MRI 对脑组织病变的敏感性较 CT 增强高。

3. 形态、结构异常

脑室、脑沟、脑池的位置、形态异常同 CT 表现，但 MRI 的软组织分辨力较 CT 高，且可进行多方位成像和功能成像，有利于颅内各种病变的定位和定性诊断。

4. 脑血管改变

脑动脉走向僵硬、阶段性狭窄、分支减少常见于动脉硬化；脑动、静脉狭窄或中断多见于脑血管栓塞、脑梗死;脑血管扭曲成团并见供血动脉及引流静脉多见于动静脉畸形;脑动脉局部增粗或向外突出多见于动脉瘤;脑动脉移位多见于肿瘤、血肿等占位性病变。

二、脊髓

(一)X线表现

1. X线平片

主要用于观察脊椎骨质变化及椎间隙、骨性椎管、椎间孔形态、大小及椎体后缘的改变。椎管内占位可见椎管扩大,椎弓根间距增宽,内缘变平或凹陷,严重者变窄或消失,椎体后缘凹陷,椎间孔扩大,边缘骨质硬化,椎旁软组织肿块影,椎管内钙化等。

2. X线脊髓造影

X线脊髓造影检查用以明确定位椎管内占位及其同脊髓及脊膜的关系。

(1)脊髓内占位:对比剂与病变处出现不全或完全梗阻,梗阻面呈"大杯口"状,两侧脊蛛网膜下隙变窄或闭塞。常见于室管膜瘤和星形细胞瘤。

(2)脊髓外硬脊膜内占位:脊髓受压变窄并向对侧移位,受压侧脊蛛网膜下隙增宽,梗阻面呈"小杯口"状,对侧脊蛛网膜下隙变窄。常见于神经鞘瘤、神经纤维瘤和脊膜瘤。

(3)硬脊膜外占位:脊髓及脊蛛网膜下隙受压,向对侧移位,受压侧及对侧蛛网膜下隙均变窄。常见于转移瘤和淋巴瘤。

(二)CT表现

(1)CT平扫可显示脊髓肿胀、断裂和萎缩、脊髓肿瘤及脊髓空洞症等,椎间盘突出可见椎间盘水平硬膜囊前缘或外侧缘受压。

(2)椎管中央低密度见于脂肪瘤、坏死、囊变,高密度见于出血,但密度改变显示能力不如MRI。

(3)CTM有助于病变的定位。

(三)MRI表现

1. 脊髓增粗

局部脊髓宽度超过相邻脊髓,呈梭形,相应的蛛网膜下隙发生对称性狭窄乃至闭塞。常见于脊髓炎症、肿瘤、外伤、脊髓血管畸形等,后者常伴迂曲、粗大的流空血管影。

2. 脊髓变细

矢状面可直接观察脊髓萎缩的程度与范围,常见于脊髓损伤后期、髓外硬膜内肿瘤、脊髓空洞症等。

3. 脊髓信号异常

平扫时可见如下信号异常。

(1)髓内长 T_1、T_2 信号:即 T_1WI 低信号、T_2WI 高信号。常见于脊髓缺血、感染及脱髓鞘病变、肿瘤等。

(2)长 T_1、短 T_2 信号:即 T_1WI 及 T_2WI 均呈低信号。常见于脊髓血管畸形、钙化、纤维组织增生等。

（3）短 T_1、长 T_2 信号：即 T_1WI 及 T_2WI 均呈高信号。常见于亚急性期出血等。

（4）短 T_1、短 T_2 信号：即 T_1WI 高信号，T_2WI 低信号。常见于急性出血。

（5）混杂信号：常见于肿瘤合并坏死、囊变、出血及钙化等。增强扫描肿瘤可出现均一、不均、明显或不明显强化；而非肿瘤性病变多无强化，炎性病变呈不规则强化。

4. 脊髓移位

在常规序列上即可显示，MRM 检查可直观观察脊髓与硬膜囊的关系，有助于明确病变的位置。

（1）髓外硬脊膜内占位：脊髓局部移位较为明显，常伴有病变一侧上下方蛛网膜下隙显著增宽。

（2）硬脊膜外占位：脊髓轻度移位，但移位范围较长，常伴病变上下方蛛网膜下隙变窄。

（3）椎间盘向后脱出：对硬膜囊前缘形成局限性压迫，脊髓局部受压移位。

（4）纤维性椎管狭窄：显示韧带肥大、增厚，硬脊膜囊变窄，脊髓也受压移位。

（常利芳）

第四节　疾病诊断

一、颅内感染性疾病

引起颅内感染的病原体种类包括细菌、病毒、螺旋体、立克次体、真菌及寄生虫。

颅内感染性疾病分先天性（妊娠期感染）和后天性（出生后感染）。颅内感染可累及脑实质，引起脑炎或脑脓肿，累及脑膜可引起脑膜炎，累及室管膜则引起室管膜炎。颅内寄生虫病包括脑囊虫病、脑棘球蚴病（脑包虫病）、脑肺吸虫病和脑血吸虫病等。

（一）颅内化脓性感染

化脓性细菌进入颅内可形成化脓性脑炎、脑脓肿，两者是脑部感染发生和发展的连续过程；也可引起脑膜炎。

1. 脑脓肿

脑脓肿的发生以幕上多见，颞叶居多（占幕上 40%），也可见于额、顶、枕叶，小脑少见，偶见于垂体。常见的致病菌为金黄色葡萄球菌、链球菌和肺炎球菌等。感染途径包括：①邻近感染向颅内蔓延（60%～70%）；②血源性感染（约 25%）；③外伤、术后感染（约 10%）；④隐源性感染。

（1）病理：具体如下。①脑炎早期：感染后 1～3 天，局部脑组织水肿，多形核白细胞、淋巴细胞和巨噬细胞等炎症细胞浸润。随着炎症发展，炎症中心发生凝固性坏死。②脑炎晚期：感染后 4～9 天，中心坏死区已达最大，巨噬细胞、成纤维细胞在炎症边缘聚集，血管增生明显增加。随着脑炎向脑脓肿转化，坏死周缘出现由成纤维细胞和网状纤维形成的薄壁包膜。③脓肿早期：感染后 10～14 天，网状纤维形成脓肿包膜，坏死范围略缩小，周围有成纤维细胞和富含脂质的巨噬细胞。④脓肿成熟期：感染后 14 天以上，脓肿包膜形成，包膜内层为炎症细胞带,中层为肉芽和纤维组织,外层是胶质细胞及反应性星形胶质细胞增生形成的神经胶质层。脓肿周围水肿减轻。包膜形成与机体抵抗力、细菌毒力有关。脓腔可呈液态、干酪或凝块状。脓肿破溃外溢,可形成多房脓肿。

(2)临床表现:初期患者除原发感染症状外,一般均有急性全身感染症状。包膜形成后,上述症状好转或消失,可逐渐出现颅内压增高和局部定位征,或因脑疝形成及脓肿破溃导致病情突然恶化。

(3)影像学表现。

1)CT表现:具体如下。①脑炎早期:表现为边界不清的低密度区;增强一般无强化或呈轻度的边缘不规则强化。②脑炎晚期:低密度区及增强后强化范围扩大,强化程度较早期明显。有占位效应。③脓肿早期:平扫脓肿壁为等密度,壁可完整或不完整,厚 5～6mm;约 50%的病例可见脓腔,呈水样密度或更低密度,部分脓腔可有气—液平。水肿逐渐减退。增强扫描,脓腔无强化,脓肿壁轻度强化,壁略厚而不均匀,外缘模糊。④脓肿成熟期:脓肿壁呈界限清晰的明显强化环,有完整、光滑、均匀、薄壁的特点。脓肿呈圆形、椭圆形或不规则形。⑤小脓肿 CT 表现:平扫脓肿与水肿分界不清,呈不规则低密度区,脓肿壁及脓腔模糊;增强扫描脓肿呈环状强化,少数呈结节状强化;多位于幕上皮质区;占位效应轻。⑥非典型脑脓肿 CT 表现:平扫呈低密度,多不能显示脓肿壁;脓肿壁强化不连续;呈环状及片状强化;脓肿内有分隔,呈多环或分房状强化。

2)MRI表现:具体如下。①脑炎早期:病变小,位于皮质或皮髓质交界处,T_2WI 呈略高信号。②脑炎晚期:病变进展,范围增大,T_1WI 呈低信号,T_2WI 呈高信号,占位效应明显。③脓肿早期及脓肿成熟期:脓腔和周围水肿 T_1WI 呈低信号,T_2WI 呈高信号,脓肿壁 T_1WI 呈等信号,T_2WI 呈等或低信号。脓肿壁显著强化,壁光滑、无结节。多房脓肿可有壁结节假象,少数脓肿也可形成壁结节、花环状结构。因脓液黏稠,水分子扩散受限,脓腔 DWI 呈显著高信号,为脑脓肿特征性表现(图 1－14)。

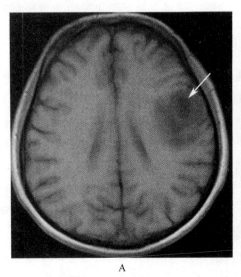
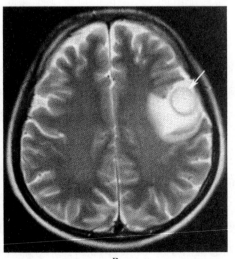

A   B

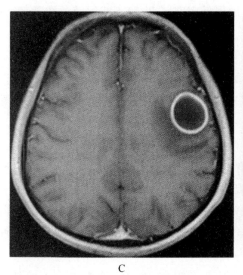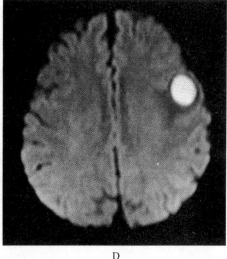

C　　　　　　　　　　　　　　　　　D

图 1-14　左额叶脑脓肿

注　MRI 平扫 $T_1WI(A)$ 及 $T_2WI(B)$ 显示脓腔呈 T_1WI 低信号、T_2WI 高信号(↑),脓肿壁呈 T_1WI 等信号、T_2WI 稍低信号;增强扫描(C)脓肿壁明显环形强化;DWI(D)示脓腔呈高信号。

（4）诊断与鉴别诊断。

1）诊断要点:①局部或全身感染症状,可有颅内压增高或定位体征;②典型脑脓肿,CT 平扫显示等密度或高密度的环壁,也可仅见低密度区。增强扫描时脓肿壁明显强化,环壁完整、光滑、均匀、薄壁。DWI 脓腔呈显著高信号。

2）鉴别诊断:星形细胞肿瘤、转移瘤、放射性脑坏死、脑内血肿吸收期、术后残腔。

3）诊断价值比较:CT 对化脓性脑炎的敏感性不及 MRI;CT 和 MRI 增强扫描对脑脓肿均有较高的诊断价值;MRI 功能成像有助于脑脓肿的鉴别诊断。

2. 化脓性脑膜炎

化脓性脑膜炎是软脑膜和蛛网膜受化脓性细菌感染所致的炎性病变,常合并蛛网膜下隙积脓,累及室管膜可并发室管膜炎。常见的细菌有脑膜炎双球菌、肺炎链球菌、流感嗜血杆菌、变形杆菌、大肠杆菌等。感染途径主要为血行播散,其次为邻近感染、外伤或医源性等直接污染。

（1）病理:早期软脑膜及大脑表面血管扩张充血,炎症沿蛛网膜下隙扩展,脓性渗出物覆盖脑表面,常见于脑沟、脑池及颅底各部,也可累及脑室。病程后期,脑膜粘连、增厚,形成脑积水（阻塞或者交通）,也可以压迫脑神经。部分病例合并动脉炎（形成小的脑梗死灶）、静脉窦血栓、硬膜下积脓、脑室积脓或脑脓肿。室管膜炎的病理和脑膜炎相似。

（2）临床表现:主要有头痛、精神异常、发热和脑膜刺激征,重者昏迷。腰椎穿刺脑脊液压力升高,涂片约 50% 可查到致病菌,白细胞增多,蛋白含量显著升高。

（3）影像学表现。

1）CT 表现:具体如下。①平扫:早期无异常。随着病情进展,脑沟、脑池、大脑纵裂及脑基底池变形,密度增高。脑回界限模糊。并发脑炎时,脑内有局限性或弥散性的低密度区。晚期软脑膜及室管膜可见钙化。②增强扫描:脑沟、脑池及脑室壁可见细条样、脑回样强化。

③其他表现:脑积水,脑室扩大。重者可伴脑室周围低密度区,硬膜下或硬膜外脓肿,室管膜或脑表面钙化。

2)MRI表现:蛛网膜下隙变形,T_1WI信号可增高;T_2WI仍呈高信号;增强 MRI 示蛛网膜下隙有不规则强化。可伴有脑静脉或静脉窦血栓、脑梗死及脑积水。室管膜炎严重时,T_2WI可见脑室周围脑白质内带状高信号区;脑室内积脓 T_1WI信号增高,DWI 脓液呈显著高信号。

(4)诊断与鉴别诊断。

1)诊断要点:①急性发热,脑膜刺激征,脑脊液检查细胞增多,蛋白量明显升高,可有脑神经受损表现;②CT 平扫显示脑沟、脑池密度增高,脑回界限模糊,增强扫描显示脑表面有细条或脑回状强化,可伴脑梗死、脑积水、脑外积脓等;③MRI 显示蛛网膜下隙变形,增强后有强化,DWI 脓液呈高信号,脑室周围脑白质高信号,需将室管膜炎与单纯性脑室周围的白质水肿相鉴别。

2)诊断价值比较:CT 和 MRI 均可反映病变的严重程度,并可发现有无颅内的其他并发症。对颅底、脑干周围脑池的病变显示,MRI 优于 CT。

(二)颅内结核

颅内结核常继发于肺结核或体内其他部位结核,为结核分枝杆菌通过血行播散所致,常发生于儿童和青年人。分为结核性脑膜炎、脑结核瘤和结核性脑脓肿,可单发或合并存在。抗结核治疗后,病灶可缩小、钙化,乃至完全吸收。但由于蛛网膜粘连和脑实质受损害,多有脑萎缩和脑积水后遗症。

1.病理

(1)脑膜:主要累及软脑膜,鞍上池多见。大量的炎性渗出物(单核细胞、淋巴细胞和纤维素)黏附,有时可形成小的结核结节。

(2)脑实质:多发或单发干酪样小结节,中心有坏死。少数有不规则软化灶。

(3)脑结核瘤:直径超过 5mm,可为多个结核结节融合而成,常位于皮质内,呈结节状或分叶状,其中心为干酪样坏死,周围为肉芽肿包裹,少数有钙化。

(4)脑积水。

(5)脑动脉炎:出现脑梗死。

(6)结核性脑脓肿:常为多房性,周边多有结核性肉芽组织。

2.临床表现

(1)结核性脑膜炎:全身中毒症状、脑膜刺激征、颅内压增高征象、癫痫、脑神经障碍、意识障碍、腰椎穿刺脑脊液压力高、细胞增多及蛋白含量中度升高。

(2)脑结核瘤:与一般颅内占位表现相似,可有颅内压增高及局灶定位体征。幕上结核瘤可出现头痛、癫痫、偏瘫、失语、感觉异常;幕下结核瘤呈现颅内高压和小脑功能失调的症状。

(3)结核性脑脓肿:主要表现为头痛、呕吐、发热及局限性脑炎的症状。

3.影像学表现

(1)CT 表现。

1)结核性脑膜炎:好发于鞍上池等颅底部的脑池,平扫示蛛网膜下隙密度增高,呈不规则、脑池铸型样显著强化,晚期可见点状钙化。还可伴脑水肿、脑积水和脑梗死等。

2)脑结核瘤:平扫为等密度、高密度或混杂密度的结节,部分结节内有钙化。约80%为单发,20%为多发。周围有轻度水肿,有占位效应。

3)结核性脑脓肿:平扫和增强扫描表现类似化脓性脑脓肿,但其内无气体。病变多发(约占70%)或单发。平扫示脑实质内多发小的等密度或低密度结节影,弥漫分布于大脑与小脑区;增强扫描结节有强化。

(2)MRI表现。

1)结核性脑膜炎:可见颅底部的脑池 T_1WI 信号增高,T_2WI 呈高信号,增强显示明显强化(图1-15)。

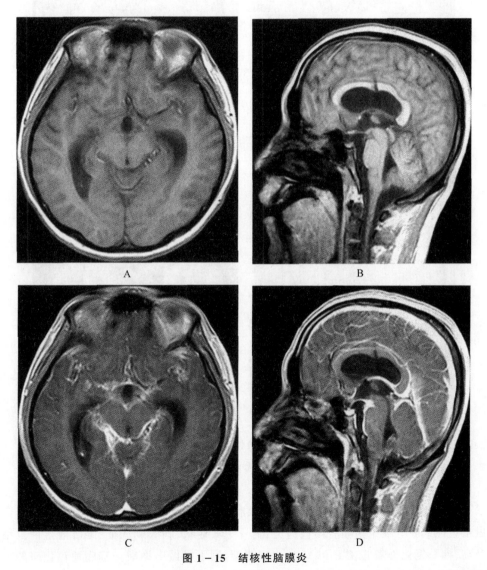

图1-15　结核性脑膜炎

　　注　MRI T_1WI(A、B)显示脑池结构模糊,增强扫描(C、D)显示外侧裂池、桥前池、环池、小脑幕等呈不规则线样强化。

2)脑结核瘤：T_1WI 呈低信号，包膜为等信号；T_2WI 多数信号不均匀，包膜信号可低可高；DWI 呈等或低信号，部分呈高信号。钙化在 T_1WI 和 T_2WI 一般为低信号。

3)结核性脑脓肿：T_1WI 呈等或稍低信号，T_2WI 呈等或稍高信号，脓腔 DWI 多呈高信号。增强扫描时囊壁明显强化(图 1-16)。

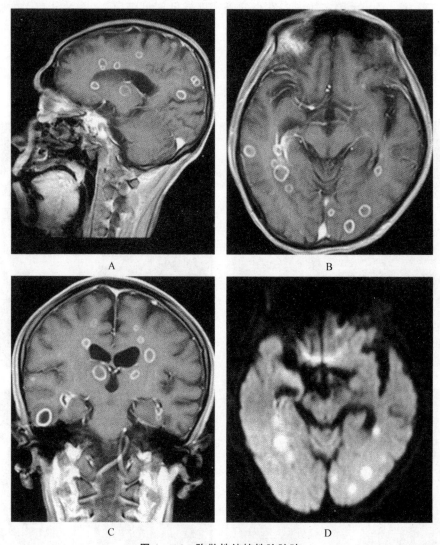

图 1-16　弥散性结核性脑脓肿

注　MRI增强扫描(A、B、C)显示脑实质内弥漫分布环形强化灶；DWI(D)显示病灶呈高信号。

4.诊断与鉴别诊断

(1)结核性脑膜炎的 CT 和 MRI 表现与其他病菌引起的脑膜炎表现相似，必须结合临床才能做出定性诊断。临床上如有结核病史、全身中毒症状、脑膜刺激征、脑脊液蛋白及细胞数中等升高、糖与氯化物降低、CT 和 MRI 表现典型，则不难做出诊断。基底池钙化斑的出现有助于鉴别诊断。

(2)脑结核瘤的定性诊断困难，同样必须结合临床。如出现上述影像学表现，又有结核感染的病史和临床表现,则应考虑结核瘤的可能。约50%的患者可无结核病史,在CT和MRI表现不典型时,与颅内原发瘤及转移瘤等鉴别困难。

(3)结核性脑脓肿与化脓性脑脓肿及脑肿瘤的鉴别较困难,MRI功能成像有助于疾病的鉴别。

(三)颅内寄生虫病

1. 脑囊虫病

脑囊虫病是一种常见的脑寄生虫病。发病率约占囊虫病的80%,全国各地均有发生。脑囊虫病又称神经囊尾蚴病,系猪绦虫幼虫寄生于脑部所致。

感染途径:人误食猪绦虫虫卵或猪绦虫病患者呕吐时虫卵逆流入胃,在十二指肠处六钩蚴脱出钻入肠壁,经血液循环行至全身,演变为囊尾蚴。囊尾蚴寄生人体的部位依发生率高低依次为皮下组织、肌肉、脑、眼、心、肝、肺及腹膜等。

(1)病理:囊尾蚴进入脑内形成囊泡,囊泡内含液体和白色头节。虫体死亡,内层由炎性细胞包裹,外层是富含血管的胶原纤维形成的肉芽肿。后期由胶原纤维结缔组织修复变成瘢痕,死亡虫体发生钙化。根据病变部位可分为:①脑内囊虫病,囊泡多位于皮质和基底节,从数个到数百个,表浅者凸起于脑表面,直径5～10mm,但有时可形成单个大囊;②脑室内囊虫病,囊泡游离或附着室管膜,直径10～20mm,囊壁薄,可伴梗阻性脑积水;③蛛网膜下隙内囊虫病,囊泡位于蛛网膜下隙,常见于基底池,有时相连如葡萄状,可伴脑膜粘连或阻碍脑脊液循环通路。

(2)临床表现:主要有意识障碍、精神障碍、癫痫发作、颅内高压、脑积水等。查体可见皮下结节,多位于头部及躯干部。囊虫补体结合试验可为阳性。

(3)影像学表现。

1)CT表现:具体如下。①脑实质型。急性脑炎型:幕上半球广泛低密度影,多位于白质,也可散在位于皮质。全脑肿胀、脑沟窄、脑室小。增强扫描无强化。多发小囊型:平扫幕上半球有多发散在圆形或卵圆形低密度影,以灰白质交界处多见,直径5～10mm。其内可见小结节状等或高密度影,为囊虫头节。增强扫描一般无强化,周围有轻度水肿。单发大囊型:可为单一巨大囊尾蚴或由多个囊尾蚴融合而成。为脑内圆形、椭圆形或分叶状的低密度病灶,其内为脑脊液密度,边界清楚,无实性结节(图1-17)。大囊本身无强化,周边可因纤维组织增生而呈轻度环状强化。多发结节或环状强化型:平扫为散在、多发、不规则低密度影。增强扫描,低密度影出现结节或环状强化,直径3～5mm。多发钙化型:脑实质内多发性钙化,圆形或椭圆形,直径2～5mm。有时仅见一片钙化,钙化周围无水肿,增强扫描无强化。②脑室型:以第四脑室多见,其次为第三脑室,侧脑室少见。因囊虫的囊泡密度与脑脊液相似,囊壁菲薄,CT难以显示囊泡,仅可见间接征象,如脑室形态异常、脑室局限性不对称扩大、脉络丛移位、梗阻性脑积水等。部分囊泡密度可高于脑脊液,囊壁可见环形强化或钙化。③脑膜型:平扫表现为外侧裂、鞍上池囊性扩大,有轻度占位征象;蛛网膜下隙扩大、变形;脑室对称性扩大。增强扫描有时可见囊壁强化或结节状强化,也可见到脑膜强化。④混合型:上述两种或两种以上类型表现同时存在。

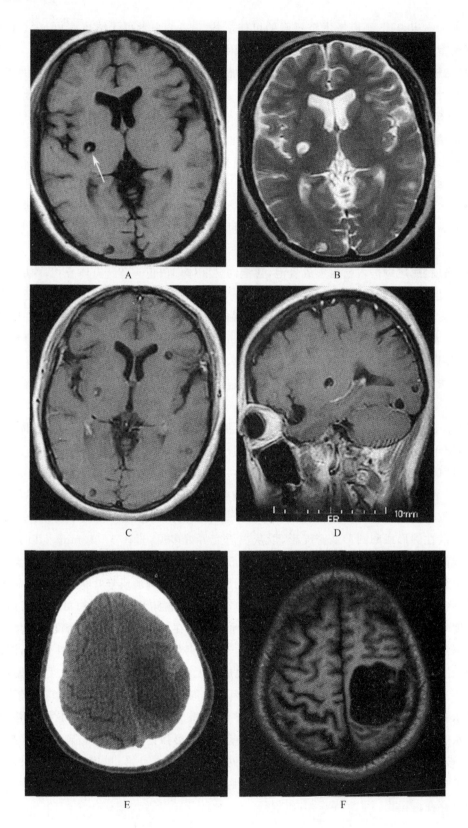

A

B

C

D

E

F

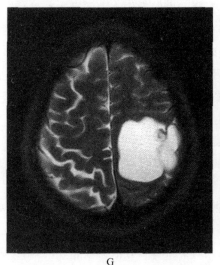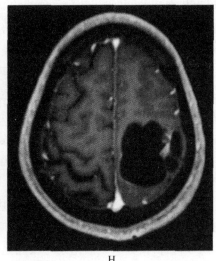

G   H

图 1-17 脑囊虫病

注 MRI $T_1WI(A)$、$T_2WI(B)$ 显示"黑靶征"(↑)及"白靶征";增强扫描(C、D)无强化;CT 轴位(E)显示左额顶叶单发大囊状低密度影,外侧缘见稍高密度结节;MRI $T_1WI(F)$、$T_2WI(G)$ 示大囊呈 T_1WI 低信号、T_2WI 高信号,局部结节呈 T_1WI 等信号、T_2WI 高信号;增强扫描(H)示病变分隔及结节强化。

2)MRI 表现:脑实质型脑囊虫病 MRI 表现有特征性,多为圆形囊性病变,2~8mm 大小,其内可见偏心的附壁小点状影,代表囊虫头节。脑囊虫存活期水肿轻。增强扫描囊壁可强化。囊虫死亡时,头节显示不清,周围水肿加剧,占位明显,强化环厚度增加。此时可见"白靶征"(图 1-17),即 T_2WI 囊液及周围水肿呈高信号,而囊壁与囊内模糊不清的头节呈低信号,低信号为囊虫逐渐纤维化、机化和钙化。"黑靶征"是指 T_1WI 囊内头节呈高信号,余均呈低信号(图 1-17)。

位于脑室、脑池和脑沟的囊虫,为圆形,2~8mm 大小,呈 T_1WI 低信号和 T_2WI 高信号,常无头节。邻近的脑实质可有光滑压迹。有的呈大囊病变,分叶状,有间隔,偶见头节位于边缘。DWI 囊液呈低或稍低信号,头节因结合水较多,多呈高信号。

脑膜型脑囊虫病可见脑沟多发小囊,多由脑沟内囊虫与脑膜粘连形成。

(4)诊断与鉴别诊断。

1)诊断要点:①临床表现多样,主要有癫痫发作、颅内高压、运动障碍、精神异常和脑膜刺激征等;②有绦虫病史和皮下结节;③囊虫补体结合试验或囊虫间接血凝试验阳性;④CT 及 MRI 各型表现如上所述。

2)鉴别诊断:①脑炎型需与多发性硬化、多发性脑梗死、皮质下动脉硬化性脑病等鉴别;②单发大囊型需与皮样囊肿、表皮样囊肿、蛛网膜囊肿、脑穿通畸形等鉴别;③多发小囊型需与脑转移瘤、脑脓肿等鉴别。

3)诊断价值比较:与 CT 相比,MRI 的优势在于可评估囊虫是否存活。此外,对 CT 不易显示的部位,如脑底、眼眶等,MRI 的检出率高。

2. 脑棘球蚴病

脑棘球蚴病又称脑包虫病,是棘球绦虫的幼虫寄生于脑内而引发的疾病。常见于牧区,犬、狐、猫等为其终宿主,虫卵随动物粪便排出,人食入虫卵后作为中间宿主而发病。

(1)病理:棘球绦虫卵在十二指肠孵化为幼虫,入门静脉,经血流进入肝、肺和颅。细粒棘球蚴呈囊状,常见于脑实质内,偶见于脑室内或硬膜外;多为单发、单房性,也可为多发或多房性;囊较大,直径可达数厘米。囊内含有头节,可形成子囊。囊虫死后,透明的囊液变混浊,囊壁可钙化。泡状棘球蚴呈芽生方式向外生长、浸润,形成无数小囊,呈蜂窝状;周围组织发生慢性炎性肉芽肿,无包膜;病灶中心常有坏死和钙盐沉着。

(2)临床表现:患者有局部占位症状、癫痫发作和颅内压增高表现;皮内试验和脑脊液补体结合试验呈阳性,周围血及脑脊液中嗜酸性粒细胞增高;常伴有颅外棘球蚴病,多见于肺和肝。

(3)影像学表现。

1)CT表现:具体如下。①脑细粒棘球蚴病表现为脑内较大的类圆形囊性病灶,边界清楚,密度与脑脊液相似或略高,周围无水肿,有明显占位表现,如囊壁钙化则呈完整或不完整环状高密度带。增强扫描囊壁无强化或环状强化。病变阻塞脑脊液循环路径时,可见脑室扩大。②脑泡状棘球蚴病表现为单发或多发略高密度肿块,边界欠清,其内可见钙化,周围常有明显脑水肿;增强检查,病灶周边呈不规则环状强化,并于边缘处可见边界清晰的无强化小囊状影。

2)MRI表现:具体如下。①脑细粒棘球蚴病呈圆形、边缘光滑的囊性病变,T_1WI和T_2WI上信号强度与脑脊液信号相似,囊周无水肿(图1-18A、B)。若病灶母囊内存在子囊时,则呈分房状表现。MRI对钙化显示不敏感。②脑泡状棘球蚴病的病灶T_1WI呈略高信号;T_2WI呈低信号,内部和边缘常见小囊状高信号灶(图1-18C、D)。病灶周围常有明显脑水肿。增强检查(图1-18E)表现类似CT增强所见。

(4)诊断与鉴别诊断:脑棘球蚴病影像学表现具有一定特征。在本病流行地区,若患者有颅内疾病症状,补体结合试验阳性,尤其是患者有肝或肺棘球蚴病时,若见到上述典型的CT和MRI征象,可确诊为脑棘球蚴病。本病主要需与脑脓肿、囊变的胶质瘤、转移瘤以及表皮样囊肿、蛛网膜囊肿鉴别。

(四)病毒性脑炎

病毒性脑炎是由各种病毒引起的一组以精神和意识障碍为突出表现的中枢神经系统感染性疾病。病变以脑实质受累为主,称为病毒性脑炎;累及脑膜称为病毒性脑膜炎;两者同时受累称为病毒性脑膜脑炎。本处仅叙述病毒性脑炎。因儿童免疫系统和血脑屏障发育尚未成熟,故病毒性脑炎好发于儿童,但也可见于成人。

1.病理

病毒性脑炎主要是病毒对脑实质细胞的损害,病毒随血液通过血脑屏障侵入中枢神经系统,导致脑炎和变态反应。不同病毒所致的脑炎均可有脑组织的局限性或弥散性水肿、神经细胞变性坏死、胶质细胞增生、脑膜或脑实质的炎性细胞浸润,病毒感染诱发下产生的变态反应可致急性脱髓鞘脑炎。流行性乙型脑炎、疱疹病毒性脑炎等病死率高,易致后遗症;肠道病毒所致脑炎、脑膜炎等病死率低,一般无后遗症。

2.临床表现

临床主要表现为发热、头痛、呕吐、意识障碍、惊厥,并可出现脑神经麻痹、肢体瘫痪和精神症状;体征可有脑膜刺激征和巴宾斯基征阳性等。确诊须靠病毒分离及血清学检查。

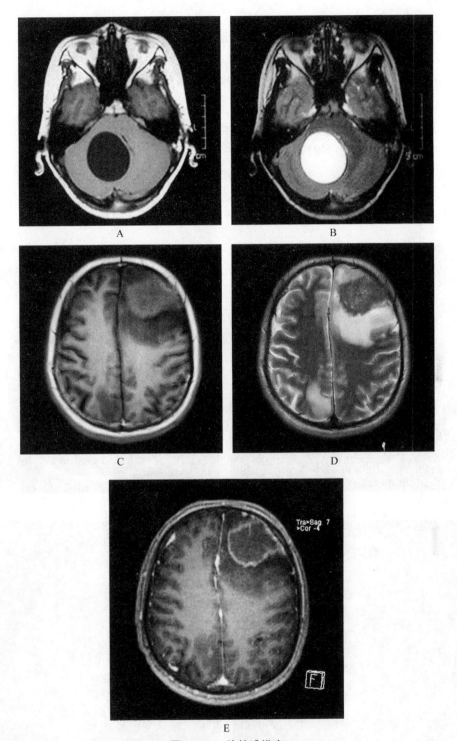

图 1-18　脑棘球蚴病

　　注　右小脑半球细粒棘球蚴病，T_1WI(A)和 T_2WI(B)显示右小脑实质内类圆形、边缘光滑的囊性病变，信号强度类似脑脊液；左额叶泡状棘球蚴病，T_1WI(C)病变呈略高信号，T_2WI(D)为低信号，且其内及边缘见多发高信号小囊，病变周围有较广泛的脑水肿，增强扫描(E)呈边缘环形强化。

3. 影像学表现

(1)CT 表现:病毒性脑炎多表现为脑内单发、多发的低密度灶,常见于单侧或双侧大脑半球额、顶、颞、岛叶及基底节—丘脑区,也可累及脑干和小脑。早期病变以累及灰质为主,主要表现为脑组织弥散性肿胀,急性脱髓鞘性脑炎则主要累及皮质下及侧脑室周围白质,晚期出现脑软化、脑萎缩,可有钙化。

(2)MRI 表现:表现为脑内多发或单发病灶,对称或不对称分布,T_1WI 呈低信号,T_2WI 呈高信号。炎症蛋白渗出较多时,T_1WI 可呈稍低或等信号。T_2-FLAIR 序列由于抑制脑脊液信号,使脑室旁及灰质区的小病灶显示更清晰。DWI 比常规 MRI 可更早发现病灶,当出现细胞毒性水肿时,水分子扩散受限,DWI 出现异常高信号。增强扫描,病变区实质内发生弥漫或脑回样强化,但强化程度低于软脑膜强化(图 1-19)。

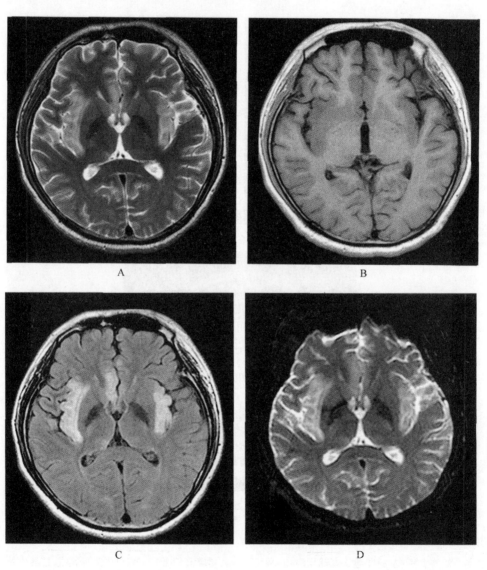

A B C D

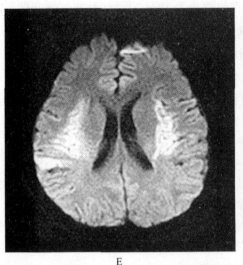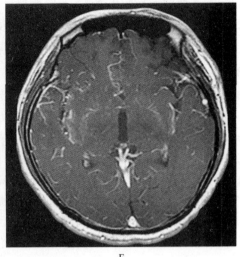

E   F

图 1－19　单纯疱疹 T 型病毒性脑炎

注　双侧额、颞叶及岛叶皮质和皮质下信号异常，呈对称性分布；T_2WI(A)上呈高信号，T_1WI(B)上呈低信号，T_2－FLAIR(C)上呈高信号，DWI(D、E)上呈高信号，局部脑回增宽，脑组织肿胀；增强扫描(F)病变区域呈轻度弥散性强化。

4. 诊断与鉴别诊断

(1)诊断：病毒性脑炎影像学表现缺乏特异性，诊断需结合临床。当病毒性脑炎出现局部脑组织水肿、占位效应时可类似肿瘤，将病毒性脑炎误诊为肿瘤而行外科手术的报道并不少见。诊断要点主要有：①呈急性或亚急性起病，以意识障碍、癫痫为主要临床表现；②主要表现为脑组织弥散性肿胀，病变侵犯以灰质为主，急性脱髓鞘性脑炎则主要位于皮质下及侧脑室周围白质，呈对称或不对称分布；③增强扫描可不强化或呈弥散性、脑回样强化。

(2)鉴别诊断：①多发性硬化，临床症状多具有缓解、复发或缓慢进展的特点，病程处于急性期时，增强扫描病灶有强化；②脑梗死，患者年龄偏大，起病急，病灶与血管分布范围一致；③脑转移瘤，病灶多发且有瘤结节，常有原发瘤病史。

二、颅内肿瘤

(一)星形细胞瘤

星形细胞瘤在神经上皮组织肿瘤中最为常见，占原发颅内肿瘤的 60% 左右，成人多位于幕上，儿童则多位于小脑。发生于幕上者多见于颞叶及额叶，顶叶次之，双侧大脑半球多发者少见。幕下者多位于小脑和第四脑室，也可见于脑干。

1. 病理

依据 WHO 中枢神经系统分类及分级，星形细胞瘤可分为Ⅰ～Ⅳ级，其中Ⅰ级分化良好，Ⅱ级介于良性和恶性之间，Ⅲ、Ⅳ级为恶性，具体如下。①毛细胞型星形细胞瘤为 WHO Ⅰ级，多发于青少年，肿瘤主要位于小脑半球偏中线部位或小脑蚓部，肿瘤直径大多数为 2～4cm，边界清晰，无包膜；②弥散性星形细胞瘤为 WHO Ⅱ级，肿瘤多为结节或肿块，少数伴有囊性、钙化,多数肿瘤周围无水肿;③间变型星形细胞瘤为 WHOⅢ级,肿块呈浸润性,边界不清楚,周围水肿重,占位效应明显;此外,大脑胶质瘤病也属于 WHOⅢ级;④胶质母细胞瘤为 WHOⅣ级,肿瘤常发生于额叶及颞叶脑白质,肿瘤血供丰富,常伴有出血、坏死。

2.临床表现

临床常表现为抽搐、癫痫发作,也可表现出神经功能障碍及颅内高压等症状,主要包括偏瘫、头痛、呕吐、视盘水肿、复视和生命体征的改变。

3.影像学表现

(1)毛细胞型星形细胞瘤。

1)CT 表现。①平扫:小脑半球或蚓部可见囊性或囊实性肿块影,呈低或等密度,钙化少见。多无瘤周水肿,常有占位效应。②增强扫描:大多数实性成分明显强化,囊性成分无强化。

2)MRI 表现。①平扫:小脑半球或蚓部可见囊性或囊实性肿块,实性肿块或肿块的实性成分 T_1WI 呈低或等信号,T_2WI 呈等或稍高信号;肿块的囊性部分呈 T_2WI 高信号,FLAIR高信号(图 1-20A、B)。②增强扫描:不均匀明显强化(图 1-20C、D)。③MRS:Cho 峰增高,NAA 峰降低,乳酸峰增高。

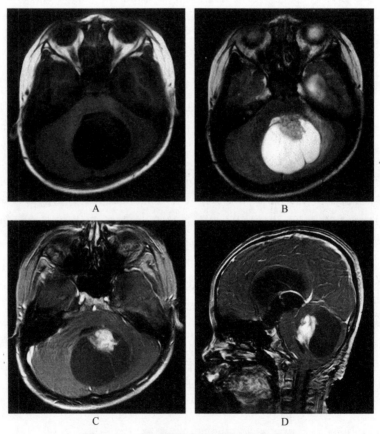

图 1-20 毛细胞型星形细胞瘤 MRI 表现

注 A.T_1WI 轴位像;B.胶质母细胞瘤 DWI 轴位像;C.CE-T_1WI 轴位像;D.CE-T_1WI 矢状位像。图A、B 为 MRI、平扫,示小脑蚓部囊实性异常信号,T_1WI 呈等低信号,T_2WI 呈等高信号,邻近第四脑室及脑组织受压;图 C、D 为 MRI 增强扫描,示病变实性成分明显强化,囊性成分不强化。

（2）弥散性星形细胞瘤。

1）CT 表现。①平扫：为边界不清、均匀、低或等密度肿块，多位于单侧大脑半球，少数伴有钙化，囊变罕见，多数伴瘤周水肿。②增强扫描：一般无强化，若有强化，则提示病变局部恶变。

2）MRI 表现。①平扫：T_1WI 低信号，T_2WI 及 FLAIR 高信号，少数伴有钙化及囊变，出血及瘤周水肿罕见。②增强扫描：一般无强化，若有强化，则提示病变局部恶变。DWI 通常不受限。

（3）间变性星形细胞瘤。

1）CT 表现。①平扫：低密度影，钙化极少见。②增强扫描：大多数无强化。

2）MRI 表现。①平扫：T_1WI 混杂等、低信号，T_2WI、FLAIR 混杂高信号，钙化、出血、囊变极少见。②增强扫描：通常无强化，但可见局灶性、结节状、均一、斑片状强化。任何强化都会提示胶质母细胞瘤的可能。

（4）大脑胶质瘤病。

1）CT 表现。①平扫：两侧半球实质呈弥散性低密度影，边界不清，不对称，受累部位脑沟、脑裂变窄或消失。②增强扫描：通常不强化或轻度强化。

2）MRI 表现。①平扫：T_1WI 呈等或低信号，T_2WI 或 FLAIR 呈高信号。②增强扫描：呈轻度强化，局限性强化可提示恶性。

（5）胶质母细胞瘤。

1）CT 表现。①平扫：边界模糊，边缘呈等密度，中心为低密度，可见出血，钙化极少见。瘤周中至重度水肿。②增强扫描：边界不清，呈不均匀明显强化、环状或花边状不规则强化。

2）MRI 表现。①平扫：T_1WI 呈等、低信号，T_2WI 及 FLAIR 呈高信号，伴瘤周中至重度水肿（图 1-21A、B）。②增强扫描：能反映血管的通透性，对肿瘤分级诊断有价值（图 1-21C、D）。

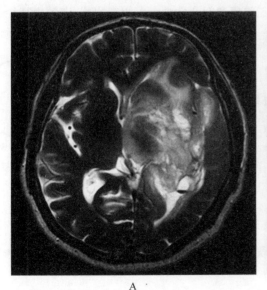
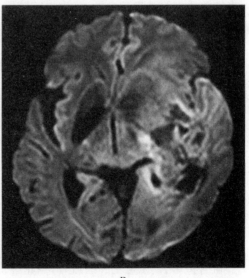

A   B

图 1-21

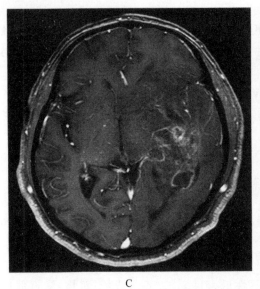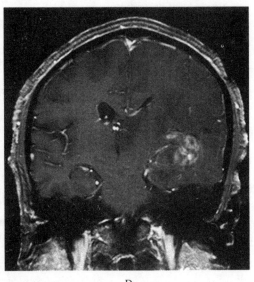

C   D

图 1－21　胶质母细胞瘤 MRI 表现

注　A.T$_2$WI轴位像,左侧颞叶见不规整稍高信号,周围见片状稍高信号(水肿带),左侧侧脑室受压变窄,中线结构略右偏;B.DWI轴位像,病变呈稍高及低信号;C.DWI轴位像,增强扫描见病变呈花环样不均匀强化;D.DWI冠状位像,增强扫描见病变呈花环样不均匀强化。

4．诊断与鉴别诊断

根据上述星形细胞瘤影像表现,多数肿瘤可以定位、定量,绝大多数能做出定性诊断,其中Ⅰ级常为低密度无强化肿瘤,需要与脑梗死、表皮样囊肿(又称为胆脂瘤)及蛛网膜囊肿相鉴别;环形强化肿瘤需要与脑脓肿及转移瘤鉴别。

(二)少突胶质细胞肿瘤

少突胶质细胞肿瘤较少见,分为少突胶质细胞瘤和间变性少突胶质细胞瘤,占颅内神经上皮肿瘤的 5%～10%,高峰发病年龄为 40～50 岁,绝大多数发生于幕上,好发于大脑皮质浅层,额叶最多见。

1．病理

一般为实体性肿块,色粉红、质硬、易碎,边界可辨识,无包膜。肿瘤内钙化多见,也可见出血、囊变。

2．临床表现

肿瘤生长缓慢,临床表现与病变部位相关,多数出现癫痫,可出现偏瘫及感觉障碍等症状,约 1/3 有颅内压增高症状。

3．影像学表现

(1)X 线表现。

1)平片:显示肿瘤的钙化呈团絮状或条带状。

2)血管造影:偶尔可见肿瘤血管,但轮廓清晰。

(2)CT 表现。

1)平扫:低、等或高密度,边界清晰。多数肿瘤周边可见钙化,部分肿瘤合并出血、囊变。

2)增强扫描:近50%呈不同程度的强化。若为不均匀、不规则的环形强化,则提示恶变可能。

(3)MRI表现。

1)平扫:T_1WI呈低、等信号,T_2WI呈高信号,信号不均,瘤周水肿较轻。

2)增强扫描:近50%可见强化。

4. 诊断与鉴别诊断

需要与星形细胞肿瘤、钙化性脑膜瘤、室管膜瘤、动静脉畸形伴钙化、海绵状血管瘤相鉴别。由于少突胶质细胞瘤钙化多见,CT显示钙化优于MRI,故目前对少突胶质细胞瘤的定性诊断价值较MRI大。

(三)脑膜瘤

脑膜瘤为最常见的脑膜源性肿瘤,发病率仅次于神经上皮细胞肿瘤,占颅内原发肿瘤的15%~20%,好发于成年人,男女发病率约1:2,其好发部位与蛛网膜帽状细胞分布一致,脑膜瘤发病缓慢,病程较长。

1. 病理

起源于蛛网膜的帽状细胞,多数位于脑外,偶见脑室内。肿瘤边界清楚,圆形或分叶状,可伴有出血或钙化,可有包膜,血运丰富。

2. 临床表现

临床上肿瘤生长缓慢,病程较长,颅内压增高症状与局限性体征出现较晚,症状较轻。患者可有癫痫发作,颅底部某些特定部位肿瘤可出现相应体征,相应功能区可有不同程度的神经功能障碍。

3. 影像学表现

(1)X线表现。

1)平片:常出现颅内压增高症状和松果体钙斑移位,对定位诊断有一定帮助。表现为骨质改变、肿瘤钙化和血管压迹增粗。

2)脑血管造影:肿瘤内血管可显影,可观察到增粗的肿瘤供血动脉和肿瘤内放射状排列的微小动脉,毛细血管期及静脉期肿瘤呈致密的团块影,边界清晰,偶可见囊变区。

(2)CT表现。

1)典型表现。①CT平扫:圆形或椭圆形的均匀等密度或稍高密度影,边缘清楚,多以宽基底与硬脑膜相连,可见相邻颅骨骨质增生、硬化、破坏或变薄;肿瘤突向脑皮质,皮质下脑白质受压变平,即白质塌陷征;脑沟、脑池扩大及静脉受压等脑外肿瘤征象,少数伴有囊变、坏死,少数肿瘤有钙化,多数伴瘤周低密度水肿带(图1-22)。②CT增强扫描:绝大多数明显均匀强化,可见脑膜尾征。

2)非典型表现:少数可不出现上述影像表现,其可出现肿瘤整体为囊性,肿瘤内密度不均匀,环形强化,壁结节,肿瘤内出血,肿瘤全部钙化,脑膜瘤骨化,酷似脑实质内肿瘤,多发脑膜瘤。

(3)MRI表现。

1)MRI平扫:T_1WI呈等信号,T_2WI呈等信号或略高信号,信号均匀或不均匀,钙化多为低信号,可见流空血管影,瘤周包膜及肿瘤周小血管在T_1WI上表现为肿块与周围水肿间的低信号环(图1-23A~D)。

2)MRI增强扫描:绝大多数明显均匀强化,可见脑膜尾征(图1-23E、F)。

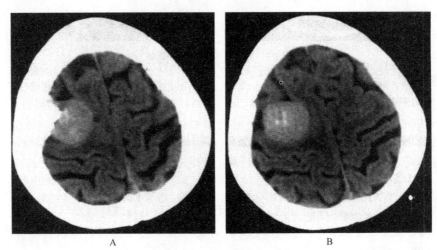

A   B

图1-22　脑膜瘤的CT表现

注　A、B.CT轴位像,示右侧额部颅板下方见类球形软组织密度影,其内见斑点样钙化影,邻近脑组织受压移位,病变周围见条形低密度水肿带,邻近颅骨略增厚。

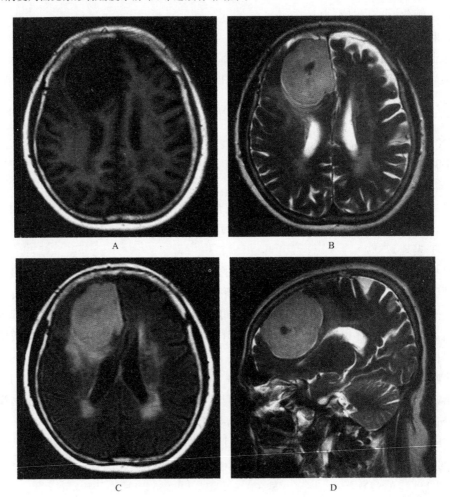

A   B

C   D

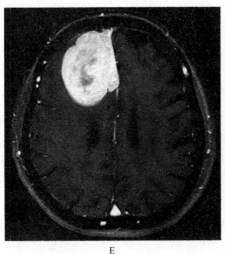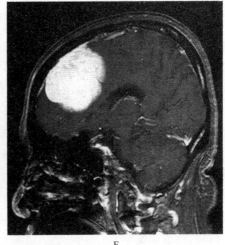

E F

图 1-23 脑膜瘤的 MRI 表现

注 A.T_1WI 轴位像;B.T_2WI 轴位像;C.FLAIR 轴位像;D.T_2WI 矢状位像;E.CE-T_1WI 轴位像;F.CE-T_1WI 矢状位像。图 A、B、C、D 示右侧额部大脑镰旁见半球形异常信号影,T_1WI 呈稍低及等信号,T_2WI 呈稍高及低信号,FLAIR 稍高信号,周围见条片样水肿带(长 T_1、长 T_2),邻近脑实质受压,中线结构略左偏;图 E、F 为增强扫描,示病变明显均匀强化,并可见脑膜尾征。

4. 诊断与鉴别诊断

根据脑膜瘤影像学表现及其好发部位、性别、年龄等,容易做出诊断,少数不典型脑膜瘤需与星形细胞瘤、转移瘤等鉴别。

（四）垂体腺瘤

垂体腺瘤在鞍区肿瘤中最常见,多发生于成年人,男女发病率相近,微腺瘤女性多见。依据肿瘤是否分泌激素,分为功能性垂体腺瘤及无功能性垂体腺瘤两种。

1. 病理

垂体腺瘤可分为功能性垂体腺瘤和非功能性垂体腺瘤。依据肿瘤的大小可分为微腺瘤（直径≤1cm）和大腺瘤（直径＞1cm）。垂体腺瘤属于脑外肿瘤,有完整包膜,与周围组织分界清晰。结合临床表现和血液中激素水平的升高,当垂体高度达 8mm 以上时,应考虑诊断为垂体微腺瘤。

2. 临床表现

多表现压迫症状及内分泌亢进症状。压迫症状:视力障碍、头痛、垂体功能低下、阳痿等;内分泌亢进症状:泌乳素瘤常出现闭经、泌乳,生长激素腺瘤常出现肢端肥大等。

3. 影像学表现

（1）垂体微腺瘤。

1）直接征象。①CT 表现:平扫呈边界不清的等或低密度影;增强后呈相对低密度区,边界规则或不规则。②MRI 表现:T_1WI 呈低信号,T_2WI 呈高或等信号;MRI 动态增强扫描,微腺瘤与正常垂体组织强化不同而显示清楚,增强早期垂体微腺瘤信号强度低于正常垂体,而在晚期微腺瘤的信号强度高于正常垂体。

2）间接征象。主要包括:①鞍底局限性下陷或局限性骨质疏松;②垂体高度增加且上缘向上凸;③垂体柄位移;④垂体向外膨隆、推压颈内动脉等。

(2)垂体大腺瘤。

1)X线表现:平片可见蝶鞍扩大,前后床突骨质吸收、破坏,鞍底下陷。

2)CT表现。①肿瘤多呈圆形或椭圆形,少数呈分叶状,有包膜,边缘光整、锐利。腺瘤实质部分常呈等密度囊变,坏死区呈现低密度(T_1WI呈低信号、T_2WI呈高信号),出血呈高密度(高信号),少数可见钙化。增强扫描,除囊变坏死、出血及钙化区外,肿瘤组织明显强化。②肿瘤常侵犯、破坏周围结构,可出现以下征象:肿瘤常常引起蝶鞍扩大和鞍底下陷;束腰征或"8"字征,指腺瘤通过鞍底向上生长时,由于受到鞍隔的限制而形成对称的切迹;向鞍上生长使鞍上池闭塞,视交叉受压上移;向鞍旁生长使颈内动脉海绵窦段推移向外,甚至闭塞海绵窦,包裹颈内动脉;向上可以侵犯蝶窦及斜坡的骨质。

3)MRI表现。①平扫:呈等信号,腺瘤实质部分常为等信号,坏死区呈T_1WI低信号、T_2WI高信号,出血呈高信号(图1-24A、B)。②增强扫描:除囊变坏死、出血及钙化区外,肿瘤组织明显强化(图1-24C、D)。

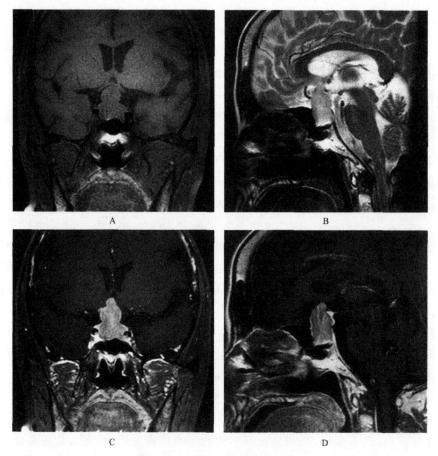

图1-24 垂体大腺瘤MRI表现

注 A.T_1WI冠状位像;B.T_2WI矢状位像;C.CE-T_1WI冠状位像;D.CE-T_1WI矢状位像。图A、B为MRI平扫,垂体显示不清,鞍区T_1WI冠状位见不规则形等信号,呈"8"字征,病变包绕双侧颈内动脉;T_2WI矢状位病变呈等信号,视交叉受压上移。图C、D为MRI增强扫描,示病变明显均匀强化。

4. 诊断与鉴别诊断

根据垂体瘤影像学表现,结合内分泌检查结果,绝大多数垂体瘤可诊断。少部分垂体大腺瘤需要与鞍区脑膜瘤、颅咽管瘤相鉴别。

(五)听神经瘤

听神经瘤是脑神经肿瘤中最常见者,占颅内原发肿瘤的 8%～10%,为桥小脑角区最常见的肿瘤,肿瘤好发于成年人,10 岁以下少见。

1. 病理

大多数起源于听神经鞘膜,为脑外肿瘤,多以内听道为中心向桥小脑角区生长。微小听神经瘤直径多不足 1cm,局限于管内;较大的肿瘤紧贴岩骨,形态多不规则,边界清楚。肿瘤多为圆形或卵圆形,有完整包膜,可出现退变或脂肪变性,常伴出血、坏死、囊变。

2. 临床表现

好发于成年人,男女发病比例为 1.14：1。多为单侧,主要临床症状为患侧听神经、面神经、三叉神经受损症状(又称桥小脑角综合征),也可表现为小脑、脑干受压或颅内高压症状。

3. 影像学表现

(1)X 线表现:平片可见内听道扩大及周围骨质吸收。

(2)CT 表现。

1)多位于桥小脑角区,为等、低密度肿块;增强扫描,实质部分明显强化。

2)内听道可扩大呈漏斗状,周围骨质吸收。

3)占位效应:①肿瘤巨大时引起脑干受压位移;②第四脑室受压变形甚至闭塞;③肿瘤向上生长,压迫侧脑室变形、移位;④压迫中脑导水管,引起梗阻性脑积水。

(3)MRI 表现。

1)MRI 平扫:T_1WI 呈等、低信号,T_2WI 多呈高信号或等、高混杂信号(图 1-25A)。MRI能检出微小听神经瘤:T_1WI 表现为患侧听神经增粗,T_2WI 多呈略高信号。

2)MRI 增强扫描:患侧听神经增粗且明显强化(图 1-25B～D)。

4. 诊断与鉴别诊断

根据听神经瘤影像学表现及特殊位置,绝大多数听神经瘤可做出诊断。少部分听神经瘤表现不典型或较大时,需要与桥小脑角区脑膜瘤及三叉神经瘤等相鉴别。

(六)脑转移瘤

脑转移瘤较常见,可发生于任何年龄,高峰年龄 40～60 岁,男性略多于女性。肿瘤发生脑转移的概率由多到少依次为肺癌、乳腺癌、胃癌、结肠癌、肾癌及甲状腺癌等,10%～15% 的转移瘤找不到原发肿瘤。

1. 病理

80% 以上发生在幕上,在大脑中动脉供血区的灰白质交界处。脑转移为单发或多发病变,圆形相对分散分布,易出血、坏死、囊变,肿瘤周围脑组织水肿明显,肿瘤通常推移而非浸润邻近组织。

2. 临床表现

与肿瘤占位效应有关,多表现为头痛、恶心、呕吐、共济失调和视盘水肿等。

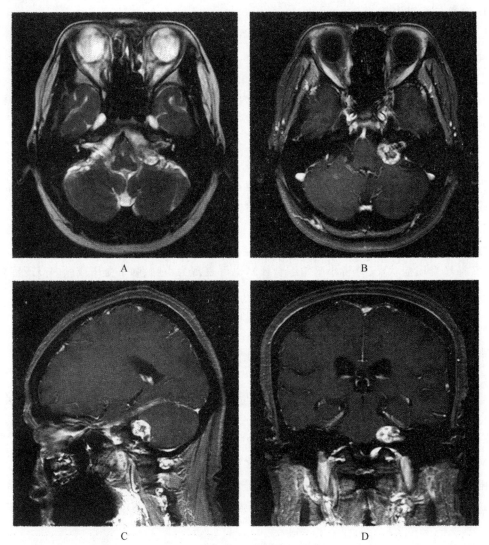

A B

C D

图1-25 听神经瘤MRI表现

注 A.T$_2$WI轴位像;B.CE-T$_1$WI轴位像;C.CE-T$_1$WI矢状位像;D.CE-T$_1$WI冠状位像。图A为MRI平扫,见左侧桥小脑三角区梭形异常信号,T$_2$WI呈稍高及高信号,左侧内听道扩入,邻近脑干受压;图B、C、D为MRI增强扫描,示病变明显不均匀强化,内听道扩大。

3. 影像学表现

(1)X线表现:侵及颅骨时,X线平片可见溶骨性破坏。

(2)CT表现。

1)CT平扫:位于灰白质交界区,呈低或等密度影,可见出血。瘤周水肿可轻可重,而脑内广泛转移者水肿甚轻或无水肿,硬膜转移瘤表现为局灶性等密度肿块。骨窗可显示邻近颅骨受累。

2)CT增强扫描:呈块状、结节状或环形强化。

(3)MRI表现。

1)MRI平扫:T$_1$WI呈低、等信号,T$_2$ⅥⅡ及FLAIR呈高信号(黑色素瘤、出血表现为低信号)(图1-26A)。

2)MRI增强扫描:明显块状、结节状或环形强化,且强化环通常呈圆形或类圆形,厚薄不均匀,强化不均匀,内壁不光整而外壁光滑(图1-26B～D)。

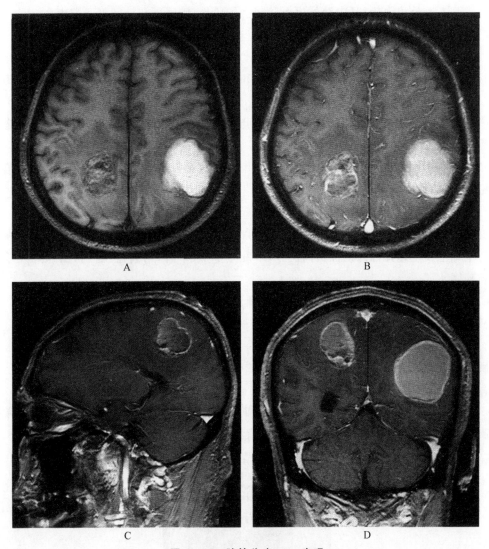

图1-26 脑转移瘤MRI表现

注 A.T_1WI轴位像;B.CE-T_1WI轴位像;C.CE-T_1WI矢状位像;D.CE-T_1WI冠状位像。图A为MRI平扫,见双侧顶叶类圆形T_1WI(轴位)稍高及低信号,周围见稍低信号水肿带,邻近脑实质受压;图B、C、D为MRI增强扫描,示病变呈不均匀环形强化。

4.诊断与鉴别诊断

根据转移瘤影像学表现,结合原发肿瘤病史,绝大多数转移瘤可做出诊断。

三、脑外伤

脑外伤是一种严重的脑损害,急性脑外伤病死率高。自CT和MRI应用以来,脑外伤诊断水平不断提高,显著降低了病死率和致残率。

(一)临床与病理

由于受力部位不同和外力类型、大小、方向不同,可造成不同类型、程度的颅内损伤,如脑挫裂伤,脑内、脑外出血等,其中脑外出血又包括硬膜外、硬膜下和蛛网膜下隙出血。

(二)影像学表现

1. 脑挫裂伤

脑挫伤病理为脑内散在出血灶、静脉淤血和脑肿胀;如伴有脑膜、脑或血管撕裂,则为脑裂伤。二者常合并存在,故统称为脑挫裂伤。

CT平扫:显示低密度脑水肿区内,散布斑点状高密度出血灶;伴有占位效应;也可表现为广泛性脑水肿或脑内血肿。

MRI普通检查:脑水肿在T_1WI上呈等或稍低信号,T_2WI上呈高信号;出血灶的信号强度与出血期龄有关。

2. 脑内血肿

脑外伤引起的脑内血肿常位于受力点或对冲部位脑组织内,可发生于伤后即刻或在脑挫裂伤的基础上发生迟发性外伤性脑内血肿,多发生于额、颞叶,与高血压性脑出血好发于基底节和丘脑区不同。

CT平扫:急性脑内血肿呈边界清楚的类圆形高密度灶。

MRI普通检查:血肿信号变化与血肿期龄相关。

3. 硬膜外血肿

硬膜外血肿多由脑膜血管损伤所致,脑膜中动脉常见;血液聚集于硬膜外间隙,由于硬膜与颅骨内板附着紧密,故血肿较局限,呈梭形。

CT平扫:可表现为颅板下方梭形或半圆形高密度灶,大多位于骨折附近,不跨越颅缝(图1-27)。

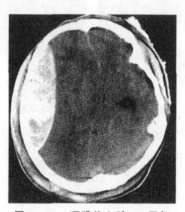

图1-27 硬膜外血肿CT平扫

注 右侧额颞顶区血肿呈梭形高密度影,边缘锐利。

4. 硬膜下血肿

硬膜下血肿多由桥静脉或静脉窦损伤出血所致,血液聚集于硬膜下腔,沿脑表面广泛分布。

CT平扫：①急性期，见颅板下新月形或半月形高密度影，常伴有脑挫裂伤或脑内血肿，脑水肿占位效应明显；②亚急性或慢性血肿，呈稍高、等、低或混杂密度灶。

MRI普通检查：硬膜下血肿的信号强度与出血期龄相关，但CT平扫上的等密度血肿在T_1WI和T_2WI上常呈高信号，显示清楚（图1-28）。

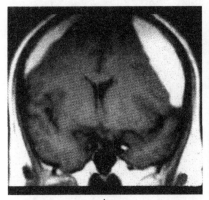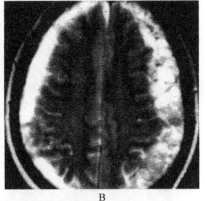

A   B

图1-28　双侧硬膜下血肿MRI表现

注　A.T_1WI冠状位，双侧额顶区血肿呈高信号，双侧侧脑室内聚；B.T_2WI横断位，双侧额顶区的血肿呈带状高信号。

5.蛛网膜下隙出血

儿童脑外伤常见，出血多位于大脑纵裂和脑底池。

CT平扫：①表现为脑沟、脑池内密度增高影，形成铸型，密度与其出血量、血细胞比容及出血时间长短有关；大脑纵裂出血多见，表现为中线区纵行窄带形高密度影；出血亦见于外侧裂池、鞍上池、环池、小脑上池内；②蛛网膜下隙出血一般7天左右吸收，此时CT检查为阴性。

MRI普通检查：难以显示急性蛛网膜下隙出血，但出血吸收、CT检查为阴性时，仍可发现高信号出血灶的痕迹。

6.弥散性轴索损伤

弥散性轴索损伤是头颅受到突然加速或减速力的作用，脑白质与灰质因惯性运动速度不同而发生相对移位，从而导致相应部位脑组织的撕裂和轴索损伤，可致严重的脑功能障碍。

弥散性轴索损伤往往累及双侧，好发部位为灰白质交界处，其次为胼胝体、基底节、内囊及脑干背外侧等。临床上轻者仅有头痛、头晕，重者则出现昏迷。病理上肉眼可见弥散性点状出血灶及蛛网膜下隙出血；镜下见轴索损伤断裂，退缩呈球状。

CT平扫：①首次检查，多为阴性；②短期复查，可见点状出血灶，典型表现为灰白质交界区及胼胝体点状高密度影，病灶常呈双侧性；伴或不伴蛛网膜下隙出血。故首次CT平扫阴性而临床疑为弥散性轴索损伤时，应注意随访。

MRI表现：①普通检查，表现为灰白质交界及胼胝体等处散在大小不等的斑点状、小片状及条索状T_1WI低信号、T_2WI高信号影，也可无明确异常；②磁敏感加权成像（SWI），对弥散性轴索损伤病灶中的微出血灶检出非常敏感，表现为边界清楚的不规则斑点状、线条状或团状低信号灶（图1-29）。

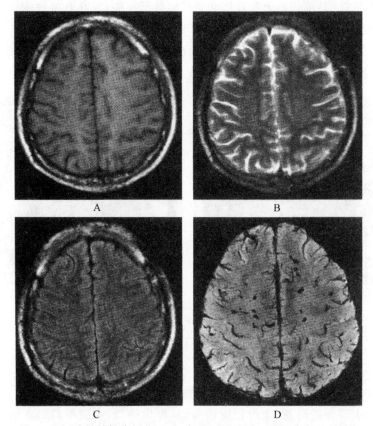

图 1－29　弥散性轴索损伤 MRI 表现(重物打击头部,昏迷 10 小时)

注　A～C.分别为 T_1WI、T_2WI 和 FLAIR,均未见异常;D.SWI 显示幕上灰白质交界处及白质内多发呈低信号的小出血灶。

7. 颅内迟发性血肿

颅内迟发性血肿是指在伤后初次 CT 扫描时没有血肿的部位,于数小时或数天后 CT 复查时出现的颅内血肿。颅内迟发性血肿可发生于硬膜外、硬膜下或脑内。其原因可能与脱水治疗、手术减压或其他继发性血管损害等有关。CT 和 MRI 表现与前述同类型血肿相同。

8. 脑外伤后遗症

常见的脑外伤后遗症包括脑软化、脑萎缩、脑积水、脑穿通畸形囊肿等。

(1)脑软化:为脑挫裂伤后脑组织坏死、吸收而形成的病理性残腔。

CT 表现:平扫,表现为低密度灶;增强扫描,无强化。

MRI 普通检查:T_1WI 为低信号,T_2WI 为高信号,其周围可见脑沟加宽和加深、脑室扩大等局部脑萎缩表现,有别于其他占位性病变。

(2)脑萎缩:严重脑外伤后可引起弥散性或局限性脑萎缩。

CT 和 MRI 普通检查:弥散性脑萎缩表现为双侧侧脑室及脑沟和脑池扩大;局限性脑萎缩可使相应部位脑室和脑沟及脑池扩大。

(3)脑穿通畸形囊肿:脑穿通畸形囊肿是指脑内血肿或脑挫裂伤后形成的软化灶,且与邻近侧脑室相通。

CT 平扫:表现为边界清楚的水样低密度区,并与相邻脑室相通,相应脑室发生扩大。

MRI 表现:病灶形态与 CT 同,信号强度与脑脊液相似。

(4)脑积水:颅脑外伤可引起交通性或梗阻性脑积水。

CT 和 MRI 表现:脑室对称性扩大,但无脑沟加深、加宽,因而不同于弥散性脑萎缩。

(三)诊断与鉴别诊断

根据上述 CT 和 MRI 表现,结合外伤史,一般易于明确颅脑损伤的类型、程度、范围及其后遗改变。对于急性脑外伤所致出血,CT 显示较 MRI 为佳;对于脑外伤出血的亚急性和慢性期,则 MRI 显示常优于 CT。SWI 对弥散性轴索损伤的微出血灶检出非常敏感。

四、脑血管疾病

(一)脑出血

脑出血属于出血性脑血管疾病,多发于中老年高血压和动脉硬化患者。

1. 病理

自发性脑内出血多继发于高血压、动脉瘤、血管畸形、血液病和脑肿瘤等,血管畸形性脑出血在年轻人中多见,高血压性脑出血以老年人常见。在后者,出血好发于基底节、丘脑、脑桥和小脑,易破入脑室;血肿及伴发的脑水肿引起脑组织受压、坏死和软化。

2.临床表现

临床上根据出血时间及血肿病理演变过程将脑出血分为超急性期(12 小时以内)、急性期(12 小时至 2 天)、亚急性期和慢性期,各期时间长短与血肿大小及患者年龄有关。

3. 影像学表现

CT 平扫:①急性期:血肿呈边界清楚的肾形、类圆形或不规则形均匀高密度影;周围水肿带宽窄不一,局部脑室受压移位(图 1-30);破入脑室可见脑室内高密度积血;②亚急性期:始于出血后 2~7 天,可见血肿缩小并密度减低,血肿周边变模糊;水肿带增宽;小血肿可完全吸收;③慢性期,为出血 2 个月以后,较大血肿吸收后常遗留大小不等的裂隙状囊腔;伴有不同程度的脑萎缩。CT 增强扫描,血肿早期多不强化,亚急性期由于血肿周围炎症反应及新生毛细血管而出现环状强化。

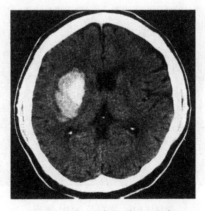

图 1-30 脑内血肿 CT 平扫

注 右侧基底节区血肿呈不均匀高密度,右侧侧脑室受压变窄并向左侧移位,占位效应明显。

MRI 普通检查:脑内血肿的信号随血肿期龄而变化。①超急性期:血肿 T_1WI 呈等信号,T_2WI 呈稍高信号;②急性期:血肿 T_1WI 呈等信号,T_2WI 呈稍低信号;③亚急性期:亚急性早期,血肿 T_1WI 信号由周边到中心逐渐增高,T_2WI 呈低信号;亚急性晚期 T_1WI 及 T_2WI 均呈高信号;④慢性期:囊肿完全形成时 T_1WI 呈低信号,T_2WI 呈高信号;由于周边含铁血黄素沉积,T_2WI 上可见低信号环,此期 MRI 显示比 CT 敏感。超急性期和急性期血肿显示均不如CT 清楚。

4.诊断与鉴别诊断

根据典型的 CT、MRI 表现和突发的临床症状,脑内出血容易诊断。CT 和 MRI 对脑出血的检查有很强的互补作用,为脑出血不同时期的鉴别诊断提供了有力帮助。临床症状不明显的脑出血在吸收期 CT 检查时可能为等密度,需和脑肿瘤相鉴别。

(二)脑梗死

脑梗死是缺血性脑血管疾病,其发病率在脑血管疾病中居首位。

1.临床与病理

脑梗死为脑血管闭塞所致脑组织缺血性坏死。其原因有:①脑血栓形成,继发于脑动脉硬化、动脉瘤、血管畸形、炎性或非炎性动脉炎等;②脑栓塞,如血栓、空气或脂肪栓塞;③低血压和凝血状态。病理上分为缺血性、出血性和腔隙性脑梗死。

2.影像学表现

(1)缺血性梗死。

CT 表现:①平扫,在发病 24 小时内常难以显示病灶;24 小时后表现为低密度灶,部位和范围与闭塞血管供血区一致,皮髓质同时受累,多呈扇形;可有占位效应,但相对较轻;②增强扫描,发病当天,灌注成像即能发现异常,表现为病变区脑血流量明显减低;其后普遍增强,可见脑回状强化。1~2 个月后形成边界清楚的低密度囊腔且不再发生强化。

MRI 对脑梗死灶发现早、敏感性高:①发病后 1 小时即可见局部脑回肿胀、脑沟变窄,随之出现 T_1WI 低信号、T_2WI 高信号影(图 1-31A、B);②DWI 检查可更早地检出脑缺血灶,表现为高信号;③MRA 检查还能显示脑动脉较大分支的闭塞(图 1-31C)。

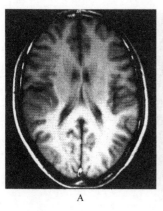
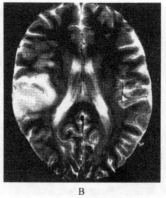
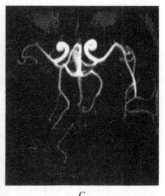

图 1-31　脑梗死 MRI 表现

注　A.T_1WI 显示右侧颞顶叶呈低信号;B.T_2WI 显示右侧颞顶叶呈高信号;C.MRA 显示右侧大脑中动脉变窄且远端分支显示减少。

（2）出血性梗死：常发生在缺血性梗死1周后。

CT平扫：呈低密度脑梗死灶内，出现不规则斑点、片状高密度出血灶，占位效应较明显。

MRI普通检查：梗死区内出现T_1WI高信号灶。

（3）腔隙性梗死：系深部髓质穿支动脉闭塞所致。缺血灶为10～15mm大小，好发于基底节、丘脑、小脑和脑干，中老年人常见。

CT平扫：发病24小时后，可见脑深部的片状低密度区，无占位效应。

MRI检查：早期DWI检查即可发现腔隙性梗死灶，表现为小的高信号区；其后呈T_1WI低信号、T_2WI高信号表现；DTI重建可显示皮质脊髓束破坏情况（图1-32）。

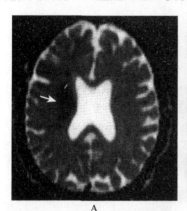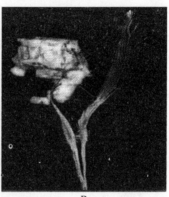

A　　　　　　　　　　　　B
图 1-32　右基底节区脑梗死 MRI 表现

注　A.显示右侧基底节梗死区为低信号（↑），代表梗死区水分子运动受限；B.DTI白质纤维束成像融合图像，显示右侧皮质脊髓束已大部分破坏。

3. 诊断与鉴别诊断

根据上述典型脑梗死的CT和MRI表现，结合病史，多可明确诊断。表现不典型时应注意与星形细胞肿瘤、病毒性脑炎等相鉴别：星形细胞肿瘤占位表现常较脑梗死更显著，且多呈不规则强化；病毒性脑炎常有发热，病灶可为双侧对称性，且脑脊液特异性抗体检查为阳性。

（三）颅内动脉瘤

颅内动脉瘤常见于中老年人，女性略多于男性。

1. 临床与病理

颅内动脉瘤好发于脑底动脉环及附近分支，是蛛网膜下隙出血的常见原因；多呈囊状，大小不一，瘤腔内可有血栓形成。

2. 影像学表现

X线表现：DSA检查，可直观显示颅内动脉瘤及其载瘤动脉（图1-33）。

CT表现：包括直接征象和间接征象。①直接征象：分为3型。Ⅰ型，无血栓动脉瘤，平扫呈类圆形高密度灶；增强检查呈均一强化；Ⅱ型，部分血栓动脉瘤，平扫可见中心或偏心性高密度灶；增强检查，中心和瘤壁强化，其间血栓无强化，呈"靶征"；Ⅲ型，完全血栓动脉瘤，平扫呈等密度灶，可有弧形或斑点状钙化；增强检查，可见瘤壁环形强化。②间接征象：动脉瘤破裂时CT图像上多数不能显示瘤体，但可见继发的蛛网膜下隙出血、脑内血肿、脑积水、脑水肿和脑梗死等改变。

MRI 表现:动脉瘤瘤腔在 T_1WI 和 T_2WI 上呈圆形流空信号灶,动脉瘤内血栓则呈高低相间的混杂信号。

此外,CTA 和 MRA 还可三维立体显示动脉瘤及其与载瘤动脉的关系。

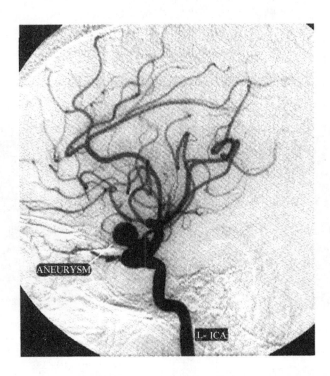

图 1-33 动脉瘤 DSA 检查

注 DSA 显示左颈内动脉虹吸段宽颈动脉瘤,瘤腔光滑。

3. 诊断与鉴别诊断

根据 CT 或 MRI 检查显示的病变位置和特征性表现或 DSA、CTA、MRA 所见,可明确颅内动脉瘤的诊断;其中 CTA 为常规首选检查方法,DSA 则可进一步检出 CTA 阴性的颅内动脉瘤并用于介入治疗。

(四)颅内血管畸形

颅内血管畸形可发生于任何年龄,男性略多于女性。

1. 临床与病理

颅内血管畸形最常见致病因素为胚胎期脑血管的发育异常,主要表现为动静脉畸形(AVM)、静脉畸形、毛细血管畸形、大脑大静脉瘤和海绵状血管瘤等。其中,AVM 最常见,好发于大脑前、中动脉供血区,由供血动脉、畸形血管团和引流静脉构成。

2. 影像学表现

X 线表现:DSA 检查能够清楚显示颅内 AVM 的全貌,包括供养动脉、畸形血管团和引流静脉,并可在 DSA 引导下行介入治疗。

CT 表现:①直接征象,平扫显示不规则混杂密度灶,可有钙化,无脑水肿和占位效应,增强检查呈斑点或弧线形强化(图 1-34);②间接征象,可继发脑内血肿、蛛网膜下隙出血及脑萎缩等改变。

MRI 普通检查:可见扩张流空的畸形血管团影,邻近脑实质内的混杂或低信号灶为反复出血后改变。

此外,CTA 和 MRA 均可直观地显示畸形血管团、供血动脉和引流静脉。

3. 诊断与鉴别诊断

根据上述颅内 AVM 的 CT 和 MRI 典型表现,通常可做出诊断;DSA、CTA 和 MRA 可更好地显示 AVM 全貌,其中 CTA 常作为初查方法,而 DSA 则主要用于介入治疗。

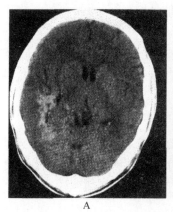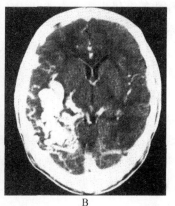

图 1-34 脑动静脉畸形 CT 表现

注 A.CT 平扫,右侧颞叶部分病灶呈略高密度;B.CT 增强扫描,右侧颞叶呈条、片状强化,显示大量畸形血管。

五、脑变性疾病

(一)阿尔茨海默病

阿尔茨海默病(AD)在老年期各种类型痴呆中占 48%～65%。本病女性发生率为男性的 1.5～3 倍,大多数患者 65 岁以后起病,且随着年龄增加,患病率也逐渐增加,大约年龄每增加 5.1 岁,患病率就要增加 1 倍。病因未明,目前认为较为肯定的危险因素有高龄、女性、痴呆家族史、载脂蛋白 E 基因的 ε4 等位基因携带者等。

1. 临床与病理

AD 早期症状表现为短期记忆障碍,随后症状逐渐加重,表现为语言障碍、定向困难、无法自理等。镜下病理特征是淀粉样斑块形成和神经纤维缠结,以及皮质与皮质下神经元和突触的丧失。大体病理表现为病变区域皮质萎缩。早期累及内嗅皮质、边缘系统,晚期累及大脑皮质,以额、颞叶损害为著。

2. 影像学表现

(1)CT 表现:主要为弥散性脑萎缩,以颞叶前部及海马最明显,两侧多不对称。颞角扩大,颞角内侧脑实质密度减低,即所谓海马透明区。CT 不能直接诊断 AD。

(2)MRI 检查:是 AD 的首选检查方法,除能显示脑萎缩改变外,在与海马长轴垂直的倾斜冠状位上进行径线测量,可早期发现颞叶内侧(包括海马)和颞顶皮质萎缩。其中颞叶内侧萎缩表现为海马及海马旁回体积减小,侧脑室颞角与脉络膜裂增宽。[1] H – MRS 显示的异常早于形态学改变,表现为局部 NAA 降低,MI 升高。

3. 诊断与鉴别诊断

以海马为著的脑萎缩是 AD 的主要影像诊断依据,因导致萎缩的原因众多,表现类似,故 AD 的诊断须密切结合临床。主要需与正常老年性变化、额颞叶痴呆和多发梗死性痴呆鉴别。多发梗死性痴呆即血管性痴呆,以男性多见,既往多有高血压病史,多数在明显痴呆前有脑血管意外的病史,CT 和 MRI 表现为多发脑梗死、腔隙和软化灶。额颞叶痴呆表现为颞叶和额叶前部皮质非对称性萎缩伴皮质下白质 T_2WI 信号增高。

(二)帕金森病

帕金森病(PD)是一种中枢神经系统的神经变性疾病,主要累及运动系统,好发于 40～70 岁,女性多见,又称为原发性帕金森病。而继发于脑炎、脑血管病、脑瘤、脑外伤以及药物或毒物中毒性脑病者,则称为帕金森综合征。

1. 临床与病理

临床症状包括静止性震颤、动作缓慢或不能、步态缓慢、平衡和起步动作困难及僵硬。病理特征是多巴胺神经元死亡和路易小体出现,同时伴有神经胶质增生。病变部位包括中脑黑质致密带、脑桥蓝斑区及迷走神经背核、基底节、大脑皮质等。

2. 影像学表现

(1)CT 表现:可见基底节的变性、大脑皮质及中央灰质的萎缩(特别是第三脑室周围及额叶萎缩较常见)等。

(2)MRI 表现:可见黑质致密带萎缩、变窄,正常的 T_2WI 低信号(黑质信号)消失以及弥散性大脑皮质萎缩。双侧苍白球出现 T_2WI 低信号,壳核也可出现 T_2WI 低信号。部分病例壳核、苍白球因胶质增生出现点状 T_2WI 高信号。[1] H – MRS 在帕金森病的早期可显示 NAA 含量降低,Cho 增高。

3. 诊断与鉴别诊断

CT 和 MRI 虽然可以显示上述病变,但表现均不具有特异性,且 CT 和 MRI 表现正常者也不少见,因此诊断必须密切结合临床表现。

(三)肝豆状核变性

肝豆状核变性即威尔逊病,为铜代谢障碍引起的神经系统变性疾病,属于常染色体隐性遗传性疾病。通常见于少年或青年。

1. 临床与病理

该病 3 种主要表现为脑豆状核变性、角膜色素环(凯—弗环)及小叶性肝硬化。脑的铜沉积合并胶质增生在壳核最显著,并可有皮质、脑干、小脑齿状核、黑质和白质受累。临床上,肝脏由于铜的沉积而硬化,脑由于铜的沉积而发生神经系统症状,包括构音障碍、震颤、手足徐动症和痉挛状态。

2. 影像学表现

(1)CT 表现:平扫表现为豆状核条状或新月形低密度区,两侧对称为其特点。低密度病变也可见于基底节以外,如脑干、皮质或小脑。增强扫描无强化。同时有脑萎缩。肝脏早期表现为脂肪沉积,后期发生肝硬化。

(2)MRI表现:T_2WI上壳核、尾状核、苍白球、丘脑对称性表现为高信号或混杂信号。中脑可见"熊猫脸征",表现为被盖高信号和红核低信号,其中红核构成"熊猫"的眼睛,中脑导水管(T_2WI高信号)及其周围灰质核团(T_2WI低信号)构成"熊猫脸"的下半部分。

3.诊断与鉴别诊断

(1)诊断要点:①多数青春期发病,常有家族史;②存在肝功能受损、神经症状和角膜色素环三大症状;③血清总铜量和血铜蓝蛋白降低,尿铜排量增加;④基底节CT平扫表现为对称性的低密度区,MRI上病灶呈T_2高信号,伴有脑萎缩;⑤中脑"熊猫脸征"。

(2)鉴别诊断:包括亨廷顿病、哈勒沃登—施帕茨病、帕金森病、中毒性脑缺氧性损害和利氏病。

六、脱髓鞘疾病

脱髓鞘疾病是一组由多种原因引起的、以神经髓鞘脱失为主要病理表现的疾病。根据发病时髓鞘发育正常与否,可分为髓鞘发育正常的脱髓鞘疾病和髓鞘发育缺陷的脱髓鞘疾病,具体疾病分类情况见图1-35。

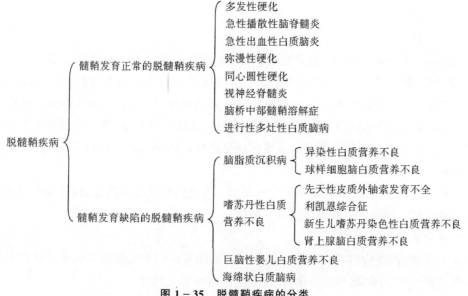

图1-35 脱髓鞘疾病的分类

X线平片和脑血管造影无助于诊断,CT和MRI则能显示病变并可做出定位与定量诊断,MRI要明显优于CT,但定性诊断需结合临床才能确定。

(一)肾上腺脑白质营养不良

肾上腺脑白质营养不良属性连锁隐性遗传性疾病,多见于男童。由于缺乏酰基辅酶A合成酶,导致脂肪代谢紊乱,长链脂肪酸在细胞内异常堆积,以脑及肾上腺皮质为著。

1.临床与病理

大脑白质广泛脱髓鞘,从后部向前扩展。电镜检查有特异的脂质板层。肾上腺皮质萎缩,特殊的大细胞胞质呈条纹状,有脂质板层,含游离的 3-β-羟固醇。多在 3～14 岁起病,进行性发展,可有偏瘫、偏盲,后期发展成四肢瘫、去大脑强直、痴呆。肾上腺皮质功能低下时可发生危象,皮肤色素沉着,皱褶处明显。可于半年至 5 年死亡。

2. 影像学表现

(1)CT 表现:平扫,两侧侧脑室三角区周围白质内呈现大片对称性低密度区,也可经胼胝体两侧相连,病灶可向前发展,延伸至额叶;增强扫描,病灶活动期有周边环形强化,非活动期无强化,多伴有脑萎缩。

(2)MRI 表现:T_2WI 显示脑白质高信号。皮质脊髓束有萎缩性改变,小脑也可受累。其影像特点:①从后向前发展,即从颞、顶、枕交界区开始,额叶受累较晚;②发生沃勒变性,表现为皮质脊髓束萎缩。

3. 诊断与鉴别诊断

顶枕区病变,由后向前发展,两侧对称呈蝶翼状,有一定特征性,有助于与其他脱髓鞘疾病鉴别,但诊断仍需结合临床,尤其是晚期病例缺乏特征时,单凭影像学表现难以与其他脱髓鞘疾病鉴别,需结合临床资料综合判断方能做出诊断。

(二)多发性硬化

多发性硬化(MS)是最常见的中枢神经系统脱髓鞘疾病,好发于中青年女性。白种人和高纬度居民的发病率较高。

1. 临床与病理

MS 病因不明,可能与遗传、病毒感染、环境等因素有关。多发性硬化可累及大脑、小脑、脑干、脊髓和视神经,灰、白质结构均可受累。急性斑块病理学表现为炎症、髓鞘破坏,血管周围有淋巴细胞、浆细胞浸润,轴突相对完整。慢性活动性斑块只在病灶边缘可见炎症改变。慢性静止性斑块表现为细胞减少、髓鞘丢失、轴突破坏,无活动性炎症,常伴有胶质细胞增生。同一患者的不同部位可出现不同类型的多发性硬化斑块,病灶呈多发,新旧不一。病灶大小几毫米至几厘米,常伴有脑萎缩。

临床表现复杂多变,缓解与复发常交替发生。常有感觉或运动障碍,也可出现精神症状以及认知功能障碍。脑脊液中寡克隆区带多阳性。

2. 影像学表现

(1)CT 表现:诊断价值不如 MRI。平扫显示脑白质区内多发低密度病灶。增强扫描活动性斑块可呈斑点状、片状或环状强化,慢性静止性斑块则无强化。

(2)MRI 表现:MRI 是诊断 MS 最重要的检查方法。脑萎缩出现早且逐渐进展,病灶主要位于侧脑室周围及深部脑白质。病灶在 T_1WI 上呈等信号、稍低信号或极低信号(图 1-36A),在 T_2WI 和 T_2-FLAIR 上为高信号(图 1-36B),T_2-FLAIR 是显示 MS 病灶最敏感的扫描序列。横断面病灶呈圆形或椭圆形,冠、矢状面呈条状,可垂直于侧脑室,这种征象称"直角脱髓鞘征"(图 1-36C)。病灶多无占位效应,活动期病灶可明显增强(图 1-36D),强化多在 3 个月内消失。少数病灶较大并有占位效应,称为脱髓鞘假瘤,开环状强化为其特征,随访检查可明确诊断。超高场强 MRI 可显示皮质病灶。脊髓病灶多位于颈、胸髓周边白质区,多局限在 2 个椎体节段以内,可单发,也可多发。

MS 具有缓解与复发的特点,因此各期的影像学表现可在同一患者的不同部位同时显示。

3. 诊断与鉴别诊断

多发性硬化的诊断需要找到病灶在时间和空间上播散的临床证据,MRI 具有较高诊断价值。MRI 显示侧脑室旁、近皮质、幕下和脊髓中至少 2 个位置的病灶即可诊断为病灶空间播散;MRI 同时发现强化和未强化病灶或是随访 MRI 显示新的病灶都可诊断为病灶时间播散。

鉴别诊断包括急性播散性脑脊髓炎、视神经脊髓炎、多发转移性肿瘤、多发性脑梗死;假瘤样病灶需与胶质母细胞瘤、淋巴瘤等疾病鉴别。

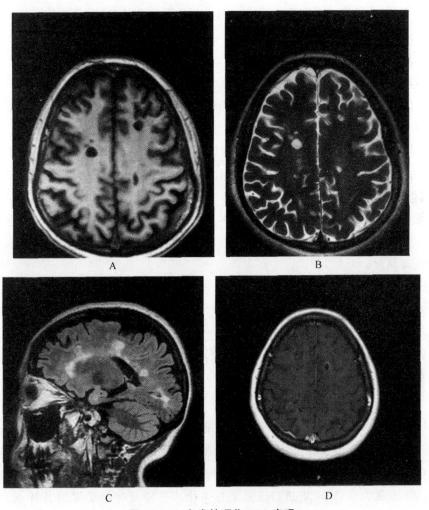

图 1-36　多发性硬化 MRI 表现

注　病灶位于双侧半球深部白质区,$T_1WI(A)$呈低信号,$T_2WI(B)$呈高信号。矢状位 T_2-FLAIR(C)显示病灶垂直于侧脑室,呈直角脱髓鞘征。发作期 MS 患者(另一患者)增强 $T_1WI(D)$病灶呈环状、斑点状强化。

(三)急性播散性脑脊髓炎

急性播散性脑脊髓炎是一种由感染或疫苗接种(如麻疹、风疹、百日咳等)诱发的中枢神经系统脱髓鞘疾病。任何年龄均可发病,好发于儿童,无明显性别差异。

1. 临床与病理

急性播散性脑脊髓炎为脑和脊髓的广泛炎症和脱髓鞘改变,病变处血管周围有炎性细胞浸润,神经髓鞘肿胀、断裂及脱失,可融合成大片。病灶主要位于白质,但也可损伤大脑深部灰质。

临床上起病急,以头痛、呕吐为首发症状,伴有发热,体温可高达 39℃ 以上。可有烦躁不安、谵妄或嗜睡、木僵与昏迷等症状。

2. 影像学表现

(1)CT 表现:急性期可见双侧大脑半球白质区的低密度灶,以双侧侧脑室周围明显,病灶周围有水肿;增强扫描可强化,也可无强化。

(2)MRI 表现:病灶多位于大脑半球白质区,基底节和颅后窝病灶也常见。在 T_1WI 上病灶呈低信号;在 T_2WI 上表现为弥漫多发高信号,病灶多呈圆形或卵圆形,棉花球样病灶对诊断具有提示作用。增强检查表现多样,从无强化到明显强化,呈点状、线状、环状或开环状。

3. 诊断与鉴别诊断

本病影像学表现缺乏特异性,诊断有一定困难,儿童接种或感染后出现脑脊髓病灶有一定提示作用。需与弥散性硬化、进行性多灶性白质脑病等鉴别。

(四)视神经脊髓炎

视神经脊髓炎(NMO)是一种脱髓鞘疾病,好发于亚洲人群,以视神经和脊髓损害为主,也可累及脑组织。

1. 临床与病理

视神经脊髓炎起病急,症状重,预后差,女性多见,少数呈单期病程,多数表现为反复发作。该病主要累及视神经和脊髓,部分也可累及脑组织。病理表现为多个脊髓节段内广泛脱髓鞘,可见空洞、坏死和轴突破坏。血液中水通道蛋白 4 抗体(AQP4)多为阳性,是诊断视神经脊髓炎较为特异性的指标。

2. 影像学表现

(1)CT 表现:诊断价值不高。

(2)MRI 表现:MRI 是诊断视神经脊髓炎的主要检查手段。脊髓病灶多表现为长段脊髓受累,常大于 3 个椎体节段(图 1-37)。急性期脊髓肿胀增粗,病灶 T_1WI 为低信号,T_2WI 为高信号,增强扫描有显著强化。脂肪抑制成像对于显示视神经病变非常重要,在脂肪抑制 T_2WI 表现为高信号,增强扫描有显著强化。长段视神经受累为其特点。半数以上可出现脑病灶,其中约 10% 的脑病灶具有特异性,分布于水通道蛋白 4 高表达的室管膜周围(图 1-38)。

3. 诊断与鉴别诊断

MRI 检查在视神经脊髓炎的诊断中具有重要价值。诊断要点:①视神经及脊髓肿胀、增粗;②血液中 NMO-IgG 阳性;③脊髓病灶长度大于 3 个椎体节段;④长段视神经病灶;⑤特异性脑病灶,如室管膜周围病灶。本病需与多发性硬化进行鉴别。

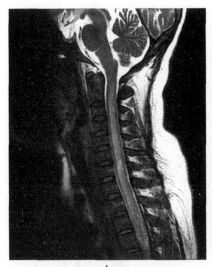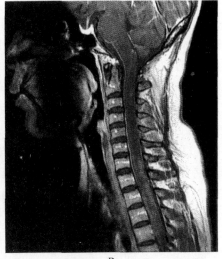

A   B

图 1 - 37　视神经脊髓炎,脊髓病变 MRI 表现

注　A.矢状位 T_2WI,脊髓多节段增粗,呈高信号;B.增强 T_1WI,病变呈明显斑片状强化。

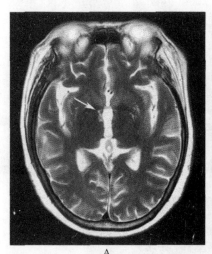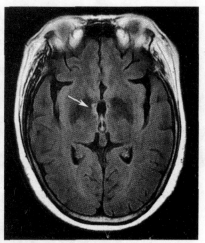

A   B

图 1 - 38　视神经脊髓炎脑病变 MRI 表现

注　T_2WI(A)和 T_2 - FLAIR(B)显示第三脑室周围高信号病灶(↑),是视神经脊髓炎的特异性表现。

七、脊髓和椎管内疾病

(一)椎管内肿瘤

椎管内肿瘤约占神经系统肿瘤的 15%,可发生在各个节段,按生长部位可分为脊髓内、脊髓外硬脊膜内和硬脊膜外 3 种,其中以脊髓外硬脊膜内肿瘤最为常见,占 60%~75%,其他两类各占 15%。诊断主要靠 CT 和 MRI 检查;大部分椎管内肿瘤与其周围的正常软组织在 CT 密度上差别不大,只能根据不同肿瘤的好发部位、好发年龄、性别以及一些 CT 特征,如坏死后囊变、钙化和瘤内出血等来推断肿瘤的性质。MRI 是椎管内肿瘤的定位和定性诊断最佳的影像学方法。

1. 室管膜瘤

(1)临床与病理:室管膜瘤是最常见的髓内肿瘤,约占髓内肿瘤的 60%。起源于中央管的室管膜细胞,可发生于脊髓各段。肿瘤边界比较清楚,生长缓慢,症状轻,就诊时常已长得较大。临床上多见于 30~70 岁,男性略多于女性。

(2)影像学表现。

1)CT 表现:平扫可见脊髓不规则膨大,肿瘤呈低密度,边缘模糊。静脉注射对比剂后,肿瘤实质部分轻度强化或无强化。

2)MRI 表现:在 T_1WI 上肿瘤呈均匀性低信号;在 T_2WI 上肿瘤呈高信号,由于水肿也呈高信号,难以将肿瘤与水肿区分开,在肿瘤的一侧或两侧,可有含铁血黄素沉积导致的低信号,称为"帽征",肿瘤上下方可有中央管扩张。增强扫描,肿瘤呈均匀性强化,横断面上肿瘤位于脊髓中央(图 1-39)。

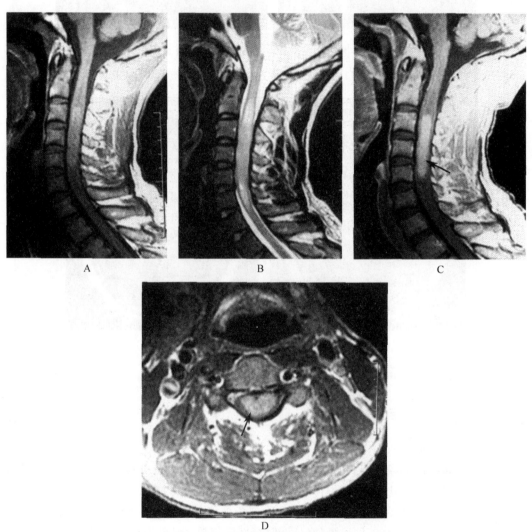

A   B   C

D

图 1-39　脊髓室管膜瘤 MRI 表现

　　注　MRI 平扫 C_3~C_5 脊髓节段性增粗,$T_1WI(A)$ 与 $T_2WI(B)$ 均呈稍高信号,病灶两端见小片状水肿,增强后(C、D)病灶均匀性强化(↑),位于脊髓中央。

（3）诊断与鉴别诊断：典型的室管膜瘤 CT 平扫呈低密度影,增强扫描肿瘤可轻度强化；MRI 扫描 T_1WI 呈均匀低信号,T_2WI 呈高信号,注射 Gd-DTPA 后均匀性强化。肿瘤需与星形细胞肿瘤、血管母细胞瘤等其他髓内肿瘤相鉴别。

2. 星形细胞肿瘤

（1）临床与病理：星形细胞肿瘤约占所有髓内肿瘤的 40%,恶性程度较脑内星形细胞肿瘤为低,76% 为 Ⅰ～Ⅱ 级,Ⅲ～Ⅳ 级仅占 24%。发病部位以胸、颈段最多见,占 75%,脊髓远端和终丝约占 25%。病变一般局限,但可呈浸润性生长,尤其在儿童往往累及多个脊髓节段,甚至全脊髓生长。临床上多见于儿童,无性别差异。

（2）影像学表现。

1）CT 表现：平扫肿瘤呈略低密度或等密度,少数可呈高密度,边界不清；增强扫描肿瘤强化不均匀,少数可见均匀强化,囊变较常见。

2）MRI 表现：在 T_1WI 上肿瘤信号低于脊髓；在 T_2WI 上肿瘤信号明显增高,由于水肿,在 T_2WI 上显示病变范围较 T_1WI 大。因病变范围较广且常合并出血、坏死、囊变,其信号强度可不均匀。Gd-DTPA 增强扫描可见肿瘤实质部位强化,多为不均匀性强化（图 1-40）；肿瘤边界不清。

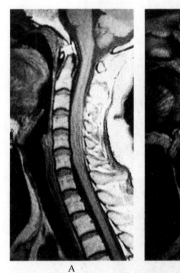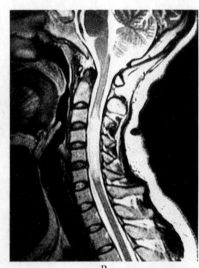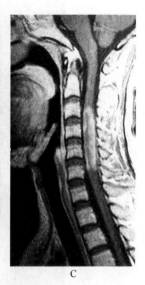

A　　　　　　　　　　　B　　　　　　　　　　　C

图 1-40　C_3～C_6 椎管内星形细胞瘤 MRI 表现

注　MRI 平扫 C_3～C_6 节段脊髓增粗,T_1WI(A)呈低信号,T_2WI(B)呈高信号；增强扫描(C)病灶不均匀性强化。

（3）诊断与鉴别诊断：根据上述 CT 和 MRI 表现,结合临床表现及发病部位,髓内星形细胞肿瘤不难诊断。星形细胞肿瘤与室管膜瘤的鉴别在于前者多见于儿童,边界不清,不均匀性强化；而室管膜瘤较局限,边界清楚,均匀性强化,可有"帽征"。

3. 神经鞘瘤

神经鞘瘤为最常见的椎管内肿瘤,约占所有椎管内肿瘤的 29%,起源于神经鞘膜的施万细胞,故又称施万细胞瘤。

（1）临床与病理：肿瘤最常发生于髓外硬脊膜内,以胸、腰段略多,呈孤立结节状,有完整包膜,常与1~2支脊神经根相连,与脊髓多无明显粘连。由于肿瘤生长缓慢,脊髓长期受压,常有明显压迹,甚至呈扁条状。肿瘤可发生囊变,极少发生钙化。肿瘤向椎间孔方向生长,使相应椎间孔扩大。跨椎管内外的肿瘤常呈典型的哑铃状。最常见于20~40岁,无性别差异。

(2)影像学表现。

1)CT表现:平扫肿瘤呈圆形实质性肿块,密度较脊髓略高,脊髓受压移位;增强扫描呈中等强化。肿瘤易向椎间孔方向生长,致其扩大,骨窗像可见椎弓根骨质吸收破坏,椎间孔扩大。

2)MRI表现:在T_1WI上肿瘤信号与脊髓相似,边缘光滑,常较局限,肿瘤常位于脊髓背外侧,脊髓受压移位,肿瘤同侧蛛网膜下隙扩大。在T_2WI上肿瘤呈高信号,较大的肿瘤内囊变常见。Gd-DTPA增强扫描,肿瘤明显均匀或环形强化(图1-41)。横断面或冠状面图像能清晰观察到肿瘤穿出椎间孔和哑铃状肿瘤全貌。

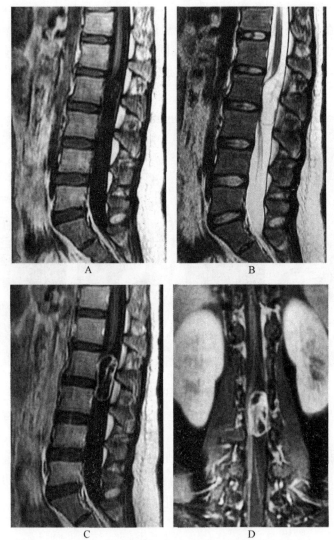

图1-41 椎管内神经鞘瘤MRI表现

注 MRI平扫矢状面L_2~L_3椎管内可见椭圆形占位,T_1WI(A)囊壁及间隔呈稍低信号,T_2WI(B)呈稍高信号,囊变明显;增强扫描(C、D)囊壁及间隔明显强化,上、下两端蛛网膜下隙增宽,马尾受压,向右侧移位。

（3）诊断与鉴别诊断：神经鞘瘤常有相应椎间孔扩大、椎弓根吸收破坏等骨质结构改变；在CT扫描上可见略高于脊髓密度的肿瘤。在 MRI 上 T_1WI 呈等信号，T_2WI 呈高信号，Gd-DTPA 增强显著强化，囊变常见，根据上述典型表现不难诊断。需与脊膜瘤鉴别，脊膜瘤密度或信号改变虽与神经鞘瘤相似，但易出现钙化，囊变少见，向椎间孔侵犯者较少，很少出现哑铃状改变。

4. 脊膜瘤

脊膜瘤的发病率在椎管内肿瘤中居第二位，约占所有椎管内肿瘤的 25%，起源于蛛网膜细胞，也可起源于蛛网膜和硬脊膜的间质成分。70% 以上发生在胸段，颈段次之（20%），腰骶段极少。

（1）临床与病理：绝大多数肿瘤位于髓外硬脊膜内，少数可长入硬脊膜外，通常发生在靠近神经根穿过的突起处，大多数呈圆形或卵圆形，大小不等，一般直径为 2.0～3.5cm，以单发为多，呈实质性，质地较硬，包膜上覆盖有较丰富的小血管网，肿瘤基底较宽，与硬脊膜粘连较紧。肿瘤压迫脊髓，使之变形、移位。临床上 2/3 以上发生于中年，发病高峰年龄在 30～50 岁，女性略多。

（2）影像学表现。

1）CT 表现：平扫肿瘤多为实性，较局限，椭圆形或圆形，密度多高于脊髓，有时在瘤体内可见到不规则钙化，邻近骨质可有增生性改变；增强扫描肿瘤中度强化。

2）MRI 表现：在 T_1WI 上肿瘤呈等信号，少数可低于脊髓信号，在 T_2WI 上肿瘤信号多有轻度增高；信号多均匀。Gd-DTPA 增强扫描，肿瘤显著强化，宽基底附着于硬脊膜，与脊髓界限清楚，可有硬膜尾征（图 1-42）。

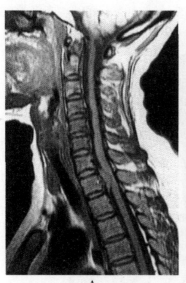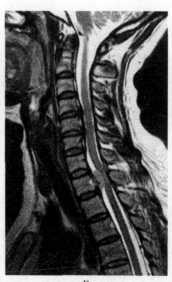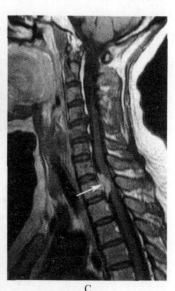

图 1-42　椎管内脊膜瘤 MRI 表现

注　MRI 平扫示椎管内半圆形占位，T_1WI(A)呈等信号，T_2WI(B)呈稍高信号；增强扫描(C)明显均匀性强化，宽基底附着于硬脊膜(↑)，并见硬膜尾征。

（3）诊断与鉴别诊断：脊膜瘤 CT 和 MRI 表现具有一定特征性，诊断不难。需与神经鞘瘤鉴别。脊膜瘤常发生于胸段，女性多见，增强扫描可见硬膜尾征，是鉴别这两种肿瘤的主要征象之一。

(二)脊髓外伤

脊髓外伤是一种严重的损伤,占全身损伤的0.2%～0.5%,车祸、工伤、运动及火器伤是脊髓外伤的主要原因。

1. 临床与病理

病理上按损伤轻重程度将其分为脊髓震荡、脊髓挫裂伤、脊髓压迫或横断。脊髓震荡属最轻的类型,为短暂的脊髓功能抑制,脊髓形态一般正常。脊髓挫裂伤常伴有较严重的脊椎骨折和脱位,脊髓内可见点状或局灶出血,常合并水肿及脊蛛网膜下隙出血,病变可波及数个节段,以至脊椎损伤水平可以与脊髓损伤所累及的水平不相一致;严重者脊髓可部分或完全断裂。神经根撕脱和硬脊膜囊撕裂常与外伤时上肢的位置有关,多发生于$C_7 \sim C_8$及T_1神经根。临床上,脊髓损伤的早期阶段主要表现为脊髓休克,如系脊髓震荡,则短期内可恢复正常,脊髓挫裂伤或部分断裂时则其功能不完全性恢复,完全横断时其损伤平面以下的运动和感觉均消失。

2. 影像学表现

(1)X线表现:平片上可以显示椎体及其附件有无骨折或脱位、关节突有无绞锁、椎管内有无碎骨片等。

(2)CT表现:脊髓震荡伤患者多无阳性发现。CT可清楚显示椎体及附件骨折、关节突绞锁(图1-43)。脊髓挫裂伤表现为髓内密度不均,有时可见点状高密度区,脊髓内血肿表现为高密度,髓外血肿常使相应脊髓受压、移位。CT脊髓造影(CTM)对神经根撕脱和脊髓横断损伤诊断意义较大,前者可见对比剂溢入撕脱的神经根鞘内,呈囊状或条状高密度,硬脊膜囊撕裂时边缘模糊不清,严重者可见对比剂溢出至周围软组织中;后者表现为脊髓结构紊乱,高密度对比剂充满整个椎管。

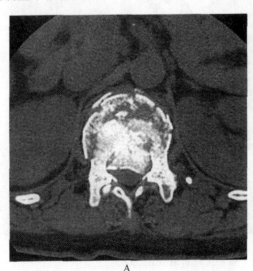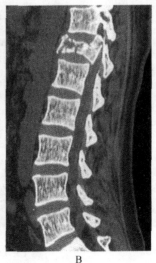

A   B

图1-43 T_{12}椎体爆裂骨折CT表现

注   CT平扫骨窗横断位(A)和矢状位重建(B)清晰显示多条骨折线,碎骨片后移,致椎管狭窄。

(3)MRI表现:脊髓震荡多无阳性发现。脊髓挫裂伤在T_1WI上见脊髓内低信号水肿区,也可无信号异常,但T_2WI均可见不均匀高信号。合并出血时,急性期T_1WI可正常,而T_2WI

呈低信号,亚急性期 T_1WI 和 T_2WI 均呈高信号(图1-44)。脊髓横断时,MRI可清晰观察到脊髓横断的部位、形态以及脊椎的损伤改变。T_2WI 不需使用对比剂就能直接观察到神经根撕脱和硬脊膜囊撕裂。脊髓挫裂伤或血肿后遗期可形成软化灶,表现为髓内 T_1WI 低信号和 T_2WI 高信号病灶。

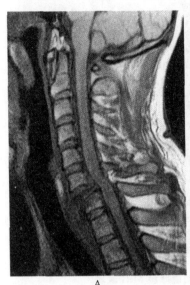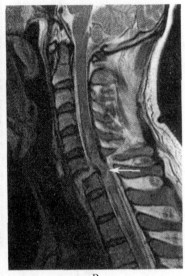

A　　　　　　　　　　　　B

图1-44　颈段脊髓挫裂伤 MRI 表现

　　注　MRI 矢状面 T_1WI(A)和 T_2WI(B)C_7 椎体压缩性骨折,C_6 棘突骨折,$C_5 \sim T_2$ 节段脊髓损伤呈 T_1WI 低信号、T_2WI 高信号,病灶内出血 T_2WI 上呈低信号(↑)。

　　3. 诊断与鉴别诊断

　　根据明显的外伤史和典型的 X 线、CT 和 MRI 表现,脊髓损伤不难诊断。对于显示骨折和碎骨片位置,X 线和 CT 要优于 MRI,而在显示脊髓受压、髓内改变和椎管内血肿方面,MRI 明显优于 X 线平片和 CT。外伤后脊髓软化灶需与脊髓空洞症以及髓内肿瘤囊变鉴别。

(三)椎管硬脊膜动静脉瘘

　　椎管内硬脊膜动静脉瘘是椎管内最常见的血管畸形,指供应硬脊膜或者神经根的动脉与脊髓的引流静脉在硬脊膜上交通。多见于中老年男性,好发于下胸段和腰段。

　　1. 临床与病理

　　通常有 1 个或几个供血动脉及 1 根引流静脉,瘘口位于椎间孔附近的硬脊膜外侧或下方。病变导致静脉压升高,血液淤滞,脊髓局部出现水肿及缺血性变化。临床表现为进行性脊髓损伤症状。

　　2. 影像学表现

　　(1)X 线表现:选择性脊髓血管造影可直接观察到畸形血管的部位和范围,对确定供血动脉的来源,判断瘘口的位置,特别是和正常脊髓血液循环的关系,具有重要的价值。

　　(2)CT 表现:平扫偶见病变脊髓局限性增粗。CTA 可观察到粗大的供血动脉、迂曲扩张成团的引流静脉。

　　(3)MRI 表现:病变部位脊髓局限性增粗、水肿,T_1WI 呈低信号,T_2WI 呈高信号,边界不清,常超过 5 个椎体节段,T_2WI 上脊髓后方见迂曲的流空血管,增强后明显强化(图1-45)。

MRA 对畸形血管的显示与 CTA 相似。

3. 诊断与鉴别诊断

典型的椎管硬脊膜动静脉瘘诊断不难。

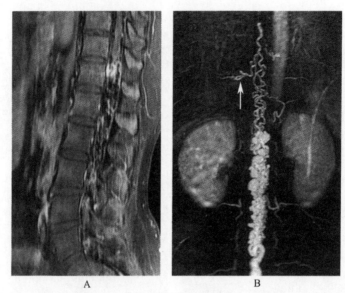

A　　　　　　　　B

图 1－45　硬脊膜动静脉瘘 MRI 表现

注　增强 $T_1WI(A)$显示胸腰段椎管内强化的迂曲血管,MRA(B)显示右侧肋间动脉增粗(↑)与椎管内明显迂曲扩张的引流静脉直接相通。

（常利芳）

第二章　呼吸系统

第一节　检查技术

一、X 线检查

（一）X 线摄影

胸部 X 线摄影是胸部疾病最常用的检查方法,常规摄影体位如下。

1. 后前位和侧位胸片

后前位和侧位胸片为常规摄影体位,用于疾病初查、定位和治疗后复查,也是胸部健康查体经常采用的方法。

2. 斜位胸片

斜位胸片又称广角位胸片,常用于检查肋骨腋段的骨折。

目前,胸部 X 线摄影已广泛应用现代的 CR、DR 数字化成像方法,其具有减影功能,一次摄片可分别获得标准胸片、软组织密度和骨组织密度 3 幅图像,避免了不同密度组织结构影像重叠的干扰。DR 体层容积成像或者体层融合技术通过一次检查即可获得胸部任意深度、厚度的多层面体层图像,从而提高了肺内小病变的检出能力。

（二）X 线透视

胸部 X 线透视由于透视的图像欠清晰、辐射剂量较大等原因目前已很少应用。在胸部主要用于评估疾病所致的膈肌运动异常,也是上消化道造影的常规检查手段之一。

二、CT 检查

（一）CT 平扫检查

平扫是 CT 检查常规应用方法。对于大多数胸部病变,平扫检查多可明确诊断。常规行横断位扫描,获取胸部各个横断层面的肺窗和纵隔窗图像。其中,肺窗主要显示肺组织及其病变;纵隔窗主要显示纵隔结构及其病变,并用于观察肺组织病变的内部结构,确定有无钙化、脂肪和含气成分等。若需评价胸廓的骨质改变,则应在骨窗图像上观察。

（二）CT 增强检查

CT 增强检查通常是在平扫检查发现病变的基础上进行。适用于:鉴别肺和纵隔病变的血管与非血管性质;了解病变的血供;明确纵隔病变与心脏大血管的关系等,从而有助于病变的定位与定性诊断,尤其对良、恶性病变的鉴别有较大帮助。方法是经静脉快速注入含碘对比剂,并根据需要选择不同的注射速率、不同扫描期相或不同的延迟时间,对感兴趣部位进行连续或间歇性横断位扫描。对于碘对比剂使用禁忌证者则不能采用此项检查。

(三)后处理技术

对于 CT 平扫和增强检查发现的病变,常应用不同的后处理技术,目的是更好地显示病变,发现病变特征,确定病变位置及其在三维方向上与毗邻结构的关系,为病变的诊断和临床治疗提供更多的信息。后处理技术有多种,应根据病变平扫和增强检查表现和后处理目的进行选用,常用后处理技术如下。

1. 薄层面重组技术

薄层面重组技术是指对 CT 扫描的容积数据,以 0.3～2.0mm 薄层进行图像后处理重组的技术,若使用高分辨率算法则其效果相当于高分辨率 CT(HRCT)图像。该技术消除了部分容积效应影响,提高了图像的空间分辨力,有利于观察细微病灶,常用于评估肺小结节,尤其是磨玻璃结节(GGN),对弥散性肺间质病变及轻度支气管扩张等也有很高的诊断价值。

2. 多平面重组技术

应用 CT 扫描的容积数据,重组为冠状位、矢状位或任意倾斜方位的体层图像,有助于立体显示病变解剖信息及其与毗邻结构的关系。

3. 支气管树成像

利用 minIP 技术获得全气管和支气管树整体观图像的方法,并可旋转观察,用于检查气管和支气管病变,如支气管肿瘤、支气管扩张等。

4. CT 仿真内镜

应用软件对 CT 扫描的容积数据进行处理,在荧屏上产生模拟纤维支气管镜进、出和转向的效果,主要用于观察支气管腔内的改变,但不能像纤维支气管镜那样观察病变的表面色泽和进行组织活检。

5. 肺结节分析

利用灰度直方图技术可获得整体结节内不同 CT 值体素的比例;肺结节容积定量技术可自动量化结节的容积,通过不同检查时间结节容积的对比,可计算出结节的倍增时间,有助于肺结节良、恶性诊断。

(四)能谱 CT

能谱 CT 作为一种新的成像技术,已初步应用于临床,并展示出一定的价值。通过能谱曲线分析,可为淋巴结病变的良、恶性鉴别提供重要信息;应用碘基成像,可敏感显示肺动脉栓塞所引起的供血区的血流灌注改变。

三、MRI 检查

1. MRI 普通检查

胸部 MRI 检查时,常规先行增强前检查,获得横轴位 T_1WI 和 T_2WI 图像。为了多方位观察病变,可加行冠状位和(或)矢状位成像。增强前检查也有助于敏感显示纵隔和胸壁等病变,其中部分病变,如支气管囊肿、心包囊肿等可明确诊断。对纵隔内和肺内较大的结节或团块状病变,MRI 检查也有重要价值,也是 CT 检查的重要补充。例如,应用脂肪抑制序列有助于含脂肪病变如畸胎瘤的诊断;扩散加权成像则为肿块病变的良、恶性鉴别诊断提供了有价值信息。

2. MRI 增强检查

对于 MRI 增强前检查发现的胸部病变,大多需行增强检查,以进一步评价病变的血供情况,确定是否存在囊变或坏死,明确病变与大血管的关系等。增强检查可为胸部病变的诊断与鉴别诊断提供有价值的信息,尤其对肺结核瘤薄壁环形强化征象的显示十分敏感,并有助于提示诊断。

(薛艳青)

第二节 正常影像表现

一、X 线表现

胸部 X 线摄片是胸部各种组织器官重叠的影像,了解胸部正常后前位片(图 2-1)及侧位片(图 2-2)上各组织结构的正常表现,是胸部疾病 X 线诊断的基础。

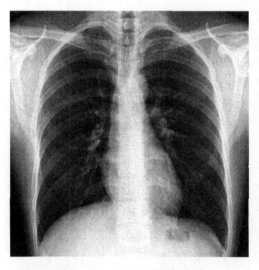

图 2-1 胸部正常后前位片

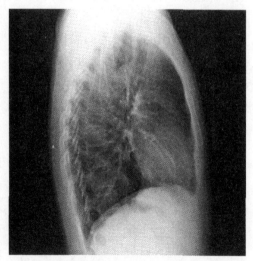

图 2-2 胸部正常侧位片

(一)胸廓

1. 骨骼

(1)肋骨:第 1～10 肋骨前端的肋软骨与胸骨相连,肋软骨未钙化时不显影,故胸片上肋骨前端呈游离状。肋软骨钙化时可见沿肋软骨边缘分布的条状或斑点状钙化影。肋骨常见的先天性变异包括:①颈肋,位于第 7 颈椎旁,单侧或双侧,较第 1 对肋骨短小;②叉状肋,肋骨前端增宽,呈叉状或有小突起;③肋骨联合,多发生于肋骨后段近脊椎处,以第 5～6 肋骨最常见。

（2）锁骨：内端下缘处有半圆形凹陷，为菱形韧带附着处，称为菱形窝。在后前位胸片上，两侧胸锁关节与胸部中线距离相等。

（3）肩胛骨：后前位胸片上肩胛骨应投影于肺野外。上肢内旋不足，则肩胛骨内缘与肺上野外带重叠。肩胛骨下角可见二次骨化中心，勿误诊为骨折。

（4）胸骨：后前位胸片上胸骨大部分与纵隔重叠，仅胸骨柄两侧缘突出于纵隔外。侧位胸片可区分胸骨柄与胸骨体。

（5）胸椎：后前位胸片上第 1～4 胸椎清楚可见，在心脏大血管后方的胸椎仅隐约可见。

2. 软组织

（1）胸锁乳突肌：为两肺尖内侧、外缘锐利的均匀致密影，与颈部软组织影相连；当颈部偏斜时，两侧可不对称。

（2）胸大肌：肌肉发达者，胸大肌于两肺中部外侧形成扇形密度增高影，右侧常较明显。

（3）乳房及乳头：女性乳房在双肺下野呈对称的密度增高影，半圆形，下缘清晰。有时在第 5 前肋间附近可见小圆形致密乳头影，一般左右对称，常见于年龄较大的妇女，也可见于男性。

（4）伴随阴影：肺尖部第 2 后肋骨下缘可见 1～2mm 宽的线条状影，为肺尖反折胸膜及胸膜外肋骨下的软组织形成。

（二）气管

于第 6～7 颈椎平面，气管起于环状软骨下缘，向下行于上纵隔中部，在第 5～6 胸椎平面分为左、右主支气管。气管宽度一般为 1.5～2.0cm。

（三）肺

1. 肺野

胸片上肺组织形成的透亮区域称为肺野。深吸气时肺内含气量增多，透亮度增高，呼气时则透亮度减低。以第 2、第 4 肋骨前端下缘水平线为界，将两侧肺野划分为上、中、下野，纵行平均分为内、中、外带（图 2-3）。第 1 肋骨外缘内侧的肺野为肺尖区，锁骨以下至第 2 肋骨外缘内侧的肺野为锁骨下区。

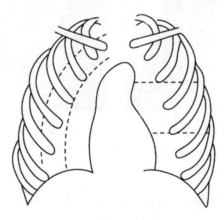

图 2-3 肺野分区示意图

注 依第 2、第 4 肋前端下缘水平线，将两侧肺划分为上、中、下肺野；两条纵行弧线影将两侧肺平分为内、中、外带。

2. 肺叶

叶间胸膜将右肺分为上、中、下 3 个肺叶,将左肺分为上、下 2 个肺叶。肺叶是解剖单位,与肺野为两种不同的概念,例如,右肺中野的病变可能在上叶,也可能在下叶。

副叶:由副裂深入肺叶内而形成,属于先天变异。①奇叶:奇静脉位置异常,与周围胸膜反折形成奇副裂,将右肺上叶内侧分隔成奇叶。奇副裂呈细线状致密影,自右肺尖向内、下走行至右肺门上方,终端呈倒置的逗点状,是奇静脉断面的投影;②下副叶:又称心后叶,下副裂呈细线影,自横膈内侧部向上、内斜行,经下叶基底部达肺门,将内基底段分隔成楔形肺叶,底部位于膈面,尖端指向肺门,右侧多见。

3. 肺段

肺叶由 2～5 个肺段组成,每个肺段有单独的肺段支气管,肺段呈圆锥形,尖端指向肺门,底部朝向肺周(图 2－4),但肺段间没有明确的边界。肺段名称与其相应的支气管一致(表 2－1)。

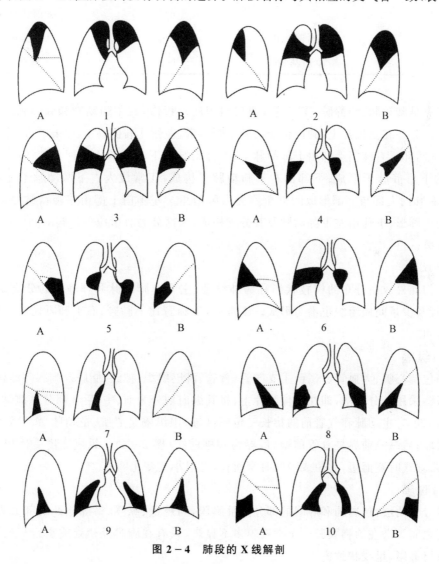

图 2－4 肺段的 X 线解剖

注 A.右肺;B.左肺。数字 1～10 表示肺段的序号。

表 2 - 1　肺叶与肺段

左肺		右肺	
肺叶	肺段	肺叶	肺段
上叶上部	1+2 尖后段	上叶	1 尖段
上叶上部		上叶	2 后段
上叶上部	3 前段	上叶	3 前段
上叶舌部	4 上段	中叶	4 外段
上叶舌部	5 下段	中叶	5 内段
下叶	6 背段	下叶	6 背段
下叶	7+8 前内基底段	下叶	7 内基底段
下叶		下叶	8 前基底段
下叶	9 外基底段	下叶	9 外基底段
下叶	10 后基底段	下叶	10 后基底段

4. 肺门

肺门影是肺动脉、肺静脉、支气管及淋巴组织的总投影,其中肺动脉和肺静脉的大分支为主要组成部分。在正位片上,肺门位于两肺中野内带,左侧比右侧高 1～2cm。左、右肺门均可分为上、下两部。右肺门上部由上肺静脉干、上肺动脉及下肺动脉干后回归支构成,外缘由上肺静脉的下后静脉干形成;下部由右下肺动脉干构成,正常成人右下肺动脉干宽度不超过15mm。右肺门上部与下部形成的夹角称为右肺门角。左肺门上部由左肺动脉弓形成,呈边缘光滑的半圆形;下部由左下肺动脉及其分支构成,大部分为心影掩盖。胸部侧位片两侧肺门大部分重叠。

5. 肺纹理

自肺门向外放射分布的树枝状影称为肺纹理,主要由肺动脉和肺静脉的分支组成,支气管、淋巴管及少量间质组织也参与形成。正常时,下肺野比上肺野、右下肺野比左下肺野的肺纹理多且粗。

(四)纵隔

纵隔包括心脏、大血管、气管、主支气管、食管、淋巴组织、神经、脂肪及胸腺等结构和组织。纵隔分区多采用三分区法,即在侧位胸片上,将其纵向划分为前、中、后 3 部分。前纵隔是位于胸骨后,心脏、升主动脉和气管前的狭长三角形区域;中纵隔是心脏、主动脉弓、气管和肺门所占据的区域;后纵隔前界是食管前壁,后界为胸椎前缘(图 2-5)。纵隔宽度受体位和呼吸影响,卧位或呼气时宽而短,立位或吸气时窄而长,尤以小儿变化明显。

(五)胸膜

胸膜分为两层,包裹肺和叶间的部分为脏胸膜,与胸壁、纵隔、横膈相贴的部分为壁胸膜,两层胸膜之间为潜在的胸膜腔。正常胸膜多不显影,只有在胸膜反褶处或走行与投照的方向一致时方可显影,呈线状致密影。

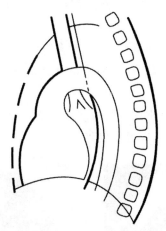

图 2 - 5 纵隔分区示意图

注 气管前壁、升主动脉和心脏前缘作为前、中纵隔分界;气管后壁和食管前壁作为中、后纵隔分界。

1. 斜裂

只能在侧位片上显示;右侧斜裂约起自第 5 后肋水平,向前下斜行,下端止于距膈面前缘 2～3cm 处,与膈面约成 50°角;左侧斜裂起自第 3～4 后肋平面,前下斜行,至肺的前下缘,与膈面约成 60°角。

2. 横裂

横裂又称水平裂,位于右肺上叶与中叶之间。正位片上由肺外缘至肺门外侧,接近水平走行,约平第 4 前肋或第 4 前肋间。侧位片上横裂后端起自斜裂中部,向前行走至肺的前缘。

(六)横膈

横膈由薄层肌腱组织构成,呈圆顶状,一般右膈顶在第 5 前肋端至第 6 前肋间水平,通常右膈顶比左侧高 1～2cm。圆顶偏前内侧,前内高、后外低。正位片上,横膈内侧与心脏形成心膈角,外侧与胸壁形成尖锐的肋膈角。侧位片上,横膈前端与前胸壁形成前肋膈角,与后胸壁形成后肋膈角,位置低而深。

膈运动两侧对称,平静呼吸状态下幅度为 1.0～2.5cm,深呼吸时可达 3～6cm。膈肌局部薄弱时,可在膈穹窿上缘局部呈半圆形凸起,称局限性膈膨升,右侧常见,深吸气时明显。有时在深吸气状态下,横膈呈波浪状,称为波浪膈,系因膈肌附着于不同的肋骨前端,在吸气时受肋骨牵引所致。

二、CT 表现

(一)胸壁

1. 软组织

CT 可显示胸壁各组肌肉,肌肉间可见薄层脂肪影。腋窝内充满脂肪,内可见血管影,偶见小淋巴结影。

2. 骨骼

胸骨与锁骨形成胸锁关节。一个横断面同时可见多根肋骨的部分断面。第 1 肋软骨钙化常突向肺野内。肩胛骨位于胸廓背侧。三维重组可立体显示胸部骨骼。

(二)气管与支气管

气管位于中线,断面多呈圆形或椭圆形,儿童多为圆形。气管与周围大血管分界多清楚。气管后壁为纤维膜,多呈均匀的线状影,与椎前软组织无法区分。气管软骨在40岁以后可发生钙化。

右主支气管较左侧短而粗,多平面重组或三维重组可显示主支气管的长轴形态。常规层厚能显示叶、段支气管,薄层可显示亚段支气管(图2-6)。

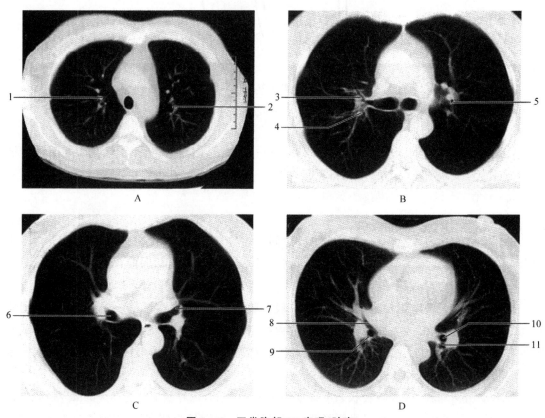

图 2-6 正常胸部 CT 表现(肺窗)

注　1.右上叶尖段支气管;2.左上叶尖后段支气管;3.右上叶前段支气管;4.右上叶后段支气管;5.左上叶尖后段支气管;6.中间段支气管;7.左舌叶支气管;8.右中叶支气管;9.右下叶支气管;10.左下叶支气管;11.左下叶背段支气管。

(三)肺叶和肺段

CT上多根据支气管及伴随血管的走行和位置来辨别肺叶和肺段。支气管及其伴随的肺段动脉位于肺叶及肺段中心,而叶间裂和肺段静脉主支构成肺叶、肺段的边缘。

高分辨率 CT(HRCT)可显示次级肺小叶,简称为肺小叶,由小叶核心、小叶实质和小叶间隔组成,呈不规则的多边形或截头锥体形,底朝向胸膜,尖指向肺门。小叶核心主要是小叶肺动脉和细支气管;小叶实质为肺泡结构;小叶间隔构成肺小叶的边界,由结缔组织构成。正常小叶间隔在 HRCT 上可部分显示,常表现为 10~25mm 均匀线状致密影,多见于胸膜下,与胸膜垂直。

支气管血管束由支气管、血管及周围的结缔组织组成,相当于胸片上的肺纹理。肺段动脉分支常与支气管伴行,多位于其前、外、上方。而肺段静脉分支多不与其伴行,并从外围引流汇合成肺静脉主干而导入左心房。仰卧位检查时,由于血流分布及动力学因素,有时下胸部后方血管相对较粗,边缘模糊,称为肺血坠积效应,俯卧位检查时上述现象消失。

(四)肺门

1. 右肺门

在右肺门上部,右上肺动脉分支分别与右上叶的尖、后、前段支气管伴行。下肺动脉分出回归动脉参与供应右上叶后段。右肺门下部有叶间动脉、右中叶动脉、右下叶背段动脉及2～4支基底动脉。右肺静脉为两支静脉干,即引流右上叶、中叶的右上肺静脉干和引流右下叶的右下肺静脉干。

2. 左肺门

左上肺动脉分为尖后动脉和前动脉。左肺动脉跨过左主支气管延续为左下肺动脉,先分出左下叶背段动脉和舌叶动脉,再分出多支基底动脉。左肺静脉有左上肺静脉干和左下肺静脉干。

(五)纵隔

纵隔结构宜用纵隔窗观察(图2-7)。

正常情况下,心腔内血液与心肌密度相等。在心膈角可见三角形的心包外脂肪垫,右侧多大于左侧。

胸腺位于上纵隔血管前间隙,分左、右两叶,形状似箭头,尖端指向胸骨。胸腺边缘光滑或呈波浪状。10岁以下胸腺外缘隆起;10～20岁以上外缘平直或凹陷;21～30岁胸腺密度略低于肌肉;31～40岁胸腺密度明显下降;60岁以上胸腺几乎全部被脂肪组织取代。

正常的纵隔淋巴结直径多小于10mm,多位于前纵隔和气管旁。

纵隔间隙包括5个。①胸骨后间隙:前方为胸骨,两侧为纵隔胸膜,后方与血管前间隙相延续,其内主要为脂肪和结缔组织。②血管前间隙:前方与胸骨后间隙相延续,两侧为肺组织,后方为上腔静脉、升主动脉、主动脉弓及其分支、肺动脉等,其内有脂肪、头臂静脉、胸腺及淋巴结;主肺动脉窗位于主动脉弓与左肺动脉之间,其内侧为气管,外侧是左肺,内有脂肪、动脉导管、喉返神经、淋巴结。③气管前间隙:前为大血管,上至胸腔入口,下达气管隆嵴,其内为脂肪,可见淋巴结,是淋巴结肿大的好发部位;有时其内可见升主动脉后方的心包上隐窝,呈半圆形。④隆嵴下间隙:上为气管隆嵴,两侧分别为左、右主支气管,前为右肺动脉和左上肺静脉,后为胸椎椎体,下为左心房,其内有食管和奇静脉,有时可见淋巴结。⑤膈脚后间隙:由两侧膈脚、降主动脉和胸椎围成的间隙,降主动脉的右侧有胸导管和奇静脉,左侧有半奇静脉。

(六)胸膜

叶间裂平面与扫描层面平行或厚层显示时,表现为无肺纹理的区域;而其与扫描层面不平行或薄层显示时,则表现为高密度线状影。奇静脉裂为先天变异,表现为右上肺椎体外侧与右头臂静脉间的前后走行的弧线,凸面朝向外侧,其下方可见奇静脉弓(图2-8)。胸膜反折在肺门的下部,形成下肺韧带,为自纵隔向外侧走行的线样致密影。

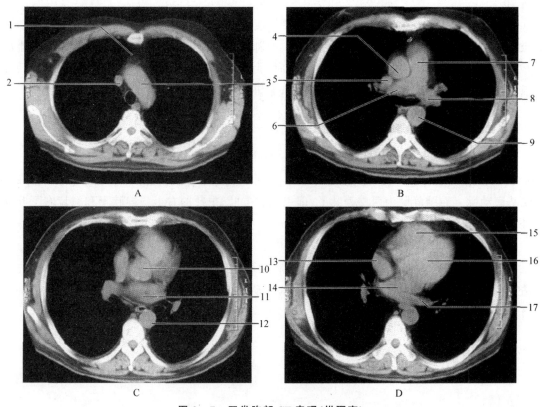

图 2 - 7 正常胸部 CT 表现（纵隔窗）

注　1.胸腺；2.上腔静脉；3.主动脉弓；4.升主动脉；5.上腔静脉；6.右肺动脉；7.主肺动脉；8.左肺动脉；9.降主动脉；10.升主动脉；11.左心房；12.降主动脉；13.右心房；14.左心房；15.右心室；16.左心室；17.肺静脉。

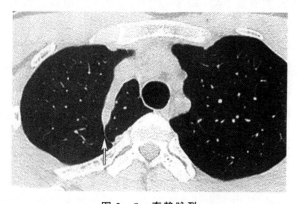

图 2 - 8 奇静脉裂

注　奇静脉裂显示为右上肺前后走行的弧线影（↑），凸面向外。

（七）横膈

CT 难以区分与心脏、肝、脾等脏器相邻的横膈部分。横膈的后下部形成两侧膈肌脚，为膈肌与脊柱前纵韧带相连而形成，简称膈脚。右侧附着于 $L_1 \sim L_3$ 椎体的右前外侧，左侧附着于 $L_1 \sim L_2$ 椎体的左前外侧，多表现为椎体前方两侧弧形软组织影，有的右侧略厚，有的呈局部增厚。

三、MRI 表现

（一）胸壁

胸壁肌肉在 T_1WI 和 T_2WI 上均呈稍低信号，而肌腱、韧带、筋膜氢质子含量很低，在 T_1WI 和 T_2WI 上均呈低信号。肌肉之间可见脂肪影及流空血管影。脂肪组织在 T_1WI 上呈高信号，在 T_2WI 上呈较高信号。骨皮质质子密度很低，故在 T_1WI 和 T_2WI 上均显示为低信号，而骨松质含有脂肪，呈高信号。肋软骨的信号高于骨皮质，低于骨松质。

（二）纵隔

心脏大血管的流空效应及脂肪组织的高信号使 MRI 在显示纵隔结构和病变方面具有明显的优势（图 2-9、图 2-10）。

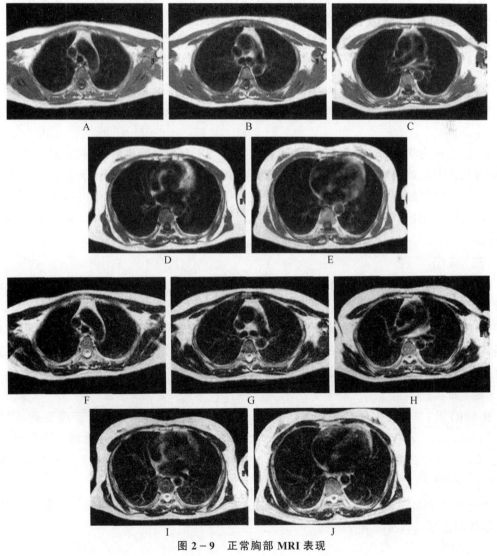

图 2-9 正常胸部 MRI 表现

注 A～E 为正常胸部 T_1WI 表现，F～J 为正常胸部 T_2WI 表现。

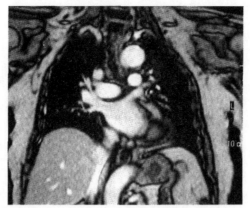

图 2 - 10 正常胸部 MRI 冠状位像

气管与主支气管:管腔内气体的质子密度很低,无 MRI 信号;气管和支气管壁在 MRI 上不易分辨;在周围高信号脂肪衬托下可以显示管腔。

血管:SE 序列中,因血液流空效应,血管显示为无信号区。血管壁很薄,在 MRI 上难以分辨。

食管:胸段食管上段和下段因其周围结构简单而易于观察,中段因与左心房紧贴而难以分辨。如食管腔内有气体存在,可显示食管壁厚度(约 3mm)。食管壁的信号强度与胸壁肌肉相似。

胸膜:表现为均质的信号影。儿童期,胸膜在 T_1WI 上信号强度低于脂肪,随着年龄的增长,胸膜组织逐渐被脂肪取代,其信号强度逐渐接近脂肪组织,而 T_2WI 上胸膜信号强度与脂肪相似,且不随年龄而变化。

淋巴结:T_1MI 和 T_2WI 上均表现为中等信号的小圆形或椭圆形结构,其大小一般不超过 10mm。

(三)肺门

由于流空效应,肺动、静脉均在 SE 序列上呈管状的无信号影;支气管因缺少氢质子也呈无信号影。而 GRE 序列上,动、静脉均表现为高信号,可与支气管区分。肺血管与支气管间,脂肪、结缔组织及淋巴组织融合成小结节状或条片状高信号影,直径一般小于 5mm,但在右侧叶间动脉出肺门后的上外侧部、右下肺动脉的外侧部及左上叶支气管与下行肺动脉间,其直径可达 10mm。

(四)肺实质

在 MRI 上,整个肺实质基本呈无信号区,其原因包括:①肺内氢质子密度很低,产生的 MRI 信号微弱;②水与空气的磁敏感性差异大,导致肺内水—气交界面的磁场不均匀,信号减低;③心跳和呼吸产生运动伪影;④肺部的血流和弥散运动影响射频脉冲的再次激励效果。

(五)胸膜

胸膜不易在 MRI 上显示,但在胸骨后区,左、右各两层胸膜形成的前纵隔联合线,在横断面及冠状面上呈线状稍高信号影。

(六)横膈

横膈四周的肌腱部分及膈顶的大部分呈较低信号影。冠状面及矢状面能较好地显示横膈的厚度和形态,由于横膈信号较肝、脾低,故多呈弧线状影。膈脚在周围脂肪组织的衬托下得以显示,呈向前凸的窄带状软组织信号影。

(薛艳青)

第三节　基本病变表现

一、气管、支气管基本病变

(一)气管、支气管狭窄与阻塞

腔内肿块、异物、外压等因素可以引起气管、支气管局限性狭窄或阻塞。支气管阻塞可引起阻塞性肺气肿、阻塞性肺炎或阻塞性肺不张。

X线检查发现气管、支气管病变困难,但可以显示阻塞性肺气肿、阻塞性肺炎或阻塞性肺不张等间接征象。

CT检查能够直接显示管腔内结节、异物,管壁是否增厚,气管、支气管周围结构异常,可用于观察气管支气管病变的范围与程度。

(二)支气管扩张

支气管扩张是指先天性或后天性因素引起的支气管内径不同程度的异常增宽,一般发生在3～6级分支,根据形态可分为柱状型、曲张型、囊状型支气管扩张。目前常规X线检查仅作为初选,确定支气管扩张的存在、类型和范围主要依靠CT,尤其是高分辨率CT。

二、肺部病变

(一)支气管阻塞

支气管阻塞是由腔内阻塞或外在性压迫所致:腔内阻塞的病因可以是异物、肿瘤、炎性狭窄、分泌物淤积、水肿或血块等;外压性阻塞主要由邻近肿瘤或肿大淋巴结压迫所致。阻塞的病因、程度和时间不同,可引起不同类型的支气管阻塞性改变,包括阻塞性肺气肿、阻塞性肺炎和阻塞性肺不张。

1. 阻塞性肺气肿

肺气肿是指终末细支气管以远的含气腔隙过度充气、异常扩大,可伴有不可逆性肺泡壁的破坏。肺气肿可分为局限性和弥散性:①局限性阻塞性肺气肿,系因支气管部分性阻塞产生活瓣作用,吸气时支气管扩张,空气进入,呼气时空气不能完全呼出,致使阻塞远侧肺泡过度充气所致;②弥散性阻塞性肺气肿,为弥散性终末细支气管慢性炎症及狭窄,形成活瓣性呼气性阻塞,终末细支气管以远的肺泡过度充气,并伴有肺泡壁破坏。

(1)X线表现:在正位胸片上的表现如下。①局限性阻塞性肺气肿:表现为肺野局限性透明度增加,其范围取决于阻塞的部位;一侧肺或一个肺叶的肺气肿表现为一侧肺或一叶肺的透明度增加,肺纹理稀疏,纵隔移向健侧,病侧横膈下降(图2-11)。②弥散性阻塞性肺气肿:表现为两肺野透明度普遍性增加,常有肺大疱出现,肺纹理稀疏;晚期,肺纹理进一步变细、减少、肺野透明度明显增加,胸廓前后径及横径均增大,肋间隙增宽,横膈低平且活动度减弱,心影狭长,呈垂位心型,中心肺动脉可以增粗,外围肺血管纹理变细,严重者出现肺动脉高压及肺心病。

(2)CT表现:具体如下。①局限性阻塞性肺气肿:CT上表现为局限性肺透明度增加,肺纹理稀少(图2-12);CT对局限性肺气肿的检出比X线检查更加敏感,可显示阻塞的部位,甚至可显示阻塞的原因。②弥散性阻塞性肺气肿:表现为两肺纹理普遍稀疏、变细、变直;其余表现同胸部X线摄片所见。

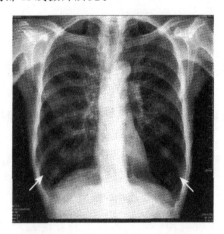

图2-11 两下肺气肿X线表现

注 胸部X线摄片,可见两下肺野透明度增加(↑),肺纹理减少,肋间隙增宽,膈肌低平。

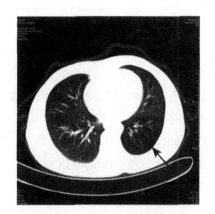

图2-12 左下叶肺气肿CT表现

注 CT平扫,肺窗观察,左下叶肺透明度增加,肺纹理减少(↑)。

薄层高分辨率CT可显示肺小叶的结构及异常改变,可发现早期肺气肿。

2. 阻塞性肺不张

阻塞性肺不张是由支气管腔内完全阻塞、腔外压迫或肺内瘢痕组织收缩引起,以前者最为多见。支气管突然完全阻塞后(如支气管异物或血块),肺泡内气体多在18~24小时内被吸收,相应的肺组织萎陷。阻塞性肺不张的影像学表现与阻塞的部位和时间有关,也与不张的肺内有无已经存在的病变有关。阻塞的部位可以发生在主支气管、叶或段支气管、细支气管,从而导致相应的一侧性、肺叶、肺段和小叶的肺不张。

(1)X线表现:具体如下。①一侧性肺不张:患侧肺呈均匀性密度增高影;肋间隙变窄,纵隔向患侧移位,横膈升高;健侧有代偿性肺气肿表现。②肺叶不张:不张的肺叶体积缩小,密度均匀增高,相邻叶间裂呈向心性移位(图2-13、图2-14A);纵隔及肺门可不同程度地向患部移位;邻近肺叶可出现代偿性肺气肿。③肺段不张:单纯肺段不张较少见;正位胸片上可呈三角形致密影,基底向外,尖端指向肺门;肺段体积缩小。④小叶不张:为多数终末细支气管被黏液阻塞所致,表现为多数小斑片状致密影,与邻近的炎症不易区分,多见于支气管肺炎。

(2)CT表现:具体如下。①一侧性肺不张:不张侧肺体积缩小,呈均匀软组织密度影,增强扫描可见明显强化;常可发现主支气管阻塞的部位和原因。②肺叶不张:右肺上叶不张表现为上纵隔旁右侧的三角形或窄带状软组织密度影,尖端指向肺门,边缘清楚;左肺上叶不张表现为三角形软组织密度影,底部与前外胸壁相连,尖端指向肺门,其后外缘向前内方凹陷(图2-14B);右肺中叶不张较常见,表现为右心缘旁三角形软组织密度影,其尖端指向外侧;肺下叶不张表现为脊柱旁的三角形软组织密度影,尖端指向肺门,其前外缘锐利,患侧横膈升高,肺门下移。③肺段不张:常见于右肺中叶的内、外段,表现为右心缘旁三角形软组织密度影,边缘内凹。④小叶不张:CT表现与X线表现相似。

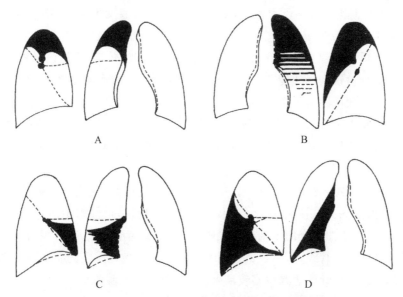

图2-13 肺叶不张示意图(黑色区域)

注 A.右上叶肺不张;B.左上叶肺不张;C.右中叶肺不张;D.右下叶肺不张。

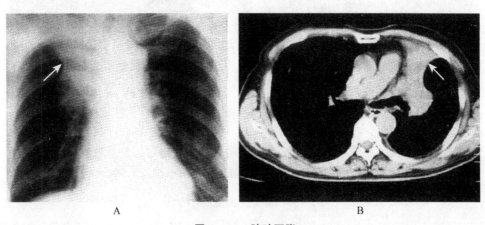

图2-14 肺叶不张

注 A.胸部X线摄片,右上叶肺不张,呈倒三角形(↑);B.CT纵隔窗,左上叶肺不张(↑)并左上肺门肿块影。

(3)MRI表现:不张的肺叶或肺段在T_1WI上表现为较高信号影,T_2WI上为略高信号影。通过增强检查,有时可区分引起肺不张的肺门区肿块影。

(二)肺实变

肺实变指终末细支气管以远的含气腔隙内的空气被病理性液体、细胞或组织替代。病变累及的范围可以是腺泡、小叶、肺段或肺叶,也可以是多个腺泡、小叶受累而其间隔以正常的肺组织。常见的病理改变为炎性渗出、水肿液、血液、肉芽组织或肿瘤组织。肺实变常见于大叶性肺炎、支气管肺炎及其他各种肺炎,也见于肺泡性肺水肿、肺挫伤、肺出血、肺梗死、肺结核、肺泡癌及真菌病等。

1. X 线表现

胸部 X 线摄片上实变范围可大可小,如多处连续的肺泡发生实变,则形成单一的片状致密影;而多处不连续的实变,隔以含气的肺组织,则形成多灶性致密影。如实变占据一个肺段或整个肺叶,则形成肺段或大叶性致密阴影;实变中心区密度较高,边缘区常较淡;当实变抵达叶间胸膜时,可表现为锐利的边缘;当实变扩展至肺门附近,较大的含气支气管与实变的肺组织常形成对比,在实变区中可见含气的支气管分支影,称为空气支气管征(图 2-15A)。炎性实变经治疗后,可在 1~2 周内消散,在吸收过程中,病变常失去均匀性。肺出血或肺泡性水肿所形成的实变,其变化较炎性实变快,经适当治疗,可在数小时或 1~2 天内完全消失。

2. CT 表现

以渗出为主的急性实变在 CT 肺窗上表现为均匀高密度影,纵隔窗上则呈软组织密度影,大的病灶内常可见空气支气管征(图 2-15B);病灶密度均匀,边缘多不清楚,如靠近叶间胸膜时则边缘可清楚。渗出性病变的早期或吸收阶段,由于实变不完全,可表现为较淡薄的磨玻璃样密度影,其内可见肺血管纹理,纵隔窗上病变则不显示。慢性过程的实变密度多高于急性病变所引起的实变密度,病灶的边缘也多较清楚;当实变局限于腺泡时,实变影可表现为数毫米至 1cm 大小的结节状,形似"梅花瓣"状,边缘常较清楚。

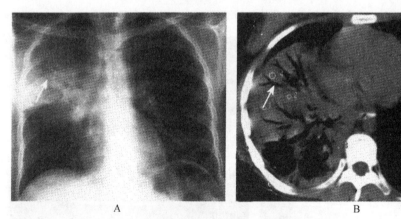

图 2-15 肺实变 X 线及 CT 表现

注 A.胸部 X 线摄片,右上叶肺实变,其中可见空气支气管征(↑);B.CT 检查,右下叶肺实变,可见空气支气管征(↑)。

3. MRI 表现

MRI 对液体的成像效果好,故对显示肺泡的渗出性病变有一定帮助。渗出性实变在 T_1WI 上表现为边缘不清的片状略高信号影,T_2WI 上表现为较高信号影;有时在病变区内可见含气的支气管影和流空的血管影,表现类似 CT 上的空气支气管征。渗出物所含蛋白质的量不同,所表现的信号强度也就不同,如肺泡蛋白沉积症是以蛋白质和脂质沉积于肺泡为特征,可呈脂肪样信号特点,与其他渗出性病变的表现明显不同。

(三)空洞与空腔

空洞为肺内病变组织发生坏死并经引流支气管排出后所形成。空洞壁可为坏死组织、肉芽组织、纤维组织或肿瘤组织,多见于肺结核、肺癌和真菌病等。根据洞壁的厚度,可分为厚壁空洞与薄壁空洞,前者的洞壁厚度≥3mm,后者的洞壁厚度<3mm。空腔与空洞不同,是肺内生理腔隙的病理性扩大,如肺大疱、含气肺囊肿及肺气囊等都属于空腔。

1. X线表现

①薄壁空洞:洞壁可为薄层纤维组织、肉芽组织及干酪组织;空洞呈圆形、椭圆形或不规则形;洞壁内、外缘光滑清楚,空洞内多无液面;其周围无大片状阴影,但可有斑点状病灶;多见于肺结核,有时肺转移瘤也可呈薄壁空洞影。②厚壁空洞:洞壁厚度常超过3mm,多在5mm以上;空洞周围有高密度实变区,内壁光滑或凹凸不平;多见于肺结核及周围型肺癌。结核性空洞壁外缘多整齐清楚,邻近常有散在斑片状病灶;周围型肺癌的空洞壁外缘和轮廓呈分叶状,并伴有细短毛刺影,洞壁内面凹凸不平,有时可见壁结节。

空腔的壁菲薄而均匀,厚度多在1mm以下,周围无实变,腔内无液体,当合并感染时,腔内可见气—液面,空腔周围可有实变影(图2-16A)。

2. CT表现

可较胸部X线摄片更敏感地发现病变内空洞影,并显示其细节。分析下述表现,对空洞鉴别诊断有较大帮助:①空洞位置:结核性空洞多见于上叶尖段、后段或下叶背段,癌性空洞多位于上叶前段及下叶基底段;②空洞大小:空洞直径大于3cm者多为肿瘤;③空洞壁表现:空洞壁外缘不规则或呈分叶状,内缘凹凸不平或呈结节状,多为癌性空洞(图2-16B);洞壁厚度小于4mm者多为良性病变,而大于15mm者多为恶性病变;④空洞周围肺组织表现:结核性空洞周围多可见纤维条索影、结节状或斑片状"卫星灶"以及与肺门相连的支气管壁的增厚;癌性空洞有时可见支气管狭窄或阻塞,并可见阻塞性肺炎征象。

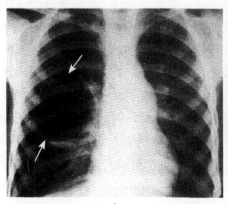
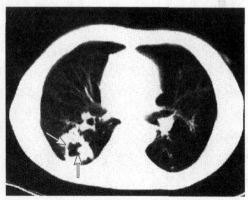

A   B

图2-16 空腔与空洞X线及CT表现

注 A.胸部X线摄片,右肺野空腔影(↑);B.CT肺窗,空洞(↑)形态不规则,洞壁内缘凹凸不平,外缘呈分叶状,为癌性空洞。

在空腔病变中,先天性肺囊肿的囊壁多较薄而均匀,厚度在1mm左右。肺大疱的壁较先天性含气肺囊肿的壁更薄,不到 1mm,厚薄均匀;多发生于胸膜下区,大小差异很大,一般较小,大者可占据一个肺叶或更大。

3. MRI 表现

在 T_1WI 和 T_2WI 上,空洞内因有气体而呈低信号影,空洞壁则呈中等信号影。但由于 MRI 空间分辨力较低,故对空洞壁细节的显示不及 CT 检查。

(四)结节与肿块

当肺部病灶以结节或肿块为基本病理形态时,其中直径≤3cm 者称为结节,而>3cm 者称为肿块。其可单发,也可多发。单发者常见于肺癌、结核球及炎性假瘤等;多发者最常见于肺转移瘤,还可见于坏死性肉芽肿、多发性含液肺囊肿等。结节与肿块除了其大小不同外,其他表现大致相似。

1. X 线表现

肺良性肿瘤:多有包膜,呈边缘光滑锐利的球形结节或肿块;错构瘤内可有"爆玉米花"样的钙化。肺恶性肿瘤:多呈浸润性生长,边缘不锐利,常有细短毛刺向周围伸出,靠近胸膜时可有线状、幕状或星状影与胸膜相连而形成胸膜凹陷征。结节或肿块的性质各异,其表现也不同:①结核球,常为圆形,其内可有点状钙化,周围常有"卫星灶";②炎性假瘤,多为直径 5cm 以下类圆形肿块影,其上方或侧方常有尖角状突起,病变近叶间胸膜或外围时可见邻近胸膜的粘连、增厚;③转移瘤,常呈多发,大小不一,以中下肺野较多,密度均匀或不均,边缘多清晰。

2. CT 表现

显示结节与肿块细节更为清晰,仔细分析其形态、内部结构、边缘等征象,常有助于定性诊断:①形态轮廓,可呈多个弧形凸起,弧形相间则为凹入而形成分叶状,称为分叶征;如边缘可见不同程度棘状或毛刺状突起,则称为棘状突起或毛刺征(图 2-17A、B);②内部结构,病灶内有时可见直径 1~3mm 的气体样低密度影,称为空泡征,>5mm 者则为空洞征;③边缘征象,结节与肿块邻近胸膜时,由于成纤维反应性收缩,牵拉胸膜可形成胸膜凹陷征。出现以上征象的结节或肿块常见于周围型肺癌;有时还可见周围小叶间隔结节状或不规则增厚,即癌性淋巴管炎。由于 CT 图像密度分辨力很高,有时结节或肿块内可发现脂肪密度影(CT 值呈负值),则有助于错构瘤的诊断(图 2-17C、D)。肺结核球周围常有数量不一、大小不等的"卫星灶"及厚壁的引流支气管影。CT 增强扫描对定性诊断也有一定帮助:肺结核球,无强化或仅见周边环形轻度强化;肺良性肿瘤,可不强化或轻度均匀性强化;肺恶性肿瘤,常为较明显的均匀强化或中心强化,多呈一过性强化;肺炎性假瘤,可呈环状强化或轻度均匀性强化。

结节病灶可呈腺泡大小的结节(直径在 1cm 以下),边缘较清楚,呈"梅花瓣"状,即相当于腺泡范围的实变,常见于炎性或增殖性病变;也可为粟粒状结节影(3mm 以下),如急性粟粒型肺结核的粟粒结节具有大小、密度、分布一致的特点,而癌性淋巴管炎的粟粒结节多分布不均匀并伴有小叶间隔不规则增厚。

3. MRI 表现

因结节或肿块内的血管组织、纤维结缔组织、肌组织及脂肪组织等成分不同,在 MRI 上信号表现也不同。慢性肉芽肿、干酪样结核或错构瘤等由于其内含有较多的纤维组织与钙质,在 T_2WI 上呈较低信号;恶性病变,如肺癌或肺转移瘤,在 T_2WI 上呈较高信号。肿块内坏死灶

在 T_1WI 上呈低信号，T_2WI 上呈高信号；囊性变者在 T_1WI 上呈低信号，T_2WI 上呈高信号；血管性肿块，如肺动静脉瘘，由于流空效应而表现为无信号（低信号）影。

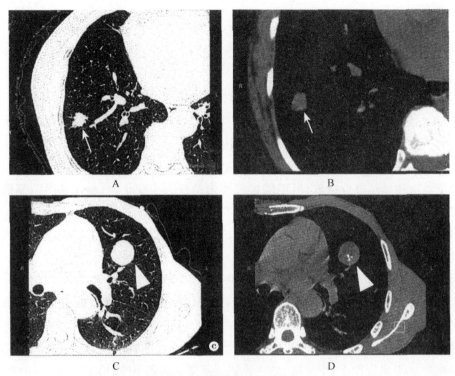

图 2-17　结节与肿块 CT 表现

注　A、B.肺窗与纵隔窗，显示肺内结节（↑），边缘不规则，短毛刺，结节内密度不均匀，病理为"肺腺癌"；C、D 肺窗与纵隔窗，显示肺内肿块（△），边缘光整，肿块内可见钙化和脂肪密度，病理为"错构瘤"。

附：孤立性肺结节的处理与对策

孤立性肺结节（SPN）是指肺实质内单发且直径≤3cm 的圆形或类圆形结节。临床上，SPN 较常见，既可以是良性，也可以为恶性病变，多为早期肺癌。因此，SPN 及时检出并正确诊断及鉴别诊断十分重要。

1. 检查方法与价值

（1）CT 检查：主要包括高分辨率 CT 和其他 CT 后处理技术及动态增强检查。

1）高分辨率 CT（HRCT）：是进一步评估 SPN 普遍采用的方法，可更加清晰地显示 SPN 内部密度、边缘特征、病变与周围结构的关系等。

2）后处理技术：包括多平面重组、最大密度投影、容积再现以及最小密度投影等。可进一步全面、整体、直观地显示病变形态、表面以及与周围结构的关系。显示分叶征、毛刺征、胸膜凹陷征、空泡征及空气支气管征也优于常规 CT 扫描。

3）动态增强扫描：可通过 SPN 密度的动态变化模式、程度来反映病灶的血供情况，对 SPN 良、恶性的鉴别诊断具有重要的价值。

（2）MRI 检查：动态增强检查可提供 SPN 血流动力学信息，DWI 可反映 SPN 病变组织内水分子运动受限的程度，有助于其良、恶性的鉴别诊断。

（3）PET/CT 检查：恶性肿瘤细胞代谢活跃，对[18]F-FDG 摄取量增加，可通过标准摄取值（SUV）进行半定量分析，有助于 SPN 良、恶性鉴别诊断。

2. 影像学随访

当 SPN 较小时，往往缺乏特征性影像学表现，因而难以做出及时、准确的诊断。此时，对于合适的 SPN 病灶可采用穿刺活检获得组织学诊断结果，也可行随访复查，以动态观察结节变化，从而判断其良、恶性。

（1）随访方法：包括胸部 X 线摄片、CT 和 MRI 检查，其中以 CT 检查最常用。

1）胸部 X 线摄片：简便经济，辐射剂量小，对已有胸部 X 线摄片记录且病灶显示较清楚者，可采用该种方法进行复查，以比较 SPN 大小的变化。

2）CT 检查：是 SPN 随访常用和最佳的影像学方法，可清晰显示病灶的形态、大小、密度及边缘等改变。应用肺结节分析软件，还能客观评估结节大小变化，自动计算出结节倍增时间（DT），有助于 SPN 良、恶性的鉴别诊断。

3）MRI 检查：无辐射、多方位、多序列成像，有助于靠近纵隔及肺尖部结节病灶的也可进行随访和观察其内部信号的变化。

（2）随访时间：根据 SPN 大小，良、恶性倾向，患者年龄及个人与家族史等进行综合分析，以决定合适随访时间。通常每 3 个月或每 6 个月可复查 1 次；如病灶较小，复查间隔时间可相对较长，病灶较大，则间隔时间相对缩短。

（3）随访处理：随访过程中，如 SPN 逐渐增大，则恶性可能性增加；如长期稳定，则良性可能性大。此外，DT 也有助于 SPN 良、恶性评估。通常认为若 SPN 的 DT 为 1～6 个月时，常提示为恶性（图 2-18A～D）；由较规则形态变成分叶状者，也提示为恶性（图 2-18E、F）；边缘较光整，随访时出现毛刺者，多提示为恶性；由单纯磨玻璃结节（GGN）演变为混合 GGN 或混合 GGN 变为实性结节者，均提示恶性可能大；如发生邻近结构改变（胸膜凹陷征或血管集束征等），也是提示恶性的重要征象，临床上应及时采取穿刺活检进一步确诊和积极治疗。

（五）网状、细线状及条索状影

肺部的网状、细线状及条索状影是间质性病变的表现，其病理改变可以是渗出或漏出、炎性细胞或肿瘤细胞浸润、纤维结缔组织或肉芽组织增生等。常见的肺间质病变有慢性支气管炎、特发性肺纤维化、癌性淋巴管炎、尘肺及结缔组织病等。由于病理性质、病变范围、发生时间不同，其影像学表现也有所不同。

1. X 线表现

不同部位、不同病因所致的肺间质性病变表现不同。①较大支气管、血管周围的间质病变，表现为肺纹理增粗、模糊和紊乱；小支气管、血管周围间质及小叶间隔的病变，表现为网状与细线状影或蜂窝状影（图 2-19A）。②局限性线状影，可见于肺内病变沿肺间质引向肺门或外围，如肺癌肿块与肺门之间或与胸膜之间的细线状影；肺结核愈合后，其周围肺间质可发生纤维化，表现为条索状影，走行不规则，粗细不一。③小叶间隔内有液体或组织增生，可表现为不同部位的间隔线；常见者有间隔 B 线（也称 Kerley B 线），表现为两下肺野近肋膈角处的外带，有数条垂直于肋胸膜的线状影，长约 2cm，宽为 1～2mm，多见于肺静脉高压、肺间质水肿。

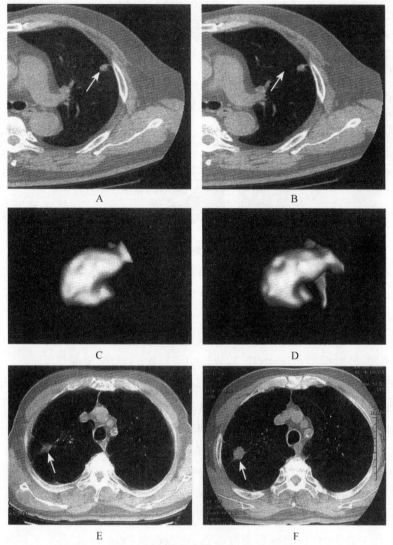

图 2 - 18　孤立性肺结节 CT 复查

　　注　A～D.同一病例:A、B.HRCT 复查,间隔时间 3 个月,左上肺 SPN(↑)二维测量大小无明显改变;C、D.两次复查的肺结节容积定量分析,显示 SPN 体积有增大且形态发生改变,计算其 DT 为 167 天,提示恶性,手术病理为"中分化鳞癌"。E、F 同一病例:CT 复查,间隔 4 个月,显示后者(↑)的右上肺结节(↑)明显增大且出现分叶状轮廓及毛刺征,提示恶性,手术病理为"中分化腺癌"。

　　2. CT 表现

　　HRCT 可发现早期轻微肺纤维化,表现为小叶间隔增厚等微细改变,对肺间质病变的诊断具有重要价值。小叶间隔增厚 CT 表现与其累及范围、程度和病因有关:①初期,常表现为与胸膜相连的细线状影,长 1～2cm,病变明显时可呈多角形的网状影;②进展期,如肺纤维化时,由于广泛的小叶间隔增厚,相邻增厚的小叶间隔相连,在胸膜下 1cm 以内,可见与胸壁平行的弧线状影,长 2～5cm,称为胸膜下线;③晚期,如肺纤维化后期,在两中、下肺野胸膜下可见蜂窝状影(图 2 - 19B),并可向内累及中、内带和向上累及上肺野。

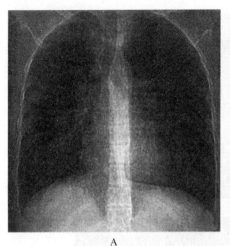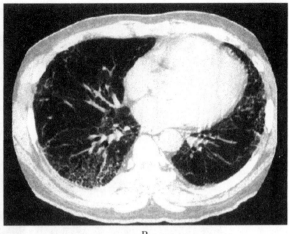

A   B

图 2 - 19　肺间质病变 X 线及 CT 表现

注　A.胸部 X 线摄片,肺弥散性网状影;B.CT 肺窗,两肺线状和网状影,以胸膜下区为著,形成蜂窝状,为特发性肺纤维化。

3.MRI 表现

正常情况下肺野信号很低,故对网状、细线状病灶显示不满意;较大的条索状病灶有时可在黑色(低信号)的肺野背景上显示,在 T_1WI 上和 T_2WI 上均呈中等信号影。

(六)钙化

钙化在病理上属于变质性病变,受到破坏的组织发生脂肪酸分解而引起局部 pH 变化时,钙离子以磷酸钙或碳酸钙的形式沉积下来,一般发生在退行性变或坏死组织内。多见于肺或淋巴结干酪性结核病灶的愈合阶段;某些肺内肿瘤组织内或囊肿壁也可发生钙化。两肺多发性钙化除结核外,还可见于硅肺、骨肉瘤肺内转移、肺组织胞质菌病及肺泡微石症等。

1.X 线表现

在胸部 X 线平片上,钙化表现为密度很高、边缘清楚锐利、大小形状不同的病灶,可为斑点状、块状及球形,呈局限或弥散分布。肺结核或淋巴结结核钙化呈单发或多发斑点状;硅肺钙化多表现为两肺散在多发结节或环状致密影,其淋巴结钙化多呈蛋壳样。

2.CT 表现

在纵隔窗上,钙化的密度明显高于软组织,CT 值达 100HU 以上。层状与环状钙化常为良性病灶,多见于肉芽肿或结核性病变(图 2 - 20A、B);典型肺错构瘤的钙化呈“爆米花”样(图 2 - 20C);少数周围型肺癌也可出现钙化,呈单发点状或局限性多发颗粒状钙化(图 2 - 20D);肺门淋巴结蛋壳状钙化常见于尘肺。通常钙化在病灶中所占的比例越大,良性的可能性就越大;弥散性小结节状钙化多见于肺泡微石症和硅肺。

3.MRI 表现

对钙化的显示远不如 CT 敏感和准确。肺部小钙化灶多无法显示,较大钙化灶可表现为肺部病灶内的信号缺失区(低信号),当病灶完全钙化时则不能显示。

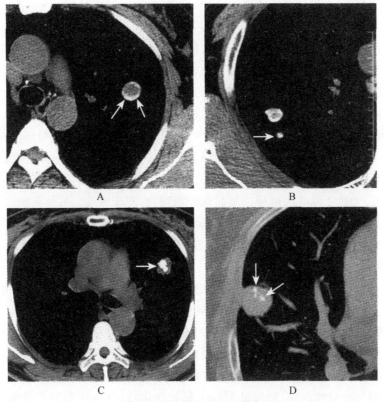

图 2－20 钙化灶 CT 表现

注 A、B.结核球 HRCT 表现,A.可见环形钙化(↑),B.可见钙化性"卫星灶";C.肺错构瘤,可见"爆米花"样钙化(↑);D.周围型肺癌,可见多发颗粒状钙化(↑)。

三、胸膜病变

(一)胸腔积液

任何因素使胸膜腔内液体形成过快或吸收过缓,即产生胸腔积液,也称胸水。感染、肿瘤、损伤、自身免疫疾病、心力衰竭、低蛋白血症及放射治疗等均可以引起胸腔积液。胸腔积液分为渗出液和漏出液,可透明清亮,也可以是脓性、血性、乳糜性或胆固醇性。

1. X 线表现

胸腔积液的表现与积液量、体位和是否包裹或粘连有关,可分为以下类型。

(1)游离性胸腔积液:根据积液的量不同有不同的表现。①少量积液:站立位时,极少量的积液积聚于位置最低的后肋膈角处,仅于侧位片上显示后肋膈角变钝;当积液量达 250mL 左右时,后前位胸片可见外侧肋膈角变钝、变浅;随着积液量增加,外侧肋膈角消失,积液掩盖膈顶,呈外高内低的弧形致密影,其上缘在第 4 肋前端以下;仰卧位时,因液体散开,胸腔积液不易显示,后前位胸片上仅表现为肺野密度升高或叶间裂增厚。②中量积液:上缘表现为弧形凹面,患侧中、下肺野呈均匀致密影(图 2－21A);上界超过第 4 肋前端的下缘,并在第 2 肋前端下缘平面以下。③大量积液:弧形凹面上缘超过第 2 肋前端下缘,患侧肺野呈均匀致密影,有时仅见肺尖部透明;可见患侧肋间隙增宽,横膈下降,纵隔向健侧移位。

(2)局限性胸腔积液:可分为以下3种。

1)包裹性积液:为脏、壁层胸膜发生粘连,导致积液局限于胸膜腔的某一部位而成,多见于胸膜炎,好发于下胸部侧后壁。切线位片上,包裹性积液表现为自胸壁向肺野突出的半圆形或扁丘状均匀致密影,边缘清楚,其上下缘均与胸壁呈钝角相交。

2)叶间积液:为局限于水平裂或斜裂内的积液,可单独存在或与游离性积液并存。发生于斜裂者,正位胸片上多难以诊断,侧位胸片则易于发现,典型表现为叶间裂部位梭形影,密度均匀,边缘清楚。游离性积液进入叶间裂时多局限于斜裂下部,侧位胸片表现为尖端向后上的三角形密度增高影。

3)肺底积液:为位于肺底与横膈之间的胸腔积液,右侧较多见。被肺底积液向上推挤的肺下缘呈圆顶形,易误认为"横膈升高"。肺底积液所致的"横膈升高"圆顶最高点位于偏外 1/3,且肋膈角深而锐利。仰卧位胸部 X 线摄片能显示正常位置的横膈,可资鉴别。

2. CT 表现

①少量、中等量游离性积液:表现为后胸壁下弧形、窄带状或新月形液体样密度影,边缘光整(图 2-21B),俯卧位检查可见液体移至前胸壁下。②大量游离性积液:显示整个胸腔为液体样密度影占据,肺被压缩于肺门部,呈软组织影,纵隔向对侧移位。③包裹性积液:表现为自胸壁向肺野突出的凸镜形液体样密度影,基底宽而紧贴胸壁,与胸壁的夹角多呈钝角,边缘光整,邻近胸膜多有增厚,形成胸膜尾征。④叶间积液:表现为叶间裂处条带状的液体密度影(图 2-22),有时呈梭状或球状,积液量多时可形似肿块状,易误认为肺内肿瘤,其位置、走行与叶间裂一致,且为液体样密度,增强扫描无强化,可资鉴别。

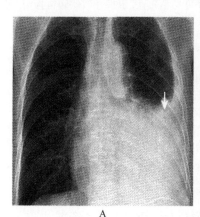
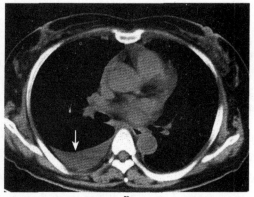

图 2-21 胸腔积液 X 线及 CT 表现

注 A.胸部 X 线摄片,左侧中量胸腔积液(↑);B.CT 纵隔窗,右侧少量胸腔积液(↑)。

3. MRI 表现

胸腔积液在 T_1WI 上多呈低信号,富含蛋白或细胞成分的积液呈中至高信号,血性胸腔积液可呈高信号;各种胸腔积液在 T_2WI 上均呈高信号。

(二)气胸与液气胸

空气进入胸膜腔内为气胸。空气进入胸腔是因脏层或壁层胸膜破裂所致。胸膜腔内液体与气体同时存在者为液气胸。

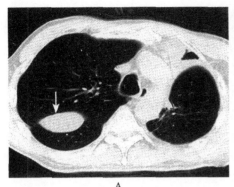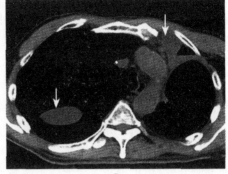

图 2-22　叶间与包裹性积液 CT 表现

注　A.T 肺窗；B.CT 纵隔窗。右侧肺野内沿斜裂走行的液体密度影(↑)，为叶间积液；左侧胸壁突向肺野的半圆形液体密度影(↑)，为包裹性积液。

1. X 线表现

气胸区无肺纹理，为气体密度(图 2-23A)。①少量气胸时，气胸区呈线状或带状无纹理区，可见被压缩肺的边缘，呼气时显示较清楚。②大量气胸时，气胸区可占据肺野的中外带，内带为压缩的肺，呈密度均匀软组织影；同侧肋间隙增宽，横膈下降，纵隔向健侧移位。③液气胸时，立位胸片可见气—液平面，严重时，气—液平面可横贯患侧整个胸腔。④如脏、壁层胸膜粘连，可形成局限性或多房性气胸或液气胸。

2. CT 表现

①气胸，表现为肺外侧带状无肺纹理的极低密度区，其内侧可见弧形的脏层胸膜呈细线状软组织密度影，与胸壁平行；肺组织有不同程度的受压萎陷，严重时整个肺被压缩至肺门呈球状，伴纵隔向对侧移位，横膈下降(图 2-23B)。②液气胸，由于重力关系，液体分布于背侧，气体分布于腹侧，可见明确的气—液平面及萎陷的肺边缘。

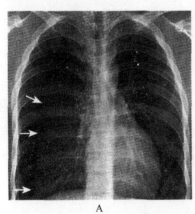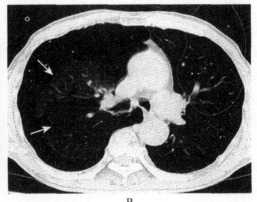

图 2-23　气胸 X 线及 CT 表现

注　A.胸部 X 线摄片，右侧带状透明影，内无肺纹理，为气胸区，可见被压缩肺的边缘(↑)；B.CT 肺窗，右胸腔外周无肺组织的极低密度区，为气胸区，右肺向内受压(↑)。

3. MRI 表现

不能显示气胸，只能显示液气胸的液体信号。

（三）胸膜肥厚、粘连及钙化

胸膜炎性纤维素性渗出、肉芽组织增生、外伤出血机化均可引起胸膜肥厚、粘连及钙化。胸膜肥厚与粘连常同时存在。轻度局限性胸膜肥厚、粘连多发生在肋膈角区。胸膜钙化多见于结核性胸膜炎、出血机化和尘肺。

1.X线表现

①局限胸膜肥厚、粘连，胸部X线摄片常表现为肋膈角变浅、变平；广泛胸膜肥厚、粘连时，可见患侧胸廓塌陷，肋间隙变窄，肺野密度增高，肋膈角近似直角或封闭，横膈升高且顶部变平，纵隔可向患侧移位。②胸膜钙化时，在肺野边缘呈片状、不规则点状或条状高密度影；包裹性胸膜炎时，胸膜钙化可呈弧线形或不规则形。

2.CT表现

①胸膜肥厚，表现为沿胸壁的带状软组织影，厚薄不均匀，表面不光滑，与肺的交界面多可见小的粘连影；胸膜肥厚可达1cm以上，当厚度达2cm或以上时，多为恶性。②胸膜钙化，多呈点状、带状或块状高密度影，其CT值可接近骨骼（图2-24）。

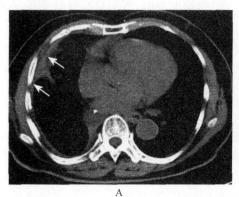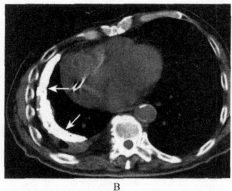

图2-24 胸膜肥厚、粘连及钙化CT表现

注 A.CT纵隔窗可见右侧胸膜粘连、增厚（↑）；B.CT纵隔窗可见右侧胸膜粘连、肥厚伴钙化（↑）。

3.MRI表现

对胸膜肥厚、粘连与钙化的显示不如普通X线和CT。

（四）胸膜肿块

胸膜肿块主要见于胸膜原发或转移性肿瘤。原发者多为胸膜间皮瘤，少数为来自结缔组织的纤维瘤、平滑肌瘤、神经纤维瘤等。胸膜肿瘤可分为局限性或弥散性，弥散性均为恶性。可伴或不伴有胸腔积液，肿块合并胸腔积液多为恶性。此外，胸膜肿块也可见于机化性脓胸及石棉肺形成的胸膜斑块等。

1.X线表现

在胸部X线摄片上，胸膜肿块表现为半球形、凸镜状或不规则形致密影，密度多均匀，边缘清楚，与胸壁呈钝角相交（图2-25A）。弥散性间皮瘤可伴胸腔积液，转移瘤可伴有肋骨破坏。

2.CT表现

CT表现为广基与胸壁相连的软组织密度肿块（图2-25B），有时可见肿块周边与胸膜相延续而形成胸膜尾征；增强扫描，肿块多有较明显强化。弥散性胸膜肿瘤多呈普遍性胸膜增厚，内缘高低不平，呈多结节状或波浪状，范围较广者可累及整个一侧胸膜。机化性脓胸或石棉肺的胸膜斑块多伴有钙化。

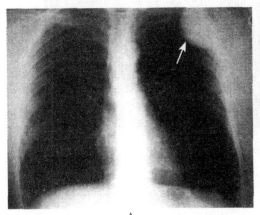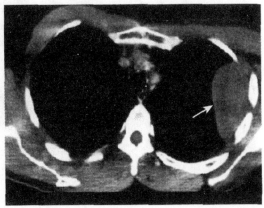

图 2 - 25　胸膜肿瘤 X 线及 CT 表现

注　A.胸部 X 线摄片，左侧肺尖凸镜形软组织密度影(↑)；B.CT 纵隔窗，自左胸壁向肺内突出的凸镜形软组织密度影(↑)。

3. MRI 表现

在 T_1WI 上胸膜肿块呈中等信号，T_2WI 上呈不同程度高信号。

四、纵隔改变

除纵隔气肿和含气脓肿外，胸部 X 线摄片多仅能显示纵隔形态和位置改变，而 CT 和 MRI 检查则能进一步明确纵隔改变的病因。

(一)X 线表现

胸部 X 线检查，纵隔改变主要包括形态和位置改变。①形态改变，多表现为纵隔增宽(图 2 - 26A)，引起纵隔增宽的病变可为肿瘤性、炎症性、出血性、淋巴性、脂肪性和血管性，以纵隔肿瘤最常见。②位置改变，多表现为纵隔移位，胸腔、肺内及纵隔病变均可使纵隔移位，肺不张及广泛胸膜肥厚可牵拉纵隔向患侧移位，大量胸腔积液、肺内巨大肿瘤及偏侧生长的纵隔肿瘤可推压纵隔向健侧移位。

(二)CT 表现

根据 CT 值，可将纵隔病变分为 4 类(图 2 - 26B)，即脂肪性、实性、囊性及血管性病变。①脂肪瘤，以右心膈角处多见。②实性病变，可见于良、恶性肿瘤、淋巴结增大等。③囊性病变，表现为圆形或类圆形液体样密度影；心包囊肿多位于右心膈角处；支气管囊肿好发于气管、食管旁或邻近肺门部。④主动脉瘤，可见瘤壁的弧形钙化。CT 增强检查对鉴别血管性与非血管性、良性与恶性肿块很有价值：血管性病变常强化显著，可确切识别主动脉瘤、主动脉夹层及附壁血栓；实性病变中，良性病变多呈均匀轻度强化，恶性病变多为不均匀较明显强化；囊性病变可见囊壁轻度强化；脂肪密度病变仅见其内血管强化。

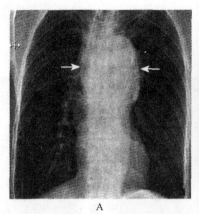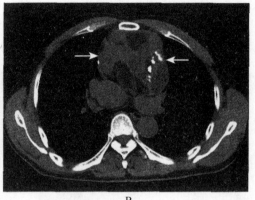

图 2 - 26　纵隔增宽

注　A.胸部 X 线摄片,纵隔向两侧增宽(↑);B.CT 平扫纵隔窗,纵隔畸胎瘤致纵隔增宽(↑)。

(三)MRI 表现

常规 MRI 检查:①实性病变中,肿瘤在 T_1WI 上信号强度常略高于正常肌肉组织,T_2WI 上信号强度多较高;②囊性病变中,单纯性浆液性囊肿 T_1WI 上呈低信号,T_2WI 上呈显著高信号;黏液性囊肿或囊液富含蛋白时,在 T_1WI、T_2WI 上均呈高信号;囊内含胆固醇结晶或出血时,T_1WI 上也呈高信号;③脂肪性肿块在 T_1WI 和 T_2WI 上均为高信号,在脂肪抑制序列上呈低信号;畸胎瘤在 T_1WI 和 T_2WI 上常含有脂肪信号灶;④血管性病变中,动脉瘤的瘤壁弹性差,血流在该处流速减慢或形成涡流,涡流产生的信号多不均匀;动脉夹层依其血流速度不同,易分辨真假腔,通常假腔大于真腔,假腔的血流较缓慢,信号较高,而真腔血流快,通常为流空信号。

(薛艳青)

第四节　疾病诊断

一、支气管扩张症

支气管扩张症是指支气管内径不可逆的异常扩大。好发于儿童及青壮年,男女发病率无明显差异。

(一)临床与病理

病因可分为先天性和后天性,多数为后天性。先天性支气管扩张症的病因有先天性免疫球蛋白缺乏、肺囊性纤维化、纤毛不运动综合征等。后天性支气管扩张症的病因有慢性感染引起支气管壁组织的破坏、支气管内分泌物淤积与长期剧烈咳嗽引起支气管内压增高及肺不张及肺纤维化对支气管壁产生外在性牵拉。根据扩张形态可分为柱状型支气管扩张、曲张型支气管扩张及囊状型支气管扩张。3 种类型可同时混合存在或以其中某一种类型为主。支气管扩张一般发生在 3～6 级分支,以两肺下叶、左肺舌段及右肺中叶支气管多见,可两侧同时存在。临床上,患者常出现咳嗽、咳脓痰和咯血等症状。

(二)影像学表现

X线常规胸片可表现正常,有时可在病变部位显示肺纹理增多和(或)环状透亮影。

CT是目前诊断支气管扩张最常用的影像学方法,主要表现如下。①柱状型支气管扩张:当扩张的支气管走行与CT层面平行时表现为轨道状,称为"轨道征";当其和CT层面呈垂直走行时表现为厚壁的圆形透亮影,与伴行的肺动脉共同形成"印戒征"(图2-27)。②曲张型支气管扩张:表现为支气管腔呈粗细不均的增宽,壁不规则,可呈念珠状。③囊状型支气管扩张:支气管远端呈囊状膨大,成簇的囊状扩张形成葡萄串影,合并感染时囊内可出现气—液平面(图2-28)。④支气管黏液栓:当黏液栓充填扩张的支气管腔时,表现为棒状或结节状高密度影,呈"指状征"改变(图2-29)。合并感染时,扩张支气管周围有斑片状渗出影、纤维条索影。

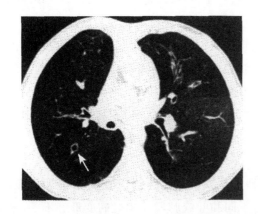

图2-27　柱状支气管扩张CT肺窗

注　右上肺后段可见支气管管腔增宽,其内径大于伴行肺动脉,形成"印戒征"(↑)。

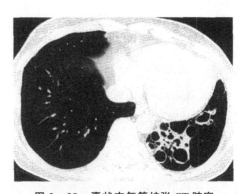

图2-28　囊状支气管扩张CT肺窗

注　左下肺可见多发囊状支气管扩张,呈蜂窝状改变,部分扩张支气管管腔内可见小的气—液平面。

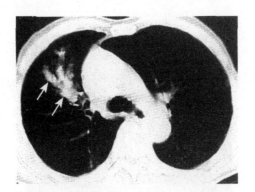

图2-29　支气管扩张伴黏液栓CT肺窗

注　右上肺可见柱状支气管扩张伴黏液栓,表现为类似手指样的高密度"指状征"。

(三)诊断与鉴别诊断

胸部X线平片有时可提示支气管扩张,进一步确诊及明确扩张的类型、范围和程度等则应行 CT 检查,各种类型支气管扩张均有较特征性表现,结合临床资料,一般不难诊断。囊状型支气管扩张需与多发含气肺囊肿和肺气囊鉴别。

二、肺炎

肺炎为肺部常见病、多发病,肺炎可按病因和解剖部位分类。临床上常按病因分为感染性、理化性、免疫和变态反应性,以感染性最常见;影像上正确判断肺炎病因及何种病原体感染常有困难,故按病变的解剖分布分为大叶性、小叶性及间质性肺炎。

(一)大叶性肺炎

大叶性肺炎常为肺炎链球菌感染,炎症常累及一个或多个完整的肺叶,也可仅累及肺段。

1. 临床与病理

本病青壮年常见。临床起病急,常以寒战、高热、胸痛、咳铁锈色痰为特征。如早期应用抗生素治疗,其临床过程常不典型。血常规可见白细胞总数及中性粒细胞数明显增高。

病理上常分为 4 期:①充血期,肺泡壁毛细血管充血、扩张,肺泡内少量浆液渗出,肺泡腔内仍存有空气;②红色肝变期,此期肺大体切面呈红色肝样,因肺泡内充有大量红细胞和纤维蛋白等渗出物所致;③灰色肝变期,随着肺泡内红细胞减少,代之以大量白细胞,肺切面呈灰色肝样;④消散期,肺泡内纤维蛋白渗出物溶解、吸收,肺泡重新充气。经积极有效治疗,通常 1 周后病变开始转入消散期。病理上的动态变化决定了各期影像学表现的不同。

2. 影像学表现

(1)X 线表现:具体如下。①充血期,可无阳性发现或仅显示肺纹理增多,肺透明度减低。②红色和灰色肝变期,表现为密度均匀的致密影;不同肺叶或肺段受累时病变形态不一,累及肺段时表现为片状或三角形致密影,累及整个肺叶则呈以叶间裂为界的大片状致密影;实变影中常可见透亮支气管影,即"空气支气管征"(图 2 - 30)。③消散期,实变区密度逐渐减低,表现为大小不等、分布不规则的斑片状影;炎症最终可完全吸收或仅残留少量索条状影,偶可演变为机化性肺炎。

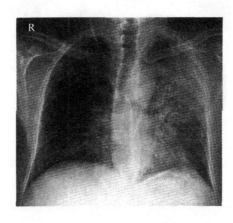

图 2 - 30 左上肺大叶性肺炎胸部 X 线摄片

注 可见左上肺大片状高密度实变影,边缘模糊,其内隐约可见"空气支气管征"。

（2）CT 表现：具体如下。①充血期，病变呈磨玻璃样密度影，边缘模糊，病变区血管影仍隐约可见。②红色和灰色肝变期，可见呈大叶或肺段分布的致密实变影，内见"空气支气管征"（图 2－31）。③消散期，随病变的吸收，实变影密度减低，呈散在、大小不等的斑片状影，最后可完全吸收。

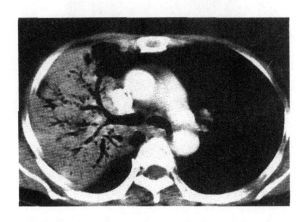

图 2－31 右上肺大叶性肺炎 CT 增强扫描

注 可见右肺上叶大片实变影，其内可见分支状含气的"空气支气管征"。

3.诊断与鉴别诊断

大叶性肺炎常有典型临床表现，结合临床资料与影像学表现，多可明确诊断。其中，CT检查有利于早期检出病变和鉴别诊断。鉴别诊断包括：①肺不张，局部肺体积缩小，其内无"空气支气管征"；②阻塞性肺炎，多可见所属支气管近端有肿块或结节影，或见支气管有狭窄或堵塞征象；③大叶性干酪样肺炎，肺实变密度常高于大叶性肺炎，多有虫蚀样空洞，了解患者的结核病史、临床表现与实验室检查有助于明确诊断。

（二）小叶性肺炎

小叶性肺炎又称支气管肺炎，多见于婴幼儿、老年和极度衰弱的患者或为术后并发症。

1.临床与病理

病变常经上呼吸道累及小叶支气管，并以小叶为中心向邻近扩散，在小叶支气管和肺泡内产生炎性渗出物。病变范围是小叶性的，呈两侧散在分布，可融合成大片。由于细支气管炎性充血、水肿，可导致细支气管不同程度的阻塞，形成小叶性肺气肿或肺不张。

临床表现以发热为主，可伴有咳嗽、咳黏液痰或伴胸痛、呼吸困难和发绀。

2.影像学表现

X 线表现：病变多位于两肺中下野的内、中带，沿肺纹理分布；表现为多发散在斑片状影，边缘模糊不清，密度不均，并可融合成较大的片状影（图 2－32）；支气管壁充血、水肿，引起肺纹理增多、模糊。

CT 表现：两肺中下部可见局部支气管血管束增粗；有大小不等、边缘模糊的结节状影及片状影。小叶支气管阻塞时，可伴有小叶性肺气肿或肺不张。小叶性肺炎治疗后可完全吸收或残留少许纤维条索影。

3.诊断与鉴别诊断

小叶性肺炎有明显的临床症状,影像学表现如有一定的特征,常可做出诊断。对于病变迁延或反复发作者,CT检查可明确有无并发的支气管扩张。

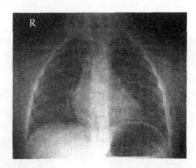

图 2-32　小叶性肺炎胸部 X 线摄片

注　可见两肺内、中带肺纹理增多、模糊,沿肺纹理可见斑片状模糊影分布。

(三)间质性肺炎

间质性肺炎系以肺间质炎症为主的肺炎。多见于婴幼儿,常继发于麻疹、百日咳或流行性感冒等急性传染病。

1.临床与病理

病理上,主要为小支气管壁及肺间质的炎症细胞浸润,炎症可沿淋巴管扩散,引起淋巴管炎及淋巴结炎。小支气管因炎症、充血及水肿常部分性或完全性阻塞。

临床表现有发热、咳嗽、气急及发绀等症状。

2.影像学表现

X线表现:两肺中下野为好发部位,常表现为肺纹理增粗、模糊,交织成网状或小斑片状影;可伴有弥散性肺气肿;肺门密度增高、结构不清,常为肺门周围间质内炎性浸润所致。

CT表现:常用于早期或轻症患者的诊断与鉴别诊断。主要表现为两侧支气管血管束增粗,有网状或小斑片状影,可伴有肺门及纵隔淋巴结增大,偶见少量胸腔积液。

3.诊断与鉴别诊断

间质性肺炎需与支气管肺炎相鉴别,后者是以两肺中下肺野散在小片状影为主要表现。

三、肺脓肿

肺脓肿是由不同病原菌引起的肺部坏死性炎性疾病。感染途径有:①吸入性,从口腔、鼻腔吸入病原菌;②血源性,常继发于身体其他部位的感染,病变常多发;③邻近器官感染直接蔓延。

(一)临床与病理

病理变化为化脓性肺炎导致细支气管阻塞、小血管炎性栓塞,肺组织坏死后液化并经支气管咳出后形成脓腔;有时脓肿破溃到胸腔,形成脓气胸和支气管胸膜瘘。急性期经体位引流和抗生素治疗,脓腔可缩小而消失;如迁延不愈,可转为慢性肺脓肿。

临床起病急骤，有寒战、高热、胸痛等全身中毒症状；咳嗽逐渐加重，可咳大量脓臭痰，血中白细胞总数明显增加。慢性肺脓肿时，患者常表现为咳嗽、咳脓痰和血痰，不规则发热伴贫血和消瘦等，并可有杵状指（趾）。

（二）影像学表现

X线表现：病灶可单发或多发，多发者常见于血源性肺脓肿；早期呈肺内致密的团状影，其后形成厚壁空洞，内壁常较光整，底部常见气—液平面。①急性肺脓肿：由于脓肿周围存在炎性浸润，空洞壁周围常见模糊的渗出影（图2-33）；②慢性肺脓肿：脓肿周围炎性浸润吸收减少，空洞壁变薄，腔也缩小，周围有较多紊乱的条索状纤维病灶。

CT表现：对脓肿壁的显示优于X线平片，能更早显示实变影中有无早期坏死液化灶，还易于明确脓肿位于肺内或胸膜腔内、是否伴有少量胸腔积液及脓肿处有无局部胸膜增厚。此外，还可判断肺脓肿是否破入胸腔形成局限性脓胸或脓气胸等情况。增强CT时，可见脓肿壁较明显强化（图2-34）。

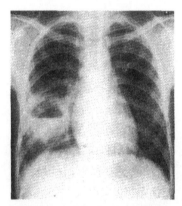

图2-33　肺脓肿胸部X线摄片

注　可见右下肺较大的厚壁空洞影，内缘光整，可见气—液平面，外缘较模糊。

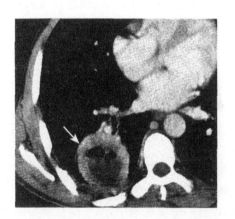

图2-34　肺脓肿CT增强扫描

注　可见右下肺厚壁空洞，其内可见气—液平面，洞壁呈较明显强化（↑）。

（三）诊断与鉴别诊断

肺脓肿空洞需与癌性空洞和肺结核空洞相鉴别。①癌性空洞：多见于老年患者，常为厚壁偏心空洞，内壁不光整，可有壁结节，外壁可有分叶征及毛刺征，常伴肺门、纵隔淋巴结增大。②结核性空洞：多发生在肺上叶尖段、后段和下叶背段，通常较小，壁薄，内壁光滑，周围常有卫星病灶。

四、肺结核

肺结核为人型或牛型结核杆菌引起的肺部慢性传染病，近年来，其发病率有上升趋势。

（一）临床与病理

肺结核基本病理变化为渗出、增殖和变质。渗出性病变发生在早期或机体免疫力低下、菌量多、毒力强或变态反应较强时，主要表现为浆液性或纤维素性肺泡炎；渗出物可完全吸收，也可转变为增殖性病变。当菌量少、毒力低或人体免疫力较强时，则以增殖性病变为主，形成典型的结核性肉芽肿;当菌量大、毒力强、机体抵抗力低、变态反应明显或未适当治疗时,渗出、增殖病变常可发展为坏死病变,肉眼下呈干酪样改变。以上3种病变可同时存在,但常以某一种为主。当人体抵抗力增强或经正规抗结核药物治疗时,细菌可逐渐被抑制、杀灭,病变可吸收、纤维化或钙化;病变进展时,病灶可扩大、溶解、液化和形成空洞,并经支气管发生肺内播散,也可经血行播散至其他脏器。

临床上,肺结核多起病缓慢、病程长,可无临床症状,或有午后低热、盗汗、消瘦、食欲缺乏、咳嗽、胸痛、咯血等,急性血行播散者,可有高热、寒战、咳嗽或昏睡等症状。

肺结核需以临床症状、影像学表现和痰菌检查为依据进行综合诊断。2004年,我国实施新的结核病分类标准如下。

1. 原发型肺结核(Ⅰ型)

原发型肺结核(Ⅰ型)包括原发综合征和胸内淋巴结结核。

2. 血行播散型肺结核(Ⅱ型)

血行播散型肺结核(Ⅱ型)包括急性血行播散型肺结核(又称急性粟粒型肺结核)及亚急性、慢性血行播散型肺结核。

3. 继发型肺结核(Ⅲ型)

继发型肺结核(Ⅲ型)系肺结核中的一个主要类型,包括浸润性肺结核与纤维空洞性肺结核等。

4. 结核性胸膜炎(Ⅳ型)

临床上须排除其他原因引起的胸膜炎,包括结核性干性胸膜炎、结核性渗出性胸膜炎、结核性脓胸。

5. 其他肺外结核(Ⅴ型)

其他肺外结核按部位及脏器命名。

此外,在这一分类标准中,基于结核病控制和治疗的实用性,在原分类基础上新增加了菌阴性肺结核,是指3次痰涂片和1次培养阴性,但有典型肺结核临床和影像学表现,且经抗结核治疗有效的肺结核。

(二)影像学表现

1. 原发型肺结核

包括原发综合征和胸内淋巴结结核,多见于儿童和青少年,少数可为成年人。

X线表现:原发综合征典型呈"哑铃"状表现。①原发浸润灶:邻近胸膜处的肺内原发病灶,多位于中上肺野,呈圆形、类圆形或局限性斑片影;②淋巴管炎:为自原发病灶向肺门走行的不规则条索状影;③肺门、纵隔淋巴结增大:表现为肺门影增大或纵隔淋巴结增大,并突向肺野(图2-35)。

若原发病灶和引流支气管炎被吸收,则仅显示肺门和(或)纵隔淋巴结增大,即为胸内淋巴结结核。淋巴结内干酪样坏死灶可破溃入血管和支气管,引起血行或支气管播散。

CT表现:在原发型肺结核中,CT较X线平片更易发现肺门与纵隔淋巴结增大,清楚显示其形态、大小、数目、边缘和密度等;由于增大淋巴结的中心常为干酪样坏死物质,增强CT时,中心不强化,周边强化,呈环状强化表现(图2-36)。

2. 血行播散型肺结核(Ⅱ型)

系结核杆菌经血行播散所致。因结核杆菌的毒力、数量以及机体免疫功能状况等因素的不同,可分为急性、亚急性及慢性血行播散型肺结核。

(1)急性血行播散型肺结核:又称急性粟粒型肺结核。

X线表现:表现为两肺弥漫分布的粟粒状影,粟粒大小为1～3mm,边缘较清晰。典型表现为"三均匀",即分布均匀、大小均匀和密度均匀(图2-37)。

CT表现:可更加清晰地显示粟粒性病灶,尤其对早期急性粟粒型肺结核显示优于胸部X线摄片,有助于早期诊断,也表现为"三均匀"特点(图2-38)。

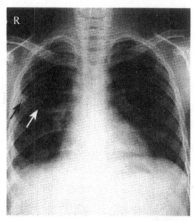

图2-35 原发综合征胸部X线摄片

注 可见典型"哑铃"状表现,即右肺中野外带斑片状原发浸润病灶(黑↑)、条索状淋巴管炎(白↑)和右肺门影增大(淋巴结肿大)突向肺野。

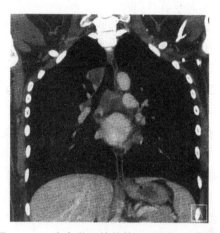

图2-36 胸内淋巴结结核CT增强(冠状位)

注 纵隔内可见多个肿大融合淋巴结影,中央坏死,无强化,周边可见薄环形强化。

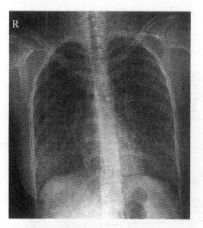

图2-37 急性粟粒型肺结核胸部X线摄片

注 两肺野透亮度下降,可见弥散性粟粒阴影(直径<3mm),表现为"三均匀"特点,即大小一致、分布均匀、密度均匀。

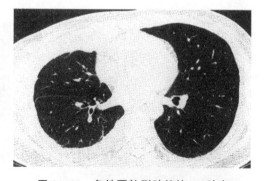

图2-38 急性粟粒型肺结核CT肺窗

注 右侧胸廓塌陷,可见两肺弥漫分布的大小一致、密度均匀和分布较均匀的粟粒状结节影,边界清晰。

(2)亚急性、慢性血行播散型肺结核:为结核菌少量、多次经血行播散至肺所致。

X线表现:表现为双肺上、中野粟粒状或较粟粒更大的小结节影,其大小不一、密度不等、分布不均,即"三不均匀";肺尖部及锁骨下病灶可为硬结、钙化及纤维化,而其余病灶呈增殖或渗出性改变。此型肺结核好转时,病灶可吸收和发生硬结或钙化;病灶进展时可扩大,形成空洞,发展为纤维空洞型肺结核。

CT表现:与胸部X线摄片相似,但对病灶细节及重叠部位的病变显示更清晰。

3.继发型肺结核(Ⅲ型)

继发型肺结核(Ⅲ型)为成年人肺结核中最常见的类型,包括浸润性肺结核、结核球、干酪性肺炎和纤维空洞型肺结核等。

(1)浸润性肺结核:为再度感染结核杆菌或已静止的原发病灶重新活动所致。在此情况下,由于机体对结核杆菌已产生特异性免疫力,病变常局限,多好发于肺上叶尖段、后段及下叶背段。

X线和CT表现:多种多样,可以一种征象为主或多种征象混合并存。CT较胸部X线摄片更易发现结核灶的细微改变及空间结构关系,并有助于活动性判定和鉴别诊断。其主要征象为:①局限性斑片影,见于两肺上叶尖段、后段和下叶背段;②大叶性干酪性肺炎,为一个肺段或肺叶呈大片致密性实变,其内可见不规则的"虫蚀样"空洞,边缘模糊(图2-39);③增殖性病变,呈斑点状影,边缘较清晰,排列成"梅花瓣"状或"树芽征",为结核病的较典型表现;④结核球,为圆形、椭圆形影,大小为0.5~4.0cm,多为2~3cm,边缘清晰,轮廓光滑,偶有分叶,密度较高,内部可见斑点、层状或环状钙化;结核球周围常见散在的纤维增殖性病灶,称为"卫星灶";增强CT上,结核球常不强化或环状强化(图2-40);⑤结核性空洞,空洞壁薄,壁内、外缘较光滑,周围可有不同性质的"卫星灶"(图2-41);⑥支气管播散病变,结核空洞干酪样物质经引流支气管排出,引起同侧或对侧肺野的支气管播散,表现为沿支气管分布的斑片状影或"树芽征";⑦肺间质改变,少数患者以累及肺间质结构为主,HRCT上表现为小叶内细网状线影、微结节、"树芽征"、磨玻璃密度影、小叶间隔增厚和气道壁增厚等(图2-42);⑧硬结钙化或条索影,提示病灶愈合。

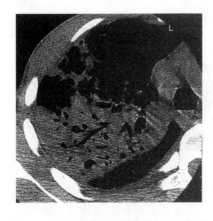

图2-39 干酪性肺炎薄层HR CT表现

注 可见右上肺呈大叶性肺实变,内见多发虫蚀样空洞。

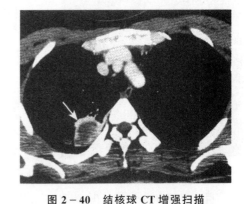

图2-40 结核球CT增强扫描

注 可见右上肺结核球呈周边环状强化(↑)以及后外侧方"卫星灶"。

（2）纤维空洞性肺结核：属于继发性肺结核晚期类型，由于肺内结核灶迁延不愈，并严重破坏肺组织，形成纤维空洞所致。

X 线和 CT 常表现为：①纤维空洞，以上、中肺野常见，壁厚，内壁光整；②空洞周围改变，可见大片渗出和干酪样病变，也可见不同程度的钙化或大量纤维化病灶；③肺叶变形，病变肺叶收缩，常见患侧肺门上提，肺纹理紊乱，呈"垂柳状"；④代偿性肺气肿，无病变肺常呈代偿性气肿表现；⑤胸膜肥厚及粘连；⑥纵隔向患侧移位（图 2－43）。

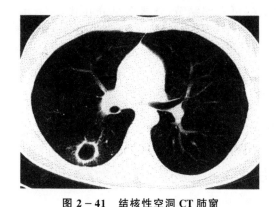

图 2－41　结核性空洞 CT 肺窗

注　可见右上肺后段呈类圆形的薄壁空洞影，内壁光滑，外缘毛糙。

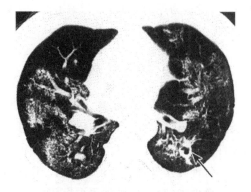

图 2－42　肺结核间质性改变 CT 肺窗

注　两肺可见弥漫分布的磨玻璃密度影、细网状影、微结节及小叶间隔增厚；左下肺病灶可见小空洞影（↑）。

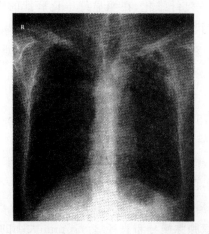

图 2－43　慢性纤维空洞型肺结核胸部 X 线摄片

注　可见两上肺大量条索状影及多发不规则空洞影，邻近胸膜粘连、增厚；两肺门影上提，两下肺纹理呈"垂柳状"。

4. 结核性胸膜炎（Ⅳ型）

分为干性胸膜炎和渗出性胸膜炎，后者多见，常为单侧胸腔渗液，一般为浆液性，偶为血性。其发生为结核杆菌经肺或胸壁直接侵犯胸膜，或为淋巴结结核病灶中结核杆菌经淋巴管逆流至胸膜或经血行播散所致。结核性胸膜炎可单独发生或与肺部结核病灶同时出现。临床症状常表现为胸痛和（或）呼吸困难。

X 线和 CT 表现:为不同程度的胸腔积液表现;慢性者可见胸膜广泛或局限性增厚,有时伴胸膜钙化。对叶间、肺底或包裹性积液,CT 更利于显示和诊断。

(三)诊断与鉴别诊断

肺结核的影像学表现呈多样性,结合病史、影像学表现特点以及实验室检查结果,一般不难做出诊断。影像诊断时须与其他疾病鉴别。①结核球与周围型肺癌鉴别:后者多为分叶状肿块,周边可见短细毛刺,钙化及"卫星灶"少见,可有胸膜凹陷征。②结核性空洞与癌性空洞鉴别:后者多为厚壁空洞,常为偏心性,内缘不光整,可有壁结节;外缘多呈分叶状,可有毛刺征,常无"卫星灶"。

五、弥散性肺疾病

弥散性肺疾病(DLD)属于肺部疾病中一大类疾病,病因较多。目前,已明确病因和病因不明的 DLD 已达 200 余种。DLD 依其可能病因分为 6 种类型:①原发病相关性 DLD;②环境相关性 DLD;③药物诱发性 DLD;④胶原—血管性 DLD;⑤吸烟相关性 DLD;⑥特发性间质性肺炎。每种类型又包括若干种疾病。以下仅介绍特发性间质性肺炎中的特发性肺纤维化和原发病相关性 DLD 中的肺泡蛋白沉积症。

(一)特发性肺纤维化

特发性肺纤维化(IPF)是特发性间质性肺炎(IIP)中最常见的类型。

1. 临床与病理

病理上,IPF 表现为不同程度纤维化,在明显纤维化病灶的周围散在分布成纤维细胞;严重时引起肺结构改变、肺蜂窝状表现和牵拉性支气管扩张。本病好发于中年,男性多于女性,临床上起病隐匿,主要表现为逐渐加重的干咳和进行性呼吸困难,可伴有杵状指(趾),晚期发生呼吸困难,并有肺心病表现。

2. 影像学表现

IPF 影像学检查主要依靠 X 线和 CT,尤其是薄层高分辨率重组 CT 图像,可更清楚、更早期显示肺纤维化改变。

X 线和 CT 表现:①早期,胸部 X 线摄片可能基本正常,而于 CT 上可见磨玻璃样密度影,常位于两下肺后部;②进展期,两肺出现弥漫网状或网状并小结节影,开始于两下肺,尤以两下肺后外侧部胸膜下区明显,其后向两中、上肺野和内、中带扩展(图 2-44A);常见纤维组织牵拉性小支气管扩张;③晚期,双肺弥漫分布直径 3~15mm 大小的多发性囊状透光影,呈"蜂窝肺"表现(图 2-44B)。

3. 诊断与鉴别诊断

IPF 早期缺乏特征性表现,中晚期影像学表现有一定特征性,结合临床表现,一般多能做出提示性诊断。本病需与类风湿病及硬皮病等全身结缔组织疾病所致的肺部继发性肺间质改变鉴别。前者在肺纤维化的基础上,有渐进性坏死结节,即肉芽肿及胸腔积液表现;后者有皮肤的改变及食管造影表现张力减低或狭窄改变,其他结缔组织疾病除出现肺间质改变外,也有相应的肺外表现。

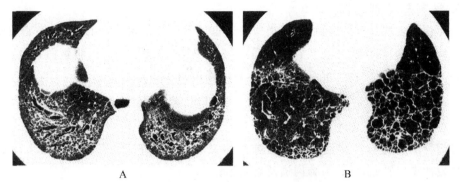

图 2 - 44　特发性肺纤维化 CT 表现

注　A、B 均为薄层高分辨率重组 CT 图像。A.可见两下肺小叶间质增厚、形成网格状影,伴牵拉性小支气管扩张;B.可见两下肺"蜂窝状"改变,以左下肺更加明显。

（二）肺泡蛋白质沉积症

肺泡蛋白质沉积症(PAP)是指肺泡和细支气管腔内充满不可溶性富磷脂蛋白质物质的疾病。PAP 可为先天性或继发于恶性肿瘤、免疫缺陷等疾病。

（三）临床与病理

本病常见于中青年男性,起病多隐匿,开始症状为劳力后气促,逐渐进展至平静时也气促,咳白色或黄色痰。全身症状不明显,但继发肺部感染时,出现相应的症状和体征。重者可出现呼吸衰竭。病理上,肺大部分呈实变,胸膜下可见黄色或黄灰色结节,切面有黄色液体渗出。支气管肺泡灌洗后镜检可见肺泡及细支气管内充填有富磷脂蛋白质物质,嗜酸染色呈阳性。

（四）影像学表现

X 线表现:胸部 X 线摄片上,开始表现为两肺弥散性磨玻璃样密度影;其后,出现斑片状影和融合的实变影,其内常可见"空气支气管征";肺内病灶分布不均匀,通常在肺门附近较明显,呈"蝶翼状"表现,类似心源性或尿毒症性肺水肿表现。CT 表现:薄层高分辨率重组 CT 图像上,显示病灶与周围正常组织间有明确分界,形似"地图状"表现;小叶间隔不规则增厚,呈多角状,并与磨玻璃样密度相重叠,而呈类似"碎石路"样表现(图 2 - 45)。

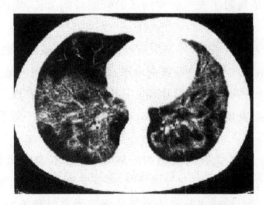

图 2 - 45　肺泡蛋白质沉积症 CT 表现

注　可见两肺弥散性磨玻璃密度影,呈"地图状"分布,小叶间隔增厚,并与磨玻璃密度影重叠,形成"碎石路"样表现。

（五）诊断与鉴别诊断

本病影像学表现具有一定特征，但类似表现也可见于其他疾病，如外源性类脂质肺炎等。因而需要综合临床、影像学和支气管肺泡灌洗物（牛奶状、放置后沉淀、脂蛋白含量高和PAS染色阳性）等特点或经纤维支气管镜肺活检，以明确诊断。

六、肺肿瘤

肺肿瘤分原发性与转移性。原发性肺肿瘤又分良性及恶性，恶性者占绝大多数，其中98％为原发性支气管癌，少数为肺肉瘤及类癌等。

（一）原发性支气管肺癌

原发性支气管肺癌是指起源于支气管、细支气管肺泡上皮及腺上皮的恶性肿瘤，常简称为肺癌。其病死率较高，发病率呈逐年增高趋势，目前已跃居为全身各种恶性肿瘤发病之首。既往临床发现的肺癌多属中、晚期，现在随着CT技术的广泛应用和人们健康意识的提高，越来越多的早期肺癌被检出。吸烟仍是公认的主要致病因素，其他因素包括大气污染、遗传等。

1. 临床与病理

根据生物学行为不同，将肺癌分为小细胞肺癌及非小细胞肺癌两大类，前者占15％～20％，后者主要包括鳞状细胞癌、腺癌、腺鳞癌和大细胞癌等。

根据肺癌发生部位可将其分为3型：①中央型，肿瘤发生在肺段和段以上较大的支气管，以鳞癌多见；②周围型，肿瘤发生于肺段以下支气管，可见于各种组织学类型，以腺癌为主；③弥漫型，肿瘤发生在细支气管或肺泡壁，呈弥散性生长。

早期肺癌常无临床症状，多在体检时偶然发现；中、晚期肺癌主要有咳嗽、咳痰、咯血、胸痛及发热等。其临床症状和体征与肿瘤的部位、大小、周围结构侵犯、转移灶的部位以及有无副肿瘤综合征等密切相关。

2. 影像学表现

（1）中央型肺癌。

1）早期中央型肺癌：是局限于支气管腔内或沿管壁浸润生长，周围肺实质未被累及且无远处转移的肿瘤。

X线表现：胸片上常无异常表现，偶尔可有局限性肺气肿或阻塞性肺炎表现。

CT表现：可清晰显示支气管壁的不规则增厚、管腔狭窄或腔内结节等改变（图2-46）。

2）中、晚期中央型肺癌：胸部X线摄片和CT检查常有明确表现。

X线表现：胸片上主要表现为肺门区肿块，呈分叶状或边缘不规则形，常可伴有阻塞性肺炎或肺不张（图2-47A）。

CT表现：可清晰显示支气管腔内或壁内外肿块、管壁不规则和管腔呈"鼠尾状"狭窄或"锥形""杯口状"截断（图2-47B）；阻塞性肺炎表现为受累支气管远侧肺组织实变，多为散在分布；发生肺不张时则表现为肺叶或肺段的均匀性密度增高并伴有容积缩小。另外，增强CT可清楚显示中央型肺癌是否侵犯纵隔结构，是否伴有肺门、纵隔淋巴结转移，尤其对判断血管是否受侵或受压移位、管腔变窄或闭塞、管壁不规则等更为敏感。

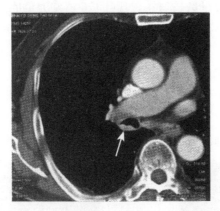

图 2 - 46 早期中央型肺癌 CT 表现

注 CT 增强扫描,可显示右中间支气管壁的局部不规则增厚、管腔狭窄(↑)。

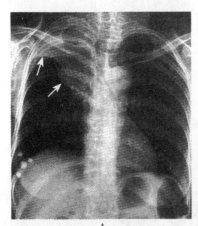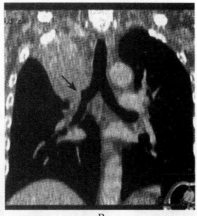

A B

图 2 - 47 中晚期中央型肺癌 X 线及 CT 表现

注 A、B 为同一例。A.胸部 X 线摄片,示右肺门肿块伴右上肺不张,肿块与不张肺下缘共同构成反"S"征(白↑);B.CT冠状位重组图像,示右上叶支气管起始部呈锥形截断(黑↑),伴右上叶肺不张。

MRI 表现:通过横轴位及冠、矢状检查,可确定肺门部肿块与支气管的关系以及纵隔血管受累情况;肺癌肿块在 T_1WI 上呈中等均匀信号,在 T_2WI 上为高信号;纵隔大血管在 MRI 上因流空效应而呈黑影,与肿瘤容易区分。DWI 上肿块的信号较高,而 ADC 值较低,对诊断和鉴别诊断有一定帮助。

(2)周围型肺癌。

1)早期周围型肺癌:指瘤体直径≤2.0cm 且无远处转移者。

X 线表现:胸片上表现为肺内结节影,形态可不规则,常见分叶征、毛刺征或胸膜凹陷征。

CT 表现:可更清晰显示肿瘤内部特征、边缘情况及周围征象(图 2 - 48)。周围型肺腺癌较小时可表现为磨玻璃结节(GGN)或实性结节。通常,根据 GGN 成分比例的不同,可将其分为纯磨玻璃结节(pGGN)和混合性磨玻璃结节(mGCN),后者恶性比率更高。pGGN 在胸部 X 线摄片上多难以显示,经常漏诊,但在 CT 筛查或其他原因行 CT 检查时很容易发现。病理上,当 GGN 为周围型肺癌时,可见肿瘤细胞沿肺泡壁呈贴壁或浸润生长,不完全塌陷的肺泡腔内尚可见空气残留,故病灶呈磨玻璃样表现且 CT 值常为负值。

2)中晚期周围型肺癌:常形成肺内较大结节或肿块影。

X 线表现:胸片上大多表现为肺内球形肿块影,可见分叶、短细毛刺及胸膜凹陷征;当肿瘤坏死经支气管引流后,可形成厚壁偏心空洞;肿块内钙化较少见。

CT 表现:尤其是 HRCT 图像可较胸部 X 线摄片更敏感、更清晰地显示结节与肿块的细节,包括其形态、边缘、内部空洞、瘤周征象等改变(图 2－49A、B);增强扫描时,肿块可呈较明显的均匀或不均匀强化,有助于肺癌的诊断。

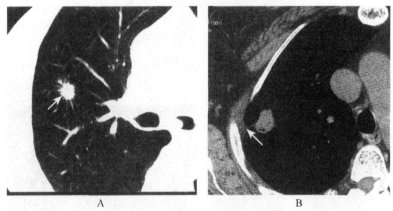

图 2－48　早期周围型肺癌 CT 表现

注　A.CT 肺窗,示右肺结节(↑),周边可见放射状细毛刺征;B.CT 纵隔窗,示右肺分叶状结节,内部可见多发的小泡征,外侧可见胸膜凹陷征(↑)。

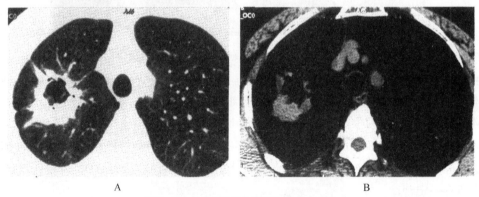

图 2－49　中晚期周围型肺癌 CT 表现

注　A.CT 肺窗,可见右上肺不规则肿块内厚壁空洞影,边缘可见分叶、毛刺以及胸膜凹陷征;B.CT 纵隔窗,可见厚壁空洞的内壁凹凸不整,并见壁结节;手术病理证实为"肺鳞癌"。

MRI 表现:肺癌肿块在 T_1WI 上呈中等均匀信号,T_2WI 上为高信号;当肿瘤发生坏死时,其信号常不均匀;肿块实体部分在 DWI 上常呈较高信号。

(3)弥漫型肺癌。

X 线表现:胸片上弥漫型肺癌常表现为两肺广泛分布的细小结节,也可表现为大片肺炎样改变;病变呈进行性发展,有融合倾向,融合病灶呈肿块状,甚至发展为整个肺叶的实变,有时可见"空气支气管征"。

CT表现：两肺弥漫分布的结节影，可伴有肺门、纵隔淋巴结增大；病变融合成大片肺炎实变影，其内可见"空气支气管征"，但其走行僵硬，呈"枯树枝样"改变，不同于大叶性肺炎实变中的表现。增强扫描时，由于该类型肿瘤细胞可分泌多量黏液，故实变区密度较低，有时其中可见高密度血管影，称为"CT血管造影征"，为诊断的重要特征之一。

3.诊断与鉴别诊断

(1)中央型肺癌：需与支气管内膜结核和支气管腺瘤鉴别。支气管内膜结核可见支气管壁增厚，伴内缘不规则而外缘较光滑，有时呈狭窄与扩张并存的现象，一般不形成管壁肿块，可伴阻塞性肺炎或肺不张；而支气管腺瘤表面光滑，邻近支气管壁无受侵和增厚，确诊须经支气管镜活检。

(2)周围型肺癌：需与炎性肌纤维母细胞瘤(IMT)、结核球及肺错构瘤鉴别。炎性肌纤维母细胞瘤一般边缘光滑，无或偶有分叶，增强时多明显强化；结核球边缘清楚，内部可有环状或斑片状钙化，周围常伴"卫星灶"；肺错构瘤边缘光滑锐利，无毛刺，可有分叶，若出现"爆米花"样钙化或脂肪成分，则可明确诊断。

(二)继发性肺肿瘤

肺以外部位的恶性肿瘤细胞可以经血行、淋巴或直接蔓延等途径到达肺部，形成肺转移瘤。

1.临床与病理

肺外恶性肿瘤细胞经体静脉回流至右心，再通过肺动脉迁移至肺部；也可自肺门及纵隔淋巴结的转移瘤，逆行播散至肺内淋巴管；或为纵隔、胸壁的恶性肿瘤直接蔓延侵及肺。肺转移瘤临床表现不一，可引起咳嗽、咳痰、胸痛、咯血等症状；多数患者以原发肿瘤的症状为主，常伴有恶病质。

2.影像学表现

X线表现：经血行发生的肺转移瘤，常表现为两肺多发结节或棉球样阴影，密度多均匀，大小不一，轮廓清楚，以两肺中、下野外带较多，也可局限于一侧肺野(图2-50A)；少数可为单发球形病灶。血供丰富的原发肿瘤可发生粟粒状转移，较多分布在中、下肺野；偶可表现为多发小片状浸润影。淋巴道转移可表现为两肺门和(或)纵隔淋巴结增大，同时可见自肺门向外呈放射状分布的条索状影，伴"串珠样"结节。

CT表现：肺部转移瘤病灶较胸部X线摄片更加敏感，血行者表现为两肺弥散性随机分布的结节或多发球形病灶，边缘光滑，密度均匀，以中、下肺野及胸膜下区较多见(图2-50B)。少数转移瘤可现空洞、气囊或发生钙化。HRCT对经淋巴路径的转移瘤诊断有独特的优势，除见肺门及纵隔淋巴结增大外，还可见小叶间隔不规则增厚和沿支气管血管束、小叶间隔分布的多发细小结节影，呈"串珠样"改变。

3.诊断与鉴别诊断

结合原发肿瘤病史，肺内多发转移瘤容易诊断。如为肺内单发转移瘤且原发肿瘤又不明确时，则诊断具有一定困难，应结合病史，详细检查各脏器有无异常和进行血液肿瘤标志物检查，必要时可行肺部肿块穿刺活检以明确诊断。

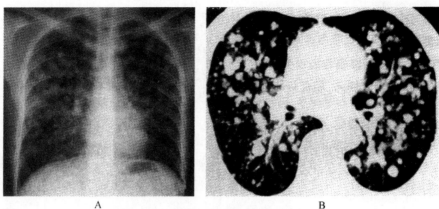

图 2 - 50　多发肺转移瘤 X 线及 CT 表现

注　A.胸部正位片,可见两肺内多发大小不等的结节影,以两中、下肺外带多见;B.CT 肺窗,可见两下肺多发大小不等的结节影,边缘光滑、清晰。

七、胸膜炎

胸膜炎可由感染(细菌、病毒及真菌)、肿瘤、免疫疾病(风湿热、类风湿关节炎、系统性红斑狼疮)及化学和物理等原因引起。其中感染是常见病因,以结核最多见。

结核性胸膜炎在前面已进行叙述。

化脓性胸膜炎多数为邻近脏器感染灶的直接蔓延所致,少数由远处感染灶经血液循环到达胸膜发病。

(一)临床与病理

急性期可有高热、气急、胸痛等症状。慢性期中毒症状减轻,多有消瘦、衰弱、患侧胸廓塌陷及呼吸运动受限等表现。

化脓性胸膜炎常为肺脓肿、大叶性肺炎、节段性肺炎等累及胸膜所致。胸膜腔受累后可引起胸腔积脓(脓胸)和(或)胸膜增厚、粘连,甚至钙化,可继发胸廓塌陷。

(二)影像学表现

1. X 线表现

急性期主要表现为胸腔游离积液或包裹性积液,部分患者并发支气管胸膜瘘,可见气—液平面。慢性期主要表现为胸膜增厚、粘连,甚至钙化,患侧肋间隙变窄,纵隔向患侧移位,横膈上升(图 2-51)。

2. CT 表现

胸腔积脓的密度较胸腔积液的密度稍高,邻近的肺实质受压移位。脓肿壁厚而较均匀,内壁较光滑,内部可见气体(图 2-52)。增强检查可见脏、壁两层胸膜明显强化,而脓液无强化。慢性期脓腔较小,而胸膜增厚明显,可见钙化。

3. MRI 表现

脓胸表现为 T_1WI 低信号,信号强度略高于水;T_2WI 上呈高信号;DWI 呈显著高信号,有别于其他胸腔积液。增强表现与 CT 相类似。化脓性胸膜炎急性期还可见胸壁水肿,表现为胸壁各层次结构模糊,T_2WI上呈高信号。

(三)诊断与鉴别诊断

脓胸容易形成分隔包裹及胸膜肥厚,结合典型临床表现不难诊断。

脓胸主要需与周围性肺脓肿鉴别,后者边缘不清楚,常伴邻近肺内渗出性病变,脓肿壁厚薄可不均匀,脓腔内可呈分房状。

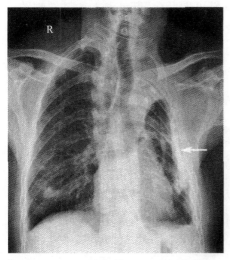

图 2 - 51　左侧胸膜增厚、粘连和钙化

注　胸部正位片示左侧胸膜局限性增厚,可见线条状、斑片状钙化(↑);左侧肋膈角消失,肋间隙变窄。

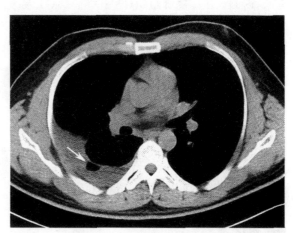

图 2 - 52　化脓性胸膜炎 CT 表现

注　CT 平扫示右侧胸膜腔内可见水样密度影,伴有气体影(↑)。

八、气胸与液气胸

气胸是指脏胸膜或壁胸膜破裂,气体进入胸膜腔,造成积气状态。胸膜腔内气体与液体并存时,称为液气胸。

(一)临床与病理

气胸及液气胸的临床症状与患者有无肺的基础疾病、气胸发生的速度及积气、积液量的多少等因素有关,主要表现为突发性呼吸困难及胸痛等。

脏胸膜破裂主要是胸膜下肺大疱破裂或胸膜下肺病灶坏死、溃破等引起。少数患者并无明显的肺部病变,突然用力(剧烈咳嗽等)时肺内压升高,导致肺泡及脏胸膜破裂而形成气胸,称为自发性气胸。若胸膜裂口呈活瓣样,气体只进不出或易进难出,则形成张力性气胸;壁胸膜破裂主要是胸壁外伤所致,气体从外伤通道进入胸膜腔,称为外伤性气胸。液气胸多由外伤引起,也可以是医源性(如手术或胸腔穿刺抽液时漏入气体引起)。胸膜粘连带撕裂、支气管胸膜瘘和食管胸膜瘘也可引起气胸或液气胸。

(二)影像学表现

1. X 线表现

气胸典型表现为外凸弧形条带状均匀低密度影,无肺纹理,其内侧为压缩的肺组织,压缩肺组织密度高于正常肺组织(图 2-53)。少量气胸时,气体多积聚于肺尖,形成圆拱形气胸带,需仔细观察,以防漏诊;大量气胸时,肺向肺门回缩,呈圆球形高密度影。大量气胸或张力性气胸时,患侧肋间隙增宽,纵隔及心影向健侧移位。液气胸在立位检查时表现为横贯胸腔的液平面,液体呈均匀高密度影,其上方为气体。同侧肺被压缩,肋膈角消失。

2. CT 表现

脏胸膜线呈弧形细线样致密影,与胸壁平行,并向胸壁方向凸出,其外侧为无肺纹理的透亮区,内侧为压缩的肺组织(图 2-54)。CT 易发现少量的气胸及液气胸。

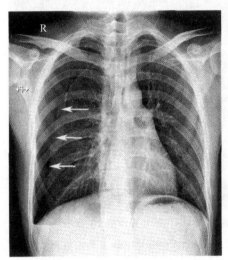

图 2-53 右侧气胸 X 线表现

注 胸部正位片示右侧胸腔弧形条状透亮影,内无结构,其内侧缘可见脏胸膜线(↑)。

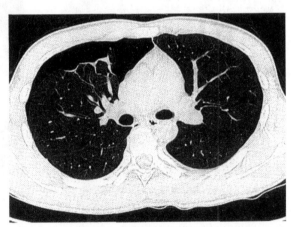

图 2-54 右侧气胸 CT 表现

注 CT 平扫示右侧胸壁下方弧形带状透亮影,肺组织轻度受压,内见少许索条状高密度影。

3. MRI 表现

很少用于气胸及液气胸的诊断,但在了解胸腔液体成分上稍优于 CT,如血性胸腔积液在 T_1WI 与 T_2WI 上均可呈高信号影。

(三)诊断与鉴别诊断

气胸主要需与肺表面较大的肺大疱鉴别,后者可类似张力性气胸表现,体积可逐渐增大,但增大的速度很慢,位置固定,一般不随体位而变化。

九、胸膜肿瘤

胸膜肿瘤分原发性和继发性,原发性胸膜肿瘤主要是间皮瘤和纤维性肿瘤,继发性胸膜肿瘤主要是转移性肿瘤。

(一)原发性胸膜肿瘤

原发性胸膜肿瘤是原发于胸膜的肿瘤,起源于胸膜的间皮细胞与纤维细胞。

1. 临床与病理

局限性胸膜纤维性肿瘤(LET)可无临床症状,胸膜间皮瘤可表现为胸痛(多为剧痛)、呼吸困难、咳嗽,部分病例可出现肺性肥大性骨关节病。

胸膜间皮瘤可以起源于脏胸膜或壁胸膜,以前者多见。局限性(胸膜)纤维性肿瘤起源于胸膜纤维细胞,多为良性,约 1/3 为恶性。弥散性胸膜间皮瘤(DMP)均为恶性。胸膜肿瘤发病原因不明,部分弥散性胸膜间皮瘤的发生与接触石棉有关。

2.影像学表现

(1)X 线表现:局限性者病变较大时可以显示突入肺野的结节或肿块影,瘤底部一般较宽平,贴附于胸膜上。弥散性者可表现为胸膜较广泛的结节或不规则增厚,甚至仅表现为胸腔积液。

(2)CT 表现:局限性者可见于胸膜的任何部位,多见于肋胸膜,多呈类圆形,密度均匀,偶可见钙化及坏死,边缘光滑锐利,与胸膜可呈锐角或钝角,少数带蒂。增强扫描多呈均匀一致强化。弥散性者表现为胸膜较广泛的结节或不规则增厚,厚度常超过 1cm,甚至达 2cm 以上,以胸膜腔下部受累多见,常累及纵隔胸膜和叶间胸膜(图 2-55);多伴胸腔积液,部分病例可见纵隔淋巴结肿大、椎体或肋骨破坏征象。

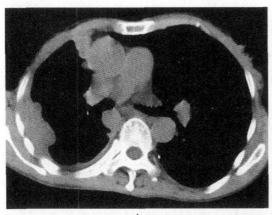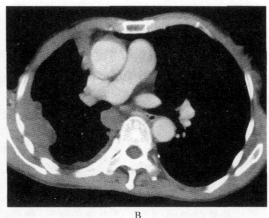

图 2-55　弥散性胸膜间皮瘤 CT 表现

注　A.CT 平扫,右胸壁不规则结节样增厚,病灶厚度约 2.5cm;B.CT 增强扫描,胸膜结节强化较均匀。

(3)MRI 表现:局限性者形态多规则,信号均匀。弥散性者呈不规则大片状或不规则锯齿状,T_1WI 上呈略高信号,T_2WI 上呈均匀或不均匀高信号,信号强度低于胸腔积液。

3.诊断与鉴别诊断

局限性胸膜纤维性肿瘤临床上无症状,呈光整结节影,动态观察无变化。瘤灶大时需与肺外周病变及肉瘤鉴别。弥散性胸膜间皮瘤多表现为较广泛的不规则结节,伴胸腔积液,结合临床症状重、进展快,也多可诊断,但需与胸膜多发转移瘤鉴别。

(二)胸膜转移瘤

胸膜转移瘤是其他部位肿瘤细胞沿血行或淋巴途径达胸膜所致。

1.临床与病理

临床主要症状为持续性胸痛,进行性加重。伴胸腔积液者,可有胸闷及呼吸困难。

主要病理改变为胸膜散在多发转移性结节,伴血性胸腔积液。原发肿瘤主要包括肺癌、乳腺癌、胃肠道恶性肿瘤及卵巢癌等。

2．影像学表现

（1）X线表现：胸部X线摄片多难以发现小的转移病灶。若胸腔积液量多，则可掩盖病变。

（2）CT表现：胸膜多发散在结节或不规则结节状增厚，可伴纵隔淋巴结肿大；增强检查可见结节明显强化。部分病例仅见大量胸腔积液而无明显结节灶。

（3）MRI表现：胸膜多发大小不等的结节或不规则结节状增厚。T_2WI上，等高信号的结节在高信号的胸腔积液衬托下显示清晰；增强扫描，结节可明显强化。

3．诊断与鉴别诊断

源于肺癌等肺部恶性病变的胸膜转移瘤，一般同时可见肺部原发肿瘤征象，诊断不难。源于其他部位恶性肿瘤的胸膜转移瘤，需与弥散性胸膜间皮瘤鉴别。原发肿瘤不明者，可依据胸腔积液细胞学检查和（或）胸膜活检而确定诊断。

十、胸壁病变

胸壁病变主要包括除乳腺外的胸壁软组织及骨骼的肿瘤性和非肿瘤性病变。非肿瘤性病变主要为胸壁感染及外伤等，临床表现典型，诊断不难。

（一）临床与病理

胸壁肿瘤常表现为胸壁肿块，肿块较小者常无自觉症状，肿块体积较大者或恶性肿瘤可有局部胸痛、咳嗽、胸闷及气促等症状。

胸壁软组织肿瘤主要包括脂肪瘤、血管瘤、神经源性肿瘤及纤维性肿瘤。良性骨肿瘤主要包括骨软骨瘤及内生软骨瘤等，恶性骨肿瘤以转移瘤常见，其次为多发性骨髓瘤、软骨肉瘤等。

（二）影像学表现

1．X线表现

胸壁软组织肿瘤多呈圆形或类圆形，类似肺内肿块。切线位上肿块与胸壁钝角相交，内缘光滑，为胸壁肿瘤的定位诊断征象。良性肿瘤可引起肋骨压迫性吸收。恶性肿瘤可侵犯邻近肋骨及肺组织，导致瘤—肺界面模糊；骨性肿瘤表现为以肋骨或胸骨为中心，同时向胸壁内、外生长的肿块，多呈梭形或球形。良性骨肿瘤呈膨胀性骨破坏，边缘清楚，可有硬化缘，周围无软组织肿块。恶性骨肿瘤表现为溶骨性破坏，伴有周围软组织肿块。

2．CT表现

胸壁脂肪瘤呈均匀脂肪密度肿块（图2-56），瘤内如见软组织密度成分，需考虑脂肪肉瘤。神经源性肿瘤平扫密度较低，CT值近于水，与肿瘤内含丰富的脂质成分、有黏液基质或囊变等因素有关。增强后，瘤体可出现中度强化，囊变部分无强化。肋骨、胸骨转移瘤可多发，常表现为虫蚀状、斑片状或不规则溶骨性骨质破坏，周围无硬化缘，可伴有软组织肿块，但无骨膜反应。肋骨骨髓瘤CT表现类似转移瘤，但伴发软组织肿块更常见，而且多发病灶间骨质多有骨质疏松。肋骨是骨纤维异常增殖症的好发部位，单发或多发，病变范围较大，甚至累及肋骨全长，病灶轻度或高度膨胀，内部密度不均匀，可见粗大条纹、斑点状钙化或骨化，或呈磨玻璃样密度影，常伴骨骼畸形。

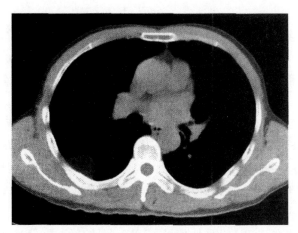

图 2 - 56　胸壁脂肪瘤 CT 表现

注　CT 示右侧后胸壁见一类圆形脂肪密度灶,边界清晰,CT 值为 -150HU。

3. MRI 表现

对脂肪瘤、血管瘤、神经源性肿瘤的诊断具有较大价值。但是对于其他软组织肿瘤及骨肿瘤的定性诊断价值有限。

（三）诊断与鉴别诊断

部分胸壁软组织肿瘤与胸膜关系密切,易误诊为胸膜肿瘤、后纵隔肿瘤。除了脂肪瘤、血管瘤及部分骨肿瘤具有典型表现外,良、恶性肿瘤之间影像学表现多有重叠,定性困难。一般而言,伴有胸腔积液者多提示恶性。短期随访发现瘤体增大迅速者,也提示恶性。

十一、纵隔肿瘤和肿瘤样病变

纵隔肿瘤指原发于纵隔的肿瘤,较常见的有胸腺瘤、神经源性肿瘤、淋巴瘤和畸胎瘤等。纵隔还可发生肿瘤样病变,如胸内甲状腺肿和各种类型的囊肿等。

纵隔肿瘤的临床表现与肿瘤大小、部位和良、恶性有关。病灶较小时多无明显症状,恶性肿瘤生长迅速而于短期内出现症状。纵隔肿瘤所引起的症状以压迫症状为主,常见有:①上腔静脉受压:主要表现为头、颈、上肢的水肿和发绀,并可见颈胸部静脉怒张,多为恶性病变引起,以淋巴瘤及转移瘤多见;②气管受压:可出现刺激性咳嗽、喘鸣、窒息,多见于胸内甲状腺肿、胸腺瘤及淋巴瘤;③食管受压:出现吞咽困难,多见于转移瘤及后纵隔肿瘤;④神经受压:肿瘤压迫或侵犯喉返神经,可出现声音嘶哑;迷走神经受侵者可表现为心率减慢、恶心、呕吐或慢性便秘等;交感神经受压则出现霍纳综合征;肋间神经受压则出现放射性疼痛,膈神经受压则出现呃逆、膈肌麻痹等。神经受压症状多为恶性病变所致,提示预后不良。

纵隔肿瘤样病变很少产生症状,如有,也多为轻度压迫症状。

（一）胸内甲状腺肿

胸内甲状腺肿分两类:一是胸骨后甲状腺肿,常为颈部甲状腺肿向胸骨后的延伸,与颈部甲状腺相连(直接相连或以纤维索条相连),较多见;二是迷走甲状腺肿,与颈部甲状腺无任何联系,临床少见。

1. 临床与病理

临床上可无症状,较大时可出现邻近结构受压的症状。体检可触及颈部肿物随吞咽而上下移动。

病理上为甲状腺增生肿大,可并发甲状腺囊肿、甲状腺瘤等,多为良性。

2. 影像学表现

(1)X 线表现:正位片表现为上纵隔影增宽,并有软组织影向两侧或一侧突出。透视下软组织影随颈部肿物上下移动,气管可受压变形、移位。侧位片示胸骨后方软组织肿块影。

(2)CT 表现:肿物大多位于气管前方和侧方,与颈部甲状腺组织直接或间接相连,以 CT 冠、矢状位重建图像观察最佳。病变多为较高密度,常可见囊变、出血及钙化等,邻近结构受压移位。CT 增强扫描时肿块实性部分呈持续性明显强化(图 2-57)。

(3)MRI 表现:肿物在 T_1WI 上呈低信号,T_2WI 上呈高信号,信号常不均匀;增强扫描呈明显强化,囊变与钙化区无强化。

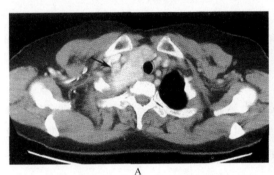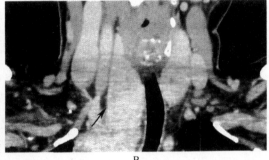

A   B

图 2-57 胸内甲状腺肿 CT 表现

注 A.CT 增强扫描示甲状腺右叶明显增大,向下延伸至前上纵隔(↑),邻近血管受压移位;B.冠状位重建像示肿大的甲状腺右叶向下延伸至胸内,气管受压移位(↑)。

3. 诊断与鉴别诊断

胸内甲状腺肿通常位于气管的前方或侧方,大多与颈部甲状腺相连。多数病灶可随吞咽上下移动,一般诊断不难。需注意并存的甲状腺腺瘤,特别是甲状腺癌的可能性。

(二)胸腺瘤

胸腺瘤被认为是起源于未退化的胸腺组织,为前纵隔最常见的肿瘤,多见于成年人。

1. 临床与病理

胸腺瘤具有纵隔肿瘤的一般临床表现,30%～50%胸腺瘤患者可出现重症肌无力,而重症肌无力患者中约 15%存在胸腺瘤。

WHO 依据胸腺瘤的上皮细胞形态及其与淋巴细胞比例,将其分为 A 型、AB 型、B1～3型,该分型可作为独立预后因素,与肿瘤侵袭性、复发等密切相关。非侵袭性胸腺瘤包膜完整,而侵袭性胸腺瘤包膜不完整,向邻近结构侵犯,侵及胸膜、心包者可分别引起胸腔积液、心包积液。

2. 影像学表现

(1)X 线表现:正位片可见纵隔影增宽,侧位片可见前纵隔内肿块影。

(2)CT 表现:肿瘤呈类圆形,可有分叶,多位于前纵隔中部(图 2-58),少数位置较高或发生于后纵隔甚至纵隔外,如颈部、胸膜或肺。胸腺瘤多偏侧性生长,瘤体较大时累及中线两侧,部分胸腺瘤可有囊变和钙化。增强检查,肿瘤实性部分呈较均匀强化。侵袭性胸腺瘤呈浸润性生长,边缘不规则,侵及胸膜时可见胸膜结节及胸腔积液。

(3)MRI 表现:T_1WI 上肿瘤多呈低信号,T_2WI 上呈高信号;增强扫描可见瘤体强化。MRI 可清晰显示瘤内出血、坏死及包膜等。非侵袭性胸腺瘤边界清楚,包膜完整。侵袭性胸腺瘤边缘不规则,边界不清晰,可有胸腔或心包积液。

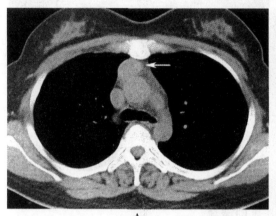 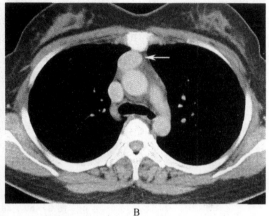

图 2-58　胸腺瘤 CT 表现

注　A.CT 平扫;B.CT 增强,显示前上纵隔内类圆形软组织肿块影,增强扫描示均匀强化(↑)。

3. 诊断与鉴别诊断

主要需与胸腺增生鉴别,后者胸腺虽然增大,但仍然保持正常形态。

(三)畸胎瘤

畸胎瘤起源于胚胎发育过程中残留的原始生殖细胞,由来自 2 个或 3 个胚层的数种成熟和(或)不成熟的体细胞组织构成,为常见的纵隔肿瘤。

1. 临床与病理

肿瘤较小可无任何临床症状,多属偶然发现。较大时可出现相应的压迫症状,发生支气管瘘时可出现咳嗽、咯血,典型者咳出毛发、钙化物等。若在颈部等体表形成瘘管,可从瘘口溢出脂类物质及毛发。恶性畸胎瘤可发生转移。

根据组织分化程度不同,将畸胎瘤分为成熟性和未成熟性。前者由成熟的成人型组织构成,常为囊性,如皮样囊肿主要由角化的鳞状上皮及皮肤附属物构成。后者可仅含未成熟的胚胎性或胎儿型组织,或同时含有 3 个胚层的成熟组织,其内可出现人体任何器官的组织成分。成熟性畸胎瘤和大多数未成熟畸胎瘤均为良性肿瘤。

2. 影像学表现

(1)X 线表现:多位于前纵隔,特别是心脏与大血管交界的前、中纵隔处,左侧多于右侧。肿瘤常呈类圆形,可有轻度分叶,大小不等。密度较低而不均匀,瘤内可有散在不规则钙化,其内若发现牙齿、骨骼影,则有诊断意义。

(2)CT 表现:多表现为厚壁单房或多房囊性肿块,密度混杂,包括脂肪、钙化或骨骼、水样密度及软组织密度(图2-59),少数可见脂液分层现象。皮样囊肿表现为厚壁单房或多房分叶状囊样密度,囊壁可见蛋壳样钙化,囊内为水样密度。未成熟畸胎瘤表现复杂,以复杂多房囊性或者以实性成分为主,瘤内仍可见脂肪或钙化成分。当出现以下征象时需考虑恶变:①肿瘤边缘不清,呈浸润性生长;②瘤体在短期内明显增大;③增强扫描时肿瘤呈一过性显著强化。

(3)MRI表现:可显示畸胎瘤内脂肪和液体成分,对钙化显示不及CT,骨骼及体积较大的钙化呈低信号影。

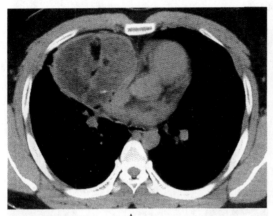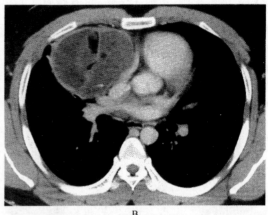

图2-59 畸胎瘤CT表现

注 A.CT平扫示前纵隔偏右侧一多房囊样肿块,其内密度不均匀,可见点状钙化及脂肪密度灶;B.CT增强扫描示囊壁强化。

3.诊断与鉴别诊断

畸胎瘤多见于前、中纵隔,瘤内常有钙化、骨骼或牙齿及脂肪等多种组织成分,影像学表现典型,多可明确诊断。少数畸胎瘤呈完全实性,影像学表现不典型,尤其是位于中、后纵隔时,诊断困难。

(四)淋巴瘤

淋巴瘤为恶性肿瘤,起源于淋巴结或结外淋巴组织。

1.临床与病理

临床上以霍奇金淋巴瘤(HD)多见,常见于青年,其次为老年;非霍奇金淋巴瘤(NHL)多见于青少年,其次为老年。早期常无症状,仅触及表浅淋巴结增大。中晚期常出现发热、疲劳、消瘦等全身症状。气管、食管或上腔静脉受压则出现相应症状。

病理上淋巴瘤分霍奇金淋巴瘤和非霍奇金淋巴瘤两大类,还可分为许多亚型。霍奇金淋巴瘤以侵犯淋巴结为主,结外少见,常从颈部淋巴结开始,向邻近淋巴结扩散。非霍奇金淋巴瘤常呈跳跃式,病变广泛,结外器官易受累。

2.影像学表现

(1)X线表现:正位胸片主要表现为纵隔影增宽,以上纵隔为主,边缘清楚,可呈分叶状。侧位胸片可见肿块影,但边缘欠清。

(2)CT表现:前纵隔和支气管旁淋巴结肿大最常见,其次是气管与支气管组和隆嵴下组淋巴结,密度均匀,可融合成块。肿块较大时,中心可发生坏死,但很少出现钙化。增强检查可见轻中度强化(图 2-60)。淋巴瘤可侵犯胸膜、心包及肺组织,表现为胸腔积液、胸膜结节、心包积液、肺内浸润病灶等。

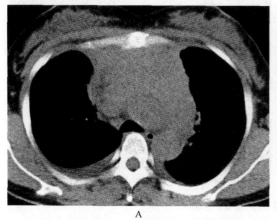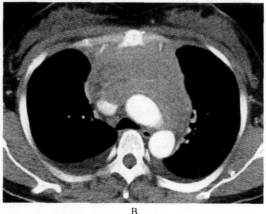

图 2-60　淋巴瘤 CT 表现

注　A.CT 平扫示前中纵隔融合性软组织肿块,边界不清,双侧胸腔少量积液;B.CT 增强扫描示病变中度均匀强化,其内可见散在小血管影。

(3)MRI 表现:可明确显示肿大淋巴结的分布,其在 T_1WI 上呈等、低信号,在 T_2WI 上呈等、高信号;增强检查可见轻中度均匀强化。

3.诊断与鉴别诊断

临床及影像学表现典型者,诊断一般不难。不典型者需与下述疾病鉴别。①结节病:临床表现轻微且可自愈,淋巴结肿大具有对称性且以肺门为主。②淋巴结结核:淋巴结肿大多为一侧性,增强扫描呈环形强化,肺内多有结核病变,临床上有结核中毒症状。③转移性淋巴结肿大:多有原发病灶,且多为一侧性,淋巴引流情况与原发病灶对应。

(五)神经源性肿瘤

神经源性肿瘤是常见的纵隔肿瘤,占全部纵隔肿瘤的 14%～25%,其中 90%位于后纵隔椎旁间隙,少数肿瘤偏前。

1.临床与病理

临床上该类肿瘤多无明显症状及体征,常偶然发现,肿瘤较大时可出现压迫症状。此外,从副神经节发生的副神经节瘤可以分泌肾上腺素,临床可出现高血压及血压波动。

后纵隔神经源性肿瘤主要分周围神经源性与交感神经源性两大类。周围神经源性肿瘤常为神经鞘瘤、神经纤维瘤和恶性神经鞘瘤。节细胞神经瘤是交感神经系统最常见的肿瘤。节神经母细胞瘤和交感神经母细胞瘤属恶性,较少见。

2.影像学表现

(1)X 线表现:肿瘤多位于后纵隔脊柱旁,呈类圆形或哑铃状,可见椎间孔扩大,邻近骨质有吸收或破坏。

(2)CT 表现:肿瘤多位于脊柱旁沟,呈密度较均匀的类圆形肿块。多数神经鞘瘤因含较多的黏液基质,总体密度较肌肉低,增强后呈不均匀强化(图 2-61)。良性者边缘光滑锐利,可压迫邻近骨质造成骨质吸收,压迹光整。恶性者呈浸润性生长,边界不清楚,内部密度不均匀。病变侵及椎管内外时呈哑铃状形态。

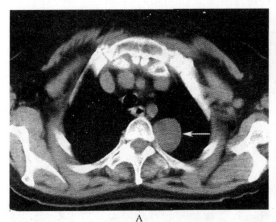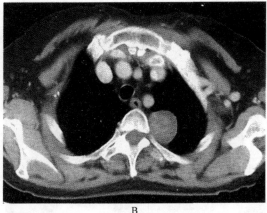

图 2－61　神经源性肿瘤 CT 表现

注　A.CT 平扫示左上脊柱旁沟内见软组织肿块影,边界清晰;B.CT 增强扫描示病变不均匀强化。

(3)MRI 表现:肿瘤呈 T_1WI 低信号、T_2WI 高信号。增强扫描,瘤体有明显强化,囊变部分无强化。MRI 对骨质破坏的显示不如 CT,但对瘤体与椎管的关系及脊髓是否受压等显示则明显优于 CT。

3.诊断与鉴别诊断

本病发病年龄常较小,肿瘤多位于后纵隔,可见椎间孔扩大,邻近椎体吸收破坏等特点,不难做出诊断。需鉴别的疾病有:①椎旁脓肿,多为梭形,中心为液化区,周围为纤维组织的壁,结合椎体结核的其他特征性表现不难鉴别;②脑脊膜膨出,有先天性脊椎畸形,结合病变与脊柱的关系及其内部密度不难鉴别。

(六)纵隔囊肿

1.支气管囊肿

支气管囊肿是胚胎时支气管胚芽迷走至纵隔伴发育异常所致。

(1)临床与病理:临床上多无症状,常在体检时发现。如与气道相通,常伴继发感染,出现咳嗽、胸痛、咯血等症状。囊肿较大者可出现压迫症状,如气急、喘鸣,幼儿可出现阻塞性肺气肿。

病理上囊壁的结构与支气管壁类似。内壁可为多层柱状或立方上皮,可伴纤毛细胞,并可含黏液腺体,部分细胞可以鳞状化生,囊壁还可以含软骨、平滑肌、淋巴组织、弹性纤维组织和神经组织,以上各组织可以单独存在或合并存在,囊壁可有钙化。

(2)影像学表现。

1)X 线表现:多发生于中纵隔的中上部,与气管、支气管及纵隔内大血管关系密切。呈类圆形均匀致密影,也可分叶状。由于其内为液体而较为柔软,贴近气管或主支气管壁的一侧边界多较平直,相应的气管或主支气管壁也可见轻度受压征象。少数囊肿壁可有钙化。

2)CT 表现:可紧邻气道,外缘光滑锐利,密度与其内容物的性质密切相关。浆液性囊肿 CT 值多为 0～20HU;黏液性囊肿则为 30～40HU;囊肿合并感染或囊内出血,常在 30HU 以上;偶有内容物含钙乳或草酸盐结晶者,CT 值高达 100HU 以上;囊内若有凝血块则密度不均匀。囊肿与支气管相通时则可见含气影或气-液平面。增强检查病变无强化(图2-62)。

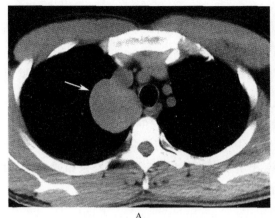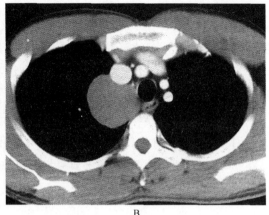

图2-62　支气管囊肿CT表现

注　A.CT平扫示中纵隔内见软组织密度肿块影,边缘光滑、锐利(↑);B.CT增强扫描示病变未见强化。

3)MRI表现:可显示囊肿的信号特征。浆液性囊肿T_1WI呈均匀低信号,T_2WI呈均匀高信号;黏液性囊肿T_1WI信号升高;囊肿合并出血时,T_1WI呈高信号;囊内容物为钙乳或草酸盐结晶者,T_1WI、T_2WI均呈低信号。

(3)诊断与鉴别诊断:支气管囊肿多位于中纵隔,呈类圆形,边缘光整,密度或信号均匀,增强检查无强化,气管或主支气管壁可见轻度受压,结合临床症状轻,多可诊断。有时需与食管囊肿或淋巴管囊肿等鉴别。高密度囊肿增强扫描无强化及囊液MRI特点有助于与实性肿块相鉴别。

2.食管囊肿

食管囊肿与支气管囊肿同属前肠囊肿,源于原始实性食管发育成空腔管道过程中出现的障碍。

(1)临床与病理:临床上较多见于婴儿及儿童,囊肿较大者可有邻近结构压迫症状,出现气急、发绀、吞咽困难等,亦可继发肺炎及胸膜炎。

病理上囊肿内衬的上皮可为鳞状上皮、纤毛柱状上皮、柱状上皮,也可为上述几种上皮的混合,由含食管腺体的固有层结构支持,环以双层平滑肌。如含异位胃黏膜,可引起出血、穿孔及感染。与支气管囊肿不同,食管囊肿不含软骨。

(2)影像学表现:食管囊肿CT及MRI表现与支气管囊肿类似,食管造影检查可见食管受压改变。

(3)诊断与鉴别诊断:食管囊肿较难与支气管囊肿鉴别。食管囊肿壁可更厚一些,与食管关系更密切。高锝酸钠放射性核素检查有助于发现食管囊肿内异位胃黏膜。

3.心包囊肿

心包囊肿属于间皮囊肿。

(1)临床与病理:临床上多无症状,常在体检时偶然发现。

病理上间皮囊肿内壁为间皮细胞,内为清亮液体,是在胚胎发育过程中形成的,故认为属先天性畸形,发生在心包者称为心包囊肿。

(2)影像学表现。

1)X 线表现:多位于右心膈角处,心包其他部位亦可发生,多呈圆形或椭圆形,轮廓光整、清楚;侧位胸片上可呈水滴状,上尖下圆。

2)CT 表现:平扫囊内为液体密度,壁光整,多无钙化。增强扫描显示囊内无强化,囊壁可见轻微强化。

3)MRI 表现:T_1WI 上囊肿为低信号,但略高于水,囊壁呈线样略高信号影。黏液性心包囊肿因囊液中蛋白含量较高,T_1WI 呈均匀高信号。T_2WI 上囊肿均呈高信号影。

(3)诊断与鉴别诊断:本病主要应与心包憩室相鉴别,鉴别点是其是否与心包相通,但较为困难,如果改变体位病变缩小,则提示心包憩室的可能性大。

十二、纵隔其他非肿瘤性病变

(一)纵隔炎

纵隔炎为病原微生物感染引起。

1. 临床与病理

纵隔组织具有良好的吸收能力,故发生炎症时常有严重的全身中毒症状,伴有明显的胸骨后疼痛,并可放射到颈部。腔静脉受阻可产生腔静脉系统回流障碍;食管受压可引起吞咽困难;气管、支气管受压可引起呼吸道症状;继发气管食管瘘时可出现相应的症状及体征。

纵隔炎症分为 4 种类型:①急性纵隔炎,多由细菌感染引起,主要由急性食管破裂或颈部感染向下蔓延而致;纵隔内多为富含脂肪的疏松结缔组织,且淋巴组织丰富,炎症极易扩散;②慢性纵隔炎,又可分为肉芽肿性纵隔炎及硬化性纵隔炎,前者包括结核、真菌和结节病等引起的慢性肉芽肿,后者又称为特发性纵隔纤维化,病因不明,病理上主要以形成纤维性肿块为特征;③纵隔脓肿,多从急性纵隔炎发展而来,即炎症局限化后形成脓腔;④纵隔淋巴结炎,可为化脓性或非化脓性,感染主要局限于淋巴系统。

2. 影像学表现

(1)X 线表现:主要表现为纵隔增宽,甚至形成肿块。病变继发于食管破裂者,可见气—液平面,食管造影检查时可见食管与病灶相通。

(2)CT 表现:急性纵隔炎表现为纵隔内各结构边界不清,脂肪间隙模糊,液体聚集等渗出改变。慢性纵隔炎表现为纵隔内局限性或广泛软组织密度影,边缘多不规则,境界多不清楚,增强检查可见轻中度强化。纵隔脓肿表现为局灶性低密度灶,边界模糊,增强检查,脓肿壁可见明显强化,脓液无强化,若腔内见气泡或气—液面则更具诊断价值。纵隔淋巴结炎表现为单发或多发纵隔淋巴结肿大,密度较均匀,边缘较清晰,肿大淋巴结无融合现象,增强检查可见中度强化。

(3)MRI 表现:较 CT 更能清晰显示急性纵隔炎的组织水肿、慢性纵隔炎的纤维组织。前者表现为脂肪抑制 T_2WI 上广泛不规则高信号影,后者表现为条状、团块状 T_2WI 低信号影。

纵隔脓肿的脓液呈 T_1WI 低信号、T_2WI 高信号，DWI 呈显著高信号，具有特征性。

3. 诊断与鉴别诊断

纵隔炎症临床少见，常见病因为食管破裂，结合病史一般不难诊断。慢性纵隔炎需与纵隔肿瘤相鉴别。各纵隔区内的肿瘤各有其病理及形态学特点，而纵隔炎范围较广且缺乏肿瘤特点。纵隔淋巴结炎需与纵隔淋巴瘤鉴别。

(二)纵隔气肿

纵隔内气体积聚称为纵隔气肿。

1. 临床与病理

发生纵隔气肿后，患者可以突然感到胸骨后闷胀、疼痛，且向颈部放射，严重时出现气急、发绀、烦躁不安、脉搏细频、血压下降、吞咽困难及声音嘶哑等。颈部及锁骨上窝变平甚至饱满，触之有捻发音，此为并发的皮下气肿之特征性表现。皮下气肿可蔓延至颜面、上肢及胸壁。

产生纵隔气肿的原因：①纵隔的穿通伤、肋骨骨折、气管支气管裂伤等；②各种相关手术，如气管切开术、甲状腺手术等，气体可沿颈部某些间隙进入纵隔；③结核性空洞、肺大疱及肺囊肿等，气体可破入肺间质，进而沿血管鞘和支气管周围间质组织到达肺门而引起纵隔气肿；腹腔或后腹膜腔积气时也可借正常孔道进入纵隔；④纵隔穿刺也可形成纵隔气肿。

2. 影像学表现

(1)X 线表现：正位片上，纵隔内可见透亮气体影，多以左侧和上纵隔明显。侧位片可见胸骨后出现透亮区。纵隔内部分结构可因纵隔内积气而清晰显示。气体也可向颈部蔓延，形成皮下气肿或向下弥散于心脏与横膈之间。

(2)CT 表现：可直接观察到纵隔内气体密度影，同时显示胸壁及颈部有无皮下与深部组织间的气肿存在(图 2-63)。

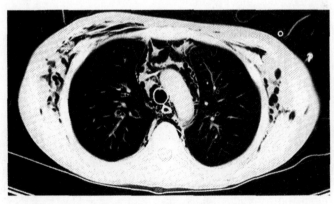

图 2-63 纵隔气肿 CT 表现

注 胸部外伤，CT 平扫(肺窗)示纵隔及胸部皮下广泛积气。

3. 诊断与鉴别诊断

纵隔气肿因 X 线检查多能直接显示气体，结合临床表现较易诊断，但少量积气有时可能漏诊。因此，疑有纵隔气肿时，应尽可能行 CT 检查。

（三）纵隔血肿

纵隔血肿是血液在纵隔结构间积存形成。

1. 临床与病理

纵隔血肿常无症状,若出血量多,则可出现胸痛、气急、颈静脉怒张、肺淤血等表现,严重时可出现休克。

引起纵隔血肿的原因:①外伤,如穿刺伤、车祸挤压伤等;②纵隔内结构因病变而出血,如主动脉瘤、主动脉夹层等破裂所致;③其他部位出血流入纵隔,如颈部或咽后壁出血等;④凝血机制障碍引起的自发性纵隔血肿。

2. 影像学表现

(1)X 线表现:少量出血常无异常发现,大量出血可见纵隔影增宽,外缘变直。局限性血肿表现为突入肺野的肿物影,若出血破入胸膜腔,可出现血性胸腔积液。

(2)CT 表现:急性血肿平扫表现为均匀软组织密度影,CT 值为 60～80HU,增强扫描病灶无强化。慢性血肿平扫表现为均匀低密度影,增强扫描病灶周边可见环形强化,内部无强化。利用 CT 增强的图像后处理技术,可发现并诊断纵隔血肿的病因,如动脉瘤、主动脉夹层等。

(3)MRI 表现:可明确显示血肿的部位、形态及大小。可根据纵隔血肿的 MRI 信号改变推测血肿存在的时间。同时还可显示动脉瘤及主动脉夹层,做出病因诊断。

3. 诊断与鉴别诊断

结合临床有外伤史或其他易出血疾病,多可做出明确诊断。结合其他有关检查尚可能做出病因诊断。纵隔内血肿有时需与肿瘤相鉴别。

（薛艳青）

第三章 循环系统

第一节 检查技术

一、X 线检查

1. 心脏摄片

患者站立,从后背向前胸方向投照(后前位),常需拍摄左侧位(口服钡剂可观察左心房大小),有时拍摄左前斜位或右前斜位。

2. 心导管术和心血管造影

导管所到之处可测量压力,采集血样本可计算血氧饱和度等,统称为心导管术。经导管注射碘对比剂,可观察心血管解剖结构、运动及血流状态。冠状动脉造影仍然是显示管腔狭窄程度最准确的方法。

3. 经导管血管腔内成像技术

(1)血管内超声(IVUS):是利用导管将一高频微型超声探头导入血管腔内进行探测,再经电子成像系统来显示血管内组织结构,可准确评估管腔的大小、斑块负荷程度以及粥样斑块的结构特点。

(2)光学相干断层成像(OCT):是采用近红外光线从组织反射的不同光学特征进行组织分析成像。主要用于冠状动脉粥样斑块的定性分析,指导复杂病变的支架置入。

二、超声检查

超声心动图检查既可以实时观察心脏大血管的形态、结构与搏动,了解心脏收缩、舒张功能和瓣膜活动,又能实时显示心血管腔内血流状态,同时可以进行心功能的测定,对于某些先天性心脏病和瓣膜病变,其可以取代有创性心血管检查,指导治疗方法的选择。目前临床上常用的超声检查包括二维超声心动图、M 型超声心动图、彩色多普勒超声心动图和多普勒超声心动图等。常用的检查部位有胸骨左缘的肋间隙、心尖区的肋间隙、剑突下区以及胸骨上窝 4 个区域,这主要是由于心脏位于骨性胸廓内且大部分被肺组织所掩盖,致使声波难以穿越骨组织或被含气的肺所反射,故检查时需经特定的透声窗。

1. 二维超声心动图

二维超声心动图又称切面超声心动图,能清晰、直观、实时、动态地显示心脏各结构的空间位置、连接关系等,有较好的空间分辨力,是超声心动图的基本检查方法。

2. M 型超声心动图

M 型超声心动图有较好的时间分辨率,可观察取样线上各界面分布、回声强弱和活动情况。M 型超声评估左心容量仅在左心室各部分的收缩功能一致时才能应用,当室壁运动不协调,出现矛盾运动时,不能用 M 型方法进行评估。

3. 多普勒超声心动图

应用多普勒效应对心脏内血流方向、流速和状态进行显示。根据仪器性能及显示方式分为:彩色多普勒超声心动图,又称彩色多普勒血流成像(CDFI);频谱多普勒超声心动图,包括脉冲多普勒(PW)与连续多普勒(CW);组织多普勒技术,是通过抑制高频率、低振幅的血流信号而获得低频率、高振幅的心肌运动信号。多普勒方法可以计算各瓣口的血流速度,结合二维超声心动图法测量的瓣口面积,可以计算出各瓣口的血流量。

4. 其他检查方法和新技术

(1)超声二维斑点追踪成像技术:是用追踪识别心肌内回声斑点的空间运动,定量测出心肌的力学参数来评价心肌的形变。此外,声学造影、负荷超声心动图、经食管超声心动图以及实时三维超声心动图等新技术在临床实际工作中的应用也越来越广泛。

(2)介入性超声心动图:是在超声引导下对某些心脏疾病进行检查、诊断和治疗。例如,超声心动图引导下心包穿刺及置管引流、心内膜心肌活检等。

(3)血管内超声(IVUS):是将尖端带有微型超声探头的导管插入血管内以直接显示血管疾病的检查方法。该方法可用于了解血管壁的厚度及其病理特征,显示动脉粥样硬化斑块,显示血管壁上的血栓,评价冠状动脉成形术的治疗效果等。

(4)冠状动脉(冠脉)内光学相干断层成像(OCT)技术:是一种通过光纤成像导丝进行的冠脉内有创检查,具有较高分辨率和良好的组织相关性,能够精确识别易损斑块和支架术后欠佳的内膜覆盖情况,从而指导介入治疗和随访治疗效果。

三、CT 检查

CT 原始图像为断层图像,可以后处理成任意切面的二维图形以及重建三维图像。断层图像内空间分辨率达到 0.3mm 左右(取决于重建图像的大小)。沿人体长轴分辨率(图像层厚)达到 0.5mm。目前 CT 设备的时间分辨率不足,部分心率>90 次/分钟的患者,检查前需要服用 β 受体阻滞剂降低心率。

CT 平扫(不注射碘对比剂)对于显示心血管内结构有很大限度,因此需要注射碘对比剂(CT 增强扫描)。采用心电(图)门控采集技术,可以选择心脏搏动最弱的期相重建图像,主要用于冠状动脉和心脏的检查;非心电门控采集技术,采集快,适合于大范围的主动脉和肺动脉检查。原始横断图像采集完成后,传输到图像后处理工作站,可以实现任意体位和角度的图像重组和三维重建,包括容积再现(VR)、多平面重组(MPR)、曲面重组(CPR)等。

心血管 CT 主要用于冠心病诊断,包括经皮冠状动脉介入(PCI)评价和冠状动脉旁路移植(CABG)术后评价,以及先天性心脏病、心包病变、心脏肿瘤等的诊断。CT 检查也广泛应用于各种主动脉和外周血管疾病、肺血管疾病、心电生理疾病、心肌病等的诊断。

四、MRI 检查

心脏 MRI 检查时,需采用心电门控、呼吸门控技术或屏气扫描,以消除心脏搏动和呼吸运动产生的伪影。成像体位包括横轴位、矢状位、冠状位;依心脏轴向定位,分为心脏短轴位、长轴位、两腔心和四腔心等。

脉冲序列:①自旋回波序列,是心脏 MRI 检查常规序列,用于显示心腔、心肌、瓣膜、心包等组织结构等;②快速自旋回波序列,可提高成像速度;③梯度回波序列,成像速度最快,常用于心脏功能评价、对比增强血管成像(MRA)、血流测量等;④参数成像,如 T_1、T_2 加权成像, T_1 - mapping 成像,用于观察心肌组织的信号强度变化。

心肌灌注成像:需经静脉注射钆对比剂(Gd - DTPA),以分析对比剂通过心肌不同时期的信号强度改变,进而判断心肌血流灌注及心肌活性。包括:①首过法,分析对比剂首次通过心肌时的动态变化,以判断心肌是否缺血;②延迟法,分析对比剂通过心肌后 10 分钟以上的图像,评价心肌延迟强化,反映心肌纤维化程度。

五、SPECT 和 PET 检查

SPECT 心肌灌注显像,常用显像剂为锝标记甲氧基异丁基异腈(^{99m}Tc- MIBI)。由于心肌缺血在静息状态下常难以检出,负荷试验是诱导心肌缺血,从而判断患者有无心肌缺血的常用方法。缺血区域出现局部放射性减低,并根据减低的区域和程度间接提示病变血管。常用的负荷试验方法包括运动和药物两种,一般先做负荷心肌灌注显像,如正常,则提示无明确心肌缺血,如有放射稀疏或缺损区,再做静息显像,将两次结果对比,确定异常部位有无放射性填充,以此诊断心肌缺血。该技术也常用于冠心病患者的疗效评价和随访、预后评价等。

PET 为心肌代谢显像,常用的显像剂是氟代脱氧葡萄糖(^{18}F- FDG),其完整的化学名称为 2-氟-2-脱氧-D-葡萄糖。PET 临床应用的最大价值在于判断心肌的存活性。

(常利芳)

第二节　正常影像表现

一、心脏与心包正常表现

(一)X 线表现

胸部 X 线正位片上左心缘由 3 段构成,上段凸出的为主动脉结,中段为肺动脉段,下段为左心室。右心缘由两段构成,上段为升主动脉和上腔静脉的复合投影,下段为右心房(图 3 - 1)。心胸比率为心脏横径与最大胸廓横径之比,该比值的正常成人上限是 0.5(图 3 - 2)。

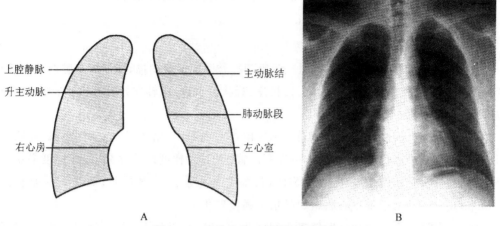

A   B

图 3 - 1　正常心脏 X 线表现（后前位）

注　左心缘分 3 段，自上向下依次分为主动脉结、肺动脉段和左心室；心右缘分两段，上段由升主动脉和上腔静脉构成，下段为右心房，膈肌位置低时，心右缘最下部可含有部分右心室。

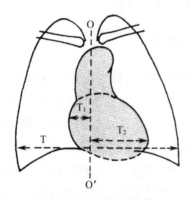

图 3 - 2　心胸比率测量图

注　胸廓最大横径(↑)是在右膈顶平面胸廓两侧肋骨内缘间连线的长度，心影最大横径($T_1 + T_2$)是心影左右缘最突一点至胸廓中线垂直距离之和；心胸比率＝$(T_1 + T_2)/T$。

(二)超声表现

1. 二维超声心动图表现

临床常用基本切面(图 3 - 3)如下。

(1)胸骨旁左心室长轴切面：显示左心室、左心房、室间隔、右心室、主动脉、主动脉瓣与二尖瓣等。

(2)胸骨旁左心室短轴切面：可获得系列不同的切面。观察瓣膜的形态、开放幅度、心室大小、室壁运动等。

(3)胸骨旁四腔心切面：包括心尖四腔心切面、胸骨旁四腔心切面和剑突下四腔心切面。可显示房室结构、大小与比例；房间隔和室间隔；二尖瓣、三尖瓣以及十字交叉结构等。

2. M 型超声心动图表现

常见波群与曲线如下。

（1）心底波群：其解剖结构自前至后分别为胸壁、右心室流出道、主动脉根部及左心房。

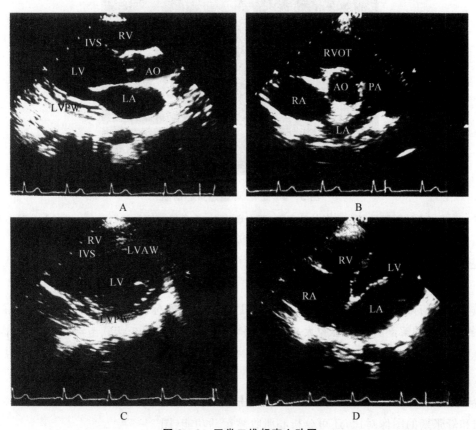

图 3 - 3 正常二维超声心动图

注 A.胸骨旁左心室长轴切面；B.心底短轴切面；C.胸骨旁左心室短轴切面；D.胸骨旁四腔心切面。LV，左心室；LA，左心房；RV，右心室；IVS，室间隔；AO，主动脉；LVPW，左心室后壁；PA，右心房；PA，肺动脉；RVOT，右心室流出道；LVAW，左心室前壁。

（2）二尖瓣波群：其解剖结构为胸壁、右心室腔、室间隔、左心室流出道、二尖瓣前后叶及左心室后壁。二尖瓣前叶曲线正常人呈双峰，分别表示心室快速充盈期和缓慢充盈期。

（3）心室波群：自前至后，所代表的解剖结构为胸壁、右心室前壁、右心室腔、室间隔、左心室（二尖瓣波群及其内的腱索）与左心室后壁（图 3 - 4）。该波群为测量左心室内径、室间隔和左心室后壁厚度的标准区。

3. 彩色多普勒超声心动图

在心尖四腔心切面和左心室长轴切面上，正常二尖瓣口和三尖瓣口血流显示为舒张期朝向探头的红色血流信号，而左心室流出道和主动脉瓣口的血流显示为收缩期背离探头的蓝色血流信号。

4. 频谱多普勒超声心动图

包括脉冲波多普勒（PW）和连续波多普勒（CW），频谱曲线，横轴代表时间，纵轴代表多普勒频移大小或血流速度。从频谱曲线上可评价血流方向、流速、性质等。

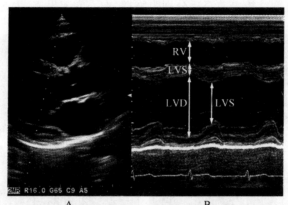

图 3－4　正常 M 型超声心动图

注　A.超声心动图胸骨旁左心室长轴切面,图中虚线为 M 型超声取样线;B.M 型超声心动图心室波群示意图。RV,右心室;LVD,左心室舒张期内径;LVS,左心室收缩期内径;IVS,下腔静脉。

(三)CT 表现

1.横轴位

横轴位是与人体长轴垂直的横轴位,是 CT 图像常用的标准体位。它可清楚显示心脏的结构,各房室间的解剖关系及心腔大小,心包呈 1～2mm 厚的弧线状软组织密度影,其内侧见低密度脂肪影。

2.短轴位

短轴位是与心脏长轴垂直的心脏短轴位,主要用于观察左心室各部位的心肌厚度,结合心脏收缩和舒张期的图像对比,还可分析心肌收缩运动功能(图 3－5A)。

3.长轴位

心脏长轴位主要用于观察瓣膜(主动脉瓣及二尖瓣),左心室流出道及心尖部(图 3－5B)。

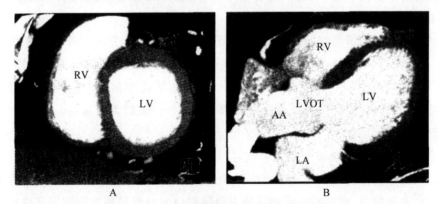

图 3－5　正常心脏短轴位及长轴位 CT 图像

注　A.短轴位(左心室体部层面),主要用于观察左心室(LV)各部心肌,结合收缩期和舒张期图像的对比,评价心肌收缩运动功能;应用心功能分析软件,还可获得心室腔容积和测量射血分数;右侧为右心室(RV);B.长轴位(左心室流出道层面),可显示左心室流出道(LVOT)、主动脉瓣及升主动脉根部(AA)、左心房(LA)。

(四)MRI 表现

人体横轴位、心脏长轴位和短轴位,心脏各房室和大血管解剖 MRI 所见与 CT 所见相同(图 3-6)。

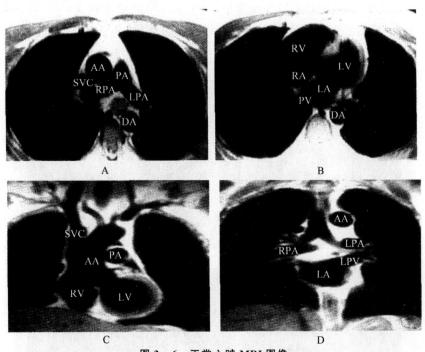

图 3-6　正常心脏 MRI 图像

注　横轴位:A.肺动脉层面;B.四腔心层面。冠状位:C.升主动脉层面;D.左心房层面。AA,升主动脉;PA,肺动脉;SVC,上腔静脉;RPA,右肺动脉;LPA,左肺动脉;DA,降主动脉;RV,右心室;LV,左心室;RA,右心房;LA,左心房;PV,肺静脉;RPA,右肺动脉;LPV,右肺静脉。

1. 心肌

在自旋回波序列中,心肌呈中等信号强度,与胸部肌肉组织相似。右心室壁较薄,仅相当于左心室壁的 1/3。心肌厚度应在舒张末期长轴位或短轴位上测量。正常左心室心肌厚度在收缩期比舒张期至少增加 30% 以上。

2. 心内膜

质量好的 MRI 图像,显示心内膜比心肌信号略高,呈细线状影。

3. 瓣膜

二尖瓣、三尖瓣和主动脉瓣,一般呈中等信号强度,比心肌信号略高。MRI 电影序列.可观察瓣膜的形态和运动功能。

4. 心包

SE 序列呈线样低信号,周围有高信号脂肪组织衬托。

二、冠状动脉正常表现

1. 冠状动脉造影表现

冠状动脉造影(CAG)要求多角度投照,避免血管重叠。CAG 投照的参考体位:左主干和前降支采用左前斜位 60°,左前斜位 60°+足头位 20°(X 线球管在足侧),左前斜位 45°+头足位 25°(X 线球管在头侧,蜘蛛位),右前斜位 30°,右前斜位 30°+足头位 20°,右前斜位 30°+头足位 20°等;右冠状动脉采用左前斜位 60°,后前位,右前斜位 30°等。一般情况下,左冠状动脉要求投照体位多于 4 个,右冠状动脉多于 2 个,对于有狭窄病变的血管,尽可能多增加不同投照体位。图 3-7 列举了几种常用的左、右冠状动脉造影体位。

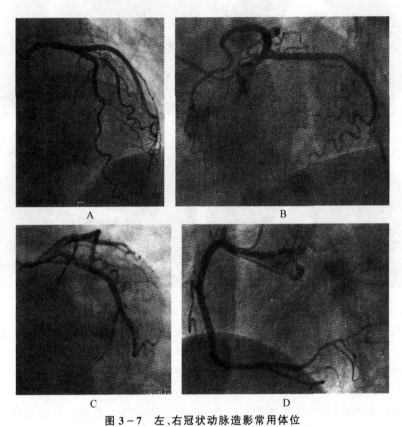

图 3-7　左、右冠状动脉造影常用体位

注　A.右前斜位显示前降支病变;B.蜘蛛位显示左主干及分叉处病变;C.右前斜位显示回旋支病变;D.左前斜位显示右冠状动脉病变。

2.CT 表现

VR 图像有利于显示整个心脏和冠状动脉,左主干自主动脉左冠窦发出后,分为前降支和回旋支,前降支沿前室间沟到达心尖部,沿途发出对角支;回旋支沿左心房室沟走行,发出钝缘支。右冠状动脉自主动脉右冠窦发出后,沿右心房室沟走行至心底部,发出后降支和左心室后支。曲面重组图像,有利于显示各冠状动脉管壁和管腔内情况。

三、主动脉和肺血管正常表现

1.X 线表现

胸部 X 线摄片可见左心缘上段凸出的为主动脉弓部,中段为肺动脉段,右心缘上段为升主动脉和上腔静脉的复合投影。主动脉造影可显示升主动脉、主动脉弓、弓降部及头臂动脉;

肺动脉造影可显示主肺动脉、左右肺动脉和肺内分支血管。但是，经导管血管造影技术为有创方法，目前临床较少使用。

2. 超声表现

在胸骨旁左心室长轴及心底短轴切面，可显示正常主动脉瓣、冠状窦及主动脉根部；通过胸骨上凹切面，可显示升主动脉、主动脉弓及其主要头臂血管分支。在肺动脉长轴切面，可显示主肺动脉及左右肺动脉分支起始段。在二维图像上，动脉横断面呈圆形，纵断面呈两条平行条带状，管腔内无回声。动脉壁可见 3 层回声：①内膜，呈纤细的线样回声，表面光滑；②中层，为内外膜之间的平滑肌，呈纤细的暗带；③外膜，为血管壁最外层结缔组织，表现为高回声光带。CDFI 成像，正常动脉内血流为层流。

3. CT 表现

主动脉由左心室发出，全程共分为主动脉根窦部、升主动脉、主动脉弓、胸降主动脉、腹主动脉。腹主动脉的主要分支为腹腔干、肠系膜上动脉、肾动脉和肠系膜下动脉。

肺动脉起自右心室漏斗部，位于主动脉根窦部的左前方，向上分为左、右肺动脉。左肺动脉主干较短，分成 2 支，入上、下肺叶；右肺动脉主干较长，分为 3 支，入上、中、下肺叶。

4. MRI 表现

主动脉 MRI 采集序列，包括自旋回波黑血序列、梯度回波亮血序列、对比增强血管成像（MRA）等。MRA 采集的信号仅为充盈对比剂的血液，因此管壁是不显示的。常规横断面及冠状面自旋回波序列，可展示肺动脉干及肺静脉干的解剖结构。梯度回波序列，可获得类似对比增强的血管图像，对不能使用对比剂的患者尤为适用。增强后快速动态扫描，可显示肺动脉、肺实质、肺静脉的强化过程。

四、外周（下肢）血管正常表现

1. X 线造影表现

双下肢动脉由两侧髂外动脉向足侧延续，包括股动脉、腘动脉、胫前动脉、胫后动脉、腓动脉、足背动脉及足底动脉等。下肢静脉包括浅静脉和深静脉，浅静脉包括小隐静脉和大隐静脉及其属支。单纯以诊断或者初步排查病变为目的的 X 线造影，目前在临床较少使用。

2. 超声表现

动脉横断面呈圆形，纵断面呈两条平行条带状，管腔内无回声。可见动脉壁为 3 层结构。静脉壁薄，超声不易显示，有时可见静脉瓣回声。CDFI 成像，正常下肢动脉为层流，频谱多普勒表现为三相血流频谱，当出现狭窄等病变时，早期常表现为负向波减弱或消失。

3. CT 表现

股动脉、腘动脉、胫前动脉、胫后动脉和腓动脉，CT 图像均可以显示。胫前动脉至踝关节前方移行为足背动脉，胫后动脉经内踝后方转至足底，分为足底内侧动脉和足底外侧动脉两个终支；腓动脉为胫后动脉的重要分支。这些分支较细小，CT 检查需要充足的对比剂和高分辨率的图像。

4. MRI 表现

下肢血管 MRI 平扫，血管内的血液信号呈低信号，管壁呈中等信号；增强扫描，血管呈高信号。MRI 有利于显示血管与邻近组织关系，MRA 图像的表现类似正常血管造影所见（图 3 - 8）。

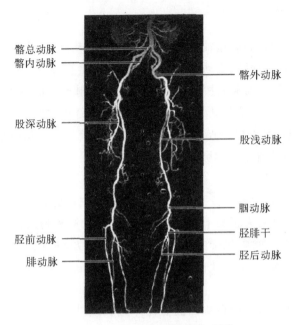

图 3 - 8　正常下肢血管 MRA 图像

注　下肢血管 MRA 三维立体图像的表现类似正常血管造影所见。

（常利芳）

第三节　基本病变表现

一、心脏位置和形态大小异常

（一）位置异常

1. 整体位置异常

包括心脏移位和异位。心脏移位指胸肺疾患或畸形使心脏偏离正常位置；心脏异位指心脏位置的先天性异常，是由于心脏本身在胚胎发育早期旋转异常所致。

2. 房室相对位置异常

正常时，右心房居右，左心房居左，如左右颠倒，为心房反位；同理，为心室反位。

3. 房室连接关系异常

右心房与右心室相连，左心房与左心室相连，即为对应的房室连接。相反时，称为不对应的房室连接。

4. 心室大动脉连接异常

正常时，主动脉起自左心室，肺动脉起自右心室。主动脉和（或）肺动脉发育异常，可表现为其与心室连接异常。

对于房、室和大动脉相对位置、连接关系异常，普通胸部 X 线摄片不能诊断，必须依靠超声、CT、MRI 或心血管造影才能确诊。

（二）形态和大小异常

1. 整体形态异常

胸部 X 线摄片分为 3 型：二尖瓣型、主动脉瓣型和普大型（图 3－9）。

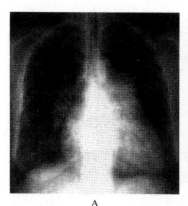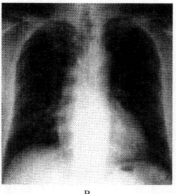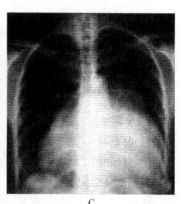

图 3－9　心脏整体形态异常的胸部 X 线摄片分型

注　A．二尖瓣型：呈梨形，主动脉结较小，肺动脉段丰满或突出，左心缘下段圆钝，右心缘下段较膨隆，常见于二尖瓣病变、房间隔缺损等；B．主动脉瓣型：主动脉结增宽，肺动脉段内凹，左心缘下段向左下延长，常见于主动脉瓣病变、高血压心脏病等；C．普大型：心脏向两侧均匀增大，较对称，常见于心力衰竭、大量心包积液等。

心脏增大，可以是心肌肥厚或心腔扩大或两者并存。胸部 X 线摄片不能区分，故统称增大。胸片上测量心胸比率，0.50～0.55 为轻度增大；0.55～0.60 为中度增大；0.60 以上为重度增大。

2. 心腔结构和大小异常

心腔结构和大小异常指房室、瓣膜和心肌等结构和大小的异常。心腔结构和大小、瓣膜和心肌病变，最常用和首选的诊断方法是超声检查。

二、心脏运动和血流异常

（一）运动异常

超声检查可直观地显示心脏的运动和心腔内的血流状态，是观察心脏运动和血流异常的首选技术。室壁运动异常包括运动增强、运动减弱、运动消失、矛盾运动与室壁瘤。

（二）血流异常

1. 血流速度异常

血流速度异常指血流速度高于或低于正常范围。例如，二尖瓣狭窄舒张期二尖瓣瓣口处的血流速度明显增高，扩张型心肌病各瓣口的流速均明显减低。

2. 血流时相异常

血流时相异常指血流的持续时间长于或短于正常或者出现异常血流时相。例如，在正常情况下，舒张期左心室流出道内无血流信号，但主动脉瓣反流时，则可产生左心室流出道内全舒张期异常血流。

3. 血流性质异常

血流性质异常指血流失去正常的层流状态,而变为湍流或涡流状态。例如,二尖瓣反流在左心房内产生血流紊乱,形成湍流。

4. 血流途径异常

血流途径异常指血流流经异常通道。例如,心肌梗死并发室间隔穿孔时,左心室的血流经室间隔穿孔流入右心室。

三、冠状动脉异常

冠状动脉异常,分为先天性冠状动脉发育异常和获得性冠状动脉病变。前者包括冠状动脉起源异常、走行异常和冠状动脉瘘等;后者主要为冠状动脉粥样硬化病变、血管炎性病变等,引起管腔狭窄、闭塞或动脉瘤。冠状动脉造影是诊断冠状动脉管腔病变和血流的"金标准",但属于有创性检查,对血管壁的显示不佳。CT 检查,不仅能够显示冠状动脉管腔病变,在显示冠状动脉先天性发育异常、管壁情况以及并存的异常,如心肌梗死、心腔内血栓、心包积液、室壁瘤等方面,更具有优势。

四、心包异常

心包异常,主要包括心包积液、心包增厚、心包钙化、心包占位等异常表现。中量以上积液,胸部 X 线摄片显示心影向两侧增大;超声显示心包腔内无回声区;CT 表现为心包腔内水样密度;MRI 图像 T_1WI 呈均匀低信号,梯度回波和 T_2WI 为高信号。心包钙化,胸部 X 线摄片表现为蛋壳样高密度影,部分或全部包绕心影;超声表现为心包钙化处回声增强;CT 表现为心包高密度钙化影;MRI 表现为线条样无信号或低信号区。钙化广泛时伴有腔静脉扩张、心房扩大和心室舒张功能受限等。MRI 有利于分辨肿块的组织以及与心肌和心腔的关系,MRI 电影图像,可以观察肿块的活动情况。

五、主动脉异常

包括先天性和获得性主动脉异常。前者如主动脉缩窄、主动脉弓离断,后者包括动脉粥样硬化、血管炎性病变等。常见的疾病如主动脉瘤、主动脉夹层、主动脉壁内血肿、主动脉穿通性溃疡等。CT 可明确诊断各种主动脉疾病,特别适用于急诊患者的主动脉检查,是指南确定的首选检查技术。

六、肺血和肺血管异常

1. 肺血增多

常见于左向右分流的先天性心脏病,如房或室间隔缺损、动脉导管未闭。胸部 X 线摄片主要表现为肺动脉主干和分支成比例地增粗,边缘清晰锐利,肺野透明度正常(图 3－10A)。

2.肺血减少

由右心排血受阻引起,常见于三尖瓣狭窄、肺动脉狭窄等。胸部 X 线摄片主要表现为肺野透明度增加,肺门动脉变细,肺内血管稀疏、变细(图 3-10B)。

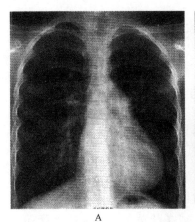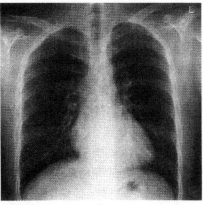

A   B

图 3-10 胸部 X 线摄片显示肺血增多及肺血减少

注 A.肺血增多;B.肺血减少。

3.肺动脉高压

各种原因引起的肺动脉压力增高(肺动脉平均压≥25mmHg)。胸部 X 线摄片主要表现为肺动脉段突出、肺门动脉扩张,而外周分支相对变细(图 3-11A)。

4.肺静脉高压

(1)肺淤血:各种病因导致肺静脉压力增高时,可出现肺淤血。胸部 X 线摄片主要表现为肺门增大、边缘模糊;上肺静脉扩张而小静脉、下肺静脉正常或变细;肺野透明度减低。

(2)间质性肺水肿:胸部 X 线摄片出现肺内间隔线,即 Kerley 线,以 B 线最常见。

(3)肺泡性肺水肿:胸部 X 线摄片表现为两肺广泛分布的边缘模糊的片状影,重者聚集在肺门区,形成"蝶翼状"阴影,短期内或治疗后变化迅速是肺泡性肺水肿的重要特征。上述 3 种征象可同时出现,也可相互演变(图 3-11B)。

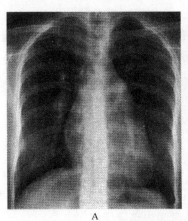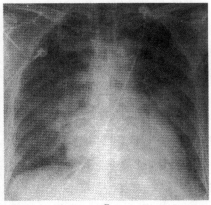

A   B

图 3-11 胸部 X 线摄片显示肺动脉高压及肺淤血

注 A.肺动脉高压,中心肺动脉扩张,外围肺动脉相对纤细,肺动脉段突出,右心增大;B.肺淤血,两肺静脉纹理增粗,肺野透过度减低,肺门影增大。

5.混合型肺循环高压

可兼有肺动脉和肺静脉高压两种 X 线征象。

（常利芳）

第四节　疾病诊断

一、冠状动脉粥样硬化性心脏病

冠状动脉粥样硬化性心脏病是指冠状动脉发生粥样硬化,引起管腔狭窄或闭塞,导致心肌缺血、缺氧或坏死而引起的心脏病,简称冠心病(CAD)。

（一）临床与病理

冠状动脉粥样硬化的病理改变可分为 5 个阶段:①脂质浸润前期血管内膜改变,常有内皮细胞损伤;②脂纹是肉眼可见的最早病变,为点状或条状黄色不隆起或微隆起于内膜的病灶;③纤维斑块由脂纹发展而来,内膜面散在不规则表面隆起的斑块,斑块表面为薄厚不一的纤维帽;④粥样斑块,肉眼可见内膜表面隆起的灰黄色斑块,纤维帽变硬,斑块内部脂质坏死,钙盐沉积;⑤继发性病变,常见有斑块内出血、斑块破裂、血栓形成、钙化、动脉瘤形成及血管腔狭窄。

目前,临床上主要依据发病特点及治疗原则分为两大类:①急性冠状动脉综合征(ACS),包括不稳定型心绞痛(UA)、非 ST 段抬高性心肌梗死(NSTEMI)和 ST 段抬高性心肌梗死(STEMI);②慢性冠状动脉疾病,包括稳定型心绞痛、缺血性心肌病、隐匿性冠心病。

典型临床表现如下。①心绞痛:典型的稳定型心绞痛表现为心前区、胸骨体上段或胸骨后压迫、发闷、紧缩感或烧灼感,伴濒死感、恐惧感,常由体力劳动或情绪激动、饱食、寒冷等诱发,疼痛可放射至左肩、左上肢内侧或颈咽、下颌部,通常停止活动后或舌下含服硝酸甘油 3～5 分钟内逐渐消失。不稳定型心绞痛表现为胸部不适症状与稳定型心绞痛相似,可无明显规律或诱因,发作时间不规律、持续时间更长且程度更重。②心肌梗死及其并发症:急性心肌梗死最常见的表现是剧烈胸痛,可向胸部其他部位和肩部、颈部放射。还常有胸闷和呼吸困难以及出冷汗、脸色苍白等。随着病情的加重,患者会出现呼吸困难、端坐呼吸、咳粉红色泡沫痰等急性左心功能不全的表现。并发症是心律失常、心力衰竭、心源性休克,严重者出现心脏破裂、猝死等。

（二）影像学表现

1. X 线表现

(1)胸部 X 线摄片:冠心病在不合并其他异常时,胸部 X 线检查无异常表现;在陈旧性心肌梗死或室壁瘤形成的患者可表现为左心室增大;当出现左心功能不全时,可表现为肺淤血、肺水肿。急性肺水肿的特点是来去迅速,治疗后短时间内迅速缓解。

(2)冠状动脉造影:目前仍为冠心病诊断的参照标准(仅在诊断管腔的狭窄程度方面)。可见病变段有狭窄或闭塞,管腔不规则或有瘤样扩张。侧支循环形成发生于较大分支的严重狭窄或阻塞。狭窄近端血流缓慢,狭窄远端显影和廓清时间延迟;闭塞近端管腔增粗、侧支血管形成,闭塞远端出现空白区和(或)逆行充盈的侧支循环血管。

2. 冠状动脉 CTA 表现

(1)冠状动脉钙化:此为动脉粥样硬化的特异性标志。通常采用前置门控的平扫并采用半定量测量获得。常用于临床的钙化评分测量方法是 Agatston 积分,还有体积评分及质量评分。钙化评分只代表冠脉整体粥样斑块负荷的程度,与严重狭窄病变并无一一对应关系,且随着年龄增加其基线值有所提升。

(2)冠状动脉粥样斑块的 CT 征象:根据 CT 密度值,大致将斑块划分为钙化斑块、非钙化斑块和混合斑块(图 3 - 12)。此外,更值得关注的是易损斑块的 CT 征象,主要包括 4 类:①低衰减斑块,斑块 CT 值<30HU;②血管正性重构,狭窄部位与参照部位的整个血管面积的比值(血管重构指数)≥1.1;③点状钙化,斑块近管腔侧<3mm 的小钙化;④餐巾环征(NRS),冠脉非钙化斑块的低密度斑块核心周围包绕以较高 CT 值的“强化斑块”。通常具有上述特征数量≥2可认定为易损斑块。

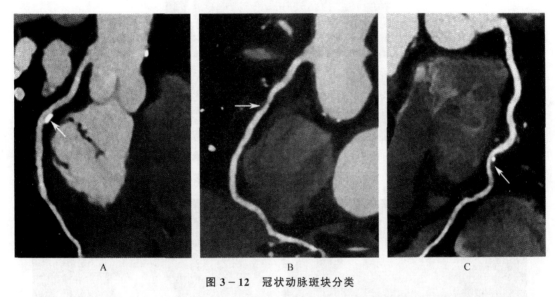

图 3 - 12　冠状动脉斑块分类

注　A.回旋支近段见钙化斑块(↑);B.右冠状动脉中段见非钙化斑块(↑);C.前降支中段见混合斑块(↑)。

(3)冠状动脉狭窄及闭塞的 CT 征象:CT 能够对管腔狭窄程度、形态特征、病变范围进行定量或半定量分析(图 3 - 13)。根据 2016 年国际心血管 CT 协会指南,将狭窄分为 5 级:轻微狭窄(<25%)、轻度狭窄(25%～49%)、中度狭窄(50%～69%)、重度狭窄(70%～99%)、闭塞(100%)。根据狭窄的形态特征可分为向心性狭窄、偏心性狭窄、局限性狭窄、管状狭窄、弥散性狭窄、不规则狭窄。对于闭塞的血管,CT 表现为无对比剂充盈。如果是急性闭塞病变,多伴有血栓形成,其 CT 值较低,约为 20HU。如果是陈旧性或慢性闭塞病变,则表现为闭塞血管内组织 CT 值更高,血管“萎缩”,可有钙化形成。对于慢性闭塞性病变,应评估闭塞段 CT 值、累及范围、钙化多少、闭塞远段血管的显影情况等,为临床治疗方案的选择提供更多信息。

(4)心肌缺血和心肌梗死的 CT 征象:单纯采用冠脉 CTA 图像评价心肌缺血存在较大限

度。心肌梗死较易诊断,表现为被病变冠脉血管支配的心肌密度减低,部分患者可见室壁瘤或伴有血栓形成(图3-14)。心肌灌注成像(CT-MPI)是判定心肌缺血程度的较好方法,可用于定量评价心肌微循环和判断疾病预后。

(5)CT血流储备分数(CT-FFR):采用冠脉CTA一次采集的数据进行狭窄病变处血流动力学的模拟,用于评价该病变是否为具有血流动力学意义的狭窄。可使CCTA实现形态学—功能学一体化评估。

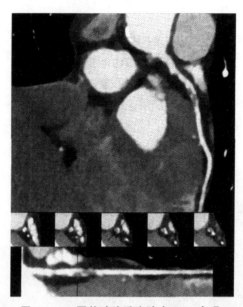

图3-13 冠状动脉重度狭窄CTA表现

注 曲面重组显示左前降支(LAD)中段见局限性混合斑块,估计管腔狭窄程度大于70%。

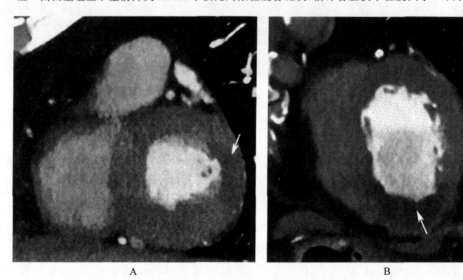

A   B

图3-14 心肌缺血及心肌梗死CT征象

注 A.左心室短轴位显示左心室侧壁心肌密度减低(↑),提示心肌缺血改变;B.左心室短轴位显示左心室下壁变薄、膨隆,局部心腔内见附壁低密度未强化灶(↑),提示左心室下壁梗死伴附壁血栓形成。

3. MRI 表现

(1)MRA 可以显示冠状动脉,因其检查时间长、图像空间分辨率不如 CTA,临床尚未广泛应用。

(2)急性缺血期,病变心肌 T_2WI 信号增高,室壁运动减弱。心肌梗死后,病变心肌变薄、室腔扩大或室壁瘤形成、室壁运动减弱甚至消失。坏死心肌出现延迟强化,而顿抑心肌或冬眠心肌无延迟强化,多巴酚丁胺负荷试验时心肌功能障碍可短暂恢复,可据此判断心肌活性。

(3)MRI 电影可同时评价心功能变化。

(三)诊断与鉴别诊断

冠状动脉造影是诊断冠心病管腔狭窄的"金标准",通过造影显示冠状动脉存在≥50%的狭窄,即可明确冠心病的诊断,但该方法不能显示粥样硬化斑块及其类型,不利于评价冠状动脉炎性病变、冠状动脉血管的纤维结构发育不良等疾病。同时,冠状动脉造影是有创性检查,不能常规用于门诊可疑冠心病患者的检查。CT 操作相对简便、无创,使其成为冠心病的首选检查方法,结合 CT-MPI 或 CT-FFR 可以从解剖到功能两个方面评估狭窄。MRI 能良好地显示心室壁的形态、厚度、信号特征及运动状态,但对冠状动脉的评价价值有限。冠心病的鉴别诊断主要是各种累及冠状动脉的疾病,如血管炎性疾病、累及血管的免疫性疾病等,临床相对少见。

(四)超声检查

1. 心绞痛与无症状性心肌缺血

(1)室壁运动异常。

1)室壁运动减弱或消失:心肌缺血通常表现为缺血节段室壁运动减弱,严重者也可表现为运动消失。负荷超声心动图对诊断心绞痛与无症状性心肌缺血十分有价值。负荷试验阳性表现为原运动正常的室壁出现运动异常或原运动异常进一步恶化。

2)室壁运动不协调:正常室壁收缩期向心性运动,舒张期离心运动,心肌运动柔顺、协调一致。当心肌缺血时,局部室壁运动减弱,同时受邻近正常室壁运动牵扯而使整个室壁运动出现不协调,在左心室短轴切面上可出现顺时针或逆时针扭动。

(2)腔室大小、形态改变。

1)左心房扩大:由于心肌缺血,心肌收缩、舒张功能降低,左心室舒张末期压力增高,可导致左心房扩大。

2)左心室形态失常:因冠状动脉粥样硬化常侵犯左前降支,且左前降支侧支循环较少,易受累缺血,故常出现左室心尖部扩大、圆钝。

(3)心功能降低。

1)收缩功能降低:除非缺血较严重或范围较大,患者整体心功能多在正常范围,主要表现为节段性收缩功能降低,如节段性缩短分数和射血分数减少。

2)舒张功能降低:表现为二尖瓣口血流频谱 E 峰降低、A 峰增高、E/A<1。E 峰降低、E 峰减速时间延长>240ms,表示舒张早期心肌弛缓能力降低。A 峰增高,是左房代偿性收缩增强所致。

2.心肌梗死

(1)室壁运动异常:急性心肌梗死后,超声心动图几乎立即可检出 RWMA。典型表现为室壁收缩期变薄及矛盾运动。较大范围心肌梗死,正常区室壁运动同时出现运动增强。

(2)腔室大小、形态改变:与梗死范围、部位、程度及有无并发症有关。梗死范围广、程度重,可致相应心室形态异常、扩大。左心室乳头肌功能不全时,可出现二尖瓣关闭不全,左心房、左心室扩大。有心室心肌梗死可致右心室、右心房扩大。

(3)心功能降低:梗死区局部心功能明显降低,如节段性缩短分数和射血分数减少。较大范围心肌梗死时,可出现整体左心功能降低。

(4)其他表现:梗死区室壁回声改变。通常急性心肌梗死早期表现为心肌回声减弱,以后逐渐增强。陈旧性心肌梗死,局部室壁内可出现点状、条带状高回声。部分急性心肌梗死患者可出现少量心包积液。

3.心肌梗死并发症

(1)室壁瘤:系较大面积心肌梗死后,坏死心肌组织由纤维瘢痕组织代替,在心腔内压力的作用下,局部室壁变薄、扩张,向外膨出所致。室壁瘤是心肌梗死后的常见并发症,大多在梗死3个月内形成,其发生率约为20%。室壁瘤最常发生在左心室心尖部,与冠状动脉左前降支与左回旋支和右冠状动脉之间缺乏吻合支有关。室壁瘤内由于血流缓慢,容易并发血栓。室壁瘤的主要超声表现:①局部室壁向外膨出,收缩期更明显;②膨出部分室壁变薄,呈矛盾运动,即收缩期向外、舒张期向内运动;③瘤壁与正常心肌组织间有由正常心肌向坏死心肌逐渐转化的交界区;④瘤颈(室壁瘤与心腔的交通口)较宽,其长径不小于瘤腔的最大径(图3-15)。

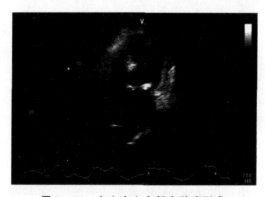

图3-15 左心室心尖部室壁瘤形成

(2)乳头肌功能不全:既可因乳头肌缺血致收缩功能障碍,也可因心腔明显扩大或室壁瘤牵拉乳头肌导致二尖瓣脱垂、对合不良,从而引起不同程度的二尖瓣关闭不全。乳头肌功能不全是心肌梗死后的常见并发症,有资料统计其总发生率可高达50%。临床表现为心尖区出现收缩期杂音,可引起心力衰竭、急性肺水肿。经治疗后,轻症患者可以恢复,杂音可消失。

(3)乳头肌断裂:为乳头肌缺血坏死所致,发生率约1%。乳头肌断裂是急性心肌梗死少见严重并发症之一,常致患者发生急性心力衰竭,迅速发生肺水肿,在数天内死亡。严重者必须尽快行二尖瓣置换手术治疗。其较常发生于下壁梗死致二尖瓣后乳头肌缺血坏死时。乳头肌断裂的主要超声表现:①断裂的乳头肌连于腱索,随心动周期在左心房与左心室之间来回运动,呈"挥鞭"样运动;如断裂处靠近乳头肌顶端,则可见腱索断端回声增强、增粗;不完全乳头肌断裂可见收缩期乳头肌裂隙;②二尖瓣瓣叶可见连枷样运动,表现为瓣叶收缩期明显脱入左心房,舒张期进入左心室,运动幅度大;不完全乳头肌断裂,瓣叶可表现为脱垂;③左心房、左心室扩大;④二尖瓣关闭不全,常为重度,彩色多普勒可见明显反流。

(4)室间隔穿孔:为急性心肌梗死致室间隔缺血坏死、破裂所致,发生率为1‰～2‰。室间隔穿孔常导致患者临床症状突然加重,出现严重充血性心力衰竭,病死率高,须手术治疗。室间隔穿孔的主要超声表现:①肌部室间隔回声连续性中断(图3-16),缺损口边缘不整齐,大小随心动周期变化,收缩期增大,可达舒张期时的2～3倍;②穿孔附近周围室壁运动异常;③左心室、右心室扩大;④彩色多普勒可见穿孔处左向右异常分流,频谱多普勒可见收缩期高速彩流信号。

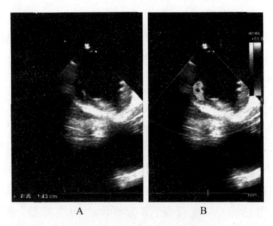

图3-16 室间隔穿孔超声表现

注 A.显示室间隔回声中断;B.彩色多普勒显示心室水平左向右分流信号。

(5)血栓形成:为心肌梗死常见并发症,发生率为20%～60%。附壁血栓常发生于心尖部室壁瘤内,可脱落,发生肺、脑、肾等动脉栓塞,心肌梗死后栓塞的发生率为1%～6%。血栓的主要超声表现:①突向心腔内的实性团块状回声,常发生于心尖部(图3-17),边界常清楚,边缘不规则,内部回声不均质;②附壁血栓不活动,附着于左心室的面积较广,与心内膜面界线明确;③血栓附着局部常有明显RWMA。

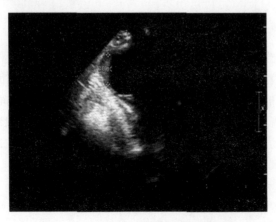

图3-17 左心室心尖部可见附壁血栓

(6)心脏破裂:是急性心肌梗死致命性并发症,由心室游离壁坏死破裂所致,患者常因心脏压塞而突然死亡,多发生在急性心肌梗死的前3天,发生率为1%~3%。超声可见因心肌梗死而变薄的室壁局部连续性中断,伴不同程度心包积液。

(7)假性室壁瘤:是心脏破裂的一种特殊类型,是急性心肌梗死致左心室游离壁破裂,血液经破口处流入心包腔,由附近壁层心包包裹而成。假性室壁瘤有一个小而窄的破口与心腔相通,瘤内常伴血栓形成,假性室壁瘤应注意与真性室壁瘤相鉴别。假性室壁瘤的主要超声表现:①心室壁与心包之间可见囊状无回声腔,腔内常见血栓形成,其壁为纤维心包组织;②囊状无回声腔通过一细小瘤颈与心腔相通,瘤颈宽度常小于瘤体最大径的40%;③彩色多普勒可见血流信号通过心肌破口,往返于心腔与瘤体之间。

4.缺血性心肌病

由于心肌长期供血不足,广泛受累心肌发生营养障碍和萎缩、纤维化,或大面积心肌梗死后纤维组织增生所致。缺血性心肌病的冠状动脉病变往往较严重和广泛,一般均有多支冠状动脉病变。其临床特点为心脏逐渐扩大,出现心力衰竭和各种心律失常,与扩张型心肌病极为相似,故称为缺血性心肌病。

缺血性心肌病的主要超声表现如下。①腔室形态改变:心脏扩大,早期以左心室扩大为主,可伴有局部室壁膨出,晚期常为全心扩大,呈近似球形。由于心腔扩大,可出现二尖瓣、主动脉瓣等多个瓣膜关闭不全,彩色多普勒可观察到不同程度反流。②室壁运动异常:大部分室壁运动普遍减弱,但正常供血室壁节段运动正常,甚至可出现代偿性运动增强,表现为室壁运动强弱不等,呈节段性分布。③心功能降低:多为整体心功能降低,表现为左室射血分数与缩短分数降低。由于心肌收缩功能明显降低,射血分数降低,左心室收缩末期容积明显增加,致二尖瓣舒张期开放幅度减小,在二维和M型超声心动图上可见类似于扩张型心肌病的"大心腔,小开口"样改变。

二、心脏瓣膜病

先天性或后天获得性疾病累及心脏瓣膜,均可导致心脏瓣膜病。获得性最常见的疾病包括风湿性心脏病、瓣膜退行性变、感染性心内膜炎累及瓣膜、冠心病心肌缺血梗死导致的乳头肌功能不全等。

(一)临床与病理

风湿性心脏病多发生于20~40岁,女性略多,有风湿热病史。慢性风湿性瓣膜病的基本病理改变,为瓣叶增厚、粘连,开放和(或)关闭受限。血流动力学改变因受累瓣膜部位和受损程度而异。二尖瓣狭窄时,表现为劳力性呼吸困难、咯血等,心尖部可闻及隆隆样舒张期杂音。二尖瓣关闭不全时,表现为心悸、气短、左心衰竭症状,心尖部可闻及收缩期杂音。瓣膜退行性变主要见于老年人,主动脉瓣受累最常见,患者可因主动脉瓣狭窄而出现心绞痛、头晕、晕厥等症状,可闻及主动脉瓣区杂音。

(二)影像学表现

1.X线表现

①二尖瓣狭窄:表现为肺淤血,甚至肺水肿,心影呈二尖瓣型,肺动脉段突出,左心房及右

心室增大。②二尖瓣关闭不全:可见左心房室增大,根据左心功能情况,出现肺部改变。③主动脉瓣狭窄:左心室不同程度增大,升主动脉中段局限性扩张。④主动脉瓣关闭不全:左心室增大,升主动脉、主动脉弓普遍扩张。⑤联合瓣膜病:心脏增大,受累较重瓣膜病变的表现更为突出。

2. 超声表现

超声是瓣膜病变的首选检查方法。

(1)二尖瓣狭窄:①二尖瓣回声增粗、增强,腱索等瓣下结构也可增粗;二尖瓣开放明显受限,二尖瓣开放面积缩小;前叶双峰曲线变成"城墙样"改变;②舒张期二尖瓣后叶与前叶呈同相运动;③左心房、右心室扩大;④频谱多普勒显示二尖瓣口舒张期血流速度增快;彩色多普勒显示二尖瓣口进入左心室的血流呈五彩镶嵌状;⑤经食管超声心动图可发现左心耳部或者左心房内血栓。

(2)二尖瓣关闭不全:可见瓣叶增厚、回声增强,收缩期瓣口对合欠佳。多普勒超声,左心房内可见收缩期血液反流引起的湍流信号。间接征象是左心房、左心室扩大。

(3)主动脉瓣狭窄:可见瓣叶增厚、开放幅度变小或无运动,左心室壁增厚。多普勒超声显示瓣口血流频谱明显增宽,血流速度加快。

(4)主动脉瓣关闭不全:主动脉瓣叶闭合线呈双线征,左心室腔扩大。彩色多普勒显示,舒张期左心室腔内可见来自主动脉瓣的五彩镶嵌状反流束,频谱多普勒可探及舒张期反流频谱信号。

(5)联合瓣膜病:具有上述征象的不同组合,但因互相之间的影响,与单一瓣膜病变的表现略有不同。

3. CT 表现

CT 不是瓣膜病的常规检查技术,但临床需要除外患者是否合并冠心病、主动脉病变时,可行 CT 检查。近年来开展的经导管主动脉瓣置换术(TAVI 或 TAVR),术前需要 CT 检查,主要用以评估主动脉瓣钙化,测量瓣环距左右冠状动脉开口的距离,测量主动脉瓣环和瓣周径线,评估股动脉、髂动脉和主动脉路径等。CT 的局限性是不能直接显示瓣膜的关闭不全,不能测量跨瓣压差和血流速度等。

4. MRI 表现

MRI 不是瓣膜病的常规检查技术,在临床需要除外心肌病时,可以行 MRI 检查。SE 序列可显示房、室腔的大小及心腔内的血栓,MRI 电影可显示血流通过狭窄及关闭不全的瓣口后形成的异常低信号。

(三)诊断与鉴别诊断

根据超声心动图表现,不难做出瓣膜病的诊断。瓣膜病的鉴别诊断其实是病因学的诊断,除了过去常见的风湿性瓣膜病外,老年性瓣膜退行性变、缺血性心脏病或者原发性心肌病导致的继发瓣膜损害以及先天性主动脉二瓣化畸形,相对更加常见。

三、原发性心肌病

原发性心肌病是指原因不明的心肌疾病,包括扩张型心肌病、肥厚型心肌病和限制型心肌病,以扩张型心肌病较为常见。扩张型心肌病亦称充血型心肌病,约占原发性心肌病的 70%,

心脏常呈球形扩大,4个心腔均扩大,以左心为著,伴有心肌肥厚及心室收缩功能减退。肥厚型心肌病约占20%,心肌肥厚以左心室为著,导致左心室容量减少。限制型心肌病最为少见。

(一)临床与病理

1. 临床表现

心悸、气短、胸痛等,本症可发生于任何年龄,20岁以上壮年多发,男性多于女性。最突出的症状是左心衰竭及心律失常、体动脉栓塞。右心衰竭者预后差。

2. 病理

①扩张型心肌病表现为心脏增大,两侧心室肥大,4个心腔扩张,心尖部变薄、呈钝圆形,病理表现为心肌细胞肥大、伸长,核大且深染;②肥厚型心肌病表现为心脏体积增大,两侧心室明显肥大,左心室壁增厚,尤其以室间隔增厚最为明显,心腔狭窄,病理表现为心肌细胞普遍肥大、排列紊乱;③限制型心肌病表现为心室心内膜纤维化,以心尖部为著,心内膜增厚可达2~3mm,呈灰白色,心腔狭窄,病理表现为心内膜纤维化、玻璃样变,可见钙化及附壁血栓。

(二)影像学表现

1. X线表现

(1)早期心脏可以无明显变化。

(2)后期可发生中重度增大,各房室均有增大,以左心室增大为著,可以出现肺淤血、间质性肺水肿等左心功能不全表现。

2. CT和MRI表现

(1)扩张型心肌病(DCM):心脏增大,以左心室球形扩张为著,心室壁厚度正常或者略厚,心室壁心肌信号无明显改变,但心室壁运动普遍减弱甚至消失,心室容积增大,射血分数减低。

(2)肥厚型心肌病(HCM):CT增强扫描可以清晰地显示室间隔和左心室游离壁的厚度,左心室流出道狭窄;MRI能充分显示心肌异常肥厚的部位、范围和程度,肥厚的心室壁呈T_1WI中等信号,增强扫描心室壁内可见局灶性延迟强化,MRI电影可以显示左心室流出道狭窄,收缩期可以显示左心室流出道内低信号的喷射血流(图3-18)。

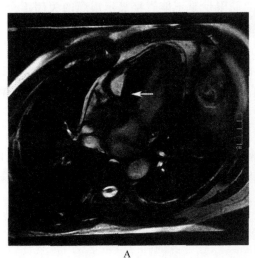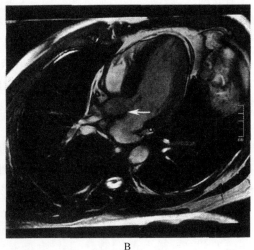

A   B

图3-18 肥厚型心肌病MRI表现

注 A.T_2WI显示室间隔明显增厚(↑);B.T_2WI显示左心室流出道狭窄(↑)。

（3）限制型心肌病（RCM）：右心室受累多见，MRI可见心室壁增厚，以心内膜增厚为主。

3. 超声表现

（1）扩张型心肌病：可见各心腔扩大，以左心室腔扩大为主，左心室壁厚度正常或略增厚，左心室运动普遍减弱，左心室和主动脉血流速度下降。

（2）肥厚型心肌病：可直接显示室壁增厚，以左心室后壁厚度为基准，增厚室壁与其比值＞1.3即可做出本病诊断。累及室间隔者导致左心室流出道狭窄，宽度小于20mm，动态观察见二尖瓣前叶收缩期异常前移，加重流出道狭窄。应用多普勒技术可测量血流速度，并计算狭窄两端的压差。

（3）限制型心肌病：可表现为心室腔狭小，心内膜回声增强，房室瓣关闭不全，心房扩大和附壁血栓形成。多普勒超声显示舒张期快速充盈突然终止，舒张中、晚期心室内径无继续扩大。

（三）诊断与鉴别诊断

因无典型的临床特征，原发性心肌病的诊断较难。超声心动图是首选的影像学检查方法，CT和MRI检查在原发性心肌病诊断中具有重要的价值，可作为补充检查手段，X线平片价值不大。本病的诊断原则是排除继发因素所致心腔扩大或心肌肥厚，方可做出扩张型心肌病或肥厚型心肌病的诊断。

四、先天性心脏病

（一）房间隔缺损

房间隔缺损（ASD）是最常见的先天性心脏病之一。女性发病略高，单独发病或与其他心血管畸形并存。

1. 临床与病理

房间隔缺损分为一孔型（原发孔型）和二孔型（继发孔型）缺损。①由心内膜垫发育障碍所致的房间隔缺损属一孔型，缺损位置靠近二尖瓣和三尖瓣，且常伴有二尖瓣和（或）三尖瓣的发育异常，此型少见。②由原始房间隔自行吸收过多或继发房间隔生长不足，则导致二孔型房间隔缺损，缺损位置居房间隔中心部位，此型约占房间隔缺损的80%。靠近上腔静脉和右上肺静脉、靠近下腔静脉或者右下肺静脉，也可以发生间隔缺损，称为上（下）腔静脉型缺损。间隔缺损时左心房的血液分流入右心房，加重右心的负荷，导致右心房室腔扩大、右心室心肌肥厚和肺动脉扩张。长期肺血流量的增加可导致肺动脉高压。

本病可无症状；当右心负荷过重甚至肺动脉高压时，可出现劳累后心悸、气短、乏力等症状。患者可在查体时发现胸骨左缘第2~3肋间收缩期杂音。心电图偶见不完全性右束支传导阻滞和右心室肥厚。

2. 影像学表现

X线表现：①肺血增多，表现为肺动脉段突出，肺门动脉扩张，外围分支增多、增粗；②心影增大，呈"二尖瓣"型，右心房、室增大，尤其右心房增大是房间隔缺损的重要征象；③主动脉结偏小或正常；④合并肺动脉高压时，肺动脉段和肺门动脉扩张更趋明显。

超声表现：M 型和二维超声心动图显示右心房、右心室扩大和右心室流出道增宽；多切面显示房间隔连续性中断（图 3-19）；彩色多普勒可见自左心房经缺损流向右心房的血流束。经周围静脉注射声学对比剂可见：①右心房、右心室充盈对比剂，右心房内靠近房间隔缺损处有左心房过房间隔血流造成的负性充盈区；②如合并肺动脉高压，心房水平由右向左分流，则左心房内可见对比剂回声。脉冲频谱多普勒可探及连续性湍流频谱。

CT 表现：CT 不是房间隔缺损的常规检查技术，在复杂性先天性心脏病、疑诊房间隔缺损合并其他畸形，如肺静脉畸形引流时，可行 CT 检查。另外，对于成人房间隔缺损，排除合并冠心病时，可行 CT 检查。

MRI 表现：MRI 不是房间隔缺损的常规检查技术。尤其对于成年人，当临床疑诊复杂先天性心脏病或者需要排除心肌病变，评价心脏功能时，可行 MRI 检查。

3. 诊断与鉴别诊断

单纯二孔型房间隔缺损，X 线平片可做出初步诊断，确诊需要心脏超声检查。少数情况下，本病需要与卵圆孔未闭鉴别。

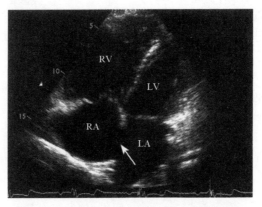

图 3-19　继发孔型房间隔缺损的超声图像

注　心尖四腔心切面见房间隔中部连续性中断(↑)。LV，左心室；LA，左心房；RV，右心室；RA，右心房。

（二）法洛四联症

法洛四联症（TOF）是最常见的发绀型先天性心脏病，在小儿先天性心脏病中居第 4 位。

1. 临床与病理

法洛四联症的基本畸形包括：①肺动脉、肺动脉瓣或(和)瓣下狭窄；②室间隔缺损；③主动脉骑跨；④右心室肥厚。肺动脉狭窄多为中到重度，以漏斗部狭窄或合并肺动脉瓣环、瓣膜狭窄多见；室间隔缺损主要位于膜部；主动脉根部前移，骑跨于室间隔之上，管径增粗；右心室肥厚为继发性改变，与肺动脉狭窄有关。

法洛四联症时，右向左的分流量主要取决于室间隔缺损的大小和肺动脉狭窄的程度，并决定着本病的临床表现和严重程度。肺动脉狭窄越重，右心室射血阻力越大，经室间隔缺损的右向左分流量也就越大，体动脉血氧饱和度越低，引起临床上发绀等一系列变化。

临床可表现为发育迟缓、活动能力下降，常有气急表现，喜蹲踞或有晕厥史。发绀多于出生后 4~6 个月出现，伴有杵状指(趾)。听诊于胸骨左缘 2~4 肋间可闻及较响亮的收缩期杂音,可扪及震颤;肺动脉第二心音减弱或消失。心电图示右心室肥厚。

2. 影像学表现

X线表现:①右心室肥大,表现为心尖圆凸上翘,肺门血管影缩小、心腰部凹陷,心影呈"靴形";②肺血减少,表现为肺血管纤细、稀疏;③主动脉升弓部多有不同程度的增宽。

心血管造影检查目前已不再是主要的确诊手段,但在显示解剖畸形细节,特别是肺动脉和肺内分支发育情况时,仍为最可靠的诊断技术。

超声表现:①显示肺动脉狭窄、室间隔缺损、主动脉增宽骑跨于室间隔之上、右心室壁肥厚等主要畸形;②多普勒超声可显示狭窄肺动脉内血流,并可估计狭窄程度。

CT表现:CT结合三维重组技术,可显示上述所有主要畸形,准确测量主动脉、主肺动脉和左右肺动脉管径,从而计算出McGoon比值(左右肺动脉直径之和除以降主动脉直径)和Nakata指数(左右肺动脉截面积之和除以体表面积),能够初步评估肺动脉血管的肺内分支以及体肺侧支的显示。

MRI表现:与CT有较为相似的诊断价值。无射线辐射是其优势,但是检查时间长、患者配合度差、成像技术复杂和应用不普及是其限度。

3. 诊断与鉴别诊断

临床有发绀,胸骨左缘有收缩期杂音,伴肺动脉第二心音减弱或消失,心电图示右心室肥厚,胸部X线摄片有典型上述表现时,应首先考虑法洛四联症。超声、CT或MRI均可明确诊断。鉴别诊断:①合并肺动脉狭窄的发绀型先天性心脏病,如右心室双出口、大动脉转位、单心室、三尖瓣闭锁、肺动脉闭锁等;②轻型法洛四联症,需要与肺动脉狭窄合并室间隔缺损鉴别。

五、心包炎

心包为包裹心脏的纤维浆膜囊,外层为纤维膜,与大血管外膜直接延续,内层即浆膜,分为脏层与壁层。正常心包腔内含 $10\sim50mL$ 浆液。心包炎是指发生于心包脏、壁层的炎性病变,是由于多种因素引起的最常见的心包疾病,包括心包积液、缩窄性心包炎或两者同时存在。

(一)临床与病理

1. 临床表现

干性心包炎临床常有心前区、胸骨及剑突下疼痛。主要体征为心包摩擦音。心包积液时,临床症状与心包积液产生的速度及积液量多少有关:①急性心包积液由于短时间内心包压力急剧升高,引起心脏压塞、静脉回流受阻、心排血量降低,患者可出现休克,甚至猝死;②慢性者心包内积液缓慢增多,症状较轻,例如乏力、心前区偶有疼痛等症状,仰卧时疼痛加重,坐位或侧卧时减轻,直至大量积液时才会出现严重心脏压塞的临床表现。查体示心浊音界向两侧扩大,心音低钝遥远,心尖搏动减弱或消失,颈静脉怒张,血压和脉压差均降低。心电图示T波低平、倒置或低电压。

2. 病理

心包炎临床可以分为干性心包炎和湿性心包炎。前者指的是心包脏层、壁层间仅以纤维蛋白为主的渗出物,表面粗糙,呈绒毛状。后者指的是心包腔内有数量不等的渗液。渗出性心包炎或心包积液,依据病因不同,积液可分为浆液纤维蛋白性、化脓性、浆液血性、出血性和乳糜性等。依据发病时间可以分为急性和慢性两种,急性心包炎常伴有心包积液,以非特异性、结核性、化脓性和风湿性较为常见,后者大多都是由急性心包炎演变而来,晚期心包脏、壁两层之间发生粘连,并形成坚实的纤维结缔组织,明显限制心室舒张期扩张,称为缩窄性心包炎。增厚的心包可呈盔甲样包绕心脏,常伴有钙化,成为"盔甲心"。

(二)影像学表现

1. X线表现(图3-20)

(1)干性心包炎或少量心包积液(<300mL)时无异常表现。

(2)中等量的心腔积液:后前位片可见心缘正常弧段消失,心影向两侧普遍扩大,呈"烧瓶状"或"球形"。透视可见心缘搏动减弱或消失,心包外的主动脉搏动正常。

(3)缩窄性心包炎:心影大小正常或轻度增大。心脏增大的主要表现为单侧或者双侧心房异常增大,如心包增厚、心包腔内少量积液。由于心包增厚、粘连,使两侧或一侧心缘僵直,典型心影外形呈三角形或近似三角形。心包钙化是缩窄性心包炎的特征性表现,钙化可呈蛋壳状、带状、斑片状等,好发的部位为右室前缘和膈面,少数主要位于房室沟区。心脏搏动减弱,甚至消失。静脉压升高,致使上腔静脉扩张,左房压力增高时,出现肺淤血现象。可伴有胸腔积液或胸膜肥厚、粘连。

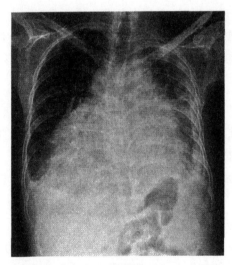

图3-20 心包积液X线平片

注 心影向两侧普遍扩大,双侧胸腔积液,肺血增多。

2. CT表现(图3-21、图3-22)

(1)心包积液:表现为沿心脏轮廓分布,并紧贴脏层心包脂肪层的新月形或环形低密度带。少量积液,仰卧位时主要集中在左心室背侧和左心房左侧。中等量积液时,液体从左心室背侧向上延展至右心房、右心室腹侧面。大量积液时,心包呈不对称环带状液体密度围绕整个心脏。一般将心包积液分为3度:①一度为少量积液,积液量<100mL,舒张期心包脏、壁层间距5～15mm;②二度为中等量积液,积液量100～500mL,心包脏、壁层间距>15mm;③三度为大量积液,积液量>500mL,心包脏、壁层间距>25mm。心包积液的CT值一般在10～40HU,

较低可能为乳糜液或漏出液,较高可能为血液或渗出液。

(2)缩窄性心包炎:①CT平扫显示心包不规则增厚,与积液不同,显示为脏、壁层界限不清,厚度>4mm,增厚心包呈中等密度甚至低密度,钙化部位为高密度;②CT增强扫描显示左、右房扩大,左、右室内径缩小,室间隔僵直,心室舒张功能受限,严重者收缩功能亦有损害,表现为射血分数降低。

3. MRI表现

仰卧位检查时,不同量心包积液的分布部位、形态表现与CT所述相同。积液的信号强度则与所用的扫描序列和积液的性质有关。SE序列的T_1WI上,浆液性积液多呈均匀低信号,渗出性积液多不均匀高信号,血性积液呈中或高信号。在T_2WI上,积液多为均匀高信号。缩窄性心包炎,在MRI上增厚心包呈中或低信号,如有钙化灶,则表现为线状或斑片状,低至无信号。MRI对心脏各房室大小、形态和心脏收缩、舒张功能评价有较高的价值。

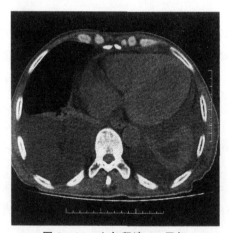 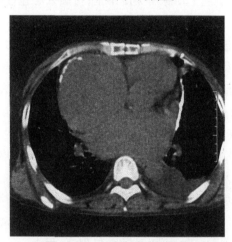

图3-21　心包积液CT平扫

注　沿心脏轮廓分布的新月形低密度带,紧贴脏层心包脂肪层。

图3-22　心包钙化CT平扫

注　沿心脏轮廓分布的弧形高密度影。

4. 超声表现

心前区行超声检查,心包积液表现为心包脏、壁层分离,为无回声液性暗区。心包积液为纤维性时,心包脏、壁层常可见一些絮状、条带样中等回声附着,可交织成网格状,位于局部或均匀分布在整个心腔,可漂动。大量积液时,在巨大的心包内,心脏前、后壁呈同向运动,称为心脏摆动。

(三)诊断与鉴别诊断

心包积液或缩窄性心包炎有典型的临床和影像学表现时,诊断并不困难。少量心包积液X线检查不敏感,但超声心动图、CT和MRI常可以明确诊断。影像学检查对心包炎和心包积液的病因和性质判断仍有局限性,需要结合临床、实验室检查,包括积液的细菌学和细胞学检查等。

六、主动脉疾病

临床常见的主动脉疾病主要包括急性主动脉综合征、主动脉瘤、主动脉炎、先天性发育异常等。急性主动脉综合征又包含了主动脉夹层、主动脉壁内血肿、主动脉溃疡、主动脉假性动脉瘤，病因多由动脉粥样硬化所致。马方综合征则有家族遗传因素。

主动脉夹层是主动脉内膜和部分中层撕裂，血流经破口灌入，将主动脉壁中层分离，形成血肿或"双腔"主动脉，即扩张的假腔和受压变形的真腔。主动脉夹层病情危急，急诊超声和CT检查是主要的检查技术。

（一）临床与病理

主动脉夹层的内膜撕裂范围是该病分型的依据。累及升主动脉的主动脉夹层称为Stanford A 型；未累及升主动脉，仅累及降主动脉及以远的称为 Stanford B 型。Stanford A 型采用外科手术治疗，Stanford B 型可酌情采用介入治疗或保守治疗。夹层可累及主动脉主要分支，如冠状动脉、头臂动脉、脊髓动脉和肾动脉等，引起组织器官缺血或梗死改变；累及主动脉瓣，引起主动脉瓣关闭不全；可破入心包、胸腔、纵隔和腹膜后等部位，引起心脏压塞，胸腔、纵隔、腹膜后出血，病情凶险。

急性主动脉夹层最常见的症状是突发的剧烈胸背或腹部疼痛，有如撕裂、刀割样剧痛，可向颈及腹部放射。常伴有心率增快、呼吸困难、晕厥、两侧肢体血压与脉搏不对称；心底部杂音和急性心脏压塞，提示主动脉瓣关闭不全及夹层破入心包。严重者可发生休克、充血性心力衰竭、猝死、脑血管意外和截瘫等。

（二）影像学表现

X 线表现：可见纵隔或主动脉阴影明显增宽；破入心包或有主动脉瓣关闭不全时，心影明显扩大；破入胸腔时，可见胸腔积液。

超声表现：超声检查适宜于急诊的初步检查。可发现升主动脉、降主动脉或腹主动脉的内膜片，从而确定初步诊断。夹层病变累及主动脉根部时，彩色多普勒可探及主动脉瓣反流。夹层破入心包时，可以显示心包积液、积血。

CT 表现：CT 是主动脉夹层最常用的检查方法，对于急性主动脉夹层，临床指南推荐 CT 为首选检查技术。①CT 平扫：可显示主动脉内膜钙化内移，假腔内密度与真腔内密度的不同以及主动脉夹层血液外渗、纵隔血肿、心包积血和胸腔积血等；②CT 增强扫描：可见主动脉双腔和内膜片；通常真腔较窄，显影密度高，假腔较大，显影略淡；CT 可显示内膜破口和远端破口及主要分支血管受累情况，包括冠状动脉、头臂动脉、腹腔干和肠系膜上动脉、肾动脉开口等；CT 还可间接评价主动脉瓣受累情况以及左心室增大等。

MRI 表现：MRI 诊断价值与 CT 相当，但是不适用于急诊检查而较少常规应用。对于碘对比剂过敏而不能接受 CT 检查的患者，可以使用该项检查。诊断征象与 CT 相近。

（三）诊断与鉴别诊断

主动脉夹层的诊断要点包括夹层的分型、分支血管受累情况，特别是冠状动脉、头臂动脉和腹腔动脉、肾动脉等以及主动脉根部和主动脉瓣的受累等。主动脉夹层破裂征象的风险评估对于指导手术时机极其重要。本病需要与主动脉壁内血肿、穿通性溃疡等鉴别。主动脉壁内血肿又称不典型夹层，其特点是主动脉滋养血管破裂或小溃疡，导致主动脉管壁出血，其累及范围及分型均同主动脉夹层，临床症状也很相似，同属于急性主动脉综合征，但是壁内血肿没有形成夹层的内膜片。

七、下肢动脉粥样硬化

下肢动脉粥样硬化,是粥样硬化病变累及下肢动脉,导致管壁增厚、变硬,管腔狭窄甚至闭塞。本病常见于中老年人,男性多于女性,随着社会的老龄化,发病率逐年增高。

(一)临床与病理

下肢动脉粥样硬化的病理改变是血管壁内膜有粥样硬化斑块、脂质沉积、钙化和中膜变性,管腔内附壁血栓形成,引起管腔狭窄、闭塞。

典型临床症状为间歇性跛行和静息痛等,疼痛部位与血管狭窄部位相关。体征:①狭窄远端动脉搏动减弱或消失,听诊狭窄部有收缩期杂音;②患肢皮温降低和营养不良,表现为下肢皮肤苍白、干燥和变薄、毛发脱落及趾甲变厚等,严重时发生水肿、溃疡和坏疽。

(二)影像学表现

X线表现:平片诊断血管病变受限。下肢动脉造影为有创性检查,是诊断血管狭窄的"金标准",已经逐步被无创的CTA或者MRA所取代。动脉造影多用于介入治疗术中,以指导治疗和疗效评估。

超声表现:①二维超声显示下肢动脉内膜和中层增厚,有局限性或弥散性动脉粥样硬化斑块,斑块的回声与其成分有关,钙化斑块呈强回声并有声影,纤维斑块常呈中等回声,附壁血栓呈低回声;②CDFI可见血流形态不规则、变细,狭窄后有湍流信号,动脉完全闭塞时则无血流显示;频谱多普勒可根据频谱变化评估下肢动脉的狭窄程度。

CT表现:可见管腔内狭窄程度和斑块的累及范围和大致成分,钙化斑块严重时会影响管腔狭窄程度的判断。血管闭塞时可见周围有较多侧支循环血管,与闭塞远端血管相通(图3-23)。

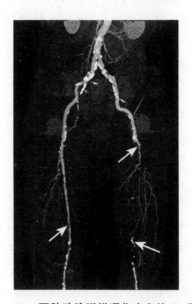

图3-23　下肢动脉粥样硬化病变的CT图像

注　股动脉CTA检查,显示双侧股动脉管壁多发低密度斑块和钙化斑块(下方↑),管腔不规则偏心性狭窄,左侧股动脉上中段闭塞(上方↑)。

MRI 表现:磁共振下肢动脉血管成像,病变的主要征象和特点与 CTA 相似。MRI 的优点是诊断管腔狭窄时,不受管壁钙化的影响,但是可能会夸大狭窄程度。

(三)诊断与鉴别诊断

超声、CT 和 MRI 增强扫描,可以明确诊断下肢动脉粥样硬化病变,可取代下肢动脉血管造影检查。该病需要与血栓闭塞性脉管炎鉴别,后者主要累及中、小血管,远侧病变更重,血管闭塞呈节段性。该病另需与血栓栓塞病变鉴别,后者有血栓脱落的原发病变,如心房颤动患者,左心房已经有血栓形成,其征象为下肢动脉血管腔内的"充盈缺损",而非动脉粥样硬化斑块。

八、肺动脉血栓栓塞

肺动脉血栓栓塞,简称肺栓塞(PE),是内源性血栓形成或外源性栓子脱落,栓塞肺动脉或其分支所引起的呼吸系统和循环系统功能障碍的综合征,并发肺出血或坏死者称为肺梗死。肺栓塞是常见的心血管疾病。

(一)临床与病理

下肢深静脉血栓形成、脱落至肺动脉,是公认的肺栓塞首位病因,常见诱因有术后卧床、运动减少、妊娠、静脉曲张和充血性心力衰竭等。肺栓塞的临床表现多样,主要决定于栓塞的位置和累及范围。常见症状有呼吸困难、胸痛、咯血等,体征有呼吸急促、心动过速、发绀等。实验室检查可发现低氧血症、交联纤维蛋白降解产物 D-二聚体升高等。

(二)影像学表现

X 线表现:胸部 X 线摄片可见区域性肺纹理稀疏、纤细,肺透明度增加;并发肺梗死者,可见肺内朝向肺门的类楔形致密影。慢性肺栓塞,胸部 X 线摄片多有肺动脉高压及右心房室增大的表现。

肺动脉血管造影:作为有创的诊断性检查,已经被无创的 CT 或者 MRI 技术所取代。在综合评估肺动脉高压程度及其治疗后疗效时,可以与右心导管技术联合使用。主要征象:①肺动脉血栓本身不能被显示,可以间接显示腔内的充盈缺损及其导致的管腔狭窄;②肺动脉分支的缺支、粗细不均、走行不规则以及未受累血管的增粗等间接征象;③外围细小分支受累时,肺实质期显影缺损和(或)肺动脉分支充盈和排空延迟。右心导管检查是评估肺动脉高压和全肺阻力的"金标准"。

核医学表现:肺通气—灌注显像是过去经典的诊断技术。肺栓塞的主要表现是肺血流灌注缺损,而通气功能正常,称为肺通气—灌注"不匹配"。由于图像空间分辨力不足,对微小病变或非梗阻病变的识别有一定限度,对于肺部病变的显示受限。

超声表现:可显示位于主肺动脉以及左、右肺动脉主干内的较大栓子,表现为肺动脉管腔内的高回声充盈缺损影。其优势是适用于急性中央型肺栓塞的快速诊断,并可同时对心脏形态、功能进行评价。其另一优势是对下肢静脉血栓的探查,明确或判断栓子的来源,但对外围肺动脉血栓的显示受限。

CT 表现:指南推荐 CT 肺动脉血管成像(CTPA),是诊断急性和慢性肺栓塞的首选检查

第三章 循环系统

方法。①直接征象：为肺动脉腔内充盈缺损及其导致的血管部分或完全闭塞。充盈缺损（血栓）的分布特征、形态特征、栓塞以远血管特征，结合临床发病情况，可以判断急性/亚急性血栓，抑或慢性血栓；急性和亚急性血栓多游离于腔内，致管腔发生不同程度狭窄；慢性血栓多为附壁的机化后的血栓，可以导致管腔的闭塞和远端血管的萎缩（图3-24）。②间接征象：包括主肺动脉增宽、右心房室增大等肺动脉高压改变，以及受累肺叶因血流灌注不均匀而产生的"马赛克"征、肺动脉分支血管影稀疏、肺梗死与实变和胸腔积液等。

MRI表现：磁共振增强肺动脉血管成像，能显示肺段和部分亚段级的肺动脉分支，主要征象为肺动脉腔内充盈缺损和分支狭窄或闭塞，对于肺段以上的大分支还可显示管腔狭窄的程度。主要征象与CT肺动脉血管成像相似。

（三）诊断与鉴别诊断

肺栓塞的影像学诊断不难，具有上述直接和间接征象即可明确诊断。该病主要与肺动脉肿瘤鉴别，后者在肺动脉腔内的充盈缺损更加密实、有"张力感"，呈多发结节样、膨胀性、扩张性生长；因为有肿瘤血管，肿瘤内可有血管影，可见延迟强化。PET成像对鉴别很有帮助，因为肿瘤有代谢而显影，血栓无显影。肺栓塞需要与各种原因的肺血管炎鉴别，后者表现为血管壁的增厚和狭窄，而不是血栓形成。

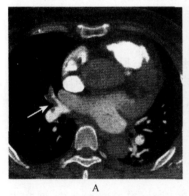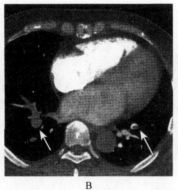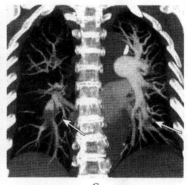

图3-24 肺动脉栓塞CT图像

注 A.右上肺动脉分支开口可见充盈缺损影（↑）；B.横轴位示右下肺动脉分支内充盈缺损影（↑），管腔接近闭塞，左下肺动脉分支内较小充盈缺损影（↑）；C.冠状位MIP图像，示右下肺动脉分支管腔内充盈缺损影（↑），左下肺动脉分支内小充盈缺损影（↑）。

（常利芳）

第四章　消化系统

第一节　食管与胃肠道

一、检查技术

(一)X线检查

1. X线平片

仅用于与食管、胃肠道疾病相关的急症检查,包括食管和胃肠道的金属性异物、穿孔和肠梗阻等。

2. 钡剂造影检查

食管和胃肠道属于空腔脏器,影像学检查多选择硫酸钡造影作为一种检查方法。硫酸钡为不溶于水的白色粉末,钡的原子序数高,不易被X线穿透,当充填食管、胃肠道内腔时,可与周围组织形成明显对比,若同时用气体扩张内腔,则形成气钡双重对比,能清楚地勾画出食管、胃肠道内腔和内壁结构细节,从而达到疾病检出和诊断的目的。

目前对食管和胃肠道疾病多采用气钡双重造影检查方法。根据怀疑病变部位的不同,可选择不同的造影方法。

(1)食管、胃和十二指肠钡餐检查:常称为上消化道钡餐造影检查,用于检查食管、胃和十二指肠疾病。通常采用口服产气粉和钡剂的方法达到双重造影效果。若仅怀疑食管疾病,则只进行食管双重造影检查;当需同时观察胃和十二指肠时,则要行包括食管、胃和十二指肠的上消化道双重造影检查。需注意,肠梗阻患者禁行此项检查,便秘者也要慎用。

(2)小肠钡剂造影检查:包括常规口服小肠造影检查方法和小肠灌肠造影检查方法。前者是在完成上消化道造影检查后,定时跟踪钡剂在小肠内的运行情况,直至钡剂到达回盲部;后者是经鼻咽或口咽部插管至十二指肠空肠曲,再经导管注入钡剂和气体,获得气钡双重对比效果,此操作较复杂,但检查效果优于口服法小肠造影。

(3)结肠钡灌肠检查:用于检查结肠疾病,多采用气钡双重造影检查。检查前,需静脉注射山莨菪碱,需注意其使用的禁忌证。

消化道钡剂造影检查前需做适当准备,其中上消化道造影需禁食、禁水,结肠灌肠造影则需口服缓泻剂以清洁肠道。造影检查及诊断中需注意以下3点:①透视观察与摄片所见相结合;②分析时要形态改变与功能改变并重;③检查过程中要适当对胃肠道加压,以了解不同充盈状态的表现。

(二)超声检查

1.患者准备

检查胃前需空腹 8～12 小时,无梗阻症状。检查时,患者需饮入 350～600mL 水或腔内超声成像剂。无回声型成像剂对于溃疡的显示较好;而有回声型成像剂则对于肿瘤的显示较好。

检查肠道前需禁食 10 小时,前日晚口服轻泻剂,检查当日充分排尽大便。如患者已做胃肠钡餐造影,须在 3 日后待钡剂完全排出再行肠道超声检查。检查上消化道时,可服用腔内超声成像剂 500mL 左右。检查结肠时可采用 1 500mL 左右的温开水或腔内超声成像剂经直肠连续、缓慢灌注。检查乙状结肠及直肠上段时,受检者需充盈膀胱。经直肠肛管超声检查前进行清洁灌肠。

2.患者体位

检查胃开始可采取半卧位,然后左侧卧位、右侧卧位及仰卧位。肠道常取仰卧位或左侧卧位或膀胱截石位。

3.仪器

采用二维超声诊断仪,探头频率 3.5～5.0MHz。进行经肛管直肠腔内检查时,可选用腔内一凸一线双平面探头或者 360°的环形探头,探头频率 5～10MHz。

4.检查

(1)检查途径:经腹壁的超声检查是最重要的检查途径。腔内超声检查可以贴近肠道黏膜层且采用高频率探头,能更清楚地显示胃肠壁及其周围结构。内镜超声也可运用于上消化道及末端消化道超声检查,并可引导活检。

(2)检查技术。

1)胃超声检查方法:在胃处于空虚状态时,先行上腹部基础扫查,初步了解胃和周围毗邻脏器及结构的基本情况。然后用饮用水或腔内超声成像剂充盈胃部后,按解剖分区依次完成贲门、胃底、胃体、胃角、胃窦及幽门的扫查。一般取左侧卧位经肋下扫查胃底部(或经脾冠状切面补充扫查胃底部);取仰卧位或坐位扫查胃体部;取右侧卧位于右上腹检查幽门、胃窦及幽门管。

对于胃肿瘤,可行胃双重超声造影,即在口服胃超声成像剂的同时,进行经静脉超声造影,观察肿瘤及周围结构微血流灌注情况。

2)肠道超声检查方法:在肠道空虚状态时,先行腹部基础扫查,初步了解肠道和周围毗邻脏器及结构的基本情况。对于上消化道肠管,可以服用腔内超声成像剂 500mL,并等待约 20分钟后,从右上腹开始,依次扫查十二指肠、空肠和回肠。检查结肠时,可考虑洗肠后用灌肠的方式充盈肠腔,并跟踪成像剂充盈的部位连续扫查。

检查直肠主要采用经腹及经直肠腔内检查。经腹检查时,可充盈膀胱,于耻骨联合上缘进行横切、纵切及斜切,主要观察直肠及乙状结肠交界部的病变。经肛管直肠腔内超声检查时,不必充盈膀胱,患者取左侧卧位并屈髋、屈膝或取膀胱截石位,检查者戴手套先行直肠指检,初步了解病变部位与范围,再将涂有耦合剂或者利多卡因凝胶的直肠腔内超声探头插入肛门。插入时嘱患者张口深呼吸,放松腹部与肛门。使用高频率线阵探头及中、高频率凸阵探头交替观察,旋转探头并观察,同时向前推进,直到直肠上段。手法要轻柔,遇狭窄时停止。

检查阑尾时,先选用腹部低频探头对全腹进行检查,在右下腹发现可疑异常回声区或压痛点后,再选用高频探头进行重点扫查。对于可疑者,需采用逐级加压扫查法,首先通过适度加压,消除肠气的干扰,减小探头至阑尾之间的距离;然后用高频探头加压进行探查,可清晰显示阑尾,并判断阑尾有无肿胀,获得较高质量的图像。

行肠道超声检查时,发现异常后对病变进行定位,并重点探查病变部位,观察病灶的回声、形态、大小、血流,病变侵犯的范围及与周围结构的毗邻关系等,并实时观察肠道蠕动情况。

(3)扫查切面:腹段食管、胃各部位标准切面及其体表投影示意图(图4-1)。

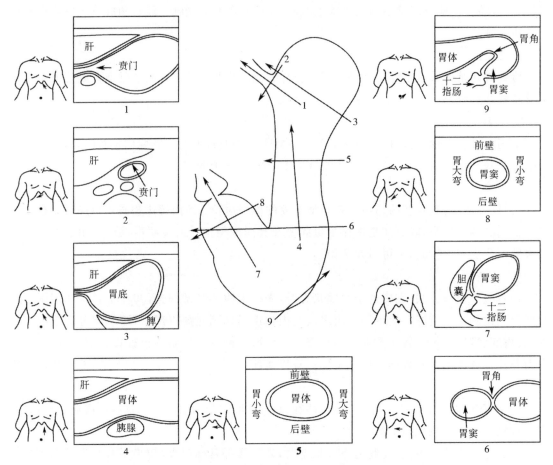

图4-1　腹段食管、胃各部位标准切面及其体表投影示意图

注　↑为探头在体表的投影及与胃各部分的关系。1.食管下段及贲门长轴断面;2.食管下段及贲门短轴断面;3.胃底断面;4.胃体长轴断面;5.胃体短轴断面;6.胃角部断面;7.胃窦长轴断面;8.胃窦短轴断面;9.胃冠状斜切面。

1)贲门、腹段食管长轴及短轴切面:将探头斜置于剑突下,沿左侧肋缘进行扫查。于肝左外叶后方显示食管腹段及贲门长轴切面图(图4-2),呈倒漏斗状,其膨大处为贲门,颈部为下段食管。探头横向置于剑突下偏左侧,利用肝左叶作为声窗,可在肝左叶后方近膈部显示食管腹段横切面(图4-3)。

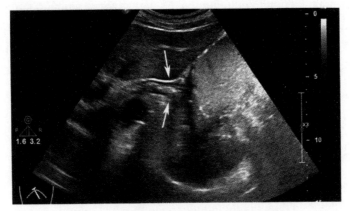

图4-2 食管腹段及贲门长轴切面声像图

注 ↑为贲门所在位置。

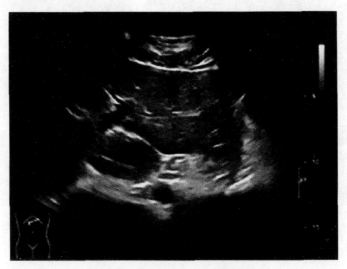

图4-3 食管腹段横切面声像图

注 食管腹段呈"靶环"状。

2)胃底切面:探头斜置左季肋部,向左后上方旋转扫查,角度范围0°~80°,可较完整地显示胃底部。

3)胃体长轴及短轴切面:探头在左上腹纵置移动扫查,即可显示胃体长轴;探头于左上腹横置移动扫查,即可显示胃体短轴(图4-4)。

4)胃角部切面:探头置于剑突下,向脐部做连续移动横向扫查,在胃角切迹水平寻找并显示由胃窦和胃体相连构成的"∞"字形结构(图4-5)。

5)胃窦长轴及短轴切面:探头长轴斜置脐部与右上腹间,以不同角度移动扫查,获取胃窦长轴声像图;十字交叉后连续扫查,即可获胃窦短轴切面。

6)胃窦及十二指肠球部交界部切面:将探头斜置右上腹,由右肋缘与右侧乳头线相交处,斜向下内侧扫查,获取该部位胃腔声像图,随后调节声束方向与幽门管平行,显示胃窦的前后壁、幽门与十二指肠球部(图4-6)。

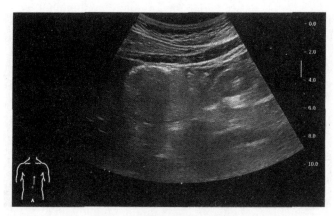

图 4 − 4　胃体短轴切面声像图

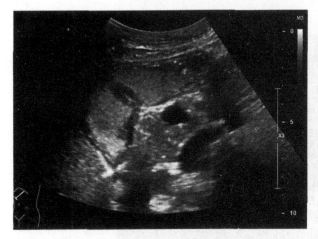

图 4 − 5　胃角切面声像图

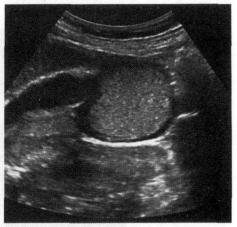

图 4 − 6　胃窦及十二指肠球部交界部声像图

7）十二指肠切面：探头纵置右上腹，其上端向右旋转 60°，向左旋转 30°，探头下端相对固定，在此范围可获得大部分的十二指肠声像图。

8）空肠、回肠分布范围广，无特殊扫查切面：扫查时需要注意切面之间相互覆盖，以免漏诊。扫查时常以脐部为中心，可向上腹、下腹、左右侧腹做连续移动扫查，发现异常时，可在局部再进行多方位、多切面扫查。

（三）CT 检查

1. 常规 CT 检查

包括 CT 平扫和增强检查。其中，胸部 CT 检查常用于评估食管疾病造成的管壁增厚、肿块和局部有无增大淋巴结等，但对微小病变显示困难。腹部 CT 检查已成为胃肠道疾病的主要影像检查技术之一。检查前需空腹并口服水作为对比剂。CT 检查能够清楚显示胃肠道疾病所造成的腔壁增厚、肿块及其异常强化以及壁外侵犯情况，同时还可观察肠管位置和有无狭窄、扩张等表现，目前已广泛用于胃肠道肿瘤性、炎性、梗阻性和缺血性疾病等检查。

2. CT 小肠造影检查

CT 小肠造影检查对小肠疾病的检出和诊断有较高价值。检查前需向小肠内引入等渗甘露醇作为对比剂,多采用口服法,也可用 CT 小肠灌肠造影检查法,使小肠充分扩张后,再行 CT 平扫和增强检查。增强检查时,强化的肠壁在腔内对比剂和壁外脂肪组织的衬托下得以清晰显示,对小肠疾病的检出和诊断要显著优于常规 CT 检查。

3. CT 仿真结肠内镜

用于检查结肠疾病,已能够查出直径 5mm 以上的突起性病变,其敏感性和准确率均已接近结肠镜检查。检查前需行充分准备,包括肠道清洁和注入足量空气。

(四)MRI 检查

目前临床上应用 MRI 检查食管和胃肠道疾病还不及 CT,但对检查一些部位的炎性病变和肿瘤分期有较高价值。

1. 常规上腹部 MRI 检查

可用于胃癌分期。需空腹并口服等渗甘露醇或水,使胃腔扩张,其后行 T_1WI、T_2WI、DWI 和增强 T_1WI 检查。

2. MRI 小肠造影检查

对评估小肠炎性疾病具有较高价值,能够准确判断炎性肠病的范围及是否处于炎症活动期。肠道准备同 CT 小肠造影检查,采用口服法即为 MRI 小肠造影检查,采用插管法则为 MRI 小肠灌肠造影检查。

3. 盆腔 MRI 检查

用于直肠癌术前全面评估及术后鉴别纤维组织增生与肿瘤复发,其效果显著优于 CT 检查。其中,垂直于肿瘤肠管的高分辨率 T_2WI 序列是必需的,增强扫描有利于提高诊断的准确性。

二、正常影像表现

(一)X 线表现

胃肠道疾病的检查主要应用钡剂造影,可以显示胃肠道的位置、轮廓、腔的大小、内腔及黏膜皱襞情况,但对显示胃肠道肿瘤内部结构、胃肠壁浸润程度和外壁侵犯及转移等尚有一定困难,还需要结合其他影像检查。

1. 咽部

咽部是胃肠道的起始部位,是含气空腔。吞钡正位观察,上方正中为会厌,两旁充钡小囊状结构为会厌谷。会厌谷外下方较大的充钡空腔是梨状窝,近似菱形,且两侧对称,梨状窝中间的透亮区为喉咽凸,勿误为病变(图 4-7)。正常情况下,一次吞咽动作即可将钡剂送入食管,吞钡时,梨状窝暂时充满钡剂,但片刻即排入食管。

2. 食管

食管是连接下咽部与胃的肌肉管道,起于第 6 颈椎水平,与下咽部相连。食管入口与咽部连接处及膈的食管裂孔处各有一生理狭窄区,管壁内有上、下食管括约肌。

食管充盈相:食管吞钡充盈、轮廓光滑整齐,宽度可达 2~3cm。正位观察位于中线偏左,管壁柔软,伸缩自如。右前斜位是观察食管的常规位置,在其前缘可见 3 个压迹,从上至下为主动脉弓压迹、左主支气管压迹、左心房压迹。于主动脉弓压迹与左主支气管压迹之间,食管显影略膨出,注意不要误认为憩室。

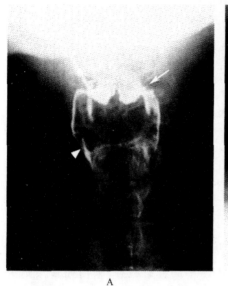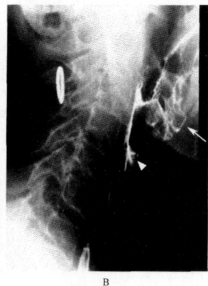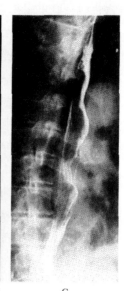

图 4-7　正常咽部及食管

注　A.正位;B.侧位;梨状窝(△),会咽谷(↑);C.正常食管。

食管黏膜相:少量充钡,黏膜皱襞表现为数条纵行、相互平行的纤细条纹状透亮影。这些黏膜皱襞通过裂孔时聚拢,经贲门与胃小弯的黏膜皱襞相连续。

透视下观察,正常食管有两种蠕动:第一种蠕动为原发性蠕动,系由下咽动作激发,使钡剂迅速下行,数秒钟达胃内;第二种蠕动又称继发蠕动波,由食物团对食管壁的压力所引起,始于主动脉弓水平,向下推进。所谓第三蠕动波是食管环状肌的局限性不规则收缩运动,形成波浪状或锯齿状边缘,出现突然,消失迅速,多发生于食管下段,常见于老年人和食管贲门失弛缓症患者。

另外,当吸气时膈肌下降,食管裂孔收缩,致使钡剂暂时停顿于膈肌上方,形成食管下端膈上一小段长 4~5cm 的一过性扩张,称为膈壶腹,呼气时消失,属正常表现。

此外,贲门上方 3~4cm 长的一段食管,是从食管过渡到胃的区域,称为食管前庭段,具有特殊的神经支配和功能。此段是一高压区,有防止胃内容物反流的作用。现将原来的下食管括约肌与食管前庭段统称为下食管括约肌。它的左侧壁与胃底形成一个锐角切迹,称为贲门切迹。

3.胃

一般分为胃体、胃底、胃窦 3 部分及胃小弯和胃大弯。胃底为贲门水平线以上部分,立位时含气,称胃泡。贲门至胃角(胃小弯拐角处,也称角切迹)的一段称胃体。胃角至幽门管斜向右上方走行的部分称胃窦,幽门为长约 5mm 的短管,宽度随括约肌收缩而异,将胃与十二指肠相连。胃轮廓的右缘为胃小弯,左缘是胃大弯(图 4-8)。

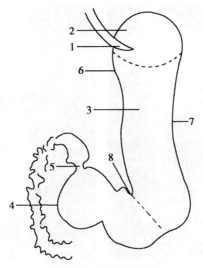

图 4 – 8 胃各部名称

注 1.贲门；2.胃底；3.胃体；4.胃窦；5.幽门；6.胃小弯；7.胃大弯；8.胃切迹。

胃的形状：与体型、张力及神经系统的功能状态有关，一般可分为以下 4 种类型（图 4 – 9）。①牛角型：位置、张力均高，呈横位，上宽下窄，胃角不明显，形如牛角，多见于肥胖型者；②钩型：位置、张力中等，胃角明显，胃的下极大致位于髂嵴水平，形如鱼钩；③瀑布型：胃底宽大，呈囊袋状向后倾，胃泡大，胃体小，张力高，充钡时，钡剂先进入后倾的胃底，充满后再溢入胃体，犹如瀑布；④长钩型：又称为无力型胃，位置、张力均低，胃腔上窄下宽，犹如水袋状，下极位于髂嵴水平以下，见于瘦长型者。

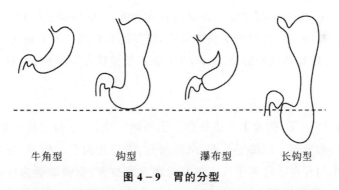

牛角型　　　　钩型　　　　瀑布型　　　　长钩型

图 4 – 9 胃的分型

胃的轮廓：在胃小弯侧及胃窦大弯侧光滑整齐，胃体大弯侧呈锯齿状，系横、斜走行的黏膜皱襞所致。

胃的黏膜皱襞：黏膜相上，可见皱襞间沟内充以钡剂，呈致密的条纹状影。皱襞则显示为条状透亮影。胃小弯侧的皱襞平行整齐，一般可见 3～5 条，至角切迹以后，一部分沿胃小弯走向胃窦，一部分呈扇形分布，斜向大弯。胃体大弯侧的黏膜皱襞为斜行、横行而呈现不规则的锯齿状。胃底部黏膜皱襞排列不规则，相互交错，呈网状。胃窦部的黏膜皱襞可为纵行、斜行及横行，收缩时为纵行，舒张时以横行为主，排列不规则（图 4 – 10）。

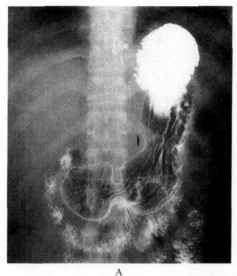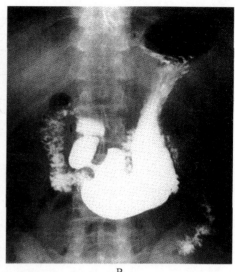

A   B

图 4-10 正常胃

注　A.气钡双重造影;B.充盈相。

胃的双对比造影:显示胃整体的边缘形成了光滑连续的线条状影,其粗细、密度在任何部位均相同,无明显的突出与凹陷。双对比造影能显示黏膜皱襞的微细结构即胃小区、胃小沟。正常胃小区为1～3mm大小,呈圆形、椭圆形或多角形、大小相似的小隆起,其由于钡剂残留在周围浅细的胃小沟而得以显示,呈细网眼状。正常的胃小沟粗细一致,轮廓整齐,密度淡而均匀,宽1mm以下。

胃的蠕动:来源于肌层的波浪状收缩,由胃体上部开始,有节律地向幽门方向推进,波形逐渐加深,一般同时可见2～3个蠕动波。胃窦没有蠕动波,是整体向心性收缩,使胃窦呈一细管状,将钡剂排入十二指肠;之后,胃窦又整体舒张,恢复原来状态。但不是每次胃窦收缩都有钡剂排入十二指肠。胃的蠕动受胃的张力、幽门功能和精神状态等影响,一般于服钡后2～4小时排空。

4.十二指肠

十二指肠全程呈"C"形,称为十二指肠曲。上与幽门连接,下与空肠连接,一般分为球部、降部、水平部(横部)和升部。球部呈锥形,两缘对称,尖部指向右上后方,底部平整,球底两侧称为隐窝或穹窿,幽门开口于底部中央。球部轮廓光滑整齐,黏膜皱襞为纵行、彼此平行的条纹。降部以下黏膜皱襞的形态多与空肠相似,呈羽毛状。球部的运动为整体性收缩,可一次将钡剂排入降部。降部和升部的蠕动多呈波浪状向前推进。十二指肠正常时可有逆蠕动。

低张力造影时,十二指肠管径可增宽1倍,黏膜皱襞呈横行排列的环状或呈龟背状花纹,降部的外侧缘形成光滑的曲线。内缘中部常可见一肩状突起,称为岬部,为乳头所在处,其下的一段较平直。平直段内可见纵行的黏膜皱襞。十二指肠乳头易于显示,位于降部中段的内缘附近,呈圆形或椭圆形透明区,一般直径不超过1.5cm(图4-11)。

5.空肠与回肠

空肠与回肠之间没有明确的分界,但上段空肠与下段回肠的表现大不相同。空肠大部位于左上中腹,多为环状皱襞,蠕动活跃,常显示为羽毛状影像,如钡剂少,则表现为雪花状影像。回肠肠腔略小,皱襞少而浅,蠕动不活跃,常显示为充盈相,轮廓光滑。肠腔内钡剂较少,收缩或加压时可以显示黏膜皱襞影像,呈纵行或斜行,末端回肠自盆腔向右上行,与盲肠相接。回盲瓣的上下缘呈唇状突起,在充钡的盲肠中形成透明影(图 4-11)。小肠的蠕动是推进性运动,空肠蠕动迅速有力,回肠慢而弱。有时可见小肠的分节运动。服钡后 2～6 小时钡的先端可达盲肠,7～9 小时小肠排空。

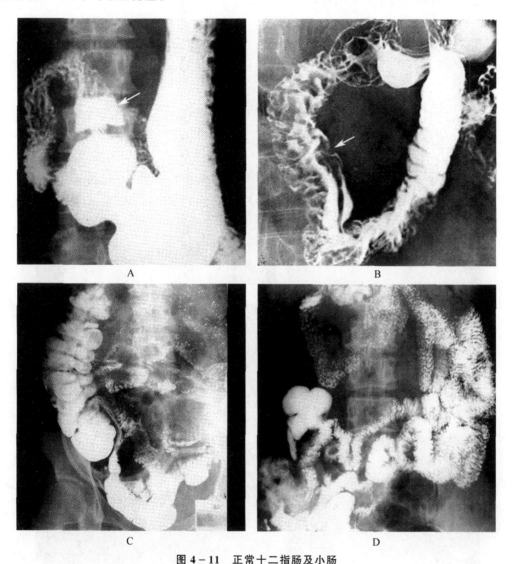

图 4-11 正常十二指肠及小肠

注 A.十二指肠球部(↑);B.低张十二指肠造影,岬部(↑);C.回肠末端及回盲部;D.空肠及回肠。

6. 大肠

大肠分盲肠(附有阑尾)、升结肠、横结肠、降结肠、乙状结肠和直肠,绕行于腹腔四周。升结肠和横结肠转弯处为肝曲,横、降结肠转弯处为脾曲。横结肠和乙状结肠的位置及长度变化较大,其余各段较固定。直肠居骶骨之前,其后部和骶骨前缘紧密相连。大肠中直肠壶腹最宽,其次为盲肠,盲肠以远各肠管逐渐变小,但其长度和宽度随肠管充盈状态及张力有所不同。

大肠充钡后,X线主要特征为结肠袋,表现为对称的袋状突出。它们之间由半月襞形成不完全相同的间隔。结肠袋的数目、大小、深浅因人、因时而异,横结肠以上较明显,以下结肠袋逐渐变浅,至乙状结肠接近消失,直肠则没有结肠袋。

大肠黏膜皱襞表现为纵、横、斜3种方向交错结合。盲肠、升结肠、横结肠皱襞密集,以斜行和横行为主,降结肠以下皱襞渐稀,且以纵行为主(图4-12)。

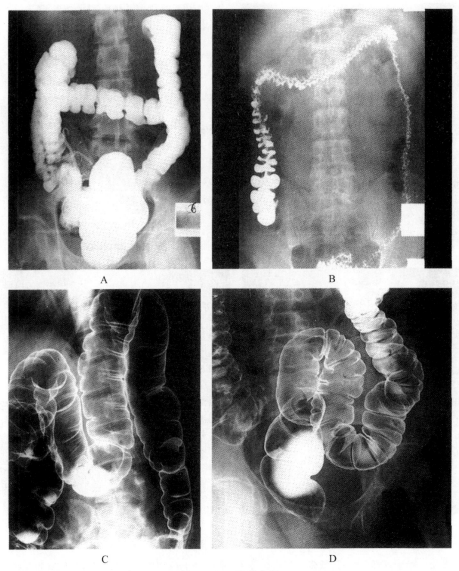

图4-12　正常大肠

注　A.充盈相;B.黏膜相;C、D.气钡双重造影。

大肠的蠕动主要是总体蠕动,右半结肠出现强烈的收缩,呈细条状,将钡剂迅速推向远侧,结肠的充盈和排空时间差异较大,一般服钡后6小时可达肝曲,12小时可达脾曲,24～48小时排空。

阑尾在服钡或钡灌肠时均可能显影,呈长条状影,位于盲肠内下方。一般粗细均匀,边缘光滑,易推动。阑尾不显影、充盈不均匀或其中有粪石造成充盈缺损,不一定是病理性的改变,阑尾排空时间与盲肠相同,但有时可延迟达72小时。

双对比造影时,膨胀而充气肠腔的边缘为约1mm宽的光滑而连续的线条状影,勾画出结肠的轮廓,结肠袋变浅,黏膜面可显示出与肠管横径平行的无数微细浅沟,称为无名沟或无名线。它们既可平行,又可交叉,形成微细的网状结构,从而构成细长的纺锤形小区。小区大小为1mm×(3~4)mm。小沟与小区为结肠双对比造影能显示黏膜面的最小单位,为结肠病变早期诊断的基础。

在结肠X线检查时,某些固定部位较常见到有收缩狭窄区,称为生理性收缩环。狭窄段数毫米至数厘米长,形态随时间变化而多有改变,黏膜皱襞无异常,一般易与器质性病变相鉴别。但在个别情况下,当形态较固定时,注意与器质性病变鉴别。

(二)CT表现

1.食管

食管壁呈软组织密度,因其周围有一层脂肪组织包绕,因而CT能清晰显示食管断面的形态及与其邻近结构的关系。因扩张的程度不同,食管壁的厚薄也不同,一般壁厚度为3mm。通常有40%~60%的人CT检查时食管充气,正常的食管内气体位置居中。

不同层面食管的位置及其毗邻:颈段食管位于中线,与气管后壁紧密相邻,可造成气管后壁压迹。胸骨切迹水平,食管位于气管右后方,紧靠椎体右前缘,食管与椎体之间没有任何组织结构。主动脉弓水平,食管紧靠气管左后方,奇静脉于食管后方向前走行,经气管右侧入上腔静脉。气管隆嵴以下水平,食管紧靠左主支气管后壁,二者之间仅有少量脂肪组织。左主支气管水平以下,食管紧靠左心房后壁,其右后方可见奇静脉断面。左心房水平以下,食管位于降主动脉前方,食管与心包之间只有少量脂肪组织。食管穿过横膈后,向左水平走行于胃底。因食管水平走行,致使约1/3人群的食管贲门区出现类似胃底内壁增厚或团块样表现,应注意鉴别(图4-13A)。

2.胃

胃适度扩张后,胃壁的厚度正常在2~5mm。虽有个体差异,但均在10mm以下。胃底常见气-液面,能产生线状伪影,必要时可采取侧卧或俯卧位检查。胃底左后方是脾,右前方是肝左叶。胃体垂直部分断面呈圆形,与肝左叶、空肠、胰尾及脾的关系密切。结肠脾曲可在左侧显示,腹腔动脉及肠系膜上动脉可出现在相邻层面。连续层面观察,见胃体从左向右与胃窦部相连,胰体在其背侧。胃窦与十二指肠共同包绕胰头(图4-13A、B)。

3.十二指肠

十二指肠上接胃窦,向下绕过胰头及钩突,水平段横过中线,走行于腹主动脉、下腔静脉与肠系膜上动、静脉之间,其肠壁厚度与小肠相同。

4.小肠

充盈良好、正常的小肠壁厚约3mm,回肠末端肠壁厚度可达5mm。小肠肠曲间有少量脂肪组织,系膜内有大量脂肪组织。通常空肠位于左上腹,回肠位于右下腹。具体某一段肠祥CT图像往往难以判断(图4-13C)。

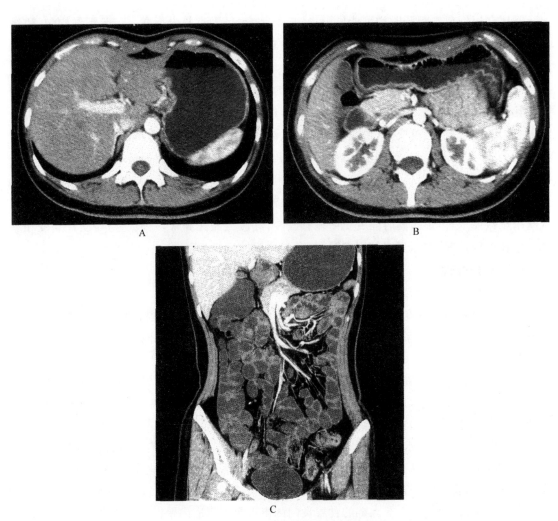

图 4-13 正常消化道 CT 表现

注 A、B.正常胃腔轴位 CT 图像;C.正常小肠和结肠冠状位 CT 图像。

5.大肠

大肠壁外脂肪层较厚,CT 图像显示清晰,轮廓光滑,边缘锐利。正常结肠壁厚 3~5mm。结肠内均含有气体,结肠肝曲和脾曲的位置一般较固定。横结肠及乙状结肠的位置、弯曲度及长度变异较大。横结肠的位置多数偏前腹壁。直肠壶腹部位于盆腔出口正中水平。肠壁周围脂肪层厚,肠内常含有气体及粪便。

(三)MRI 表现

MRI 凭借其软组织分辨力高、无辐射损伤以及能够直接多方位成像的优势,在胃肠道检查中的应用越来越广泛。如同 X 线钡剂造影检查,为了获得高质量的 MRI 图像,常需行 MRI 造影检查。造影检查时,根据对比剂在 T_1WI 所致的信号强度变化,可分为阴性对比剂(如硫酸钡、甘露醇、气体等)和阳性对比剂(如超顺磁性氧化铁、稀释的钆剂等),引入的方法包括口服法和经导管灌注法。

正常胃肠道 MRI 造影表现取决于对比剂的类型和选择的成像序列。在 T_1WI 或 T_2WI

上,胃肠道管壁在腔内低或高信号对比剂的衬托下能够清楚显示。与 CT 检查不同,胃肠道 MRI 检查在显示胃肠道管壁组织学分层上更具优势,能较好地显示肠壁各层的组织结构。此外,应用 T_2WI 阴性对比剂时,还可同时行 Gd – DTPA 增强检查,能够观察胃肠道管壁及其病变的强化表现,有助于病变的检出和诊断(图 4 – 14)。

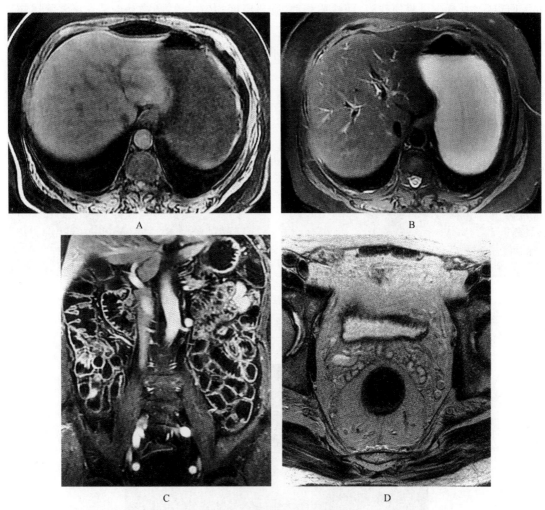

图 4 – 14 正常消化道 MRI 表现

注 A、B.正常胃腔轴位 MRI 图像;C、D.正常小肠和结、直肠冠状位 MRI 图像。

(四)超声表现

空腹胃未充盈时,其内有气体及少量液体,无胃内容物。其中央呈高、强回声(图 4 – 15),周围胃壁呈有层次的环状低回声(图 4 – 15A)。用饮用水或超声成像剂充盈后,胃腔呈无回声或均匀高回声,可随胃蠕动改变胃腔形态,幽门开放自然,通过顺利。胃蠕动波形呈节律性和对称性的管壁收缩,无突然中断现象。正常声像切面上可见 1～2 个蠕动波。

十二指肠球部可显示为三角形或椭圆形的结构,与胃窦部相连,胆囊位于其右后方。球部远端与降部相连,两者之间形成上曲,降部远端又与水平部相连,形成下曲。十二指肠呈 C 形走行,环绕胰腺头部(图 4 – 16)。十二指肠球部呈间歇性充盈,幽门开放时可见液体通过。空肠、回肠分布迂曲,位居整个腹部,肠壁厚度均匀一致,扫查过程中或可观察到肠蠕动,肠腔内的内容物以液体成分常见。

　　未洗肠时,结肠纵切面呈代表结肠袋特征的含气的囊袋样结构,就像"一串灯笼";横切面可见弧形的低回声前壁和后方气体及粪便的强回声。灌肠后经腹壁检查,可见结肠腔内较多的无回声区,可有少量粪便残渣,随液体移动,肠壁厚度均匀一致,肠蠕动少见。正常阑尾超声不易显示,国内外报道其显示率为 50%~60%。正常阑尾纵切面呈盲管状结构,横切面呈同心圆形,管壁层次清晰、柔软并可压缩,外径多小于 7mm。

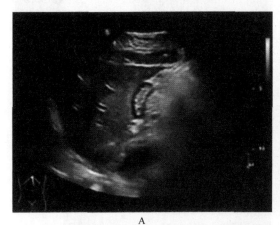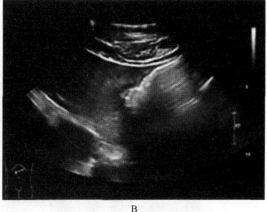

A　　　　　　　　　　　　　　　　　　　　B

图 4-15　空腹时胃腔未充盈状态的声像图

　　注　A.胃体短轴切面显示胃腔中央呈高回声,胃壁呈环状低回声;B.胃体长轴切面,胃腔内气体呈强回声。

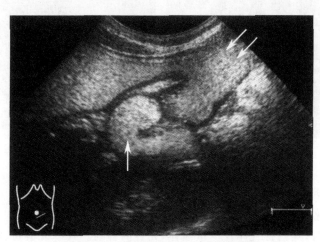

图 4-16　正常胃窦及十二指肠声像图

　　注　↑示十二指肠降部,↑↑示胃窦部。

　　无论是经腹壁还是腔内超声检查方式,探头频率较高且能获得质量较好的图像时,均可清楚地显示胃肠壁的层次。胃肠壁的超声结构常常被描述为"三强夹两弱"的 5 层结构:最内层高回声代表的是液体和黏膜层间的界面;其下方低回声为黏膜层,包括固有层及黏膜肌层;更深一层高回声的是黏膜下层;其下方是低回声层的固有肌层;接着是高回声浆膜层(图 4-17)。

根据病变与上述 5 层结构的关系,可判断病理状态时胃肠壁层次受破坏的情况,有利于鉴别诊断和肿瘤分期。

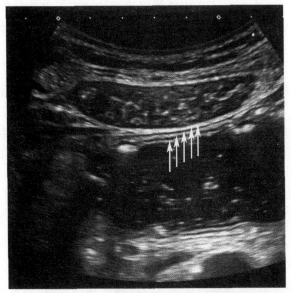

图 4－17　胃肠道管壁层次结构声像图

注　胃肠道管壁呈"三强夹两弱"的 5 层结构,由腔内至腔外分别代表液体和黏膜层间的界面、黏膜层、黏膜下层、固有肌层及浆膜层(↑)。

正常胃肠超声测量参考值如下。

1．贲门管径

贲门管径通常为 5～12mm。

2．胃壁厚度

胃腔充盈 500～600mL 成像剂时,胃壁厚度一般为 3～6mm。

3．幽门管径

在幽门开放时,内径宽度为 2～4mm,长度为 5～8mm。

4．十二指肠球面积

十二指肠球面积为 3～6cm²。

5．肠壁厚度

正常肠壁厚度不超过 4mm。

6．肠腔内径

于未加压情况下测量肠壁黏膜面与对侧黏膜面之间的距离,十二指肠腔内径一般＜3.0cm,结肠腔内径一般＜3.5cm。

三、基本病变表现

(一)X 线造影表现

1．内腔的改变

①内腔狭窄:持续的内腔缩小为狭窄。炎症引起的内腔狭窄范围多较广泛,可呈节段性;

肿瘤引起的狭窄范围多局限,边缘不规则,且局部腔壁僵硬。外压造成的狭窄位于内腔一侧,可见整齐的压迹或移位;痉挛造成的狭窄形状可以改变,痉挛消除后即可恢复正常。②内腔扩张:持续内腔扩大为扩张。内腔扩大可由远端内腔狭窄或梗阻及肠麻痹所致。肠梗阻引起的肠腔扩张常有液体和气体积聚,形成阶梯状液—气面,伴蠕动增强;而肠麻痹表现为肠腔普遍扩张且蠕动减弱。

2. 轮廓的改变

①充盈缺损:是指钡剂涂布的轮廓有局限性向内凹陷的影像,为腔壁局限性肿块向腔内突出,造成局部钡剂不能充盈所致。恶性肿瘤造成的充盈缺损常不规则,而息肉造成的充盈缺损境界光滑规整。②龛影:是指钡剂涂布的轮廓有局限性外突的影像,为消化性溃疡及肿瘤坏死性溃疡形成的腔壁凹陷,使钡剂充填滞留其内所致;轴位观溃疡呈火山口状。③憩室:表现为向壁外的囊袋状膨出,有正常黏膜通入,与龛影不同。

3. 黏膜与黏膜皱襞的改变

黏膜的异常表现对发现早期病变和鉴别诊断有重要意义。①黏膜皱襞破坏:表现为黏膜皱襞消失,代之以杂乱、不规则的钡斑影,大都由恶性肿瘤侵蚀所致。②黏膜皱襞平坦:表现为黏膜皱襞的条纹状影变得不明显,严重时可完全消失。造成这种表现有两种原因:一种是黏膜与黏膜下层被恶性肿瘤浸润,其特点是形态较为固定而僵硬,与正常黏膜有明显的分界,常出现在肿瘤破坏区的周围;另一种是由于黏膜和黏膜下层的炎性水肿引起,与正常黏膜皱襞逐渐移行,常见于溃疡龛影的周围。③黏膜皱襞增宽和迂曲:表现为黏膜的透明条纹影增宽,大多由于黏膜和黏膜下层的炎性浸润、肿胀和结缔组织增生引起,多见于慢性胃炎;黏膜下静脉曲张也常表现为黏膜皱襞的增宽和迂曲。④黏膜皱襞纠集:表现为皱襞从四周向病变区集中,呈放射状,常由慢性溃疡产生的纤维组织增生、瘢痕收缩所致。

4. 功能性改变

功能性改变对于一些病变的检出和诊断有重要价值。①张力的改变:张力高,内腔缩小,如牛角型胃;张力低,内腔扩大、松弛,如长型胃;张力过低可出现胃下垂。②蠕动的改变:可为蠕动增加或减弱。肿瘤侵犯胃壁可使局部蠕动消失,浸润型胃癌所致的"皮革胃"表现为整个胃僵硬、无蠕动。③运动力的改变:运动力为胃肠道输送食物的能力,具体表现在钡剂排空的时间。服钡后4小时胃尚未排空,可认为胃运动力减低或胃排空延迟。口服钡剂2小时内可到达盲肠,超过6小时为通过缓慢,超过9小时小肠内钡剂尚未排空为排空延迟。④分泌功能的改变:胃分泌增加,空腹状态下胃液增多,立位见胃内液面及钡剂呈絮片状下降和不均匀分布。肠液分泌增多时,钡剂分散在分泌液中,呈不定形的片状或线状影,黏膜皱襞模糊不清。

(二)超声检查

超声可发现胃肠壁的增厚或肿块,还可显示壁外延伸及周围脏器受累的情况。

(三)CT 和 MRI 表现

1. 腔壁局限性增厚和肿块

CT、MRI可直接显示病变腔壁的不规则增厚或肿块。炎性病变腔壁增厚较弥漫,肿瘤则较局限。良性肿瘤肿块边缘光滑;恶性肿瘤表面不规则,可伴有溃疡形成。缺血性肠梗死时,肠壁早期增厚,晚期变薄。

2. 腔壁密度或信号异常

正常消化道腔壁密度或信号均匀。肠缺血性病变时,CT 平扫肠壁密度常减低,强化程度减弱甚至消失。出血时常表现为平扫密度增高,活动性出血时,多期增强扫描可见对比剂血管外溢。肠壁的炎性病变活动期时肠壁的强化明显。

3. 系膜血管的改变和淋巴结异常

动脉供血增多及静脉回流受阻,均可引起肠系膜小血管的增粗、增多、密集;而动脉阻塞引起肠系膜血流灌注减少,系膜血管变细、稀疏。炎症和肿瘤都可引起淋巴结的增大和密度不均。

四、疾病诊断

(一)食管异物

食管异物是指因饮食不慎,误咽异物,如鱼刺、骨片或脱落的义齿等,异物可暂时停留或嵌顿于食管。多见于儿童,其次为老年人。

1. 临床与病理

一般都有明确的异物误咽史。最常见的症状为异物梗阻感、疼痛和吞咽困难等。当较大的异物阻塞食管或压迫气管时,常并发呼吸道症状。

2. 影像学表现

(1)X 线表现:是诊断食管异物及其并发症的重要方法。

1)对于不透光的异物,一般在透视及摄片中就能发现异物的大小、位置及形态。

2)由于食管横径较前后径大,如异物大而扁平(图 4-18),则其最大横径通常于冠状位显示,侧位呈条状或线状。

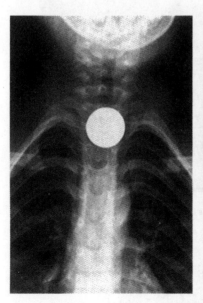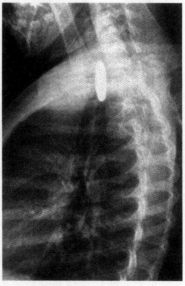

图 4-18 食管异物 X 线表现

3)对于较小的骨片或骨刺,可见到颈椎前部软组织肿胀或有气体等并发症征象。

(2)CT 表现。

1)准确地显示异物、腔内情况与大血管的关系以及并发症的严重程度。

2)对于指导手术有重要意义。

3. 诊断与鉴别诊断

根据明确的异物误咽史及影像学所见,即可对本病做出诊断。

(二)食管静脉曲张

食管静脉曲张是指食管黏膜下层的静脉丛异常迂曲,呈瘤样扩张。

1. 临床与病理

根据病变的发展部位分为两型,即上行性和下行性。上行性食管静脉曲张占绝大多数,其临床表现为肝硬化、脾大及腹水等门静脉高压症状。

2. 影像学表现

(1)X 线表现。食管造影(图 4-19):①早期显示食管中下段黏膜皱襞增粗、迂曲;②中期病变迁延至食管中段,黏膜皱襞粗大,扭曲呈蚯蚓状,并可见串珠状或虫蚀样充盈缺损,食管稍扩张,管壁轮廓凹凸不平,钡剂排空延迟;③晚期范围明显延长,可累及食管全段,曲张形成明显的充盈缺损。常合并胃底静脉曲张。

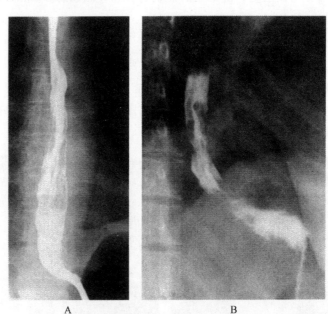

A   B

图 4-19 食管静脉曲张 X 线表现

注 A.食管各段轮廓完整,黏膜增粗、迂曲,中下段呈虫蚀样改变;B.食管中下段黏膜增粗、迂曲,呈串珠样改变,食管张力降低。

(2)CT 表现。

1)CT 平扫:管壁增厚,管腔不规则,常合并胃底静脉曲张,除食管黏膜下或食管旁区外,肝胃韧带区也可以出现卵圆形或葡萄状软组织影(图 4-20A、B)。

2)CT 增强扫描:可显示明显强化的迂曲血管团,呈持续性强化、延迟性强化(图 4-20C、D)。

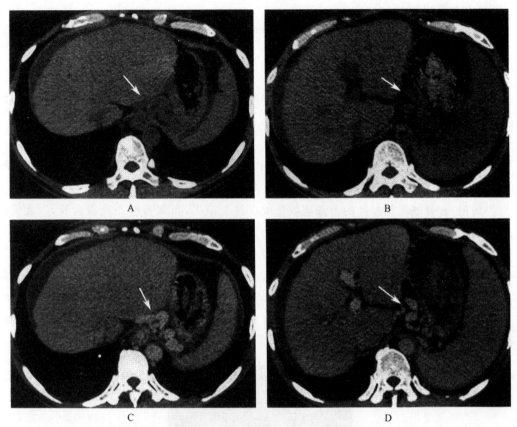

图 4 - 20 食管静脉曲张 CT 表现

注 A、B.平扫食管区及肝胃韧带区可见葡萄状软组织影(↑);C、D.增强扫描可见迂曲血管明显强化(↑)。

(3)MRI 表现。

1)MRI 平扫:典型表现为食管下段周围静脉、胃冠状静脉、胃短静脉及奇静脉呈圆条状、蚯蚓状扩张、迂曲。平扫 T_1、T_2 呈流空效应(图 4 - 21A)。

2)MRI 增强扫描:迂曲血管明显强化(图 4 - 21B)。

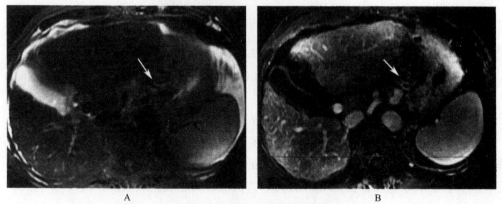

图 4 - 21 食管静脉曲张 MRI 表现

注 A.T_2 上曲张静脉呈流空效应(↑);B.增强可见迂曲血管明显强化(↑)。

3. 诊断与鉴别诊断

食管静脉曲张有其典型的影像学特征和发病部位,若检查满意,则诊断不难,但仍需与气泡、第三蠕动波、食管癌等鉴别。

(三)贲门失弛缓症

贲门失弛缓症是指食管下段及贲门部的神经肌肉功能障碍,以吞咽动作时弛缓不良、食管缺乏有力蠕动为特征的病变。

1. 临床与病理

(1)临床表现:主要有吞咽困难、食物反流和下端胸骨后不适或疼痛等症状。本病多见于青壮年。

(2)病理:食管壁间神经丛的节细胞数量减少甚至消失,可累及整个胸段食管,以食管中、下部最明显。

2. 影像学表现

X线表现:一般需做食管钡餐检查。典型表现如图4-22所示:①食管下端自上而下逐渐狭窄,呈漏斗状或鸟嘴状,腔内可见细而平行的黏膜纹理;②钡剂通过贲门受阻,呈滴注状下沉;③狭窄段以上食管呈不同程度扩张,其内可见潴留液;④食管蠕动减弱或消失;⑤并发炎症及溃疡时,则黏膜皱襞紊乱,出现龛影。

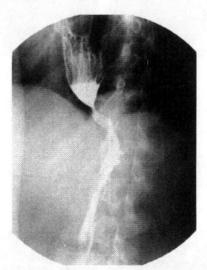

图4-22 贲门失弛缓症X线表现

注 食管扩张,其内可见潴留液,吞钡时造影剂呈滴注状下沉,食管蠕动减弱,欠规律,其下端呈鸟嘴样狭窄,腔内可见细而平行的黏膜纹理。

3. 诊断与鉴别诊断

青壮年出现典型的鸟嘴状X线表现及临床表现为吞咽困难、食物反流和下端胸骨后不适或疼痛,不难诊断本病。但有时浸润型癌引起的狭窄段较为光滑规则时,与本病鉴别困难。可通过观察后者狭窄段呈硬管状、形态不随呼吸而改变并可见软组织块影等,予以鉴别。

(四)食管癌

食管癌是我国常见的恶性肿瘤之一,也是食管最常见的疾病,每年平均病死约15万人。

发病率北方高于南方,男多于女,发病年龄多在40岁以上。

1. 临床与病理

(1)临床表现:食管癌人群分布与年龄、性别、职业、种族、地域、生活环境、饮食、生活习惯、遗传易感性等有一定关系。经有关调查资料显示,食管癌可能是多种因素所致的疾病。早期食管癌症状不典型,可仅有食物通过时有些不适感或堵塞感,后逐渐发展为持续性和进行性的吞咽困难。

(2)病理:食管黏膜为鳞状上皮,食管癌大多数为鳞状上皮癌,少数为腺癌或未分化癌,腺鳞癌罕见。食管癌最常发生在胸中段,下段次之,颈段和上段少见。浅表食管癌是指癌仅浸润至黏膜层、黏膜下层,其中无淋巴结转移者为早期食管癌。若癌肿已累及肌层或达外膜或外膜以外,有局部或远处淋巴结转移,则为中晚期食管癌。中晚期食管癌可分为4型:①髓质型;②蕈伞型;③溃疡型;④缩窄型(硬化型)。

2. 影像学表现

(1)X线表现。

1)早期食管癌的X线表现。①隆起型:病变呈结节状、乳头状或息肉状隆起,突入管腔,形成充盈缺损,可有溃疡形成。②凹陷型:病变处黏膜紊乱中断,有糜烂或浅表溃疡,钡餐造影表现为不规则斑点状浅钡区,也可呈虚线状或地图状改变。③平坦型:癌肿位于黏膜表面,病变处黏膜既无隆起,又无凹陷,可见局部管壁略僵硬,黏膜粗糙,呈细颗粒状或大颗粒状,提示癌性糜烂。

2)中晚期食管癌的X线表现。①髓质型:病变范围较长,多侵及食管全周,呈不规则的充盈缺损,食管壁增厚、僵直、黏膜破坏,管腔狭窄,钡流不畅或梗阻。病变与正常食管的移行呈斜坡状,分界欠清晰(图4-23)。②蕈伞型:病变常限于部分管壁,呈扁平的蕈状或菜花状充盈缺损,突入管腔内,表面可光滑,边缘较为整齐,与正常食管的移行带清晰,局部黏膜破坏。③溃疡型:病变常为较大的不规则的长型龛影,边缘不规则、底部凹凸不平的溃疡,溃疡底往往深达肌层或穿透肌层。④缩窄型(硬化型):病变累及食管全周,管腔呈环状或漏斗状狭窄,范围较短,与正常食管分界清楚。病变段黏膜平坦,近端食管明显扩张。

(2)CT和MRI表现。

1)CT主要能显示肿瘤与周围组织、邻近器官的关系,了解有无浸润、包绕以及有无淋巴结转移,从而利于肿瘤的分期(图4-24)。

2)MRI对食管癌和侵犯纵隔的诊断指标与CT相仿,显示食管周围的脂肪间隙则较CT更为清楚。

3. 诊断与鉴别诊断

早期无吞咽困难时,诊断有一定的难度,应与食管炎、食管憩室和食管静脉曲张相鉴别。当已有吞咽困难时,应与食管良性肿瘤、贲门失弛症和食管良性狭窄相鉴别。

(五)胃癌

1. 临床与病理

胃癌是胃肠道最常见的恶性肿瘤,好发于40~60岁。可发生在胃的任何部位,以胃窦、小弯和贲门区较常见。大体分3型:①蕈伞型,肿瘤向腔内生长,表面多高低不平,如菜花状;

②浸润型,肿瘤沿胃壁浸润生长,常侵犯胃壁各层,使胃壁增厚、僵硬,弹性消失;③溃疡型,肿瘤常深达肌层,形成大而浅的盘状溃疡,边缘有一圈堤状隆起,溃疡型癌又称恶性溃疡。

主要临床表现为上腹部疼痛,不易缓解,呕咖啡色血液或排黑便,有时可触及肿块或发生梗阻症状。

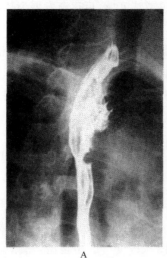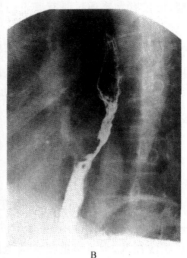

图 4-23　食管癌 X 线表现

注　A.蕈伞型食管癌:食管中上段交界处管腔内可见一隆起性病变,表面不规则,可见龛影,局部管腔略窄;B.髓质型食管癌:食管下段可见长约 7cm 的管腔狭窄,管壁僵硬,蠕动消失,钡剂通过缓慢;其上方食管略扩张,狭窄段管腔轮廓毛糙、不规则,黏膜皱襞破坏消失。

2.影像学表现

X 线表现:上消化道造影检查,胃癌表现因病期而不同。

(1)进展期胃癌:X 线造影表现与大体形态有关,常见下列表现。①不规则的充盈缺损,多见于蕈伞型癌;②胃腔狭窄、胃壁僵硬,主要由浸润型胃癌引起;如累及胃大部或全部,则形成"皮革胃";③龛影,多见于溃疡型癌;龛影形状不规则,多呈半月形,位于胃轮廓之内,周围绕以宽窄不等的透明带,称为环堤,环堤上见结节状和指压迹状充盈缺损(指压痕),指压痕间有裂隙状钡剂影(裂隙征),以上所有表现统称为半月综合征(图 4-25);④黏膜皱襞破坏、消失或中断,形态固定不变(图 4-26A);⑤肿瘤区蠕动消失。

(2)早期胃癌:指局限于黏膜或黏膜下的肿瘤,双重造影检查可显示一些异常表现,但诊断需综合 X 线造影、胃镜和活检结果。

超声表现:进展期胃癌可表现为胃壁异常增厚,非均质的低回声。

CT 和 MRI 表现:胃癌 CT 或 MRI 表现为局部胃壁增厚或肿块,伴强化或信号异常。CT或 MRI 检查能显示肿瘤侵犯胃壁各层结构,较准确评估肿瘤 T 分期,同时还能评估淋巴结转移、肝转移等情况。如果肿瘤处胃周脂肪模糊,多提示肿瘤突破胃壁浆膜层(图 4-26B、C)。

3.诊断与鉴别诊断

X 线造影检查时,进展期胃癌的表现明确,诊断通常不难。要注意胃良、恶性溃疡的鉴别,鉴别要点见表 4-1。CT 检查时,肿块型胃癌需与胃间质瘤鉴别,前者起源于胃黏膜上皮,后者起源于胃黏膜以下各层。

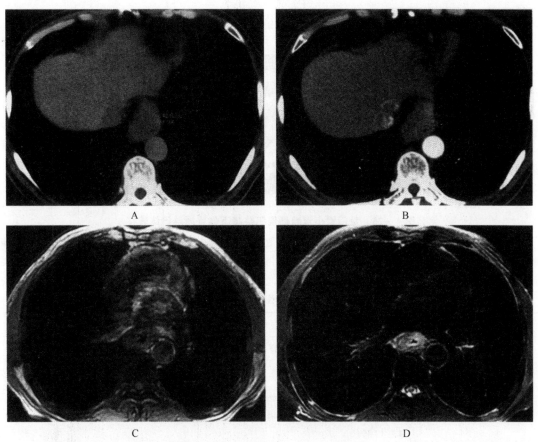

图 4 - 24 食管癌的 CT 和 MRI 表现

注 A、B.食管下段管壁增厚,管腔狭窄,平时 CT 值约 42HU,增强扫描,增厚管壁不均匀强化,CT 值约 64HU;C、D.同一患者,可见增厚管壁呈等 T_1,等或长 T_2 信号。

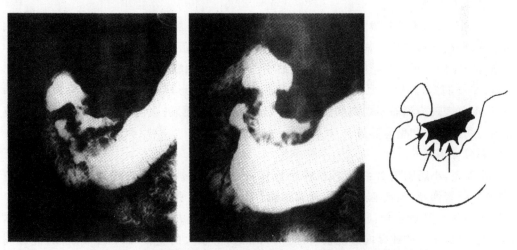

图 4 - 25 胃小弯溃疡型胃癌(半月综合征)(上消化道钡餐造影检查)

注 胃小弯见不规则半月状龛影(线图示黑色区域),龛影外缘平直、内缘不整齐,有多个尖角,龛影周围绕以宽窄不等的透亮环堤,环堤表面有"指压痕"(↑),指压痕间见"裂隙征"。

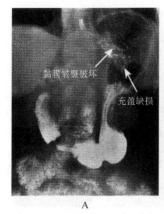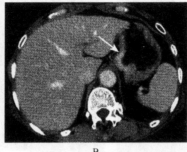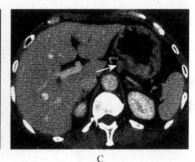

黏膜皱襞破坏

充盈缺损

A   B   C

图 4-26 贲门胃小弯腺癌侵犯浆膜下伴胃周淋巴结转移

注　A.上消化道钡双重造影检查,贲门部胃小弯侧肿块样充盈缺损伴黏膜破坏(↑);B、C.同一患者上腹部 CT 增强静脉期图像,贲门部胃壁增厚,伴强化明显,胃壁低密度带消失,浆膜外脂肪间隙光整(图 B↑),提示肿瘤侵犯至浆膜下层,胃小弯侧肿大淋巴结(图 C↑)。

表 4-1　胃良性溃疡与恶性溃疡 X 线造影的鉴别要点

鉴别要点	良性溃疡	恶性溃疡
龛影形状	圆形或椭圆形,边缘光滑、整齐	不规则,扁平,有多个尖角
龛影位置	突出于胃轮廓外	位于胃轮廓之内
龛影周围和口部	黏膜水肿的表现,如黏膜线、项圈征、狭颈征等;黏膜皱襞向龛影集中、直达龛影口部	不规则的环堤、指压痕、裂隙征
黏膜皱襞中断、破坏	附近胃壁柔软,有蠕动	僵硬,峭直,蠕动消失

(六)肠癌

1.临床与病理

小肠腺癌起源于肠黏膜上皮细胞,好发于十二指肠及空肠。肿瘤可呈息肉状,突向腔内或浸润肠壁,形成环形狭窄。临床表现主要为便血、梗阻、黄疸及腹部肿块。

结直肠癌好发于乙状结肠和直肠。大体分 3 型:①增生型,肿瘤向腔内生长,呈菜花状,瘤基底宽;②浸润型,肿瘤主要沿肠壁浸润,致肠壁不规则环形增厚和肠腔向心性狭窄;③溃疡型,肿瘤主要表现为深而不规则的溃疡。主要临床表现为便血、腹泻或顽固性便秘;直肠癌还可表现为粪便变细和里急后重。

2.影像学表现

X 线表现:小肠腺癌 X 线造影表现为肠管局限性向心性狭窄、黏膜破坏、不规则充盈缺损;狭窄段肠管僵硬,钡剂通过受阻;近端肠腔有不同程度扩张。

结肠癌 X 线造影表现:①肠腔内不规则肿块,如肿瘤较大,钡剂通过困难;②管腔狭窄,狭窄较局限,可偏于一侧或呈向心性狭窄(图 4-27A);③较大的龛影,形状多不规则,龛影周围常有不同程度的充盈缺损和管腔狭窄;④病变段肠壁僵硬,结肠袋消失。

CT 和 MRI 表现:均可直接显示病变区肠壁增厚或肿块及其异常强化、肠腔狭窄,引起近端肠腔的扩张,明确肿瘤侵犯范围及有无其他脏器及淋巴结的转移(图 4-27B、C),能较准确地评估肿瘤的分期。CT 和 MRI 判断肿瘤是否突破肠壁的影像表现是:如病变肠壁外缘光滑锐利,表明肿瘤局限于肠壁内;如肠壁外系膜模糊不清或伴有系膜内条索或结节影,表明肿瘤突破肠壁,侵犯系膜。

MRI 对直肠癌的术前评估尤其重要,高分辨率 T_2WI 能显示肿瘤是否突破肌层及直肠系膜、筋膜是否受侵犯,准确评估侵犯直肠系膜的程度,评估直肠系膜内血管受侵犯及直肠系膜内或盆腔淋巴结转移的情况。对肿瘤治疗方案制定起到决定性作用。MRI 还可鉴别直肠癌治疗后的纤维组织增生与肿瘤复发,相对于纤维组织,肿瘤复发的 T_2WI 信号较高,DWI 信号亦较高,且强化程度更明显。

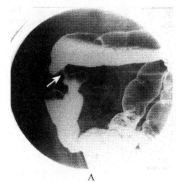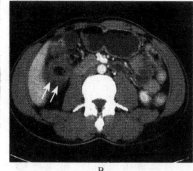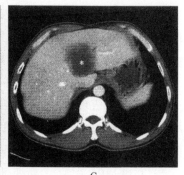

图 4－27 升结肠癌肝转移

注 A.结肠气钡双重造影检查,升结肠肠管局限性环形狭窄、僵硬,黏膜破坏(↑);B.同一患者,增强 CT,结肠壁局限性增厚,管腔狭窄(↑↑);C.同一患者:肝脏低密度转移灶(＊)。

3. 诊断与鉴别诊断

结合临床表现为肠梗阻、便血,影像表现为局限性肠壁增厚、肿块和肠腔狭窄,可诊断大多数肠癌。主要鉴别诊断是胃肠道间质瘤和胃肠道淋巴瘤(见胃肠道淋巴瘤鉴别诊断)。

(七)胃肠道间质瘤

1. 临床与病理

胃肠道间质瘤(GIST)是一类起源于胃肠道间叶组织的肿瘤,部分可伴有平滑肌瘤和(或)神经鞘瘤的不完全分化,占消化道间叶肿瘤的大部分。其不包括完全由平滑肌细胞起源的平滑肌类肿瘤和由神经细胞或神经鞘细胞起源的神经源性肿瘤。GIST 好发中老年人,也可见于年轻人。多发于胃和小肠,其中胃占 $60\%\sim70\%$,小肠占 30%,而食管、结直肠少见,极少数还可发生在肠系膜甚或腹膜后。病理上根据肿瘤的大小、坏死、核分裂活性等对肿瘤的危险度进行分级。GIST 起源于胃肠壁黏膜下,可向腔内或腔内、外同时生长。肿瘤边界清楚,黏膜破坏不明显。肿瘤常侵犯一侧胃肠壁,多无明显梗阻。大部分患者因消化道出血而就诊。

2. 影像学表现

X 线表现:钡剂造影检查可表现为边缘光整的充盈缺损,与正常胃肠壁分界清,肿块表面黏膜皱襞可被展平或有龛影。血管造影显示为血供丰富、染色明显的肿瘤。

CT 和 MRI 表现:胃肠壁起源的实性肿块;直径小于 5cm 的肿块,趋向边界清楚,肿块密度或信号也趋向均匀,呈中度或明显强化;较大的肿块,常有坏死、囊变和出血,强化不均,边界欠清;当肿瘤坏死与肠管相通时,其内可见气—液平,肝脏转移较为常见,淋巴结转移很少见。

3.诊断与鉴别诊断

依据患者消化道出血病史,无明显肠梗阻表现,影像检查显示腔内或腔内、外边界较清晰的肿块,强化较明显,可对大多数 GIST 做出诊断。主要鉴别诊断为胃癌、肠癌和胃肠道淋巴瘤(见胃肠道淋巴瘤鉴别诊断)。

(八)胃肠道淋巴瘤

1.临床与病理

胃肠道淋巴瘤分原发性和继发性。病变起源于胃肠道黏膜下层的淋巴组织。以胃最多见,其次是小肠,小肠淋巴瘤主要发生在回肠末端,食管和结肠较少见。病理上多为非霍奇金细胞淋巴瘤。肿瘤可为单发或多发肿块或较弥散性胃壁增厚或多节段肠壁增厚。

主要临床表现为腹痛、恶心、呕吐、腹泻、消瘦、发热等。

2.影像学表现

X 线造影表现:①黏膜皱襞改变,黏膜皱襞不同程度地变平、增宽、破坏、消失;②弥漫多发小结节状或肿块样充盈缺损,缺损区表面黏膜平坦或不规则;③龛影,病变部位可有大小不等的溃疡龛影;④胃肠壁和内腔,胃肠壁多柔软,内腔狭窄不明显。

CT 和 MRI 表现:①病变部位胃肠壁增厚明显,虽病变较广,如病变发生在胃部,胃仍有一定的扩张性及柔软度,胃形态各期扫描可改变,如发生在肠道,肠梗阻较少发生,原因是淋巴瘤较少引起结缔组织增生;②病变肠管呈动脉瘤样扩张,病变段肠壁虽不规则环形增厚,但肠腔并非狭窄而是扩张,原因是肠壁的自主神经丛被破坏,肠壁肌张力下降,该征象为肠道淋巴瘤的特征性表现;③胃、肠壁肿块,肿块密度或信号大体均匀,呈轻中度强化;未经治疗者,坏死和钙化少见;④广泛胃周或系膜淋巴结及腹膜后淋巴结肿大,肿大的淋巴结可融合呈团块样;⑤"三明治征",即肿块和(或)肿大的淋巴结相融合,包绕血管,强化明显的血管在肿块中穿行。

3.诊断与鉴别诊断

胃肠道淋巴瘤影像表现较具特征,若胃肠壁环形增厚,保持一定的柔软度,梗阻不明显,肠管动脉瘤样扩张(图 4-28A);若为肿块,肿块密度、信号较均匀,轻中度强化,呈"三明治征"表现,据此多可诊断为胃肠道淋巴瘤。本病主要鉴别诊断包括:①胃、肠癌,胃癌广泛侵犯者引起胃壁僵硬,呈"皮革胃";肠癌病变较局限,好发于近段小肠,肠壁增厚,常导致肠腔狭窄和肠梗阻表现(图 4-28B);如形成肿块,肿块密度多不均;②GIST,较小的 GIST 边界清楚,肿块密度均匀,强化明显(图 4-28C);较大的 GIST 密度常不均,强化程度较淋巴瘤明显且淋巴结增大少见。

(九)克罗恩病

1.临床与病理

克罗恩病多见于年轻人,病因不明,为伴有溃疡和纤维化的肉芽肿性非特异性炎症,是一种缓解与复发交替发生的慢性疾病。病变可累及胃肠道各部,最多见为回肠末端。病变常呈多节段性分布,其间隔以正常肠管。

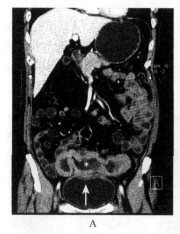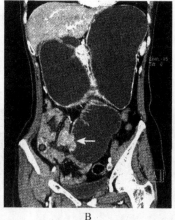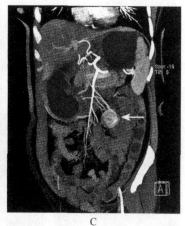

图 4 – 28 小肠肿瘤 CT 冠状面重组图像

注 A.回肠淋巴瘤,节段性肠壁增厚,病变段肠管肠腔扩张(＊),肿瘤侵犯邻近膀胱底致局部膀胱壁增厚(↑);B.空肠腺癌,空肠近端局限性肠壁增厚及肿块(↑),肠管明显狭窄,近端肠腔及胃明显扩张;C.空肠间质瘤,示空肠壁生长的圆形肿块,边缘光滑锐利,肿块富有血管而明显强化(↑)。

病变早期为浅表溃疡、肠壁水肿,继而出现裂隙状溃疡,呈纵横交错状;肠壁的炎症及纤维化,导致肠壁增厚、肠腔狭窄、肠梗阻;炎症可累及肠壁全层,形成穿透性溃疡,引起腹腔脓肿和肠瘘。

临床主要表现为腹痛、腹泻、肠梗阻。肛瘘常见。

2. 影像学表现

克罗恩病 X 线造影常见表现:①分泌液增多,钡剂涂布不良;②裂隙状溃疡形成的线样龛影,多位于肠系膜侧肠壁;③"卵石征",为纵横交错的溃疡及其间水肿隆起的黏膜所致,状似鹅卵石样;④肠管非对称性狭窄,狭窄段长短不一;⑤节段性分布,小肠病变多为节段性分布,呈跳跃性,具有一定特征;⑥窦道和瘘管,溃疡穿透肠壁呈盲管时形成窦道,当与肠管、体表、膀胱及阴道相通时则形成瘘管,表现为钡剂从肠管外溢至其他组织器官。

CT 和 MRI 表现:①病变分布,多累及回肠末端,常为多节段肠管受累,病变以系膜侧明显(图 4 – 29A);②肠壁增厚,炎症活动期以炎性水肿为主,T_2WI 信号相对较高,强化较明显;缓解期以胶原纤维增生为主,T_2WI 信号相对较低,强化程度减低;③系膜血管增多,炎症活动期,系膜内直小血管明显增多,呈"梳征";④并发症表现,克罗恩病并发症有肠管周围蜂窝织炎、腹腔脓肿、瘘管和肠梗阻,瘘管之间的肠管常粘连成团(图 4 – 29B、C);⑤肠系膜血管周围淋巴结增大。

CT 和 MRI 检查可以帮助评估克罗恩病的病变范围和炎症活动情况。肠壁水肿、分层样强化、肠壁溃疡、"梳征"、蜂窝织炎、脓肿、瘘管,均与克罗恩病的活动指数显著相关。

3. 诊断与鉴别诊断

克罗恩病好发于回肠,可累及结肠,呈多节段性、跳跃性,病变以系膜侧为主,易发生窦道及肠梗阻,根据影像学所见并结合临床表现多可明确诊断,且能判断病变范围及其活动性和有无并发症。本病主要需与肠结核和小肠淋巴瘤相鉴别。①肠结核:好发于回盲部,局部肠管痉挛收缩,钡剂到达时,不能正常停留,少量钡剂充盈呈细线状,盲、升结肠短缩;肠管可呈环形对称性狭窄,病变多为连续性,也可为多节段性,如并发腹腔淋巴结结核,可见增大淋巴结呈环形强化。②小肠淋巴瘤:发病年龄和部位与克罗恩病相近,但肠梗阻不明显,病变多呈对称性肠壁增厚,肠腔狭窄可不明显,肠梗阻不多见,病情呈进行性加重,无反复发作病史。鉴别困难时,需依靠病理检查。

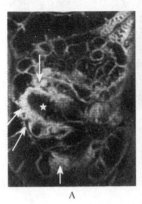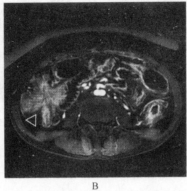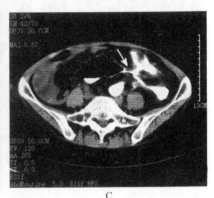

图 4 - 29　克罗恩病炎症活动期影像表现

注　A.口服法 MRI 小肠造影增强冠状面图像,回肠多节段性肠壁增厚,强化明显(↑),呈跳跃性,肠管狭窄与扩张相间隔,病变以系膜侧明显(☆);B.克罗恩病患者,增强横断面图像,病变肠管纠集,肠管粘连成团(△);C.同一患者,经肛门灌注稀释的泛影葡胺后的 CT 检查,肠管间瘘管形成(↑)。

(十)溃疡性结肠炎

1. 临床与病理

溃疡性结肠炎(UC)是发生在结直肠黏膜层的一种弥散性炎症性病变。病变可发生在结直肠的任何部位,其中以直肠、乙状结肠最为常见,也可累及回肠末端。UC 可发生于任何年龄,多见于 30～40 岁。病变常呈连续性分布,主要累及肠道黏膜与黏膜下层。

病变活动期表现为黏膜连续弥漫的炎症细胞浸润,隐窝变形、破坏和脓肿形成,相互融合的隐窝脓肿可引起黏膜糜烂和溃疡形成;当病变处于缓解期时,表现为肠壁黏膜萎缩变形、腺体数目减少、慢性炎症细胞轻度增多等;重度 UC 患者可发生中毒性巨结肠,起病急,病死率高;此外,UC 患者出现肠穿孔、消化道出血和局部癌变的概率也很高。

临床主要表现为腹痛、腹泻、黏液脓血便、里急后重等。肛周病变较少见。

2. 影像学表现

X 线表现:腹部 X 线平片主要用于筛查溃疡性结肠炎急性并发症,如肠穿孔、中毒性巨结肠等(图4-30)。对于较典型的 UC 病变,X 线造影可以诊断、评估病变的严重程度以及检出并发症。常见 X 线造影表现:①病变早期,造影可见黏膜水肿、模糊和粗糙,随着病变的进展,出现颗粒状或者砂粒状黏膜,在结肠黏膜上呈现许多细小、分布较均匀的斑点状密度增高影;②肠管边缘可呈锯齿状或毛刺样改变,伴肠壁多发小的充盈缺损;③有时溃疡在黏膜下相互贯通则表现为"双轨征",即溃疡相连形成的钡状线影与黏膜表面涂布形成的腔壁线影呈互相平行的双线影;④病变后期肠管短缩、袋囊消失,呈铅管样改变。

CT 和 MRI 表现:①病变分布,多累及左半结肠及直肠;②肠壁呈对称、连续、均匀性增厚,黏膜及黏膜下层 T_2WI 信号相对较高,增强扫描显示病变肠壁以黏膜及黏膜下层强化为主,可出现肠壁分层现象,表现为"靶征"或"双晕征",通常肠壁的强化程度与病变的严重程度呈正相关的关系;③急性期可伴有结肠系膜的密度增高、模糊,系膜血管束的边缘不清;④并发症表现,如中毒性巨结肠、肠穿孔及消化道出血等均可在 CT/MRI 上做出诊断;⑤炎性刺激可引起肠管痉挛,伴肠壁的炎性水肿和增生反应,引起肠管腔径和形态的变化,CT/MRI 表现为病变区域肠腔变细、肠管缩短等,同时伴有结肠袋、半月皱襞的变浅或者消失(图 4 - 31);⑥沿肠系膜血管束走行还可见淋巴结增大,增大的淋巴结无融合倾向。

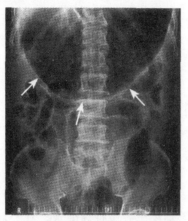

图 4 - 30　溃疡性结肠炎并发中毒性巨结肠

注　腹部 X 线摄片可见横结肠明显积气扩张,最宽管径达 11cm(↑)。

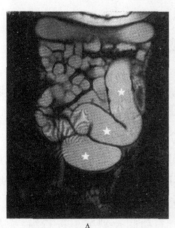 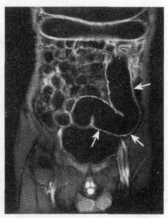

A　　　　　　　　　　B

图 4 - 31　溃疡性结肠炎 MRE 表现

注　A.冠状位 T_2WI 图像,横结肠、降结肠和乙状结肠肠腔连续性增厚、扩张,肠管僵硬,结肠袋明显减少(☆);B.增强扫描可见病变肠壁强化明显(↑)。

3. 诊断与鉴别诊断

溃疡性结肠炎好发于青壮年,主要累及直肠及乙状结肠,病变呈连续性分布,病变主要位于黏膜及黏膜下层,根据影像学所见并结合内镜病理表现,多可明确诊断。本病需要与以下疾病相鉴别。①缺血性结肠炎:多起病急、病程短,常见的临床表现为便血和腹痛,此病一般发生于有动脉硬化或糖尿病的中老年人,腹部 CTA 或 MRA 可发现肠系膜血管病变及可能出现的侧支循环,对于鉴别有较大价值。②结肠型克罗恩病:克罗恩病累及结肠时也可表现为连续性病变,此时需要与溃疡性结肠炎鉴别,前者多为透壁性炎症,影像学检查可见肠壁全层明显强化,周围肠系膜炎症渗出明显,并且结肠型克罗恩病更常发生肛周病变。③肠结核:见克罗恩病的鉴别诊断。

(樊　智)

第二节　肝脏

一、检查技术

(一)X线检查

X线平片检查很少应用,除可发现肝内胆管积气和肝内高密度钙化病变(肝内胆管结石、炎性和肿瘤性钙化灶)外,对绝大多数肝内病变的检查并无价值。肝脏血管造影为有创性检查,目前已较少用于肝脏疾病的诊断,更多的是用于肝肿瘤的介入治疗。

(二)超声检查

1. 准备事项

常规超声检查肝脏前一般不需要患者做特殊准备。对于某些腹腔胀气明显、影响到肝脏显示的患者,可建议其空腹检查,以便能更好地显示肝脏及肝门部结构。

2. 检查体位

平卧位及左侧卧位,必要时可用右侧卧位、坐位或半卧位。检查时嘱患者右臂上举过头顶,可使肋骨上移,肋间隙增宽,肝脏更易被探及。

3. 检查方法

(1)探头选择:通常选用凸阵探头,频率为3.0～3.5MHz,根据患者体型调整探头频率,肥胖患者可适当降低探头频率以获得更好的穿透力,儿童或较瘦体型患者可适当增加探头频率以获得更佳分辨率。

(2)仪器条件:调节仪器参数,在常规二维超声图像上尽量使正常肝脏浅部、深部实质回声均匀一致,肝内管道结构回声清晰,腔内呈无回声状态。在彩色多普勒血流成像图像上,使肝实质内刚好不显示伪彩斑点,而血管内均为彩色血流信号填充但不外溢为宜。

(3)扫查途径:常规扫查途径多在右肋缘下、右肋间及剑突下进行纵、横及斜切面的扫查,特殊情况可从右背部肋间或左侧肋间进行扫查。

(4)扫查切面:常用的肝脏切面包括纵切面、横切面以及肋间斜切面等。由于肝脏体积较大,肝内结构复杂,往往需要多切面、多角度扫查,尽量避免遗漏。临床中常用肝脏切面见表4-2。

表4-2　肝脏常用标准切面

切面	探头位置	包含结构
右肋缘下经第一肝门斜切面	右肋缘下	第一肝门、门静脉主干

切面	探头位置	包含结构
右肋缘下第二肝门斜切面	右肋缘下	3条肝静脉汇入下腔静脉(图4-32A)
剑突下经腹主动脉纵切面	剑突下	肝左叶、腹主动脉(图4-32B)
右肋间肝、肾斜切面	右肋间	右肝、右肾

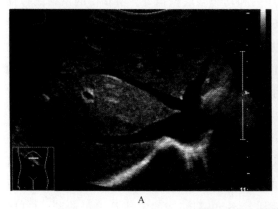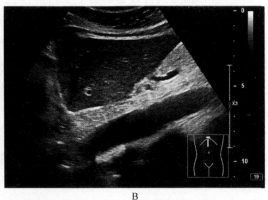

A   B

图4-32 肝脏常用标准切面

注 A.肝肋下斜切面扫查,显示正常肝右叶实质回声及3条无回声的肝静脉汇入下腔静脉;B.剑突下纵切面扫查,显示正常肝脏左叶和其后方条状无回声的腹主动脉。

4.测量参数

测量参数应包括肝右叶最大斜径、肝左叶前后径及上下径以及门静脉内径。

(1)肝脏右叶最大斜径:以肝右静脉汇入下腔静脉的右肋缘下肝脏斜切面为标准测量切面。测量点分别置于肝右叶前、后缘的肝包膜处,测量其最大垂直距离。正常肝右叶最大斜径≤14.0cm。

(2)肝脏左叶前后径和上下径线:以通过腹主动脉的肝左叶纵切面为标准测量切面。左叶前后径测量点分别置于肝左叶前缘和腹主动脉前方肝后缘之间最宽处的肝包膜(包括尾状叶),测量其最大前后距离,正常左叶前后径≤6.0cm;左叶上下径测量点分别置于肝左叶的上缘和下方左肝下角之间的距离,与人体中线平行,正常左叶上下径≤9.0cm。

(3)门静脉内径:以右肋缘下第一肝门纵切面为标准测量切面。门静脉测量要求在距第一肝门1.0~2.0cm处测量其内径。正常内径<1.3cm。

(三)CT检查

CT为肝脏疾病的主要影像检查技术之一。

1.CT平扫

肝脏CT检查常规先行平扫。经平扫检查,能发现肝脏的大多数疾病,其中肝囊肿、脂肪肝、肝硬化及出血性、钙化性病变等,结合CT值的测量,常可做出明确诊断。

2.CT增强检查

在平扫发现肝脏异常而难以诊断,以及需同时观察肝脏血管情况或其他检查发现异常而平扫未显示病灶时,常规需行增强检查。

(1)肝脏多期增强检查:为常用的方法,是经静脉快速团注对比剂后,分别于不同延迟时间点进行肝脏动脉期、门静脉期和平衡期扫描,可用于分析病灶的强化方式、强化程度及其变化,评估病灶的肝动脉和门静脉供血情况,从而有助于病变的定性诊断;应用图像后处理技术,还可整体、直观地显示肝动脉、门静脉等血管。

(2)肝脏动态增强扫描:是在注射对比剂后对感兴趣的某一层面或某一区域进行连续不间断扫描,其扫描方式可分为动态单层扫描、动态序列和动态多层扫描等。所获得的系列图像通过计算软件计算,而得到扫描层面图像的对比剂—时间增强曲线。通过观察对比剂—时间增强曲线的变化,推测扫描层面内的血流状态,增加疾病的诊断与鉴别诊断信息。动态增强扫描可以进一步观察对比剂在肝脏或病变组织的血流灌注信息。动态扫描方式分为动态单层扫描、动态序列和动态多层扫描,主要受到探测器排数的影响。目前动态扫描已经由多期扫描逐渐代替。

(3)肝脏 CT 灌注成像(CTPI):实际上是一种特殊形式的动态扫描,是在常规 CT 增强扫描的基础上,结合快速扫描技术和先进的计算机图像后处理技术,对所获得的系列扫描数据借助 CTP 后处理软件,进而得到肝脏病变及全肝的各种灌注参数图、病灶的时间—密度曲线,通过分析时间—密度曲线,用以评价病变的血流灌注状态,以利病变的定性及定量诊断。CTPI能反映组织的血管化程度及血流灌注情况,提供常规 CT 增强扫描不能获得的血流动力学信息,反映的是生理功能的变化,属于功能成像范畴。但因这种方法辐射剂量相对较大,临床应用较少。

(四)MRI 检查

通常作为肝脏疾病超声和(或)CT 检查后的补充检查技术,主要用于疾病的鉴别诊断。此外,对早期肝细胞癌,MRI 检查可提供更多的诊断信息。

1. MRI 平扫检查

平扫检查为 MRI 的常规检查。通常行横断位和冠状位 T_1WI 和 T_2WI 成像,必要时辅以脂肪抑制技术,以进一步鉴别病灶内是否存在脂肪组织。扩散加权成像(DWI)对肝占位性病变的诊断和鉴别诊断有一定价值。化学位移成像对脂肪肝的定性和定量诊断有较高价值。

2. MRI 增强检查

增强检查用于平扫发现病变,但诊断有困难的病例。常规注入对比剂 Gd – DTPA,行肝脏 T_1WI 多期增强检查,其作用和意义同 CT 多期增强检查。

应用肝脏特殊对比剂行 MRI 增强检查可提高肝内病变(尤其是小病灶)的检出率,并为疾病诊断和鉴别诊断提供新的、有价值信息。特殊对比剂主要有两类:一类为超顺磁性氧化铁,静脉注射后被肝内网状内皮系统的库普弗细胞吞噬,据此可推断病变内是否有此种细胞,而有助于肝内病变的鉴别诊断;另一类为肝细胞特异性对比剂,如钆塞酸二钠、钆贝葡胺,静脉注射后可被肝细胞摄取、转运,如此不但增加了肝组织与不具有正常肝细胞病变间的信号对比,有利于小病灶(如早期肝细胞癌)的检出,且有利于病变的鉴别诊断。

二、正常影像表现

(一)X线表现

X线平片显示肝脏的价值不高。肝动脉造影动脉期可见自肝门向外围延伸的由粗到细的树枝状血管影(图4-33);毛细血管期肝实质的密度增高;至静脉期门静脉显影,其走行和分布与肝动脉一致,管径较肝动脉粗。

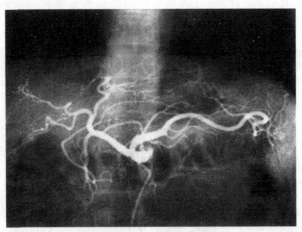

图4-33 正常肝动脉造影

注 动脉期清晰显示肝固有动脉,左、右肝动脉及其分支,血管密度均匀,走行自然。

(二)CT表现

CT上肝脏的分叶是以胆囊后壁与下腔静脉左后缘的连线为界,分为肝左、右叶,以肝纵裂或者肝圆韧带将肝左叶分为内、外侧段,门静脉与下腔静脉之间向内突出的肝组织为尾叶。临床上依据肝血管解剖将肝分为8段,包括尾叶(Ⅰ段)、左外叶上段(Ⅱ段)、左外叶下段(Ⅲ段)、左内叶(Ⅳ段)、右前叶下段(Ⅴ段)、右后叶下段(Ⅵ段)、右后叶上段(Ⅶ段)和右前叶上段(Ⅷ段)(图4-34)。

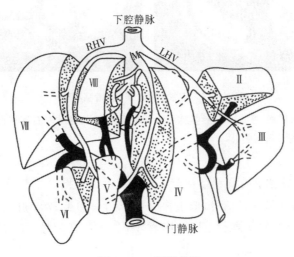

图4-34 肝脏分段

　　肝脏为肝动脉和门静脉双重供血器官,前者血供约占 25%,后者约占 75%。肝动脉与门静脉由肝门进入肝内并分支到各段。肝左、中、右 3 支静脉在肝顶第二肝门处汇入下腔静脉。正常肝脏 CT 表现为轮廓光滑整齐,其形状和显示的结构根据扫描层面不同而有差异(图 4-35)。肝实质平扫显示为均匀一致的软组织密度影,CT 值为 50~70HU,密度高于脾脏和胰腺,肝内血管显示为管状或者圆形低密度影。增强后肝实质和肝内血管在扫描的不同时相表现不同。①动脉期:肝实质密度与 CT 平扫相似,肝动脉密度显著增高,门静脉密度可轻度增高,肝静脉无强化;②门静脉期:肝实质和门静脉明显强化,肝内门静脉密度高于肝实质,肝静脉也可强化;③平衡期:肝实质仍然明显强化。

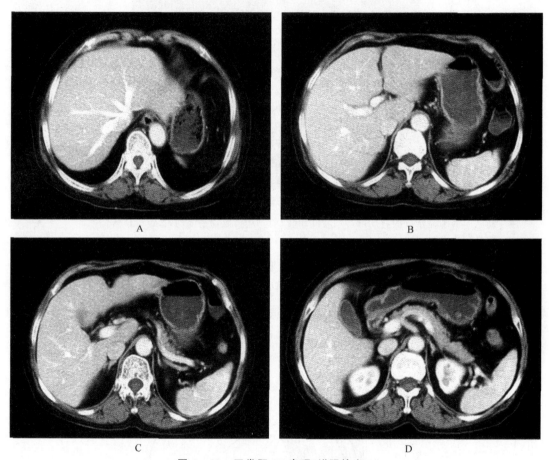

图 4-35　正常肝 CT 表现(增强检查)

　　注　A.肝脏第二肝门层面,左、中、右肝静脉汇入下腔静脉;B.门静脉左右支层面;C.第一肝门层面;D.肝脏下部层面,胆囊窝内胆囊显示清晰。

(三)MRI 表现

　　横断面肝 MRI 图像显示的解剖结构与 CT 扫描所见相同。平扫 T_1WI 肝实质呈灰白信号,略高于脾信号;T_2WI 呈灰黑信号,低于脾信号(图 4-36A、B)。肝内血管在 T_1WI 上呈低信号,T_2WI 受血流速度和采集参数不同的影响可呈高、等、低信号。MR 强化方式与 CT 增强扫描相似(图 4-36C)。

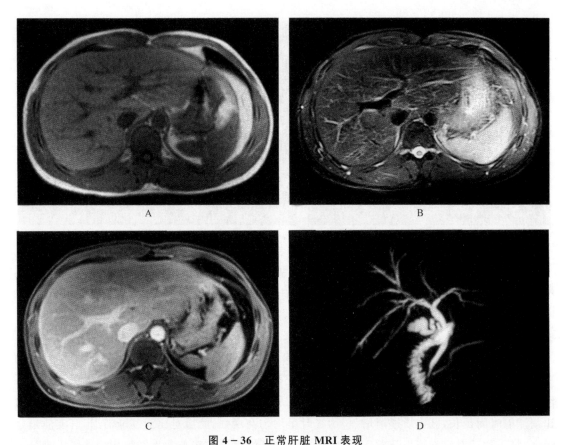

图 4 - 36　正常肝脏 MRI 表现

注　A.T$_1$WI,肝实质为均匀的中等信号,并高于脾;B.T$_2$WI,肝信号低于脾信号;C.增强扫描门静脉,肝实质均匀强化,肝内静脉血管明显强化;D.正常 MRCP,清楚显示正常的胆囊、胆管和主胰管。

(四)超声表现

1. 二维超声表现

二维超声观察内容包括肝脏形态、大小、实质回声、肝内管道结构及韧带等。正常肝脏左叶小而边缘锐利,右叶大而饱满。肝表面光滑,包膜线清晰,膈顶部呈圆弧形,下缘和外缘呈锐角。正常肝实质的回声为均匀、细小、中等点状回声,肝实质回声与右肾皮质相比,呈等或高回声。肝内管道结构清晰,管道内呈无回声,走行呈树枝状分布,肝内门静脉管壁回声较强且较厚,可观察至三级分支。肝静脉管壁薄且回声弱,肝内胆管与门静脉伴行,管径较细,约为伴行门静脉的 1/3。正常状态下肝内动脉一般难以显示。肝内韧带与肝实质相比呈高回声。

2. 多普勒超声

彩色多普勒血流成像观察内容包括肝内门静脉、肝静脉及肝动脉流速及方向等。正常肝内门静脉彩色多普勒血流成像显示为入肝血流(图 4 - 37),脉冲波多普勒呈持续性平稳血流频谱,可随心动周期和呼吸运动略有起伏。正常门静脉主干流速波动于 15~25m/s,受呼吸影响,吸气时增大,呼气时减小。肝静脉在彩色多普勒血流成像上显示为离肝血流,以蓝色为主,血流频谱呈三相波型,与下腔静脉血流相似。肝动脉的彩色血流通常在肝内较难显示,有时仅在门静脉主干旁显示,脉冲波多普勒呈搏动状血流频谱。

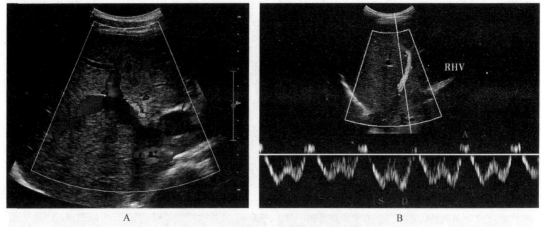

图 4-37　肝脏彩色多普勒血流成像

注　A.门静脉及肝动脉的彩色多普勒血流成像,显示肝门区入肝的红色门静脉和"五彩镶嵌"的肝动脉;B.肝静脉的肋间扫查,彩色和脉冲多普勒显示肝右静脉远心端蓝色血流及脉冲波多普勒在肝右静脉(RHV)近心端检出的三相波型血流频谱。

3.超声新技术在肝脏检查中的应用

(1)正常肝脏超声造影表现:超声造影多用于肝脏局灶性病变的定性诊断。肝脏局灶性病变的超声造影表现需与周围肝实质增强模式进行对比观察。静脉注射超声对比剂后,正常肝动脉首先增强,门静脉随后增强,动脉早期可见肝动脉及门静脉在肝内呈树枝状增强;随着对比剂注射时间延长,肝实质逐渐增强,达峰时呈均匀高增强;此后对比剂逐渐消退,肝实质增强程度减低,最后对比剂流失及破坏,肝实质呈均匀低增强。临床上常将肝脏超声造影表现分成3个时期:动脉期,从对比剂注射后 10～20 秒开始,30～45 秒结束;门脉期,从对比剂注射30～45 秒开始,120 秒结束;延迟期,从注射对比剂后 120 秒开始到4～6 分钟。

(2)正常肝脏弹性成像表现:临床上用于肝硬度检测的弹性成像技术主要包括瞬时弹性成像、声脉冲辐射力弹性成像和应变弹性成像,多用于肝脏弥散性疾病的诊断,包括脂肪肝、肝纤维化及肝硬化等。正常肝组织质软、硬度低(图 4-38)。从正常肝组织到肝纤维化,再到肝硬化,肝脏组织硬度增加,测值单位通常用千帕(kPa)表示。目前已有多种弹性成像技术及设备应用于临床,不同弹性成像技术的肝纤维化分级诊断界值不同,不可混用,应参考相应弹性成像技术指南中相关阈值进行诊断。

三、基本病变表现

(一)形态异常

肝脏的形态异常主要表现在肝脏的大小、边缘、外形轮廓及肝叶比例、肝裂宽度等方面。常见于典型肝硬化、肝脏实质内较大或外生性占位性病变。肝硬化晚期会引起肝叶比例失调,此时行断面影像学检查时应适当加大范围,以免变形的肝脏扫描不完整。

(二)实质异常

分为弥散性和局灶性两类,只包含肝组织的异常,不包括肝内胆道系统和血管系统的异常。

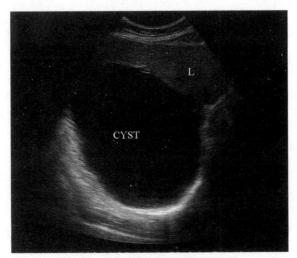

图 4 - 38　肝脏弹性成像检测图

1. 弥散性肝实质改变

弥散性肝实质改变即肝脏弥散性疾病,为一组弥散性肝细胞变性、坏死的疾病。其中一些疾病可以引起肝脏大小、形态及密度的改变。

(1)常见病因:①各种病因引起的肝炎、肝硬化:肝小叶的破坏与再生造成肝组织结构质地的改变;②弥散性脂肪肝;③胆红素代谢障碍性疾病:如吉尔伯特综合征、罗托综合征、克纳综合征、杜宾—约翰逊综合征;④自身性疾病造成的肝脏受累:如白血病、淋巴瘤和系统性红斑狼疮等;⑤遗传性疾病:如 α-抗胰蛋白酶缺乏症、肝豆状核变性、先天性肝纤维化等。

(2)影像学表现:①肝脏体积形态的变化,通常为体积增大,但肝硬化晚期常表现为肝叶不成比例的萎缩;②肝实质质地变化,表现为 CT 图像上肝实质密度的减低(脂肪肝)、升高(血色病)或不均匀或 MRI 图像上信号强度的改变;③当 CT 增强图像上显示肝内门静脉和下腔静脉属支周围环状低密度带,即门脉周围晕轮征,提示肝细胞肿胀,肝内淋巴回流阻滞、汇管区淋巴管扩张;④当病情进展至肝硬化阶段,大量肝细胞坏死,肝小叶结构破坏及再生,假小叶形成及广泛的纤维化时,CT 和 MRI 可表现出典型的肝硬化表现,肝脏大小、形态的失常,质地的不均匀以及伴随的门静脉高压和脾体积增大的典型影像表现(图 4 - 39)。

2. 局灶性肝实质异常

局灶性肝实质异常主要指肝内单发的、孤立性的病变或虽为多发病变,但病变未引起肝实质广泛且显著的形态学及组织病理学异常。常见为肝囊肿、肝脓肿、寄生虫病及肝脏各种良、恶性肿瘤等病变。

(1)病灶大小:肝内病变大小不一,较大者可占据肝脏的大部分容积或突出于肝脏轮廓之外生长,如巨块型的肝细胞癌(图 4 - 40)。较小者,数毫米,如微小囊肿、小肝癌和肝脏小的转移瘤等。

(2)病灶形态及边界:局灶性肝内病变多为圆形或类圆形肿块,轮廓规则。囊肿、良性肿瘤和愈合期肝脓肿通常边界清晰锐利,而恶性肿瘤伴周边侵犯,常边缘不清。

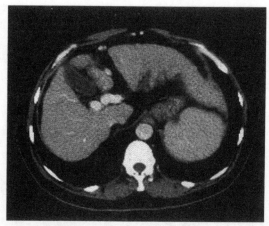

图 4 - 39 肝硬化 CT 表现

注 肝脏形态失常,肝叶比例失调,左叶增大,肝表面不光整,伴有门静脉高压引起的脾大、门脉增粗、腹壁静脉曲张表现。

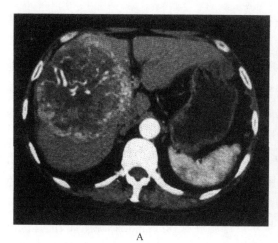 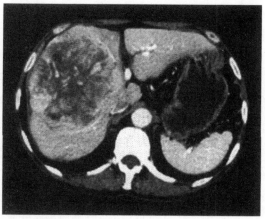

A   B

图 4 - 40 巨块型肝癌 CT 表现

注 肝右叶巨大类圆形软组织肿块,动脉期(A)肿瘤不均匀明显强化,内可见多发迂曲病理血管,周围肝实质无强化,静脉期(B)周围正常肝实质明显强化,肿瘤实质强化程度减低,呈相对低密度,边缘可见假包膜。

(3)病灶数目:肝内转移性肿瘤、肝囊肿和肝血管瘤具有多发的特点。原发性肝细胞癌可为单发,也可为多发,易经门脉系统发生肝内转移,表现为多发病灶。准确诊断病灶的数目和定位有助于临床治疗方案的合理选择。

(4)病灶质地:影像学表现如下。①X 线平片:可见肝区钙化、气—液平面等明显异常改变,对于肝内局灶性病变提示信息较少,已基本被 CT、MR 及超声等检查代替。②超声表现:根据回声特点不同可分为高回声、中等回声、低回声、无回声和混合回声病灶,超声对于肝脏局灶性病变敏感性尚可,但对病灶诊断特异性较低。肝血管瘤、肝硬化增生结节和局灶性脂肪肝通常表现为高回声灶;肝腺瘤、局灶性结节增生和部分肝癌表现为中等回声灶;早期小肝癌和转移性肝肿瘤常表现为低回声灶;肝囊肿、肝脓肿、肝棘球蚴病和坏死严重的巨块型肝癌可表现为无回声灶;大部分原发性肝癌、肝血管瘤及早期肝脓肿表现为混合回声灶。③CT 表现:

CT平扫图像中,病灶通常表现为低密度。肝囊肿呈水样低密度,边界清晰,但囊液成分变化时会引起CT图像病灶密度的改变,合并出血或蛋白成分较高时,密度会增高;肝脓肿内可出现小气泡或气—液平面,部分可见分隔,通常壁比较厚;肝肿瘤通常为混杂不均匀密度,合并出血、钙化时表现为高密度,合并液化坏死时表现为低密度灶。④MRI表现:肝囊肿在T_1WI上呈均匀较低信号,在T_2WI上呈显著高信号,边界清晰锐利;肝脓肿在T_1WI呈均匀或不均匀的低信号,T_2WI表现为极高信号,环绕周围的脓肿壁,在T_1WI上信号强度高于脓腔低于肝实质,T_2WI呈中等信号;肝血管瘤T_1WI呈均匀低信号,T_2WI呈均匀高信号;肝癌MRI信号与血管瘤相似,当病灶合并出血、液化、坏死和脂肪变时呈混杂信号。

(5)病灶强化特征:超声造影通过静脉注射气泡造影剂可实时观察肿瘤的强化特点,对于小肝癌的诊断有一定的价值。CT增强图像通过静脉注射含碘对比剂,MRI增强图像通过静脉注射含钆造影剂,两种增强图像均可反映肿块内部的血供和循环灌注特点,其强化方式基本一致。通常,不同性质的肿瘤具有不同的强化方式和特点,其强化特征对于定性诊断具有较大价值。①囊性病变不强化,包括肝囊肿、肝棘球蚴病。②肝脓肿壁表现为厚壁环形强化,环形强化的脓肿壁和周围无强化的低密度水肿带可形成“环征”(图4-41)。③肝海绵状血管瘤强化具有特征性,动脉期出现病灶边缘小结节状强化灶,强化程度与同层大血管密度相当,随着时间延长,强化灶增多并融合向病灶中央扩展,延长数分钟后肿瘤可与周围正常肝组织呈现相同密度或信号,表现为典型的“快进慢出”式向心性强化特征(图4-42)。④富血供肝肿瘤:包括良性的肝细胞腺瘤、局灶性结节性增生(FNH)和肝细胞癌(HCC)(图4-43),通常为肝动脉分支供血,肿瘤动脉期就表现出明显强化,但由于肿瘤内新生血管内皮基底膜发育的不完善,病灶廓清对比剂的速率也很快,在门静脉期呈等或低密度或信号,呈现“快进快出”式强化特征;肿瘤内部的出血、囊变和坏死区无强化;FNH病灶内常含有星状纤维瘢痕,动脉期不强化,随时间延长呈轻度强化,为FNH的特征(图4-44)。⑤乏血供肝肿瘤:包括大部分转移性肝肿瘤和原发性胆管细胞性肝癌,因肿瘤血供不足,病灶中央区为不强化组织或坏死区,转移瘤病灶周边呈环形强化,部分转移瘤外周有低于肝实质密度的水肿带,形成“牛眼征”(图4-45);胆管细胞癌呈轻度延迟强化。

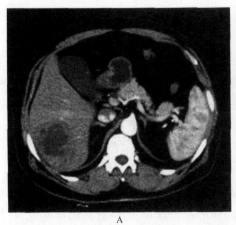
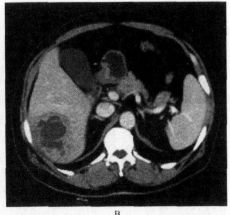

A   B

图4-41 肝脓肿增强CT表现

注 肝右叶单发类圆形脓肿,动脉期(A)强化不明显,静脉期(B)厚壁和脓腔内分隔成轻度延迟强化,液化、坏死不强化,壁周可见低密度水肿带,形成“环征”。

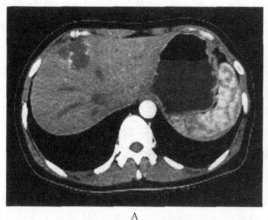
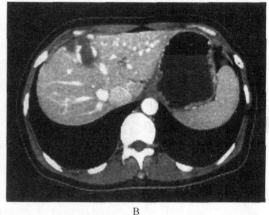

A　　　　　　　　　　　　　　B

图 4-42　肝内"快进慢出"向心性强化病灶

　　注　肝右前叶海绵状血管瘤,动脉期(A)显示病灶边缘结节状强化灶,强化程度与同层腹主动脉相当,静脉期(B)强化灶向中央扩展,呈填充式强化。

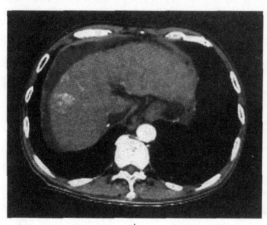
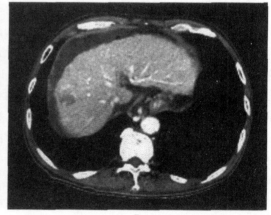

A　　　　　　　　　　　　　　B

图 4-43　肝内"快进快出"式强化灶

　　注　小肝癌,动脉期(A)肝右叶见两个圆形肿瘤病灶,强化明显,高于周围正常无强化肝组织,静脉期(B)病灶强化程度下降,低于正常肝组织。

　　(6)病灶周围结构异常:①肝脏良性肿瘤对周围血管及胆管呈推压、移位改变;②原发性肝细胞癌常侵蚀、破坏邻近结构,引起门静脉或肝静脉内癌栓时表现为增强图像上血管内对比剂的充盈缺损影(图 4-46);③肝内胆管细胞肝癌可侵犯破坏邻近胆管,引起周围胆管的扩张、狭窄及胆管内癌栓。

　　3.**肝内血管异常**

　　包括肝动脉、门静脉和肝静脉的异常。

　　(1)解剖学变异:主要表现为肝动脉系统的起源及发育畸形,门静脉、肝静脉和下腔静脉系统血管走行、分布及管腔等方面的变异,包括肝动脉的起源异常、门静脉海绵样变性、肝静脉和下腔静脉系统闭塞性疾病(巴德-基亚里综合征,即布加综合征)(图 4-47)。CT 血管成像和 DSA 可以清晰直观地显示血管的起源发育异常及管腔内病变。

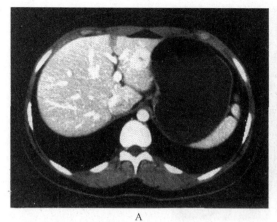
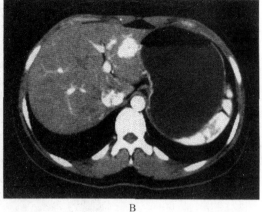

A   B

图 4 - 44 局灶性结节性增生 CT 表现

  注 肝左叶动脉期(A)明显强化肿块,包膜不清晰,内可见点状无强化区,静脉期(B)肿块强化程度下降,肿块内斑点状无强化区为纤维瘢痕。

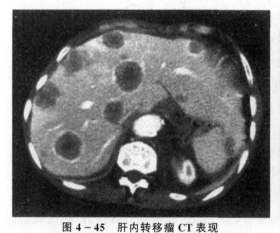
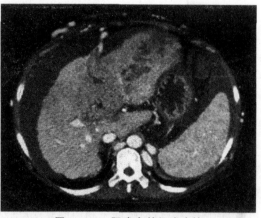

图 4 - 45 肝内转移瘤 CT 表现   图 4 - 46 肝癌合并门脉癌栓

  注 肝实质内多发大小不等的圆形软组织肿块,周边环形强化,呈典型的"牛眼征"。

  注 肝左叶肝癌,静脉期图像显示门脉内充盈缺损。

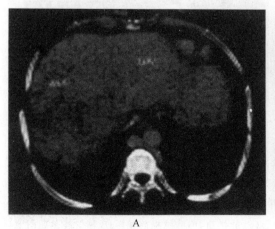
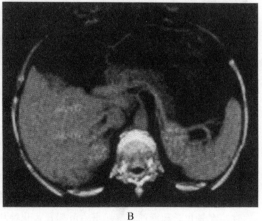

A   B

图 4 - 47

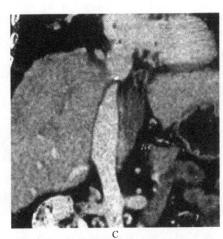

C

图 4 - 47 巴德—基亚里综合征(布加综合征)CT 表现

注 A.VR 图像显示肝左、肝中静脉远段显影良好,下腔静脉开口处未见显影;B.VR 图像显示肝门下方两支粗大副肝静脉汇入下腔静脉;C.曲面重建图像显示下腔静脉肝段膜性狭窄。

(2)病理学异常:指继发于肿瘤对血管侵犯而出现的一系列改变,包括以下几类。

1)供血肝动脉的增粗、扭曲:因肿瘤多为肝动脉分支供血。

2)肿块占位效应导致的血管受压、移位、拉直、分离等异常征象。

3)肿瘤对血管的浸润:表现为血管壁的不规则狭窄、闭塞、血管壁僵硬等。

4)异常新生血管:又称肿瘤血管,是一些发育不成熟的血管腔隙,表现为动脉期肿瘤区内粗细不均、走行紊乱的新生血管。

5)肿瘤染色:肿瘤内血液循环缓慢,对比剂廓清延迟,毛细血管期或静脉期呈密度增高影。

6)肝实质内充盈缺损:病变区无血供,静脉期表现为无对比剂染色的空白区,常见于肝内囊性病变或实性肿瘤的液化坏死区。

7)静脉早显:指动脉期见到门静脉或肝静脉显影,多见于肿瘤破坏动脉或静脉,造成动静脉短路或瘘所致(图 4 - 48)。

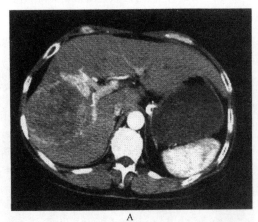
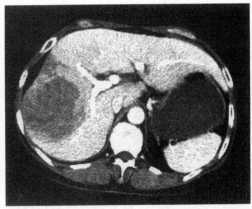

A   B

图 4 - 48 肝癌合并动静脉瘘 CT 表现

注 A.轴位动脉期图像显示肝右叶明显强化肿块,肝动脉供血,门静脉提前显影;B.轴位静脉期图像显示肿块强化程度下降,低于周围肝实质。

8)静脉腔内充盈缺损:恶性肿瘤对门静脉主干及其属支、肝静脉和下腔静脉等的直接侵犯引起管腔内癌栓,出现受累静脉腔内的对比剂充盈缺损影。由癌栓引起的充盈缺损,具有新生血管供血,在动脉期受累,静脉腔内癌栓可出现线状、片状强化征象。

9)静脉管径及压力的变化:合并肝硬化、门脉高压时,CT、MRI及超声检查可见门静脉内径增加,此外,超声检查尚可见门静脉反向血流征象。

四、疾病诊断

(一)脂肪肝

1.临床与病理

正常肝脏脂肪含量低于5%,超过5%则为肝脏脂肪浸润,常简称为脂肪肝。病理上为肝细胞内含有过量的三酰甘油。根据脂肪浸润范围,分为弥散性和局灶性脂肪肝。

2.影像学表现

CT和超声均可作为首选的影像检查方法;若CT和超声检查有疑问,如局灶性脂肪肝或不能排除合并肿瘤或进行肝脏脂肪定量等情况下,需选用MRI检查。

(1)超声表现。

1)二维超声表现:NAFLD多表现为"明亮肝"(图4-49),肝内呈弥散性密集、细小点状回声,回声分布不均匀,近场回声增高,深部回声明显衰减。肝内血管结构清晰度降低,门静脉管壁回声减弱,严重者可无法显示。肝脏大小可正常或轻至中度肿大。NAFLD有时表现为肝内局灶性脂肪浸润或缺失,局限于肝的一叶或数叶或呈局灶性不规则分布,也称为非均匀性脂肪肝,其表现为相对稍高回声或相对低回声区(图4-50),边界较清楚,周围无声晕,内部可见正常走行的血管。此时需与肝内局灶性病变鉴别。

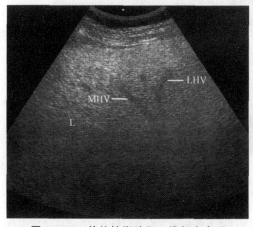

图4-49　单纯性脂肪肝二维超声表现

注　显示肝实质回声弥散性增强,回声密集,后方衰减。L:肝脏;MHV:肝中静脉;LHV:肝左静脉。

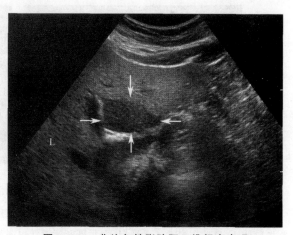

图4-50　非均匀性脂肪肝二维超声表现

注　显示肝左叶一低回声区,边界尚清,内分布均匀(↑),周围肝实质弥散性增强。L:肝脏。

2)多普勒超声表现:由于脂肪性肝病造成回声衰减,彩色多普勒血流成像显示肝内血流信号较正常明显减弱,甚至消失,而脉冲波多普勒显示的血流频谱形态仍为正常。非均匀性脂肪肝,彩色多普勒血流成像可显示其内部或周边正常走行的门静脉或肝静脉分支血流,未见异常动脉血流显示。

3)超声造影表现:主要用于鉴别非均匀性脂肪肝与肝脏局灶性病变。注射对比剂后,肝内不均匀脂肪区域出现与周围肝实质同步增强和同步减退,在动脉期和门脉期未见异常增强或消退区。

(2)CT 表现:具体如下。①弥散性脂肪肝:平扫,显示全肝密度普遍性减低,比脾密度低,肝/脾 CT 值的比值<0.85;肝密度的减低使得原本为低密度的肝内血管不再显示,出现所谓的"血管湮没征",更严重者,肝血管密度相对高于肝密度,出现所谓的"血管反转征",但血管分布、走向和管径均正常;增强扫描,肝实质的强化程度减低,但强化的肝内血管显示更为清晰(图 4-51)。②局灶性脂肪肝:表现为一个或数个肝叶或肝段密度降低,但增强检查显示其内血管分布正常;肝岛,为未被脂肪浸润的肝实质,表现为片状相对高密度,多见于胆囊旁和叶裂附近。

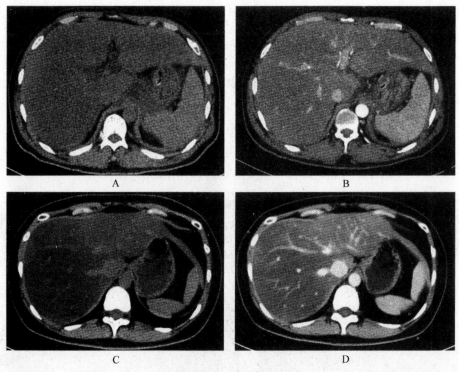

图 4-51 脂肪肝 CT

注 A、B.同一患者,CT 平扫(A)示肝密度弥散性减低,出现"血管湮没征";增强检查(B)示肝实质强化程度较低;C、D.同一患者,CT 平扫(C)示肝密度减低更明显,出现"血管反转征";增强检查(D)示肝实质强化程度明显减低。

(3)MRI 表现:具体如下。①弥散性脂肪肝:轻中度者 T_1WI 和 T_2WI 上常无异常表现,严重者在 T_2WI 上可表现稍高信号,但 T_1WI 变化不明显;应用 CRE 序列 T_1WI 同、反相位检查,具有较特异性表现,即使为轻中度者,均表现为与同相位相比,反相位上全肝实质信号明显减低(图4-52)。②局灶性脂肪肝:表现为反相位上,某一叶或多叶、多段肝实质信号明显减低;肝岛信号强度在各序列上均同于正常肝实质。③肝脏脂肪定量:可应用MRI化学位移技术进行肝细胞脂肪含量的测定,正常肝脏脂肪含量<5%。

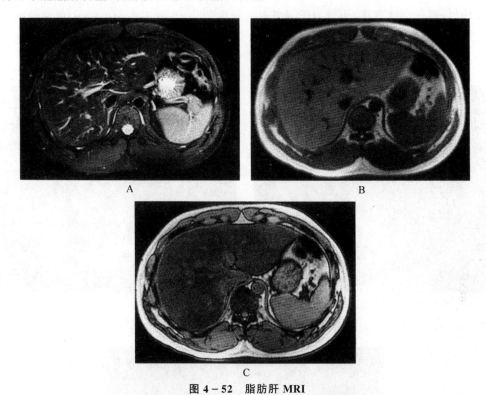

图4-52　脂肪肝MRI

注　A.MRI T$_2$WI,肝脏均匀低信号,血管走行正常;B、C.MRI化学位移成像正相位和反相位,正相位(B)肝脏均匀偏高信号,反相位(C)肝脏信号明显降低,提示肝内脂肪沉积。

3. 诊断与鉴别诊断

弥散性脂肪肝超声或CT诊断不难。局灶性脂肪肝需与一些肝肿瘤鉴别,如肝海绵状血管瘤、HCC、肝转移瘤等在CT平扫时均表现为低密度病灶,可与局灶性脂肪肝混淆。但局灶性脂肪肝无占位效应,CT增强扫描病灶内可见正常的血管通过,无受压、侵及表现,而不同于各种肝肿瘤,多可以做出鉴别,疑难者可进一步行MRI检查。

(二)肝硬化

1. 临床与病理

肝硬化病因很多,常见病因为病毒性肝炎、自身免疫性肝炎和酗酒。在肝硬化早期,肝细胞弥散性变性、坏死;中、晚期有大量纤维组织增生,并形成再生结节(RN),致使肝变形、变硬、肝叶萎缩,进一步可继发门静脉高压,部分患者的RN演变成不典型增生结节(DN),最后可导致肝细胞癌。肝硬化的临床常见表现为食欲缺乏、腹胀、黄疸、腹腔积液、呕血和肝性脑病。

2. 影像学表现

超声常作为影像学检查首选或筛选方法,CT可显示RN、脾大及门静脉高压导致的侧支循环,MRI在显示和监控RN、DN及其进展为早期HCC的过程中变化具有重要价值。

（1）超声表现。

1）二维超声：早期肝硬化肝脏无特异的声像图表现。典型肝硬化时，肝脏体积缩小或右叶缩小，左叶代偿性增大。肝包膜呈锯齿状，边缘角变钝或不规则。肝脏回声增粗、增强（图4－53），分布不均匀，部分呈结节状，表现为低回声或高回声结节，直径多小于1.5cm，内部无明显血流信号。肝内血管粗细不均，肝静脉常变细（图4－54），门静脉可增宽（图4－55），肝动脉可代偿性增宽。可伴有脾大、腹腔积液、胆囊壁增厚。

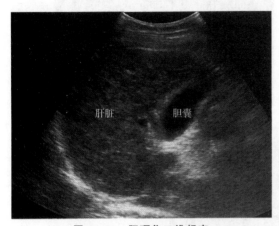

图4－53　肝硬化二维超声

注　显示肝实质回声增强、增粗，分布不均匀。

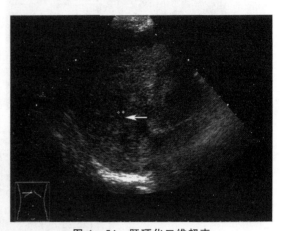

图4－54　肝硬化二维超声

注　显示肝静脉变细（↑），管壁回声模糊。

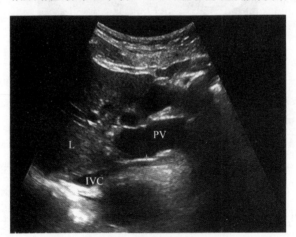

图4－55　肝硬化二维超声

注　显示门静脉增宽，达16.3mm。L：肝脏；IVC：下腔静脉；PV：门静脉。

2）多普勒超声：彩色多普勒血流成像显示门静脉扩张（＞1.3cm），颜色可变暗，门静脉血流速度降低，部分呈双向甚至反向的离肝血流，个别门静脉内可有血栓形成。肝动脉较正常者易显示或增宽，脉冲波多普勒显示其流速增高且RI亦增高。肝静脉变细，彩色多普勒血流成像血流颜色变暗，脉冲波多普勒显示其频谱较平坦，类似门静脉样血流。另外，彩色多普勒血流成像还可显示侧支循环建立等门静脉高压表现，如脐静脉重开，表现为与门静脉矢状段囊部相连通的出肝血流；还可见腹壁静脉曲张，食管—胃底静脉曲张，脾静脉迂曲、扩张等。

（2）CT 表现。

1）直接征象：形态学变化，可为全肝萎缩、变形，但更多地表现为部分肝叶萎缩而部分肝叶代偿性增大，结果出现各肝叶大小、比例失常；肝轮廓常凹凸不平；肝门、肝裂增宽；密度变化，肝的脂肪变性、纤维组织增生及再生结节等因素，导致肝密度不均匀；增强扫描，动脉期肝硬化结节可轻度强化，门静脉期多与其余肝实质强化一致。

2）间接征象：脾大、腹腔积液，胃底与食管静脉曲张等门静脉高压征象；增强扫描及 CTA 可清楚显示这些部位增粗、扭曲的侧支循环静脉（图 4 - 56A、B）；由于肝功能异常，常合并胆囊结石及胆囊周围积液。

（3）MRI 表现。

1）直接征象：肝脏大小、形态改变与 CT 所见相同。由于同时存在脂肪变性、炎性反应及肝纤维化，可致肝实质信号不均，增强 T_1WI 形成线状、网状高信号影（图 4 - 56C、D）。肝硬化结节呈弥散性分布，大小不等；RN 和 DN 在 T_1WI 上均可表现为略高、等或低信号，但在 T_2WI 上大多为低信号；增强检查，RN 及大部分 DN 为门静脉供血，因此，各期强化与肝实质一致，DN 也可表现动脉期轻度强化，但门静脉期和平衡期强化均与肝实质相同。

2）间接征象：与 CT 表现相似；增强 MRA 可更好地显示门静脉高压形成的扩张、迂曲侧支循环静脉。

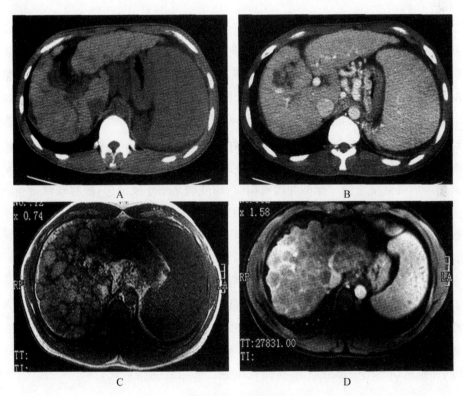

图 4 - 56 肝硬化

注 A.CT 平扫，显示肝脏萎缩，边缘不规则，肝内多发略高密度结节；B.CT 增强扫描平衡期，肝内结节强化与肝实质一致，胃底周围见粗大、迂曲侧支循环静脉，脾大；C.MRI 平扫，T_1WI 可见肝实质内弥漫高信号结节；D.MRI 增强检查平衡期，结节呈轻度强化，炎性纤维化组织表现为网格状显著强化。

3. 诊断与鉴别诊断

早期肝硬化影像表现缺乏特异性。中、晚期肝硬化出现肝的大小、形态的变化以及发生肝内纤维化、再生结节以及门静脉高压征象等改变,影像检查一般都可做出诊断。诊断中需注意不要遗漏早期 HCC(早期 HCC 表现见疾病诊断中"肝细胞癌"),辨认困难者可行 MRI 肝细胞特异性对比剂多期增强检查。

(三)肝脓肿

1. 临床与病理

肝脓肿为肝组织局限性化脓性炎症,可为细菌性或阿米巴性,以前者多见。感染途径主要有 3 种:①经胆管感染;②经血行感染;③邻近组织感染直接蔓延。致病菌到达肝脏,产生局部炎性反应,肝组织充血、水肿、组织液化坏死,形成脓腔,周围肉芽组织增生则形成脓肿壁,脓肿壁周围肝组织可有水肿。脓肿常为单房,部分为多房,可单发或多发。临床上表现为肝大、肝区疼痛和全身性炎症反应。阿米巴性肝脓肿在粪便中可找到阿米巴滋养体。

2. 影像学表现

影像检查对显示肝脓肿的部位、大小十分明确;在超声、CT 引导下,还可进行脓肿穿刺、抽吸治疗;治疗后复查则有助于评估疗效。

(1)超声表现。

1)二维超声:细菌性肝脓肿在其形成的不同病理阶段有不同的超声表现。早期肝内局部出现低回声区,回声不均匀,边界欠清晰。随着疾病进展,组织液化坏死,脓肿内部呈囊实混合回声,其内壁边缘不光整,内部见较多絮状回声,分布不均匀,伴病灶后方回声增强。脓液相对较稀薄时,脓肿腔内容物可随体位改变而呈漂浮或旋动状,有时脓液可有分层现象;如脓液稠厚,则不随体位改变而移动,呈现类似实质的不均质回声(图 4-57)。在肝脓肿成熟或液化期,脓肿可出现典型的无回声区,边界清晰,呈圆形或类圆形,伴后方回声增强,脓肿壁呈典型增厚的高回声,厚 3~5mm,可厚薄不一,壁的内面不平整,呈虫蚀状改变(图 4-58);壁的外周仍有稍高回声的炎性反应圈。至脓肿吸收期时,病变明显缩小或消失,脓肿残留物和脓肿壁呈混合回声,边界不清,有时仅见一边缘模糊低回声区或钙化斑。此外,超声还可发现伴随胸腔积液或腹腔脓肿,肝内管道受压移位、扩张等表现。阿米巴性肝脓肿多表现为肝内单发厚壁无回声区,内部见细小点状回声,脓肿边界清晰。

2)多普勒超声:细菌性肝脓肿在液化区无彩色血流信号显示,在病灶内部实性成分及边缘壁上有点状或条状彩色血流信号,脉冲波多普勒可测及搏动性的动脉血流信号,而阻力指数多呈低阻型[阻力指数(RI)<0.6]。阿米巴肝脓肿内部及周边一般较少测及血流信号。

3)超声造影:动脉期表现为实质部分快速增强,而坏死部分不增强,病灶可呈现蜂窝样改变;门脉期和延迟期原增强部分减退,可呈低增强。如脓肿完全液化,则超声造影显示病灶无增强。

(2)CT 表现:CT 能直观显示肝脓肿的位置、大小、数目,并为其诊断与鉴别诊断提供有利信息。①直接征象:平扫,脓腔可表现为肝实质内低密度区,其内可有分隔,也可有小气泡或气—液平面;脓肿壁环绕脓腔周围,密度低于肝而高于脓腔;增强检查,脓肿壁呈环形明显强化,分隔也表现为明显强化,而脓腔无强化(图4-59)。②间接征象:急性期脓肿壁外周可出现环状低密度水肿带,水肿带呈延迟强化,与无强化脓腔和强化的脓肿壁共同构成"环征";部分病例在动脉期可见病变所属肝段出现一过性强化,可能是由于炎症刺激导致肝动脉扩张,使肝实质局部血供增多所致;肝脓肿易发生右侧胸腔积液。

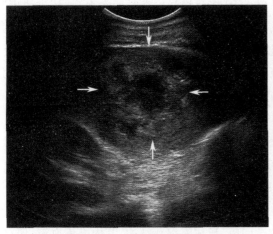

图4-57 肝脓肿二维超声

注 显示肝右叶见团状稍高回声(↑),内有不均匀稍低回声。

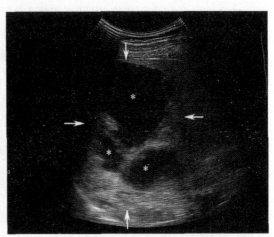

图4-58 肝脓肿成熟期二维超声

注 显示右叶团块状无回声为主(＊,↑),壁厚且不平整。

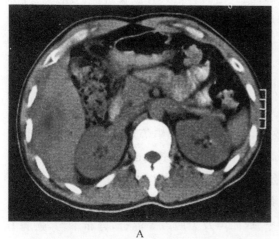

A B

图4-59 肝脓肿

注 A.CT平扫,右叶下段低密度肿块,内有更低密度区;B.CT增强检查,表现典型"环征",即中央为无强化的低密度脓腔,中间为环状明显强化的脓肿壁(↑),周围为环状低密度的水肿带。

(3)MRI表现:MRI主要用于超声、CT鉴别诊断有困难的病例。①直接征象:脓腔在T_1WI呈均匀或不均匀的低信号,T_2WI表现明显高信号,DWI上呈显著高信号。脓肿壁T_1WI上的信号强度高于脓腔而低于肝实质;T_2WI则表现低于脓腔而略高于肝实质。增强检查,脓肿壁强化表现与CT相同。②间接征象:与CT所见相似。

3. 诊断与鉴别诊断

脓肿出现的"环征"和脓肿内的小气泡为肝脓肿的特征性影像表现,结合临床相关资料一般诊断不难。鉴别诊断如下。①肝囊肿:超声、CT 及 MRI 检查尽管表现为液性肿块,与肝脓肿相似,但肝囊肿壁菲薄并无强化表现,容易与肝脓肿鉴别。②肝细胞癌:肝脓肿早期未出现液化时也可表现实质性肿块,但肝细胞癌在 CT 或 MRI 多期增强检查时通常表现"快进快出"的强化表现,常有肿瘤周边假包膜等,与肝脓肿不同。③肝转移瘤:坏死液化明显的肝转移瘤有时需与肝脓肿鉴别,但肝转移瘤的坏死液化腔在 DWI 上信号较低,很少出现"双环征",结合原发瘤病史,通常不难鉴别。

(四)肝海绵状血管瘤

1. 临床与病理

肝海绵状血管瘤为肝脏常见的良性肿瘤,占肝良性肿瘤的 80% 左右。好发于女性,为男性的 4.5~5.0 倍。多见于 30~60 岁。临床上可无任何症状,偶在体检中发现;巨大肿瘤可出现上腹部胀痛不适,肿瘤破裂可致腹腔出血。肿瘤 90% 为单发,10% 为多发。直径为 0.2~20cm,超过 5cm 者称巨大海绵状血管瘤。病理上,肿瘤由许多扩张的异常血窦组成,内衬单层的血管内皮细胞;血窦间有纤维组织构成的不完全间隔,形成海绵状结构,其内充满血液;偶有血栓形成,很少出现钙化。

2. 影像学表现

影像学检查对肝海绵状血管瘤的发现及其部位、大小的确定具有重要价值。超声可作为首选检查方法;CT 平扫并多期增强扫描是确诊肝海绵状血管瘤的主要手段;MRI 可提供更多的诊断信息,必要时可以选用。

(1)超声表现。

1)二维超声:肝血管瘤边界多清晰,23% 的患者可有分叶状或不规则边界。有时可见肝血管瘤边缘有小管道进入,呈现"边缘裂隙"征,后方回声可有不同程度的增强。较大且位置表浅的肝血管瘤通过轻压腹壁可见瘤体外形发生改变,出现压瘪或凹陷等现象,放松后即恢复原状。肝血管瘤的回声类型主要有以下 4 种。①高回声型:最多见,其内部回声均匀,致密,呈筛孔状(图 4-60)。②低回声型:较少见,近年来有增多趋势(图 4-61),多见于中等大小的肝血管瘤中,其内部以低回声为主,周边常有高回声条状结构环绕,呈花瓣状或浮雕状改变。③混合回声型:主要见于较大的肝血管瘤,内有高回声、低回声及无回声等混合,分布不均,强弱不等,可呈粗网络状或蜂窝状。④无回声型:极少见,瘤体内无网状结构等表现,但透声较肝囊肿略差。

2)多普勒超声:尽管肝血管瘤内有丰富的血窦,但由于其内血流速度较低,彩色多普勒血流成像常不易测及其血流信号,多在肿瘤的边缘部,偶可有较丰富的彩色血流包绕。脉冲波多普勒可测及动脉血流,阻力指数多<0.6。

3)超声造影:典型表现为动脉期呈周边环状高增强(图 4-62A),并逐渐呈结节样向中央填充;在门脉期病灶被完全或部分填充而呈团块状高或等增强(图 4-62B);对比剂消退较慢,至延迟期可呈高或等增强。如肿瘤较大,病灶中央填充不完全,呈不规则形的无增强区。

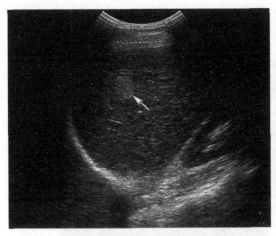

图 4-60　高回声型肝血管瘤

注　显示肝右叶均匀高回声,边界清晰(↑)。

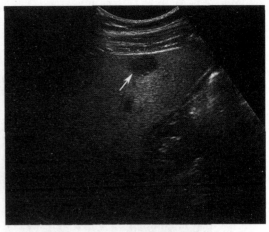

图 4-61　低回声型肝血管瘤

注　显示肝右叶团状均匀低回声(↑)。

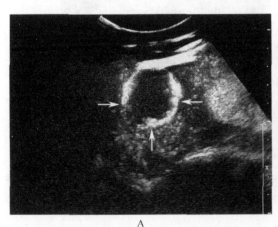

A

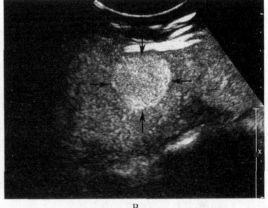

B

图 4-62　肝血管瘤的超声造影

注　A.动脉期,病灶周边开始环状高增强(↑);B.延迟期,病灶完全填充,仍呈高增强(↑)。

(2)CT 表现。

1)直接征象:平扫,表现为肝内边界清楚的低密度肿块,CT 值约 30HU。多期增强 CT 扫描是诊断海绵状血管瘤的关键。典型表现:动脉期,肿瘤从周边部开始强化,多为结节状明显强化,强化程度类似同层主动脉;门静脉期,强化向肿瘤中心扩展;平衡期和延迟期,肿瘤强化仍持续向中心扩展,且强化程度减低,但密度仍高于或等于周围正常肝实质密度,最终达到全部肿瘤均一强化;整个过程呈"早出晚归"强化表现(图 4-63A~C);少数较大肿瘤,即使在延迟期,中心仍有不规则无强化低密度区,为纤维组织或血栓化部分。

2)间接征象:CTA 有时可见供血血管增粗,巨大肿瘤压迫周围血管使之弧形移位。

(3)MRI 表现。

1)直接征象:基于海绵状血管瘤的血窦内充满缓慢流动的血液,其 MRI 信号颇具特征性,即肿瘤在 T_1WI 上表现为均匀低信号,而 T_2WI 及其脂肪抑制序列上表现为均匀高信号,且随着回波时间延伸,高信号表现更为显著,呈所谓"灯泡征"(图4-63D);多期增强检查,肿瘤的动态强化表现及过程与CT相同。

2)间接征象:与CT表现相同。

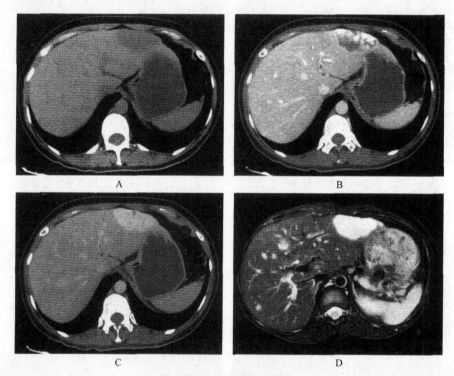

图4-63　肝海绵状血管瘤

注　A.CT平扫,肝左叶Ⅱ段见低密度肿块;B.增强动脉晚期,示肿块边缘结节状明显强化;C.平衡期,肿块强化范围向中央延伸至低密度病灶填充,强化程度减低,但密度仍高于邻近肝实质;D.肝脏MRI T$_2$WI检查,肝Ⅱ段海绵状血管瘤呈明显高信号。

3.诊断与鉴别诊断

超声、CT或MRI检查,表现典型的海绵状血管瘤诊断不难。诊断时需鉴别的疾病如下。①肝细胞癌:CT平扫两者均表现为低密度肿块,但肝细胞癌多期增强扫描表现"快进快出"的强化特征,不同于海绵状血管瘤;MRI检查,肝细胞癌在T$_2$WI上表现为稍高信号,与海绵状血管瘤表现明显不同。②肝转移瘤:血供丰富的肝转移瘤于动脉期也可表现边缘明显强化,但为非结节性强化,并在门静脉期强化程度多明显减低。

(五)肝细胞癌

1.临床与病理

原发性肝癌是指源于肝细胞或肝内胆管上皮细胞的恶性肿瘤,其中80%～90%为肝细胞癌(HCC)。HCC临床上常简称为肝癌,好发于30～60岁,男性多见。早期一般无症状,中、晚期表现为肝区疼痛、消瘦、乏力、黄疸、腹部包块。多数患者血中甲胎蛋白(AFP)明显升高。

HCC发病与肝硬化密切相关,从肝硬化发展到肝细胞癌的过程中,经历了RN—DN—早期HCC—中晚期HCC的病理演变过程。病理上,HCC分3型。①巨块型:肿块直径≥5cm;

②结节型：每个癌结节直径<5cm；③弥漫型：癌结节<1cm且数目众多，弥漫分布全肝。此外，直径不超过3cm的单发结节或2个结节直径之和不超过3cm的结节，称为小肝癌。HCC主要由肝动脉供血，90%以上肿瘤血供丰富。肿瘤压迫周围肝组织可形成假包膜。HCC容易侵犯门静脉和肝静脉而发生血管内癌栓或肝内外血行转移，侵犯胆道则引起阻塞性黄疸。发生淋巴转移可致肝门及腹膜后等处淋巴结增大；后期还可发生肺、骨骼、肾上腺和肾等远处转移。邻近肝表面的HCC可发生破裂出血。

2.影像学表现

在HCC，影像检查的主要目的在于检出肿瘤和做出诊断，并明确其部位、分型及对血管、胆管侵犯和转移等。在检查中，超声常作为初查方法；CT及MRI检查则可为肿瘤确诊及治疗前后评价提供更多重要信息，尤其MRI检查对发现早期HCC有重要意义；血管造影一般只在行介入治疗时应用。

（1）超声表现。

1）二维超声：肝癌结节形态多呈圆形或类圆形，结节内部回声较复杂，大致可分为低回声型、等回声型、高回声型、混合回声型，而以低回声型和混合回声型较多见（图4-64）。

癌结节内部回声多不均匀，部分肝癌具有周围声晕（图4-65），有较高的诊断特异性。肝癌结节后方回声常可呈轻度增强变化，尤其是小肝癌。此外，大部分肝癌患者患有肝硬化。不同病理类型肝癌的超声表现也不尽相同，具有各自的特征。①块状型：块状型肝癌边界清楚，形态比较规则，周边常有声晕。病灶的内部回声多为混合回声。如果病灶由数个癌结节融合而成，则边界不规则，癌肿内部出现"结中结"或"马赛克"样表现。周围肝组织内可出现肝内播散的"卫星灶"。②结节型：病灶可单发，可多发，回声类型也比较多样，结节型肝癌的边界不及块状型清晰，周边可无声晕。③弥漫型：癌结节以不均匀低回声多见，少数为高回声。此型癌肿与周围肝组织边界不清且多伴有明显肝硬化，有时声像图上难以区分癌结节与肝硬化结节，仅表现为肝内回声强弱不等，诊断较为困难。但弥漫型肝癌较常出现侵犯门静脉分支，形成癌栓，故超声发现门静脉内栓子时应警惕存在弥漫型肝癌的可能。

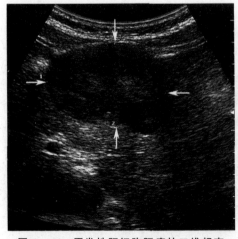

图4-64 原发性肝细胞肝癌的二维超声

　　注　显示肝右叶团块状不均质低回声，边界尚清（↑）。

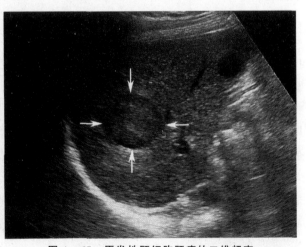

图4-65 原发性肝细胞肝癌的二维超声

　　注　显示肝右叶团块状不均质稍低回声，边界尚清，有声晕（↑）。

　　肝癌间接征象包括以下3项。①癌栓:原发性肝癌易发生门静脉癌栓,表现为血管内团块状低、中等回声(图4-66);癌栓也可出现在肝静脉或胆管内及下腔静脉内等。②肝表面局限性膨隆:较大或位于肝包膜下的癌肿可引起局部肝包膜膨隆,二维超声上出现"驼峰"征。癌肿邻近肝缘处可使肝缘变钝。③肝内管道受压:癌肿的压迫、推移,可造成肝内血管走行移位、管腔受压变细。癌肿压迫肝内胆管可引起远端肝内胆管扩张。

　　2)多普勒超声。①富血供型:较常见,即使是小肝癌内也多可检出彩色血流,癌结节内部和周边出现线状、分支状彩色血流,脉冲波多普勒可检测到动脉血流,阻力指数>0.6。②少血供型:肿瘤内部无血流信号,脉冲波多普勒也不易检测到动脉血流。此型较少见。

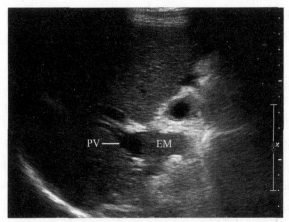

图4-66　门静脉癌栓的二维超声图像

　　注　显示门静脉(PV)主干腔内有低回声的癌栓(EM)。

　　3)超声造影:常见表现为"快进快出",即注射对比剂后,在动脉期早期(10~20秒)病灶出现整体均匀增强,早于并强于周围肝实质,坏死部分呈无增强;随后,对比剂快速消退,在门脉期及延迟期病灶常呈低增强改变,这种较典型的超声造影表现对诊断肝癌有较高的特异性和敏感性。

　　(2)CT表现。

　　1)直接征象:CT平扫,巨块及结节型HCC多表现为肝实质内低密度肿块,巨块型HCC中央可发生坏死而出现更低密度区;少数肿块可表现为等密度,肿瘤破裂出血可见瘤内斑片状高密度;肿瘤假包膜表现为瘤周的低密度带。弥漫型HCC表现全肝或局部增大,肝实质内见境界不清,多发低密度小结节。多期增强扫描,巨块型或结节型HCC多数表现典型:动脉期,因肿瘤主要由肝动脉供血,早期出现明显的斑片状、结节状强化,CT值迅速达到峰值,部分肿瘤内可见肿瘤血管;门静脉期,正常肝实质强化,密度明显升高,肿瘤因缺乏门静脉供血而表现为相对低密度;平衡期,肿瘤密度持续减低,与周围正常强化肝实质的对比更加明显,因此,肿瘤整体强化过程呈"快进快出"表现(图4-67),中央坏死液化区不强化,肿瘤假包膜一般在门静脉期或平衡期出现强化;弥漫型HCC多数血供不丰富,强化表现不明显,但也可呈"快进快出"表现。

　　2)间接征象:静脉内瘤栓,表现为强化门、腔静脉内的低密度充盈缺损,在门静脉期表现最清楚,CTA可从多角度反映静脉内瘤栓的全貌和范围;淋巴结转移,常见肝门部或腹主动脉旁、腔静脉旁淋巴结增大;胆管受侵犯,可引起上方胆管扩张;其他器官转移,有时可见肺、肾上腺、脾等器官的转移灶。此外,绝大多数 HCC 合并有肝硬化表现。

(3)MRI 表现。

1)直接征象:MRI 检查,肿瘤的部位、大小、数目等表现与 CT 相同;MRI 平扫检查,肿瘤常表现为 T_1WI 低信号,T_2WI 及其脂肪抑制序列为稍高信号,信号均匀或不均,肿瘤出血或脂肪变性在 T_1WI 表现为高信号;肿瘤假包膜在 T_1WI 上表现为肿瘤周围的环状低信号影;在 DWI 上,HCC 通常因水分子弥散受限而呈高信号、ADC 值减低,多 b 值的 DWI 扫描技术的数据可进行不同的后处理模式,HCC 病灶可随着 b 值增大,其信号逐渐增强,定量测定的参数也可排除组织的灌注特性影响,更利于与良性病变进行鉴别诊断;Gd-DTPA 多期增强检查,肿瘤强化表现与 CT 相同;应用肝细胞特异性对比剂如钆塞酸二钠、钆贝葡胺行多期增强扫描,动脉期及门静脉期肿瘤的强化表现与 Gd-DTPA 增强所见相同,在延迟的肝特异期成像上,由于 HCC 细胞不具备转运此对比剂的功能而表现为低信号,因而能更敏感地检出较小的 HCC(图 4-68)。

2)间接征象:与 CT 表现相似。

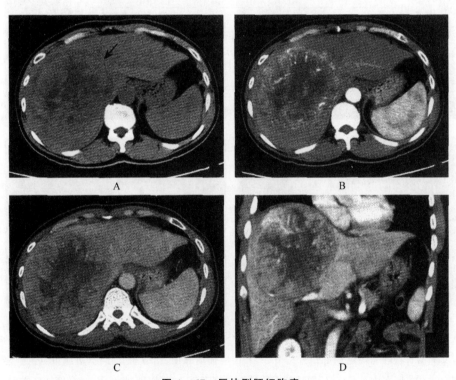

图 4-67 巨块型肝细胞癌

注 A.CT 平扫,示右叶巨大低密度肿块,边缘可见低密度假包膜(↑);B.增强动脉期,肿块呈较明显不均一强化,并可见不规则明显强化的肿瘤血管;C.平衡期,肿块强化程度减低;D.门静脉期,冠状位重组,显示肿瘤的上下范围。

MRI 对监控肝硬化中 RN—DN—早期 HCC 的演变具有较高价值。RN 和 DN 在 T_1WI 上均可表现为低、等、高信号,T_2WI 上多为低信号,一旦 T_2WI 上低信号结节内出现稍高信号灶,即"结中结"表现,且多期增强检查呈"快进快出"特点,则提示为早期 HCC。

3. 诊断与鉴别诊断

HCC 的影像诊断的主要依据包括:大多有肝硬化表现;肝内单发或多发软组织肿块,常有假包膜,多期增强检查呈"快进快出"表现。结合这些影像表现特点与血中 AFP 明显增高,多可做出 HCC 诊断。HCC 鉴别诊断中,除海绵状血管瘤、转移瘤外,还需要与以下疾病鉴别。①肝腺瘤:也为富血供肿瘤,CT、MRI 平扫及增强早期表现与 HCC 相似,但后者多见于青年女性、常有口服避孕药史且无肝硬化背景及 AFP 升高而不同于 HCC,病灶内更易发生出血及脂肪变性而使其密度或信号不均匀。②局灶性结节性增生:CT、MRI 检查与 HCC 表现也很相似,但局灶性结节性增生无"快出"表现,且常有延迟强化的中央瘢痕,可与 HCC 鉴别;鉴别有困难者,可行 MRI 肝细胞特异性对比剂增强检查,在肝特异期表现为高信号而不同于 HCC。

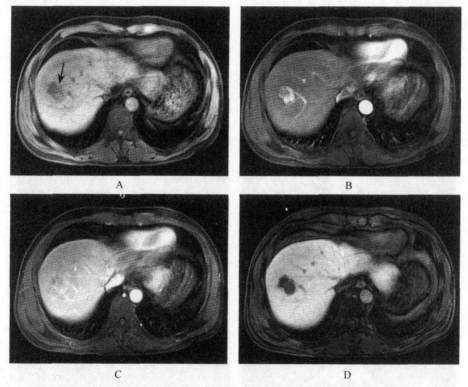

图 4-68 小肝癌(MRI 平扫和肝细胞特异性对比剂多期增强检查)

注 A.T₁WI,右叶 Ⅷ 段见稍低信号结节(↑);B.增强动脉期,结节明显强化,边缘可见低信号假包膜;C.门静脉期,结节与肝实质呈等信号,周围见高信号假包膜强化;D.肝特异期(延迟 20 分钟),肝实质持续强化而表现为高信号,结节呈低信号,对比更加明显。

(六)肝转移瘤

1. 临床与病理

肝转移瘤是肝脏常见的恶性肿瘤。转移途径主要有:①经血行转移,肿瘤细胞经肝动脉、门静脉循环到达肝脏;②邻近器官肿瘤的直接侵犯。以下介绍最为常见、经血行而来的肝转移瘤。病理上表现为肝内结节,一般为多发,直径从数毫米到 10cm 以上;易坏死、囊变和出血,可有钙化。临床表现除原发性肿瘤症状外,还有肝大、肝区疼痛、消瘦、黄疸和腹腔积液等转移灶所致的症状。

2.影像学表现

肝脏是恶性肿瘤转移最好发的器官之一,身体各部位恶性肿瘤治疗前明确有无肝转移非常重要。超声可作为肝转移瘤的首选检查方法;CT 则是诊断的主要方法;对于单发转移瘤等诊断困难的病例还可进一步选用 MRI 检查。

(1)超声表现。

1)二维超声:转移性肝癌在二维超声上表现各异,形态不一,小者多呈圆形,大者呈椭圆或不规则形,转移灶较多时,病灶可弥散性分布或融合成团块(图 4-69)。转移癌可呈高回声或低回声,边界多不规则,无明显包膜,呈浸润式生长,周边常有细薄晕环,部分病灶后方回声轻度衰减。在较大转移性肝癌中,可出现多结节相互融合,形似葡萄,故名为"葡萄串"征。混合回声型呈环状高回声,中央为无回声型,也可强弱不均(图 4-70),呈条状分隔型。多发者有时可呈弥漫浸润型,表现为肝内弥漫分布的细小转移灶,呈较密集、均匀分布的细小点状回声,肿瘤的形状、边界均不清。转移瘤较大时,常挤压或推移门静脉、肝静脉、下腔静脉,使其管腔显示不清,但较少出现血管内癌栓现象,可在肝门及胰腺、腹主动脉周围有多个淋巴结肿大,多呈低回声,并可相互融合。如能发现原发灶,如肾、胰、膀胱、乳腺、附件等处的异常回声灶,对支持肝内转移有肯定作用。

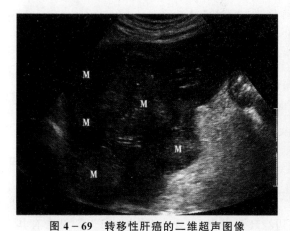

图 4-69 转移性肝癌的二维超声图像

注 显示肝内多发稍高回声团块(M),周围有晕环。

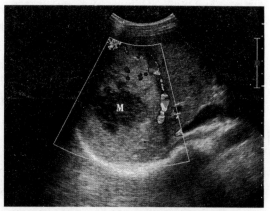

图 4-70 原发于胰腺癌的转移性肝癌

注 显示肝内高回声和低回声混合的病灶(M),周围有晕环。

2)多普勒超声:转移性肝癌多具有原发灶肿瘤的血供特点,不同组织来源及分化程度不同的转移性肝癌,因其血供不同,彩色多普勒血流成像表现也有所不同。彩色多普勒血流成像常显示转移性肝癌有少量彩色血流,多为点线状,显示率可达 67%～80%,较原发性肝癌显示率低;脉冲波多普勒也可测及动脉血流,阻力指数多高于肝脏良性肿瘤(>0.6)。

3)超声造影:注射对比剂后,转移性肝癌常在动脉期呈快速环状增强或整体增强为主且消退较快,常在动脉晚期或门脉早期病灶即呈低增强表现,出现消退的时间明显比原发性肝癌早。

（2）CT 表现。

1）直接征象:CT 平扫,典型表现为肝内多发大小不等的低密度结节或肿块,肿瘤坏死较常见,表现为肿瘤中央有更低密度区;发生钙化或出血则内有高密度灶。病变也可为单发。增强扫描,表现与肿瘤血供有关,富血供转移瘤表现为一过性明显结节样强化;但更多见的是肿瘤边缘环状强化,而中央坏死区无强化,呈"牛眼征"表现（图 4 - 71）;乏血供转移瘤则表现为强化不明显或有延迟强化。

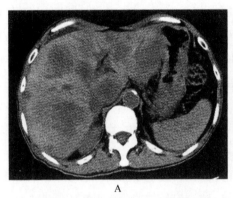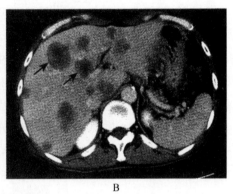

图 4 - 71　肝转移瘤

注　A.CT 平扫,示肝内多发大小不等低密度结节及肿块,部分肿块中心密度更低;B.增强扫描,肿块边缘部增强,但强化程度不及周围肝实质,中央坏死区无强化,呈"牛眼征"（↑）。

2）间接征象:可查出其他部位原发性恶性肿瘤;同时还可能显示其他部位的转移瘤。

（3）MRI 表现。

1）直接征象:病变形态和数目与 CT 所见相似。多数转移瘤 T_1WI 呈稍低信号,T_2WI 呈稍高信号;富血供转移瘤 T_2WI 信号较高;黑色素瘤转移可呈 T_1WI 高信号,T_2WI 低信号。肿瘤内出血、钙化、囊变则致其信号不均,肿瘤中央坏死则 T_2WI 表现明显高信号;增强表现与 CT 类似。

2）间接征象:与 CT 表现相似。

3.诊断与鉴别诊断

肝内散在、多发结节或肿块,增强检查表现边缘环形强化,出现典型"牛眼征"等,结合有其他部位原发恶性肿瘤,一般可诊断为肝转移瘤。需鉴别的疾病如下。①HCC:与单发富血供转移瘤表现相似,但后者坏死倾向及环状强化较 HCC 明显,短期内复查病灶增大、增多,而 HCC 通常有肝硬化背景、AFP 增高等,以资鉴别。②肝囊肿:与坏死明显的转移瘤相似,但囊肿壁菲薄并无强化为其特点。③肝脓肿:多发、中央坏死、边缘强化等也是肝脓肿常见征象,有时与肝转移瘤难以鉴别,但肝脓肿 DWI 上脓腔信号强度显著高于转移瘤的坏死区,且患者临床上有发热、腹痛及白细胞升高等表现。

（樊　智）

第三节 胆道

一、检查技术

（一）X 线检查

应用较少，包括胆系平片和各种胆系造影检查。

1. 胆系平片

胆系平片可发现胆系内含钙量较高的结石（阳性结石）和胆管积气，目前临床上很少以此为目的进行该项检查。

2. 胆系造影检查

目前仍在应用的是经内镜逆行性胆胰管造影（ERCP）。ERCP 是在透视下首先插入内镜到达十二指肠降部，再通过内镜将导管插入十二指肠乳头，注入对比剂以显示胆胰管病变的方法，同时可进行取石术或其他介入手术。胆管术后常放置"T 形"引流管，经"T 形"管注入对比剂也可显示胆管，为"T 形"管造影。

（二）超声检查

超声是胆系疾病的首选和主要影像检查方法之一，优点是方便快捷、费用低廉、无辐射损伤，能清楚地显示胆囊和胆管解剖及胆系结石、肿瘤等病变，还能进行胆囊收缩功能检查。此外，彩色多普勒血流成像（CDFI）还可用于了解胆系肿瘤血供及其与邻近门静脉和肝动脉的关系。

1. 右肋缘下纵切面

右肋缘下纵切面可显示胆囊纵切面，可沿该轴做纵切与横切面扫查，显示胆囊及部分肝外胆管结构。

2. 右肋缘下斜切面

右肋缘下斜切面可显示肝门部与门静脉右支及主干伴行的右肝管、肝总管、胆总管上段以及部分胆囊。

3. 右肋间斜切面

右肋间斜切面可显示右肝前、后叶胆管，右肝管及其伴行的门静脉，直到肝总管及胆囊。尤其适合显示胆囊颈部以及胆囊和肝门部结构在肋缘下扫查显示不满意者。

4. 剑突下及上腹部横切面

剑突下横切面可显示左肝管及门静脉左支矢状部。胰腺头部的上腹部横切面可显示胆总管胰腺段横切面，可借此进行胆总管下段纵切面扫查。

（三）CT 检查

CT 对胆系疾病的检出与诊断具有重要价值，多用于超声检查之后，为胆系疾病另一主要影像检查技术。

1. CT 平扫检查

胆系的 CT 检查需空腹，扫描范围需从膈顶至胰头钩突部，通常需行薄层扫描或薄层重组,以便更好地显示胆系较小病变。应用后处理技术行胆系冠状位、矢状位 MPR 和 CPR 重组能全面、直观、多方位地观察胆系全貌。

2. CT 增强检查

若 CT 平扫发现胆囊、胆管壁增厚或腔内有软组织肿块,通常需行 CT 增强扫描。增强扫描方法基本与检查肝脏相同。增强检查使胆管与周围组织对比更加明显,经后处理可行 CT 胆管成像(CTC),能够清楚地显示胆系的立体解剖,便于评价胆系梗阻的原因和肿瘤的侵犯程度。

(四)MRI 检查

MRI 通常作为胆系疾病超声和(或)CT 检查后的补充检查方法,对病变的检出和诊断均有较大帮助。

1. MRI 普通检查

常规行 T_1WI 和 T_2WI 检查,除了行横断位扫描外,还可根据需要加行冠状、矢状、斜矢状位扫描。

2. MRI 增强检查

适应证同 CT 增强检查。

3. MRCP 检查

主要用于评估胆系梗阻,对于明确梗阻部位、程度和病因均有较高价值,通常是在常规检查后进行,以便两者显示的异常表现相互印证。

二、正常影像表现

(一)X 线检查

ERCP 能清楚地显示胆管。正常胆管显影密度均匀,边缘光滑。肝内胆管呈树枝状分布,走行自然,经逐级汇合后形成左、右肝管,再联合为肝总管;肝总管长 3~4cm,内径 0.4~0.6cm,向下续为胆总管;胆总管长 4~8cm,内径 0.6~0.8cm,末端与胰管汇合后共同开口于十二指肠乳头部。

(二)超声检查

1. 胆囊

胆囊纵切面呈梨形,横切面呈圆形或椭圆形。正常胆囊轮廓清晰,囊壁回声较肝脏略高,囊壁光滑整齐。胆囊腔内呈无回声,后方回声增强,侧壁可有边缘折射声影,显示为典型的囊性结构(图 4-72)。

正常胆囊长径一般不超过 90mm,前后径不超过 40mm。正常胆囊壁的超声测量宜选择胆囊体部前壁进行测量,其厚度不超过 3mm,多数小于 2mm。胆囊的纵轴指向肝门。胆囊颈部位置较深,邻近门静脉,胆囊颈部有哈氏囊,自胆囊颈部至门静脉右支或门静脉主干之间的肝裂内有脂肪组织和结缔组织,声像图表现为一条连接胆囊颈部和门静脉右支根部间的线状强回声带,这是识别胆囊解剖位置的重要标志。

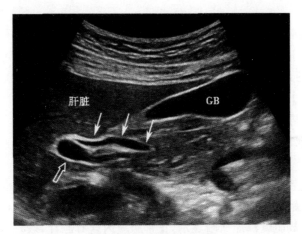

图 4-72 正常胆囊声像图

注 胆总管(↑);门静脉(空箭头);GB:胆囊。

2.肝内胆管

声像图上一般只能显示一、二级肝内胆管,即肝总管和左、右肝管,二级以上的肝内胆管分支超声往往难以清晰地显示。左、右肝管位于门静脉左、右支的前方,内径为2~3mm或小于伴行门静脉内径的1/3。

3.肝外胆管

肝外胆管分为上、下两段,上段与门静脉伴行,下段与下腔静脉伴行。肝总管与胆总管在声像图上不易区分,可以右肝动脉横切面为解剖标志进行区分。肝外胆管上段因为有肝脏作为超声窗并且有伴行的门静脉作为解剖标志,因此易于显示。其纵切面图像表现为位于门静脉前方的管道,与门静脉平行,形成双管结构(图4-73),其内径小于伴行门静脉的1/3。肝外胆管下段位置较深,不易显示,采用探头加压扫查,饮水或胃超声成像剂充盈胃窦和十二指肠等方法可提高显示率。成人正常肝总管的内径一般不超过6mm,胆总管内径一般不超过8mm。

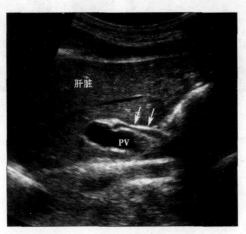

图 4-73 肝门部胆总管声像图

注 肝门部的胆总管(↑);PV:门静脉。

（三）CT 检查

CT 平扫，胆囊通常位于肝门下方，肝右叶前内侧；横断层表现圆形或类圆形，直径 4～5cm。胆囊腔表现均匀水样低密度，CT 值为 0～20HU；胆囊壁光滑锐利，厚度 2～3mm，呈均匀薄壁软组织密度（图 4-74A、B）。CT 增强检查，胆囊腔内无强化，胆囊壁表现为细线样环状强化。

CT 平扫，正常肝内胆管不显示，肝外胆管尤其是胆总管通常可显示，特别是薄层扫描和对比增强检查时，表现为小圆形或管状低密度影。

（四）MRI 检查

胆囊形状和大小与 CT 表现相同。其内信号多均匀，T_1WI 呈低信号，T_2WI 呈高信号（图 4-74C）；部分胆囊内 T_1WI 信号不均，其腹侧为低信号，背侧为高信号，分别代表新鲜和浓缩胆汁。MRCP 多数胆囊都能清晰显示，正常胆囊内含有胆汁，表现为均匀的高信号，边缘光滑（图 4-74D）。

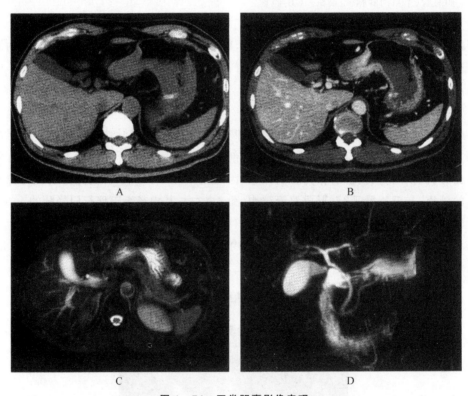

图 4-74 正常胆囊影像表现

注　A.CT 平扫，胆囊位于肝右叶前内侧，表现为水样密度的卵圆形结构，边缘光滑，与周围组织分界清楚；B.CT增强静脉期，胆囊壁线样轻度强化，腔内胆汁未见强化；C.MRI T_2WI，胆囊内为均匀高信号；D.MRCP，胆囊、胆管及胰腺清楚显示。

正常胆管内含有胆汁，普通 MRI 检查，肝内胆管多难以分辨，肝外胆管 T_1WI 呈低信号，T_2WI 呈高信号，表现为圆形或柱状影。

MRCP 正常肝内、外胆管显示率高达 90%～100%，表现为边缘光整的树枝状高信号；胆囊为类圆或卵圆形边缘光整的高信号。

三、基本病变表现

(一)胆囊大小、数目和位置异常

①胆囊增大:CT、MRI 检查容易显示胆囊增大,通常见于胆囊炎或胆系梗阻;CT、MRI 检查显示胆囊横断面直径超过 5cm。②胆囊缩小:常并有胆囊壁增厚,可见于慢性胆囊炎。③胆囊壁增厚:胆囊壁厚度超过 3mm 即为增厚;其中环形增厚常见于胆囊炎,CT 增强检查增厚的胆囊壁呈分层状或均一强化;局限性增厚常见于肿瘤或肿瘤样病变(图 4 - 75A)。④胆囊位置、数目异常:位于肝门部胆囊床以外的胆囊为异位胆囊,此外还可发现双胆囊或无胆囊,以上均属先天异常。

(二)胆系钙化灶

胆系内钙化灶多为结石所致。①X 线平片,胆囊结石常表现为中央低密度、边缘高密度影,但需要与右肾钙化灶等胆系外钙化灶鉴别。②超声检查,胆囊和胆管内结石的典型声像图表现为强回声,后方伴声影,前者还可随体位改变移动。③CT 检查,胆囊和胆管内结石常表现为胆囊或扩张胆管内单发或多发、密度均匀或不均匀的高密度影(图 4 - 75)。④MRI 检查,大部分胆囊和胆管内结石在 T_1WI 和 T_2WI 上均表现低信号,部分胆囊和胆管结石可在 T_1WI 上呈高信号表现;T_2WI 及 MRCP 显示更加清晰,表现高信号的胆汁中圆形、类圆形或多边形低信号充盈缺损。

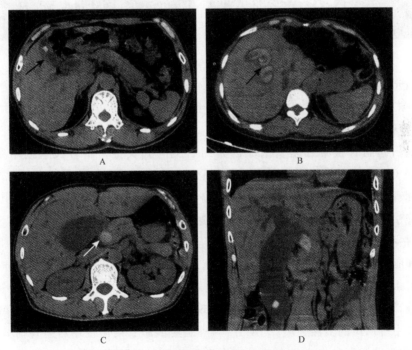

图 4 - 75 胆系基本病变(CT 检查)

注 A.CT 平扫,胆囊壁均匀增厚(↑),并于胆囊内见高密度结石影;B.肝内胆管结石,CT 平扫显示肝右叶扩张的胆管内有多发的高密度结石影,结石密度不均匀(↑);C.胆总管下端结石(↑);D.CT 平扫冠状位,胆总管下端及胆囊内高密度结石,并肝内外胆管及胆囊扩张。

（三）胆管扩张

可分为先天性和后天性胆管扩张。先天性胆管扩张表现为肝内或肝外单发或多发的局部胆管梭形或囊状扩大,其与正常胆管相通。后天性胆管扩张是由于下端阻塞或狭窄而引起上段胆管全程扩张。①ERCP 检查,显示肝内胆管并或不并肝外胆管扩张,胆总管扩张时直径超过 1.1cm,肝内胆管扩张时,形成所谓"软藤征"或"枯树枝征"。②超声检查,可见肝内胆管内径大于 2mm,胆总管内径超过 6mm。③CT 检查,表现正常不能显示的肝内胆管呈小圆形或细管状低密度影,肝总管直径超过 8mm,胆总管直径超过 10mm;MPR 或三维重组图像可更直观地显示自下而上扩张的胆管,壶腹部周围病变除引起胆管扩张,同时可见胰管扩张,出现所谓"双管征"(图 4 - 76A)。④MRI 检查,扩张的胆管 T_1WI 表现低信号,T_2WI 表现高信号。MRCP 可全程显示扩张的胆管,且更为直观、清晰(图 4 - 76B)。

此外,胆囊切除术后,肝外胆管可发生轻度代偿性扩张而不累及肝内周围胆管。

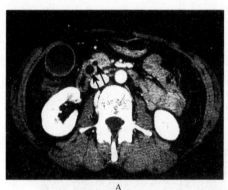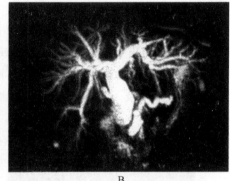

A   B

图 4 - 76　胆管扩张

注　A.CT 增强,除显示胆总管扩张外,还可见胰管扩张,呈所谓"双管征"(双↑);B.MRCP,全程显示胆系扩张,其中肝内胆管呈"软藤征"表现,同时显示胰管扩张。

（四）胆管狭窄或阻塞

最常见引起胆管狭窄或阻塞的原因是结石、肿瘤、炎症。胆管狭窄或阻塞时,ERCP、MRCP 以及 CT 重组图像上均可显示。①结石常致胆管腔偏心性狭窄或突然截断,阻塞上方的胆管不同程度扩张。②肿瘤引起局部胆管偏心性或向心性狭窄或突然截断,其上方胆管扩张。③炎症引起胆管呈鼠尾状或漏斗状狭窄,边缘光滑,狭窄段较长。

（五）充盈缺损

胆管和胆囊内结石或肿瘤均可造成腔内充盈缺损,通常结石所致的充盈缺损边缘光整,而肿瘤所致者多不规则。结石性和肿瘤性充盈缺损具有不同的异常回声、密度和信号强度。①超声检查,结石在无回声的胆囊或胆管内表现为强回声团伴后方声影;而胆囊癌或胆管癌则呈弱回声或中等回声的实性肿块。②CT 检查,胆囊或胆管内阳性结石表现为其内的钙化性高密度影;胆囊或胆管肿瘤可见自壁向腔内生长的软组织肿块。③MRI 检查,结石在 T_2WI 上表现为高信号胆汁内的低信号充盈缺损,肿瘤则显示为胆囊或胆管内软组织信号的充盈缺损;MRCP 上,胆管结石表现为扩张胆管内的低信号影,在胆总管末端则呈边缘光滑的倒"杯口"状充盈缺损,而胆管肿瘤所致充盈缺损的边缘不规则。

四、疾病诊断

(一)胆石症与胆囊炎

1.临床与病理

在胆汁淤滞和胆道感染等因素的影响下,胆汁中胆色素、胆固醇、黏液物质和钙盐等析出、凝集而形成胆结石。胆结石分为胆固醇性、胆色素性和混合性胆结石。胆结石依部位分为胆管结石和胆囊结石,统称为胆石症。胆结石在胆囊或胆管内引起胆汁淤滞,易继发梗阻和感染,继而又促进结石形成和发展,因此胆囊炎和胆石症往往互为因果。

胆石症为临床上常见病,以中年女性多见。胆结石和慢性胆囊炎常见的症状为反复、突发性右上腹部绞痛,并放射至背部和右肩胛下区;急性胆囊炎常表现为持续性疼痛并阵发性绞痛,伴有畏寒、高热、呕吐。检查右上腹压痛,墨菲征阳性。

2.影像学表现

(1)X线表现:平片可显示的含钙量高的结石,称为阳性结石,而不能显示的含钙量低的结石,称为阴性结石。胆囊阳性结石表现为右上腹大小不等、边缘高密度而中央低密度的环形、菱形、多角形致密影,聚集成堆时则呈石榴籽状,阴性结石平片不能显示。胆管内结石,无论阳性或阴性结石,平片上均不易显示。ERCP可显示胆管内结石所致的充盈缺损。

(2)超声表现。

1)胆囊结石:声像图表现可以分为典型和不典型两大类。

典型胆囊结石:具有以下 3 大特征。①胆囊腔内出现强回声:由于结石的形状、组成成分和种类不同,强回声形态也存在差别。一般较大而孤立分布的强回声多呈新月形、半圆形或圆形团状强回声(图 4-77),体积较小的多发结石,堆积于胆囊后壁时,形成一片强回声带,不易分辨结石数目。②强回声后方伴有声影:结石后方出现一条无回声带即为声影,是声波在通过结石与胆汁形成的界面时发生反射、衰减和折射等作用所致。结石的声影边缘锐利,宽度与结石的宽度基本一致,这可以与胃肠气体形成的声影相鉴别。声影的出现对诊断胆囊结石有重要价值。③强回声随体位改变而移动:由于多数结石的比重大于胆汁,仰卧位时结石沉积于胆囊后壁,当患者改变体位时,容易引起结石的移动。利用这个特点可以鉴别胆囊结石和胆囊内新生物。

不典型胆囊结石。①充满型胆囊结石:胆囊内胆汁较少或无胆汁,胆囊腔的无回声区消失,胆囊无正常的轮廓或形态,声像图仅表现为胆囊前壁呈弧形或半月状的强回声带,后方伴较宽声影,致胆囊后壁不显示。此型胆囊结石还有一种特征性的声像图表现:囊壁—结石—声影(WES)三联征(图 4-78),前方为增厚胆囊壁的高回声包绕中间结石的强回声,后方伴有声影。②胆囊颈部结石:胆囊颈部结石未嵌顿时,结石在周围胆汁的衬托下易于显示,表现为强回声后方伴有声影;颈部结石嵌顿时,周围无胆汁的衬托,结石的强回声显示不清,造成诊断的困难,但结石后方的声影仍可显示,借此可确诊。③泥沙样胆囊结石:主要成分为胆色素,由于结石质地较松软,常呈泥沙样而得名。声像图表现为沿胆囊后壁分布的厚薄不一的强回声带(图 4-79)及后方较宽的声影。④胆囊壁内结石:胆囊壁常增厚,壁内可见单发或多发的微小强回声斑点,后方出现多重反射回声,类似"彗星尾"征,改变体位时结石不移动。

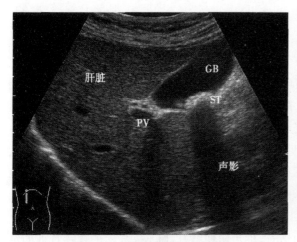

图 4-77　典型胆囊结石声像图

注　GB:胆囊;ST:结石;PV:门静脉。

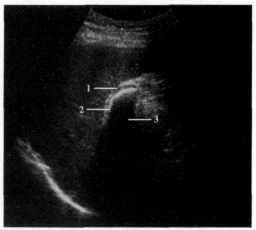

图 4-78　胆囊结石(充满型)声像图

注　充满型胆囊结石表现为 WES 三联征:1.胆囊壁;2.结石;3.声影。

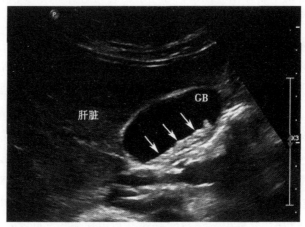

图 4-79　胆囊泥沙样结石声像图

注　胆囊泥沙样结石(↑);GB:胆囊。

2)急性胆囊炎。①胆囊肿大:胆囊外形饱满,体积增大,长径和横径均增大,特别是横径增大超过 40mm 更有诊断意义。②胆囊壁增厚:增厚呈弥散性,呈高回声(图 4-80),其间出现间断或连续的弱回声带,形成胆囊壁的"双边"影表现,系胆囊壁水肿、出血和炎性细胞浸润等所致。囊壁内膜面毛糙。重症急性化脓性胆囊炎超声可表现为双层或多层弱回声带。当肿大的胆囊突然变小,胆囊壁中断,周围有积液时,为胆囊穿孔的表现。③胆汁浑浊:胆囊内透声差,充满稀疏或密集的细小或粗大光点,呈斑片状或絮状,无声影,有移动性,有时可表现为沉积性回声带。④超声墨菲征阳性:由于胆囊肿大,当探头接触胆囊区域时,患者有明显的触痛或将探头深压胆囊区域的腹壁时,嘱患者深吸气,患者感触痛加剧并突然屏气不动,这对确诊急性胆囊炎具有很高的临床意义。⑤胆囊结石:急性胆囊炎多伴发结石,常嵌顿于胆囊颈部或胆囊管。⑥胆囊周围炎:急性胆囊炎发生穿孔时,可显示胆囊壁的局部膨出或缺损以及胆囊周围的局限性积液。

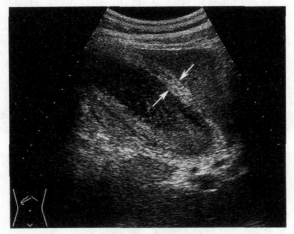

图 4 - 80 急性胆囊炎声像图

注 胆囊壁弥散性增厚(↑),呈高回声,胆囊内透声差。

3)慢性胆囊炎。①慢性胆囊炎病程初期,胆囊体积无明显变化或可增大,超声难以发现或识别;病程时间较长,反复发作后,可见胆囊缩小、变形,甚至呈实质性团块状高或强回声,当胆囊腔内充满结石时,表现为 WES 三联征。②胆囊壁增厚,毛糙,回声增高。慢性胆囊炎急性发作时,胆囊壁增厚可呈"双边"征。③胆囊内透声差,囊腔内出现沉积状回声,改变体位时,可见其缓慢移动和变形,为陈旧、稠厚胆汁或炎性胆汁团所致。胆囊内伴有结石者,囊腔内还可见团块状强回声伴有后方声影,胆囊后壁显示模糊。④脂肪餐试验显示胆囊收缩功能差或无功能。

(3)CT 表现。

1)胆系结石:可见肝内、外胆管或胆囊内单发或多发、圆形、多边形或泥沙状的高密度影,密度均一、不均或分层(图 4 - 81A、B),阴性结石不能显示。胆总管结石引起上部胆管扩张,在结石部位的层面,可见圆形高密度结石周围环有低密度胆汁,构成"靶征",若部分围绕,则形成"新月征"。

2)胆囊炎:急性胆囊炎时,胆囊增大,直径>5cm,周围脂肪密度增高,胆囊壁弥散性增厚超过 3mm 并呈分层状强化,其中周边无强化的环形低密度层,代表浆膜下水肿带或渗出;慢性胆囊炎则表现为胆囊缩小,胆囊壁增厚,可有钙化,增强扫描呈均匀强化。

(4)MRI 表现。

1)胆系结石:基于结石成分不同,MRI 上表现各异。通常,结石在 T_1WI 上为低信号,部分为高信号或混杂信号;T_2WI 上均为低信号;MRCP 可整体、直观显示胆系内低信号结石的部位、大小、形态、数目等,但肝内胆管较小结石显示不佳;同时可显示胆管扩张及其程度(图 4 - 81C、D)。

2)胆囊炎:T_1WI 和 T_2WI 上显示胆囊增大和胆囊壁增厚;增厚的胆囊壁水肿层在 T_1WI 为低信号,T_2WI 为高信号。

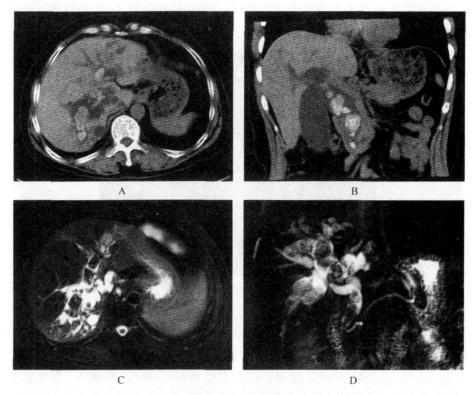

图 4 - 81 胆石症

注 A、B.CT 平扫,肝内外胆管内多发结石,呈分层状表现;C.MRI T_2WI 上肝内胆管扩张呈高信号,内见多发低信号结节状结石灶;D.MRCP,显示肝内外胆管内多发大小不等低信号结石,肝内、外胆管明显扩张。

3.诊断与鉴别诊断

X 线平片显示胆系结石有很大限度。超声简便易行、可靠,为胆系结石的首选和主要检查方法。CT 对肝外胆管结石的显示要优于超声。诊断困难的胆管阴性结石,可行 MRI 及 MRCP 检查,多可明确诊断。ERCP 已不再用于检查胆系结石,而是用于介入治疗。胆系结石超声、CT 和 MRI 检查,征象明确,易于诊断。当结石合并胆囊增大或缩小,胆囊壁增厚并有分层或均一强化时,则支持胆囊炎的诊断。胆管结石或炎症引起胆管梗阻时,需与胆管肿瘤等鉴别。

(二)胆囊癌

1.临床与病理

胆囊癌是胆系最常见的恶性肿瘤。多发生于 50 岁以上的女性。其中 70%～90%为腺癌,其次为鳞状上皮癌、胶样癌、未分化癌等。肿瘤常发生在胆囊底部或颈部。80%呈浸润性生长,胆囊壁呈环形增厚;20%呈乳头状生长突入胆囊腔。肿瘤增大,可占据整个胆囊,形成软组织肿块,并侵犯周围肝组织。约 70%合并胆囊结石。临床表现为右上腹持续性疼痛、黄疸、消瘦、肝大和上腹部包块。

2.影像学表现

(1)X 线表现:平片对胆囊癌检出和诊断无价值,仅可显示合并的胆囊结石。

（2）超声表现：胆囊癌依据其大体形态不同，出现不同的声像表现。

1）小结节型：是胆囊癌较早期的表现。常发生于胆囊颈部，表现为自囊壁向囊腔内突起的乳头状中等回声，病灶基底较宽，表面不平整，体积一般较小，直径10～25mm。此类型的胆囊癌可合并发生胆囊多发结石。

2）蕈伞型：局部胆囊壁高回声中断或不连续，肿块呈蕈伞状突向胆囊腔，病灶以多发常见，也可单发，病灶基底宽，边缘不平整。肿块以中等回声为多见（图4-82），肿块内可探及动脉血流信号。

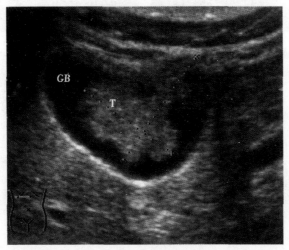

图4-82 胆囊癌声像图

注 癌肿呈等回声，自胆囊壁向胆囊内突起呈蕈伞型，局部胆囊壁回声不连续，病灶边缘不整。GB：胆囊；T：肿块。

3）厚壁型：胆囊壁呈局限性或弥散性不均匀增厚，回声不均匀，胆囊壁高回声中断或不连续。弥散性增厚者早期发生于胆囊颈部，直至向胆囊体部和底部浸润，晚期可导致整个胆囊壁僵硬。

4）混合型：此型较为多见。表现为胆囊壁的局限性或弥散性增厚，同时伴有乳头状或蕈伞状肿块突入胆囊腔。

5）实块型：为胆囊癌的晚期表现。表现为胆囊区不规则实性肿块，肿块多呈低回声，内部回声不均匀，可见较丰富的血流信号；胆囊腔内无回声缩小或消失。癌肿向周围组织浸润生长，则胆囊轮廓显示不清，并与周围正常组织分界不清。当合并结石时，可表现为肿块内团状强回声伴后方声影。

（3）CT表现：胆囊癌在CT上表现3种类型。①肿块型：胆囊腔大部或完全消失，被实性软组织肿块代替，邻近肝实质密度减低且与之分界不清（图4-83A、B）；②厚壁型：胆囊壁局限性或弥散性不规则增厚（图4-83C、D）。③结节型：表现为自胆囊壁向腔内突出的乳头状或菜花状肿块，单发或多发，其基底部胆囊壁增厚。CT增强检查，上述各种类型的肿瘤均表现较明显强化。胆囊癌时，常可同时显示肝门区或腹主动脉旁淋巴结增大，提示已有淋巴结转移，也可显示局部肝实质侵犯或肝内转移病灶。

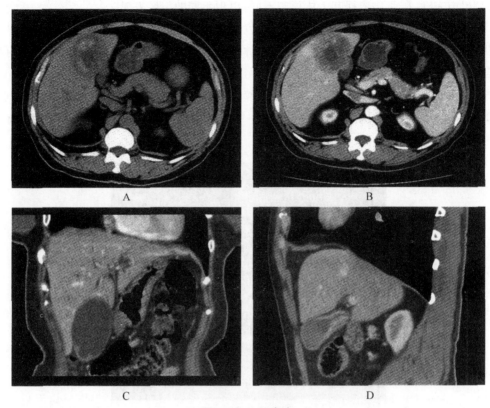

图 4 – 83　胆囊癌

注　A、B.肿块型胆囊癌,CT平扫(A)示胆囊区实性低密度软组织肿块,密度不均,与肝实质分界不清;CT增强扫描(B)示肿块不均匀性强化。C、D.厚壁型胆囊癌,CT增强冠状位重组(C),显示胆囊底壁局限性不规则增厚并中度强化;另一例,矢状位重组(D),显示肿瘤位于胆囊颈,致其壁明显增厚。

(4)MRI表现:胆囊癌MRI表现与CT所见相似,T_1WI和T_2WI上均显示胆囊壁增厚和(或)胆囊内实性肿块,DWI上肿块呈高信号。若T_2WI上胆囊周围的肝实质有不规则高信号带,提示肿瘤已侵犯肝脏;也可同时显示肝内转移灶、淋巴结转移和胆系扩张。

超声、CT和MRI检查,胆囊癌除显示上述表现外,还常同时发现并存的胆囊结石。

3. 诊断与鉴别诊断

超声和CT为目前胆囊癌最常用的影像学检查方法,均可显示胆囊壁不规则增厚、胆囊腔内大小不等的肿块,诊断大多不难。已经波及周围肝实质的肿块型胆囊癌易与HCC混淆,但后者易发生门静脉侵犯和瘤栓且血中AFP多增高,因而不同于胆囊癌。厚壁型胆囊癌还需与胆囊炎鉴别,胆囊壁增厚、明显不规则、肝门淋巴结增大及DWI上表现为显著高信号,均支持胆囊癌诊断。

(三)胆管癌

1. 临床与病理

本文所介绍的胆管癌为左、右肝管至胆总管下端的恶性肿瘤,不包括肝内胆管癌。按其发生部位分为上段胆管癌,包括左、右肝管及汇合部、肝总管的肿瘤,肿瘤位于肝门,因此也称肝门部胆管癌,此部位胆管癌最常见,占50%～75%;中段胆管癌位于肝总管与胆囊管汇合以下至胆总管中段的肿瘤,占 10%～25%;下段胆管癌即胆总管下段、胰腺段及十二指肠壁内段肿瘤,占 10%～20%。

组织学类型 95% 为腺癌,少数为鳞癌。依肿瘤的形态分为结节型、浸润型、乳头型,以浸润型最常见。结节型和乳头型肿瘤在胆管内生长,形成肿块;浸润型则引起胆管局限性狭窄。晚期均发生胆系梗阻。临床上常表现为进行性黄疸、脂肪泻、陶土样大便和上腹部包块;实验室检查,多有血清糖链抗原 19-9(CA19-9)明显增高。

2.影像学表现

(1)X 线表现:ERCP 仅在胆管癌介入治疗时应用。

(2)超声表现。

1)直接征象:表现为两种类型,一类为乳头型或结节型,另一类为截断型或狭窄型。①乳头型或结节型:扩张的胆管远端可见软组织肿块,呈乳头状、结节状或分叶状,肿块边缘不整齐,形态不规则,以中等或略低回声多见(图 4-84),与胆管壁无分界。彩色多普勒血流成像可见少量血流信号。②截断型或狭窄型:扩张胆管远端突然中断或狭窄,甚至闭塞,狭窄或闭塞处呈"V"形,肿块沿着胆管壁浸润生长,与周围组织分界不清。由于肿瘤内纤维成分较多,彩色多普勒血流成像难以显示其血流。

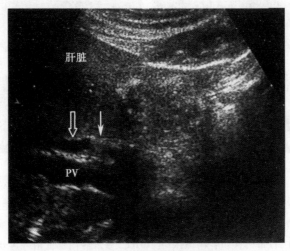

图 4-84　肝外胆管癌声像图

注　肝外胆管腔内低回声团(↑);胆总管(⇧);PV:门静脉。

2)间接征象:病灶以上的肝内、外胆管明显扩张,形态呈"软藤"状,胆囊多肿大。肝脏可肿大,肝门部淋巴结肿大或肝内有转移灶。

3)肝门部胆管癌:发生于肝外胆管上段,包括左、右肝管及其汇合部、肝总管。表现为肝内胆管明显扩张,肝外胆管一般不扩张,胆囊缩小甚至萎缩。声像图多表现为狭窄或截断型。

(3)CT 表现:平扫,显示肝内外肝管不同程度扩张,常为显著扩张。梗阻端肿瘤表现与其生长方式相关。①浸润型:主要表现为肝外胆管壁不规则环形增厚和管腔向心性狭窄,管腔及周围可无明确结节或肿块;若发生在肝门区,则仅显示扩张的左、右肝管未见汇合;②结节型和乳头型:于梗阻处可见胆管腔内不规则结节灶,少数胆管癌可向壁外延伸,发生在肝门者侵犯肝实质,形成结节或肿块。增强扫描,大多数肝门区胆管癌和胆总管癌于动脉期即可发生较显著的环状或结节状强化。无论平扫或增强检查,薄层重组和 CPR 均有利于显示局部胆管壁增厚和腔内、外结节状软组织肿块(图 4-85A、B)。

(4)MRI 表现:与 CT 相似,扩张胆管 T_1WI 上表现低信号,T_2WI 呈明显高信号;肿瘤 T_1WI 上为低信号,T_1WI 上为不均匀较高信号的软组织结节。MRCP 在显示胆管扩张方面与 CTC 相同,同时可显示胆管内和(或)外不规则异常信号、软组织结节以及胆管狭窄或阻塞(图 4-85C、D)。

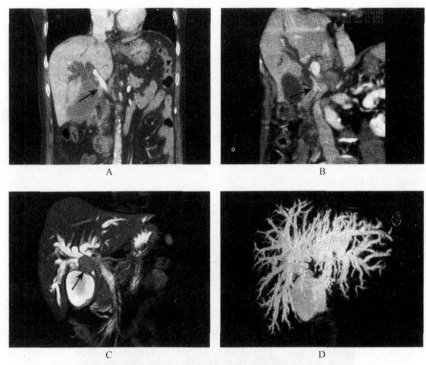

图 4-85 胆管癌 CT 及 MRI 表现

注 A、B.胆总管上段癌,CT 增强冠状位重组(A),显示肝内、外胆管扩张,胆囊明显增大,扩张的上段胆总管突然狭窄,腔内可见结节状强化的软组织肿块(↑);CT 胆管成像(CTC)(B),显示肝内和上段肝外胆管扩张及强化的肿块(↑)。C、D.肝门区胆管癌,MRI T_2WI(C)显示肝门部低信号肿块(↑)致肝内胆管明显扩张,胆囊增大;MRCP(D)显示肝内胆管明显扩张,呈放射状分布。

(樊 智)

第四节 胰腺

一、检查技术

1. X 线检查

ERCP 可用于慢性胰腺炎、胰腺癌、壶腹癌的鉴别诊断,同时可进行活检。DSA 检查有时用于富血供功能性胰腺神经内分泌肿瘤的诊断。

2. 超声检查

超声检查常作为胰腺疾病的首选影像检查技术。对急性或慢性胰腺炎、各种胰腺肿瘤及胰腺囊肿等病变的检出和诊断均有价值,但由于易受胃肠道气体的干扰,在一定程度上限制了其应用。检查前应空腹并饮水,以胃作为透声窗或以左肾作为透声窗,以显示胰腺。

3. CT 检查

CT 检查为胰腺超声检查后的首选检查方法,也是诊断胰腺疾病最主要的影像检查方法。需空腹饮水,口服稀释阳性对比剂可避免将邻近肠曲误为肿块。常规先行胰腺平扫,多同时行胰腺多期增强扫描,方法基本同肝脏增强检查。小胰腺癌的胰腺实质期、胰腺神经内分泌瘤的动脉期是重点期相。薄层重组图像可更好地检出病变和显示病灶细节。

4. MRI 检查

MRI 是超声和 CT 检查的重要补充,能够敏感地检出病变(如小的胰岛素瘤),清楚显示病变的细节(如浆液性囊腺瘤多发小囊)及确定其组织成分(如肿瘤内出血),从而有利于胰腺疾病的诊断和鉴别诊断。检查前需空腹,最好口服等渗甘露醇;常规先行平扫 T_1WI 和 T_2WI,抑脂技术可更好地显示胰腺及其病变;增强检查适应证同 CT,方法类似肝脏 MRI 多期增强检查。

二、正常影像表现

(一)X 线检查

ERCP 显示正常胰管自胰头向尾部斜行,管径逐渐变细,最大径不超过 5mm,边缘光滑、整齐,主胰管上有一些分支,有时还可显示位置高于主胰管的副胰管。

(二)超声检查

1. 胰腺长轴切面

胰腺的超声扫查以剑突下横切面或斜切面观察长轴最常用。胰腺体、尾部后方呈管状无回声的脾静脉,是识别胰腺的重要标志(图 4 - 86),脾静脉的后方依次为肠系膜上动脉、腹主动脉和脊柱的横切面。肠系膜上动脉表现为小圆形无回声区;腹主动脉表现为呈节律性搏动、大圆形的无回声区。肠系膜上静脉前方为胰颈,右侧缘以右为胰头,胰头后方为下腔静脉横切面。彩色多普勒血流成像有助于各血管结构的识别。

正常成人胰腺缺乏致密的纤维包膜,轮廓的显示主要依赖胰腺与邻近脏器和周围脂肪组织对比。正常胰腺边缘清晰、光滑,按照大体形态可分为 3 种:①蝌蚪形,胰头粗而体、尾部逐渐变细;②哑铃形,胰头、尾部粗而体部细;③腊肠形,胰头、体和尾部粗细度相近。

胰腺内部回声呈均匀的点状,较肝脏回声稍粗糙。青年、儿童和婴幼儿的胰腺回声多呈低回声,与肝脏回声相近或低于肝脏回声。随着年龄增长,由于胰腺组织逐渐萎缩、纤维组织增多和脂肪浸润增加,胰腺回声常增高。

主胰管是横贯胰腺实质的两条平行而光滑的中、高回声线,在胰腺内稍靠背侧走行。由于胰体部的主胰管与声束垂直,超声容易显示,副胰管由于短而细,超声一般不易显示。

2. 胰腺短轴切面

①胰头短轴切面:胰头呈卵圆形或近似三角形,位于肝左叶和下腔静脉之间(图 4 - 87),

十二指肠内的气体常干扰其显示。②胰颈短轴切面:胰颈和钩突分别位于肠系膜上静脉的前方和后方。③胰体短轴切面:形态呈类三角形,位于肝左叶和胃后方、腹主动脉前方。④胰尾短轴切面:胰尾显示有一定难度,可通过变换体位和饮水后优化胃部透声窗扫查,常用体位包括仰卧位经脊柱左侧缘纵切或斜切扫查、左侧季肋部纵切或斜切扫查、左侧腋中线肋间斜切扫查、经左肾纵切面扫查以及俯卧位扫查等。

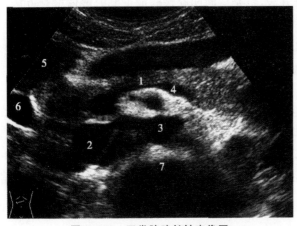

图 4-86　正常胰腺长轴声像图

注　1.胰腺;2.下腔静脉;3.腹主动脉;4.脾静脉;5.肝脏;6.门静脉;7.脊柱。

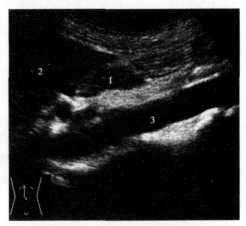

图 4-87　正常胰腺短轴声像图

注　1.胰头;2.肝脏;3.下腔静脉。

3. 胰腺正常超声测值

胰腺的测值一般为胰腺厚度,即前后径。胰头测量以下腔静脉前方为准,胰体测量以腹主动脉或肠系膜上动脉前方为准,胰尾测量以脊柱左侧缘为准。对胰腺正常值的报道不一,目前多数学者认为正常胰头前后径小于 2.5cm,胰体、胰尾部前后径小于 2cm。另外,由于胰腺大小、形态的个体差异较大,当超声测值大于正常值时,应结合胰腺形态、内部回声和周围结构综合分析。主胰管管腔内径一般小于 2mm,胰头部主胰管常较胰体、尾部稍粗,该处内径应小于 3mm。

(三)CT 检查

CT 可清楚显示胰腺的轮廓、密度、形状和大小。正常胰腺边缘光滑或呈小分叶状,密度均匀,低于肝实质,年长者因有脂肪替代而可见散在小灶性脂肪密度,增强后密度均匀增高。胰腺形似弓状,凸面向前,横跨腰 1、2 椎体前方,多数由头向尾逐渐变细,正常胰头厚度<3.0cm,胰体、尾厚度<2.5cm。一般胰尾位置高,胰头位置低;钩突是胰头下方向内延伸的楔形突出,其左前为肠系膜上动、静脉,外侧是十二指肠降段,下方为十二指肠水平段。脾静脉沿胰腺体尾部后缘走行,是识别胰腺的标志(图 4-88A、B)。胰管位于胰腺实质内,可不显示或表现为细线状低密度影。

(四)MRI 检查

腹膜后高信号脂肪组织有助于勾画出胰腺轮廓。胰腺形态、大小、径线等同 CT 所见;在 T_1WI 和 T_2WI 上,胰腺信号均匀,与肝实质相似(图 4-88C、D),应用 T_1WI 抑脂序列,胰腺呈相对高信号表现。其背侧的脾静脉由于流空效应可呈无信号影,有助于勾画出胰腺的后缘。

胰头位于十二指肠曲内,十二指肠内液体表现为 T_2WI 高信号影。

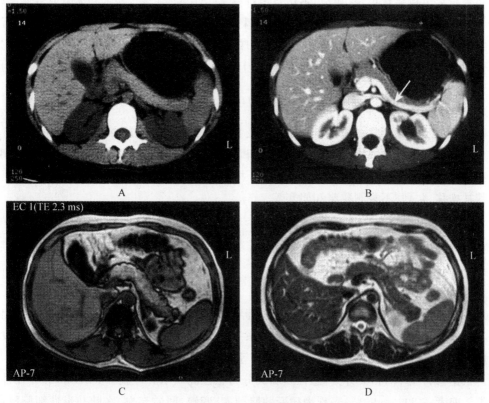

图 4 - 88 正常胰腺

注 A、B.CT 检查,平扫 CT(A)示胰腺弓形向前,增强扫描(B)见脾静脉位于胰腺后方(↑);C、D.MRI 检查,T_1WI(C)、T_2WI(D)显示胰腺信号强度与肝实质类似,脾静脉位于胰腺后缘,呈流空信号(D)。

三、基本病变表现

1.胰腺大小和形态异常

①胰腺弥散性增大:表现为胰头体、尾均增粗,常见于急性胰腺炎。②胰腺弥散性缩小:常见于老年性胰腺萎缩或慢性胰腺炎。③胰腺局部增大、外凸:多为肿瘤,也可见于慢性胰腺炎。

2.胰腺实质内回声、密度和信号异常

胰腺实质内回声、密度和信号异常见于各种胰腺疾病。①急性坏死性胰腺炎:超声表现为混合回声,其中坏死液化部分呈无回声或低回声,CT 上坏死区呈低密度,伴有急性出血时可呈高密度,MRI 上则表现为不均匀信号,增强扫描出血坏死区无强化。②胰腺囊肿:超声上呈无回声区,CT 上呈囊状低密度,MRI 上呈 T_1WI 低信号、T_2WI 高信号影,无强化。③胰腺脓肿(感染性囊壁内坏死):病变内有时可见气体影,脓肿壁出现强化。④胰腺肿瘤或肿瘤样病变:常为实质性病灶,其密度往往低于周围的胰腺实质,MRI 上常呈 T_1WI 低信号、T_2WI 高信号影;胰腺癌系乏血供肿瘤,增强扫描病灶强化不明显而周围胰腺明显强化,有助于病变的进一步检出及定性;神经内分泌肿瘤多呈富血供表现。

3. 胰管异常

胰管异常包括胰管扩张、狭窄、钙化及走行异常。①胰管扩张:提示有梗阻或慢性胰腺炎,CT 和 MRI 均可显示,呈粗细不均、管状或串珠状低密度和长 T_1、长 T_2 信号,MRCP 可显示扩张胰管的整体形态,其中胰腺癌以光滑或串珠样扩张为主,慢性胰腺炎以不规则扩张为主。②胰管结石、钙化:主要见于慢性胰腺炎,超声上表现为强回声后方伴声影,CT 上表现为高密度影。

4. 胰周间隙及血管异常

胰周间隙及血管异常主要见于急性胰腺炎和胰腺癌。①急性胰腺炎:在超声、CT 和 MRI 上均显示胰腺边缘毛糙或边界模糊不清,为周围组织水肿、渗出和蜂窝织炎所致。②胰腺癌:可侵犯周围结构及邻近的大血管,CT 和 MRI 检查可显示邻近胰周脂肪层消失,并可显示受累血管被推移、包埋、不规则狭窄和闭塞等。

四、疾病诊断

(一)急性胰腺炎

1. 临床与病理

急性胰腺炎是胰液外溢所致的胰腺及周围组织的急性炎症,病变严重程度各异,可出现一系列不同的局部和系统并发症。病因多为胆系疾病、酗酒、暴饮暴食等。临床表现为突发性上腹部剧痛向腰背部放射,并有恶心、呕吐、发热等,重者可发生休克。本病多见于成年人,女性多见。根据修订版 Atlanta 分类,急性胰腺炎分为急性间质水肿性胰腺炎(IEP)和坏死性胰腺炎两类。前者占 $80\% \sim 90\%$,表现为病变胰腺肿大、变硬,间质充血、水肿并炎性细胞浸润,胰周可伴有急性胰周积液(APFC),多数 APFC 能够自行吸收,如未吸收,会演变成假性囊肿;坏死性胰腺炎较少见,以广泛的胰腺坏死、出血为特征。胰液、炎性渗出、出血、坏死组织等聚积在胰腺内外,并可沿多条途径向腹膜后其他间隙或腹腔内扩展。急性坏死物(ANC)发生在坏死性胰腺炎发病的 1 个月内,可同时累及胰腺及胰周,并可延至盆腔,也可仅累及胰腺或胰周,ANC 与 APFC 的区别是前者含非液性成分,如实性成分或脂滴,ANC 继续进展可形成成熟的壁,此时称为囊壁内坏死(WON),其与假性囊肿的区别是囊内含有坏死组织或胰腺组织,不是单纯的液性成分。尽管任何形式的病变都可以发生感染,但坏死物中的感染发生率高,此时影像学上病灶内可出现气体。另外,根据有无局部并发症及器官衰竭,急性胰腺炎又分为轻、中、重度。多数患者病情较轻,如伴有坏死物感染,特别是器官衰竭,致死率会明显升高。

实验室检查,急性胰腺炎时,血和尿中淀粉酶明显增高。

2. 影像学表现

(1)超声表现。

1)二维超声。①典型表现:急性胰腺炎时胰腺呈弥散性肿大(图 4 - 89),以前后径增大为主。少数胰腺炎表现为局限性肿大,以胰头和胰尾多见。②胰腺形态、大小及内部回声:轻症胰腺炎以出血和间质水肿为主,早期轻症胰腺炎超声可无明显变化,随着病情进展,表现为胰腺肿大、内部回声减低,多数胰腺边缘光滑、边界清晰,若水肿消退,胰腺形态可恢复正常;重症胰腺炎较轻症胰腺炎肿大明显,胰腺大多边缘不规则,边界模糊不清,因有出血、坏死及坏死后继发性病理变化,内部回声多呈不规则的高回声,分布不均匀,当坏死、液化严重时,胰腺内还可出现片状无回声或低回声区,使整个胰腺呈混合回声。③胰管:急性胰腺炎时主胰管多无扩张或轻度扩张。如胰管明显扩张或不规则扩张呈串珠状,应考虑可能合并胰腺癌或慢性胰腺炎急性发作。④胰腺假性囊肿:急性胰腺炎发病后2～4周可在胰腺内、外形成假性囊肿。典型假性囊肿表现为位于胰腺内部或周围的无回声区,边界较清楚,囊壁可毛糙,也可光滑,后方回声增强,囊肿多为单房,少数囊肿内可见分隔。⑤积液:主要见于重症胰腺炎,液体可积聚在胰腺内或胰腺外。积聚在胰腺内时声像图表现为胰腺实质内无回声或低回声区,边缘多模糊不清,后方回声增强。胰腺外积液可向纵隔、心包、腹盆腔等部位扩散,表现为无回声或低回声区。⑥胰腺脓肿:是重症胰腺炎的严重并发症。表现为胰腺正常结构消失,内部呈不均匀的混合回声,可有点状回声,是最严重的局部并发症之一。

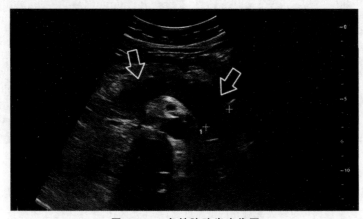

图4-89 急性胰腺炎声像图

注 胰腺(⇨)肿大,回声减低,边缘不光整。

2)彩色多普勒血流成像:由于急性炎症的渗出和肠气干扰,胰腺内部血流显示更加困难,脓肿坏死区血流完全消失。

(2)CT表现。

1)急性IEP:平扫检查,可见胰腺局限或弥漫性肿大(图4-90A),前缘多模糊不清,胰周脂肪常因炎性渗出而密度增高,左肾前筋膜增厚是常见表现;增强检查,胰腺均匀轻度强化,胰周渗出显示更加清楚。APFC表现为胰周无壁均匀的液性密度影;假性囊肿表现为局限性囊状低密度区,囊壁有强化,囊内没有坏死物。

2)坏死性胰腺炎:平扫检查,除具有急性IEP并更加显著外,还常见胰腺密度不均,坏死灶呈略低密度而出血呈高密度;增强检查,胰腺强化不均,坏死灶无强化,据此可了解胰腺的坏死范围(图4-90B),胰腺周围炎性渗出及坏死物可扩展至小网膜、脾周、胃周、肾前旁间隙、升结肠、降结肠周围间隙、肠系膜以及盆腔,CT检查可显示相应部位的脂肪组织密度增高或呈水样密度。ANC的表现类似APFC,可见胰周和(或)胰腺内有液体聚集,同时伴有实性成分和脂滴等;WON表现为囊性包块内除有液性成分外,还有非液性成分,增厚的囊壁可出现明显强化,其内如出现气体,则提示为感染性WON(图4-90C、D)。

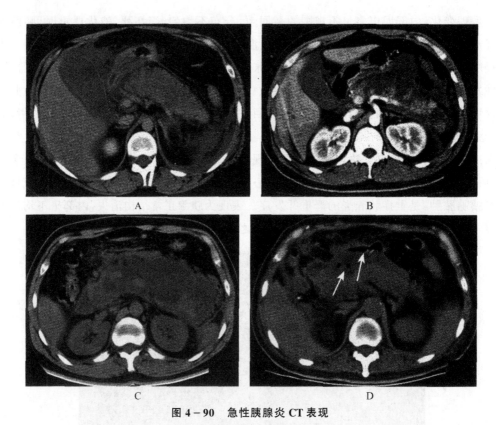

图 4-90 急性胰腺炎 CT 表现

注 A.急性间质水肿性胰腺炎,CT 平扫,示胰腺体积增大,密度减低,边缘模糊,胰周有渗出;B.急性坏死性胰腺炎,增强 CT,胰腺内可见多发无强化的低密度灶,系坏死区;C.急性坏死性胰腺炎并 WON,CT 平扫可见胰腺走行区巨大的液性密度影;D.急性胰腺炎并感染性 WON,CT 平扫示 WON 内可见气体影(↑)。

(3)MRI 表现。

急性胰腺炎时,平扫检查,可见胰腺肿大,边缘模糊不清;肿大的胰腺在 T_1WI 上信号减低,T_2WI 上信号增高,T_1WI 抑脂像上信号多不均匀;出血灶在 T_1WI 和 T_2WI 上表现为信号不均匀或呈高信号;APFC 见胰周液体在 T_1WI 上呈低信号,T_2WI 上呈高信号;假性囊肿呈长 T_1、长 T_2 信号,囊壁可见,囊内信号均匀,没有坏死物;ANC 和 WON 的表现类似 APFC 和假性囊肿,但除液体信号外,还有非液体信号。增强检查,表现同 CT 增强检查所见,由于 MRI 软组织分辨率高,能够很好地区分液性及非液性成分,因此诊断 APFC、假性囊肿、ANC 和 WON 的能力优于 CT。

3.诊断与鉴别诊断

临床上,根据急性胰腺炎病史、体征及实验室检查结果,诊断并不困难。影像学检查的目的除进一步确诊外,主要是明确其类型、炎性渗出的范围及有无并发症,急性胰腺炎 5～7 天后局部并发症开始出现,坏死组织易于辨认,应做好必要的影像学复查。总之,CT 和 MRI 对于了解病情的严重程度、决定治疗方案及预后评估均有重要意义,另外还有可能发现少数胰腺肿瘤性病变导致的急性胰腺炎。应当指出的是,在轻型急性 IEP 时,影像学检查可无明显阳性发现,此时诊断需依据临床资料而非影像学检查结果。

（二）慢性胰腺炎

1. 临床与病理

慢性胰腺炎是指由各种病因造成的胰腺局限性或弥散性的慢性进行性炎症,并导致胰腺实质和胰管的不可逆性损害。病理上,胰腺呈结节状,质地较硬;常有广泛纤维组织增生,腺泡和胰岛均有不同程度的萎缩、消失;胰管扩张;间质和扩张的胰管内多有钙化或结石形成。临床上患者多有上腹痛,可合并糖尿病,常伴有胆系疾患。

2. 影像学表现

(1)X线表现:ERCP很少应用,主要用于鉴别诊断,但其对慢性胰腺炎诊断较敏感,表现为胰管的不规则狭窄、扩张和胰管内结石等。

(2)超声表现。

1)二维超声。①胰腺形态、大小及内部回声:胰腺形态僵硬、饱满、边缘不整是大部分慢性胰腺炎的重要超声表现。胰腺大小的变化无一定规律,可正常、肿大或萎缩,有局限性或弥散性肿大时常较急性胰腺炎轻。胰腺萎缩发生在病程后期或胰腺纤维化患者,胰腺形态常不规则,边界不清,与周围组织分界模糊。胰腺实质多表现为回声增强、增粗、不均匀,但在病变早期,炎性水肿或纤维化致胰腺弥散性肿大时,胰腺可呈低回声。胰腺实质内钙质沉着可引起胰腺钙化或结石,表现为点状或斑块状强回声,后方伴声影。胰腺结石对慢性胰腺炎有确诊价值。②胰管:主胰管不规则扩张,粗细不均,典型者呈串珠样改变,也可呈囊状、结节状,管壁不光滑,管腔内可伴有结石,较大的结石声像图表现为圆形、椭圆形或弧形致密强回声,后方伴声影;小的结石表现为点状强回声,后方可伴有"彗星尾征"。结石常多发,大小不等,沿胰管走行分布(图4-91)。部分病例胰管可与假性囊肿相通。③胰腺假性囊肿:胰腺内、外均可形成假性囊肿。典型假性囊肿表现为边界清楚的无回声区,囊壁较厚而不规则或壁薄,后方回声增强,囊肿多为单房,少数囊肿内可见分隔。囊肿可增大、自发破裂、缩小或消失。

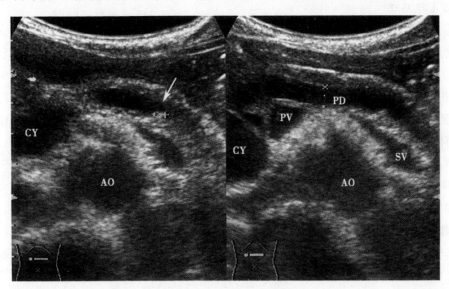

图4-91 慢性胰腺炎声像图

注 胰腺边缘欠清,实质回声增强、增粗,回声不均匀,主胰管扩张内伴有结石(↑)。AO:腹主动脉;CY:假性囊肿;PV:门静脉;SV:脾静脉;PD:胰管。

2)彩色多普勒血流成像:胰腺内无血流信号或血流信号稀少。

（3）CT表现。

1)平扫检查,胰腺大小、形态可正常,也可弥漫或局限性增大或萎缩,取决于纤维化、炎性反应的各自程度和范围;胰管内径多超过5mm且粗细不均,呈串珠状或管状扩张;常有钙化和结石,呈不规则和斑点状致密影,沿胰管分布和(或)位于胰腺实质内;合并假性囊肿时可见边界清楚的囊状水样密度区;胰周可有索条状影,肾周筋膜可增厚。

2)增强检查,胰腺实质可强化不均,纤维化区强化程度较低。

（4）MRI表现。

1)平扫检查:胰腺大小、形态、胰管和胰周改变均同于CT检查所见;由于胰腺纤维化,故在T_1WI抑脂像和T_2WI上均表现为弥散性或局限性信号减低;扩张的胰管和假性囊肿表现为T_1WI低信号、T_2WI高信号。

2)增强检查,同CT增强检查所见,钙化是慢性胰腺炎的重要表现,但在MRI上难以识别。

3. 诊断与鉴别诊断

慢性胰腺炎,特别是伴有胰头局限增大者,有时与胰腺癌鉴别困难,它们都可表现为胰头增大及胰体尾部萎缩。鉴别要点:①胰头慢性炎性肿大以纤维化改变为主,在T_2WI上多呈较低信号,增强扫描动脉期轻度或有一定程度的强化,并持续渐进性强化,胰头癌则在动脉期为低密度或低信号;②发现钙化、假性囊肿,提示炎症可能性大;③慢性胰腺炎时胰管可发生不规则扩张和狭窄,但罕有胰管突然截断的表现;④胰腺癌易侵犯或包埋邻近血管;⑤出现肝、腹膜后淋巴结转移提示为恶性病变。有时鉴别诊断十分困难,需穿刺活检或随访才能确诊。

（三）胰腺癌

1. 临床与病理

胰腺癌通常指胰腺导管癌,约占全部胰腺原发恶性肿瘤的90%。病理上,肿瘤富有黏蛋白和致密胶原纤维性基质,易发生局部侵犯、累及周围血管和神经,也易发生淋巴结及肝转移。60%~70%的肿瘤发生在胰头,余见于体、尾部,也可累及胰腺大部甚至全胰。发病年龄多为45~65岁,男女比例约为2:1,近年来发病率增高且有年轻化趋势。临床上,早期无特异症状和体征;随着肿瘤进展,胰头癌产生进行性无痛性梗阻性黄疸,有时可表现为反复发作性急性胰腺炎,体尾部肿瘤晚期出现持续性剧烈左腰背部痛。实验室检查,血清糖链抗原CA19-9常显著增高。胰腺癌预后极差,5年生存率不足5%。

2. 影像学表现

影像学检查是胰腺癌诊断、分期、评价肿瘤可切除性以及治疗后随诊的重要手段。

（1）超声表现。

1)二维超声。①直接征象。a.大小和形态:胰腺癌较小时多无形态学改变,典型表现为胰腺局限性肿大,呈结节状、团块状、分叶状或不规则状,轮廓及边界不清,呈蟹足样向周围浸润生长;弥散性胰腺癌表现为胰腺弥散性增大,形态失常。b.回声:癌肿内部多数呈低回声,也可表现为高回声和混合回声(图4-92A),其内部回声和癌肿的大小有关,癌肿较小时多呈低回声,后方回声无明显变化;癌肿较大时可有多种回声表现,后方回声衰减;当癌肿内出现液化时或黏液腺癌,后方回声可增强。c.胰管改变:胰头癌常压迫或浸润主胰管,癌肿处胰管被截断或堵塞,近段胰管呈均匀性或串珠样扩张、迂曲(图 4-92B);癌肿也可沿胰管浸润蔓延,引起胰管闭塞而不显示。②间接征象。a.胆道系统扩张:胰头癌压迫或侵犯胆总管,引起梗阻部位以上的胆道系统扩张,由于胆道梗阻后胆道系统扩张的出现要早于黄疸,因此有助于胰头癌的早期诊断。b.胰腺周围脏器或血管受压:肿块较大时,可使周围脏器受压、移位。如胰头癌可引起下腔静脉移位、变形,胰体、胰尾癌可使左肾、胃、脾受压移位,其周围肠系膜上动脉和脾静脉受压移位、变形。c.胰周脏器浸润、转移及淋巴结转移:胰腺癌可直接侵犯周围脏器,主要有十二指肠、胃后壁、脾脏、胆总管等;也较易出现淋巴系统转移,表现为淋巴结肿大,呈多发圆形或椭圆形低回声。胰腺癌还可经血行转移,转移到肝脏者,在肝内出现高回声或低回声肿块。d.腹腔积液:部分患者胰腺癌晚期可出现腹腔积液。

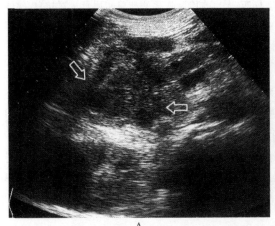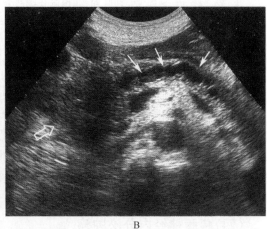

图 4-92　胰腺癌声像图

注　A.胰头部癌肿(⇧),形态不规则,边界不清,内部呈低回声;B.癌肿(⇧)引起的主胰管扩张(↑)。

2)彩色多普勒血流成像:多数胰腺癌癌肿本身缺乏血供,表现为癌肿内无明显血流信号,如果肿瘤压迫周围血管,可显示绕行的环状血流。

(2)CT 表现。①直接征象:平扫检查,肿块密度常与邻近胰腺组织相似,较小者不易发现,较大者则表现为胰腺局部增大,少数肿块内有坏死性低密度灶;增强检查,胰腺癌为乏血供肿瘤,强化不明显,呈相对低密度(图 4-93A),可有一定程度延迟强化。②间接征象:肿块上游胰管常扩张;胰头癌多同时并有胰管和胆总管扩张,形成所谓"双管征",可有胰腺体、尾部萎缩及潴留性囊肿,还可并有急性胰腺炎表现;肿瘤向胰外侵犯,可致胰周低密度脂肪层消失;胰周血管受累,增强扫描示血管被包绕、狭窄甚至中断(图 4-93B);胰周、肝门和腹膜后淋巴结转移时,相应部位可见多发软组织密度结节,还可检出低密度的肝转移灶。

(3)MRI 表现:常用于胰腺癌的鉴别诊断。①直接征象:T_1WI 上胰腺肿块信号强度稍低于正常胰腺,抑脂 T_1WI 上病灶低信号更为显著,T_2WI 信号多呈等或稍高;多期增强抑脂 T_1WI 检查,表现同增强 CT 检查所见。②间接征象:扩张的胆、胰管内富含游离水,在 T_2WI 和 MRCP 均可清晰显示;MRI 检查同样能发现胰周和血管侵犯、淋巴结转移和肝转移,DWI 上胰腺原发灶、淋巴结转移和肝转移灶多呈高信号,有利于病变的检出。

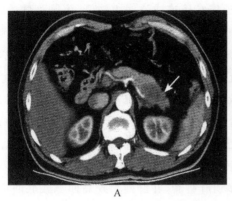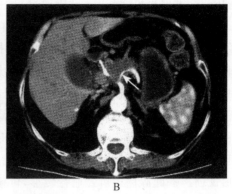

图 4-93 胰腺癌

注 A.胰尾癌,增强 CT 动脉期,胰尾肿块强化程度较低(↑),与周围强化的胰腺实质形成对比;B.胰体癌,增强 CT 动脉期,胰体部肿块向胰后侵犯,致局部脂肪层消失并累及腹腔干及其分支(↑),使之呈不规则狭窄。

3.诊断与鉴别诊断

胰腺癌的超声、CT 和 MRI 检查均有明确异常表现,结合临床和实验室检查,多能确诊。中老年无明确诱因、反复发作性急性胰腺炎,应警惕胰头癌的可能,此时须行增强 CT 或 MRI 检查。鉴别诊断:①慢性胰腺炎合并胰头局限性增大,见慢性胰腺炎鉴别诊断;②局灶性自体免疫性胰腺炎,临床症状轻,腹痛常不明显,影像上可表现为胰头局限性增大,但边界清楚,邻近血管无侵犯,常并有其他器官自体免疫性疾病,实验室检查血清 IgG4 升高且激素治疗有效。

(四)胰腺神经内分泌肿瘤

1.临床与病理

胰腺神经内分泌肿瘤(pNETs)起源于胰腺内分泌细胞或全能干细胞,是第二常见胰腺实性肿瘤,占胰腺肿瘤的 1%～3%。大多数 pNETs 是散发的,少数是遗传综合征的一部分。本病多见于成年人,男女发病率无明显差别,单发常见,少数可以多发,可位于胰腺的任何部位。根据肿瘤是否分泌激素及临床表现分为功能性和无功能性两种。其临床表现复杂多样,功能性 pNETs 按其所分泌的激素不同又分为多种,其中胰岛细胞瘤最为多见,临床表现为 Whipple 三联征,其他类型少见;无功能性 pNETs 多因体检或非特异性局部压迫症状被发现,也可因肝脏等部位的转移而就诊。病理上 pNETs 具有高度的异质性,其生物学行为多变,可为良性,也可具有高度侵袭性。2010 年 WHO 根据 Ki-67 增殖指数和核分裂数将其分为 G1、G2 和 G3 三级,G1、G2 级多见,又称为神经内分泌瘤,G3 少见,又称为神经内分泌癌,且认为所有 pNETs 均具有不同程度的恶性潜能,手术切除是唯一有效的治疗手段。

2.影像学表现

(1)超声表现。

1)二维超声。胰岛素瘤:体积一般较小,呈圆形或椭圆形,形态规整,边界清晰,内部回声多呈均匀的低回声,甚至"无"回声。如临床表现高度怀疑本病,应仔细寻找,以免遗漏小的肿瘤。恶性胰岛细胞瘤体积较大,边缘不规则,瘤体内常有出血、坏死,可发生周围淋巴结和远处器官转移。

无功能性胰腺神经内分泌肿瘤患者往往无明显症状,肿瘤可以长得很大,可达 10cm,瘤体内部可以出现囊性变、回声不均匀及呈无回声;体积小的无功能性胰腺神经内分泌肿瘤声像图表现与功能性胰岛细胞瘤相似。肿瘤如果出现生长较快并伴有周围淋巴结和肝脏转移的征象,则提示恶变。

2)彩色多普勒血流成像:功能性和无功能性胰腺神经内分泌肿瘤内部血流信号常丰富。

3)超声造影:超声造影显示瘤体多为高增强,少数为等增强。

(2)CT 表现。①平扫检查:瘤灶大多数境界清晰,呈圆形或卵圆形,等或略低密度;功能性 pNETs 常较小,少有囊变坏死,无功能性者肿瘤常较大,以实性、囊实性多见,可有钙化,可伴有胰胆管扩张。②增强检查:绝大多数 pNETs 血供丰富,动脉期明显强化是其典型表现(图 4-94);少数 G2~3 期 pNETs 乏血,动脉期强化不明显,呈较低信号;G2~3 期的肿瘤还可侵犯周围血管,并可出现肝脏、腹腔及腹膜后淋巴结等部位的转移,转移瘤一般亦呈富血供表现。

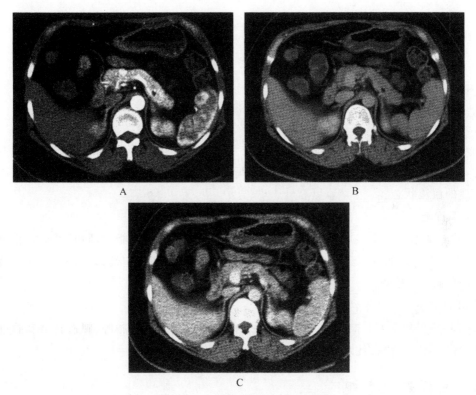

图 4-94 胰腺神经内分泌肿瘤

注 A~C.CT 多期增强检查,动脉期(A)胰颈部可见一明显强化的小病灶,呈类圆形,边界清楚,密度高于周围强化的胰腺实质;门脉期(B)、延迟期(C)病灶呈等密度。

(3)MRI 表现。①平扫检查:T_1WI 上 pNETs 呈稍低信号,抑脂 T_1WI 上低信号瘤灶与正常胰腺高信号对比更加清晰;T_2WI 瘤灶信号强度稍高,少数可呈混杂或低信号;DWI 瘤灶多呈均匀或不均匀高信号。②增强检查:表现同增强 CT 检查所见。

3. 诊断与鉴别诊断

诊断：CT 和 MRI 是确诊 pNETs 的主要影像学检查方法，肿瘤动脉期明显强化且可持续强化是 pNETs 的典型表现。当患者临床出现反复发作性低血糖时，应考虑到功能性胰岛素瘤的可能，CT、MRI 检查可帮助确诊。如胰腺发现富血供肿块，临床表现无特异性，应考虑到无功能性 pNETs 的可能。

鉴别诊断如下。①胰腺导管癌：绝大多数为乏血供肿瘤，恶性程度高，常伴有梗阻远端胰胆管扩张、胰腺组织萎缩等继发性改变，易向周围组织和邻近血管侵犯，易发生转移；pNETs 通常呈富血供，动脉期呈高强化且可相对持续强化，肿块边界较清晰，周围组织无浸润或浸润较轻。②胰腺富血供转移瘤：有原发肿瘤病史，如肾透明细胞癌，呈明显富血供，与原发肿瘤血供一致，强化常较 pNETs 更明显。③胰腺内副脾：几乎都在胰尾，CT 平扫密度及 MRI 平扫各序列信号和 DWI 扩散受限程度均与脾实质一致，增强动脉期明显强化，各期强化程度与脾脏相似。

（樊　智）

第五节　脾脏

一、检查技术

1. 超声检查

超声检查常作为脾疾病的首选影像检查技术。二维超声能够准确测量脾的大小，判断有无增大，还可敏感地检出脾内局灶性病变，如脾脓肿、脾梗死和脾肿瘤等；CDFI 则可反映脾及脾内病变的血流状态。

2. CT 检查

CT 检查能通过病变多期增强的强化表现提高脾疾病的诊断能力，同时可了解相邻组织器官，有助于对脾疾病进行全面评估。然而 CT 检查对脾疾病的定性诊断仍有一些限度。检查技术同肝脏 CT 检查。

3. MRI 检查

MRI 检查可作为 CT 检查后的补充方法，对某些脾疾病，如脾脓肿、脾血管瘤和脾淋巴瘤的诊断常优于 CT。检查技术同肝脏 MRI 检查。

二、正常影像表现

（一）超声检查

1. 二维超声

正常脾脏纵切面略呈半月形，轮廓清晰，表面光滑。脾脏外形与切面有关，冠状切面呈近似三角形，肋间切面呈半月形。其膈面略向外凸起，呈整齐光滑的弧形高回声，部分常被肺气遮挡，脏面略凹陷，其中部即为脾门，可见管道状较高回声包绕的血管结构（图 4-95）。正常脾脏回声呈弥散性中等偏低回声,略低于肝脏,但稍高于左肾实质,内部回声分布均匀。

2. 多普勒超声

彩色多普勒血流成像示脾脏血管呈条状,从脾门处进入脾实质内,并在其内分支。彩色多普勒血流成像可显示脾静脉、脾动脉(图4-96),两者紧贴,有时较难区别;脾静脉和脾动脉在脾内可呈树枝状分布,通常可显示1~2级分支。脉冲波多普勒显示脾静脉为连续性血流频谱(图4-97A),可受呼吸等因素的影响;脾动脉呈与心率一致的搏动状血流频谱(图4-97B)。

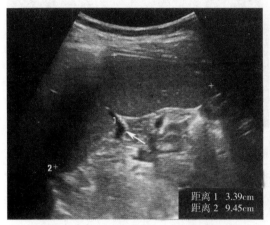

图4-95 正常脾脏的二维超声图像

注 左肋间扫查显示脾脏实质回声及脾门结构(↑)。测量距离1为脾脏厚度,测量距离2为脾脏长度。

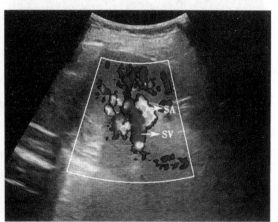

图4-96 正常脾脏彩色多普勒血流成像图像

注 显示脾门处的脾动脉(SA)和脾静脉(SV)。

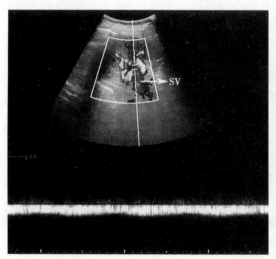

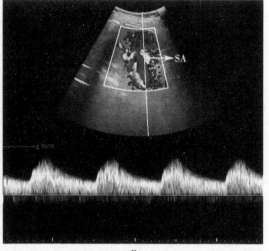

图4-97 正常脾脏脉冲波多普勒

注 A.显示脾静脉连续性血流频谱(SV);B.显示脾动脉搏动性血流频谱(SA)。

3. 超声造影

注射超声对比剂六氟化硫10~15秒后,脾内小血管由脾门处开始呈放射状向内分支样增强,随后脾实质开始不均匀增强。40~50秒后,脾实质呈均匀增强,持续5~10秒(图4-98)。

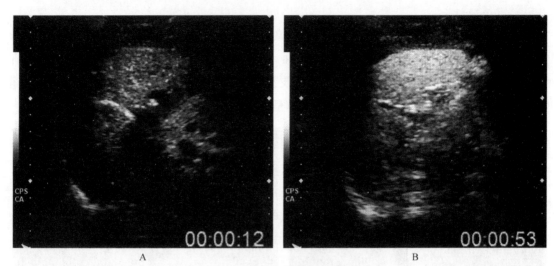

图4-98　正常脾的超声造影图像

　　注　A.注射对比剂六氟化硫12秒时,脾内小血管呈放射状增强;B.注射对比剂六氟化硫53秒时,脾实质均匀增强。

(二)CT检查

　　正常脾前后径≤10cm,宽径≤6cm,上下径≤15cm;另一较简单的测量方法是在显示脾最大的横断层面上,正常脾外缘通常少于5个肋单位(肋单位为同层CT上肋骨和肋间隙的数目之和),但不及三维径线测量准确。平扫,脾近似于新月形或为内缘凹陷的半圆形,密度均匀并略低于肝脏;脾内侧缘常有切迹,其中可见大血管出入的脾门。增强扫描,动脉期脾呈不均匀明显强化,静脉期和实质期脾的密度逐渐均匀。

(三)MRI检查

　　脾在横断层上表现与CT类似,冠状位显示脾的大小、形态及其与邻近器官的关系要优于CT横断层。脾信号均匀,由于脾内血窦丰富,故T_1及T_2弛豫时间比肝、胰长,而与肾相似。脾门血管呈流空信号。

三、基本病变表现

　　1.脾数目、位置、大小和形态异常

　　脾数目增多如副脾和多脾,数目减少为脾缺如,位置异常如异位脾和游走脾,这些多为脾先天发育异常,变异脾的密度、信号强度及增强检查表现均与脾相同。脾增大在影像上表现为脾各径线超过正常值范围,明显超出者易于辨认,不明显者由于个体间有较大差异而难以判别。超声、CT和MRI均易发现脾形态异常,如占位性病变突出脾表面时可致脾边缘与轮廓改变,脾破裂可见脾轮廓不规整、形态失常。

　　2.脾密度和信号异常

　　脾内钙化灶在CT上表现为极高密度影,MRI上呈低信号影;脾梗死灶多呈楔形,CT上密度减低，MRI 上呈 T_1WI 低信号，T_2WI 高信号影，无强化；脾外伤新鲜出血在 CT 上表现为高密度影，MRI 上表现为高低混杂信号影，出血的密度、信号变化与损伤的时间有关；脾囊肿在超声、CT 和 MRI 上与其他部位囊肿表现相同；原发和转移性脾肿瘤在 CT 上多呈稍低密度影，MRI 上常呈 T_1WI 低信号，T_2WI 高信号影；CT、MRI 增强检查可提高病灶检出率，但由于脾肿瘤影像表现多类似，定性诊断时有困难。

四、疾病诊断

（一）脾肿瘤

1. 临床与病理

脾肿瘤较少见，良性肿瘤常见的有血管瘤、错构瘤及淋巴管瘤，其中成人以海绵状血管瘤多见，可单或多发，肿瘤生长缓慢，临床多无症状。恶性肿瘤分为原发恶性肿瘤、转移性肿瘤和淋巴瘤。其中以淋巴瘤多见，可以是全身性淋巴瘤累及脾，也可以原发于脾，前者多见；大体病理上脾可仅显示为弥散性肿大，也可表现为弥漫的细小结节、多发肿块或单发大肿块。临床上脾淋巴瘤多见于 40 岁以上，可有长期发热、浅表淋巴结肿大、脾大、左上腹疼痛等症状。

2. 影像学表现

（1）海绵状血管瘤。

1）超声表现。①脾血管瘤：二维超声显示脾内出现 1 个或数个圆形或椭圆形的高回声实质团块，极少呈低回声或混合回声，边界清晰规整，内部分布均匀或呈蜂窝状（图 4 - 99A）。当瘤体内出现栓塞、纤维化等改变时，内部回声分布不均。彩色多普勒血流成像常不能显示瘤体内的彩色血流，个别在瘤体周边测及点状或短线状血流（图 4 - 99B），可为动脉或静脉的血流频谱。超声造影可显示较大的血管瘤，表现为快速呈向心性或弥散性增强，增强持续时间较长。有时大的病灶增强后会有后方衰减等改变。②脾淋巴管瘤：即海绵状淋巴管瘤或囊性淋巴管瘤。二维超声与脾血管瘤表现相似，即多为稍高回声型或蜂窝状结构（图 4 - 100A），边界清楚，囊壁薄，呈多房性或蜂窝状结构，内部分布欠均匀，后方回声可明显增强；彩色多普勒血流成像较少显示彩色血流信号（图 4 - 100B）。超声造影常显示病灶轻度增强，并可出现树枝样逐渐填充整个病灶，其消退也较慢，与脾血管瘤相似。③脾淋巴瘤：脾内出现多个低或弱回声的圆形实质性肿块，内部回声分布均匀或不均，边界清晰，但无明显的肿瘤包膜。随着肿瘤增大，低回声团块可相互融合或呈分叶状（图 4 - 101）。弥散性脾大类型无明确肿块。彩色多普勒血流成像可显示瘤体及周边彩色血流，并可测及高速高阻型动脉血流。④脾转移性肿瘤：脾内肿瘤的声像图表现与原发肿瘤的病理结构有关，多为低回声，部分呈高回声及混合回声（图 4 - 102），内部回声分布不均，边界可清晰，个别可出现周围晕环，可为多发。肿瘤增大可相互融合成团块状，彩色多普勒血流成像多不能显示瘤体内的彩色血流，个别可在周边显示高阻型动脉血流。

脾淋巴瘤及脾内转移肿瘤不但在二维超声且在超声造影时都具有类似的表现。注射对比剂后，可以观察到病灶周边开始环状增强，而后向病灶内部填充，并常在 1 分钟内消退并呈低回声。病灶边界清晰，但其回声强度常低于周围脾实质。到增强晚期，病灶与脾实质之间的反差更为明显,能发现二维超声不能发现的小病灶或转移灶。

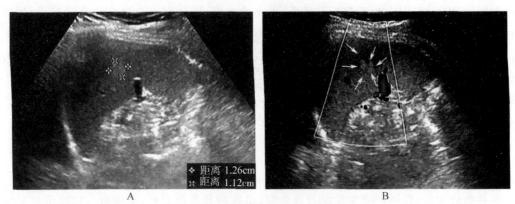

图 4-99　脾血管瘤二维超声图像

　　注　A.显示脾内高回声病灶,内部回声尚均匀,大小 1.3cm×1.1cm;B.显示高回声病灶周边有线状彩色血流。

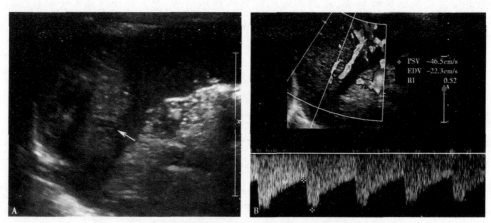

图 4-100　脾淋巴管瘤二维超声和彩色多普勒血流成像图像

　　注　A.显示脾内高回声病灶,内部回声欠均匀(↑);B.显示脾内高回声病灶内有彩色血流,用脉冲波多普勒检测到动脉血流信号。PSV:收缩期峰值速度;EDV:舒张期末流速;RI:血流阻力指数。

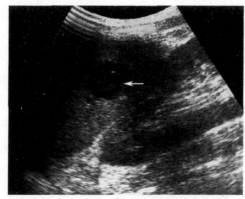

图 4-101　脾恶性淋巴瘤二维超声图像

　　注　显示脾实质内见 2.0cm×3.0cm 的低回声肿块,边界尚清,内部回声不均匀(↑)。

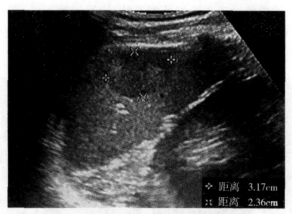

图 4 - 102 脾转移性肿瘤二维超声图像

注 显示脾下极一低回声肿块,边界欠清,大小 3.2cm×2.4cm。

2)CT 表现。①平扫,多表现为圆形、类圆形低密度病变,边界清楚,可有囊性成分和钙化,大的病灶中央因有瘢痕形成,显示为更低密度区。②增强扫描,早期从边缘开始强化,一般不表现为肝血管瘤时为典型的结节状强化,但出现渐进性向中央填充,最后大多能完全或大部充填,密度等于或高于脾脏,与肝血管瘤表现类似(图 4 - 103);有的肿瘤早期强化不明显,延迟后趋向等密度;也有的肿瘤表现为强化不均匀,即使在延迟期仍呈斑驳状强化表现。

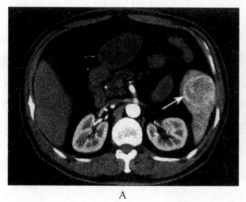
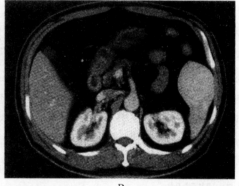

A   B

图 4 - 103 脾海绵状血管瘤

注 CT 多期增强检查,动脉期(A)示脾内肿块呈明显周边强化(↑);静脉期(B)脾肿块与周围脾实质呈等密度。

3)MRI 表现。①平扫检查,由于瘤内有扩张的血窦,血流缓慢,故肿块在 T_1WI 多为界限清楚的低信号,T_2WI 呈高或明显的高信号影。②增强检查,表现类似 CT 增强检查。

(2)淋巴瘤。

1)超声表现:与其病理类型相关。①脾弥散性肿大,脾实质回声减低或正常,一般光点分布较均匀。②脾内结节和肿块,显示为脾实质内单发或多发散在、界限清楚的圆形低回声结节或肿块,其内部回声均或不均,多个病灶可相互融合而呈分叶状团块,病灶之间隔以线状高回声带。

2)CT 表现:可仅显示脾增大,也可显示脾内局灶性病变伴或不伴脾增大。脾内局灶性病变表现为:①平扫,可见脾内单发或多发稍低密度灶,边界清或不清;②增强扫描,肿块呈轻度不均匀或斑片状强化,与正常强化脾实质分界清楚。在全身淋巴瘤累及脾时,在显示脾异常表现的同时,还可发现邻近淋巴结增大和全身淋巴瘤表现(图4-104)。

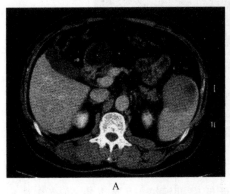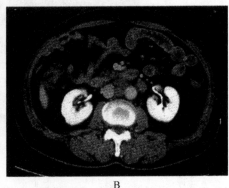

图4-104　脾T细胞淋巴瘤

注　A.显示脾内类圆形低密度灶,呈轻度不均匀强化;B.腹膜后可见多发增大淋巴结,呈轻度强化。

3)MRI表现:①平扫检查,可仅表现为脾弥散性增大,也可发现脾内单个或多个大小不等的长T_1、长T_2或混杂信号圆形结节或肿块,边界清或不清;②增强检查,脾内肿块呈轻度强化,信号较正常脾为低,典型者呈"地图样"分布,可伴有脾周或其他部位淋巴结增大。

3. 诊断与鉴别诊断

典型的海绵状血管瘤影像诊断并不困难,不典型者需与其他脾脏富血供肿瘤和病变鉴别。

脾淋巴瘤超声、CT和MRI检查时,可有不同表现。①仅表现脾增大的脾原发淋巴瘤,诊断困难,需与其他病因所致的脾增大鉴别。②仅表现为脾内单发或多发病灶的脾原发淋巴瘤,需与转移瘤等鉴别。③同时合并有脾内病灶和邻近或其他部位淋巴结增大表现时,多提示为全身淋巴瘤累及脾,但仍需与广泛的转移瘤鉴别。对于脾淋巴瘤,影像学检查的价值在于:已明确为淋巴瘤的患者,发现脾淋巴瘤,有助于临床分期和治疗;未确诊患者,显示脾异常,需进一步评估,行PET检查常有助诊断;可用于评估脾淋巴瘤治疗后效果。

(二)脾脓肿

1. 临床与病理

脾脓肿少见,是细菌侵入脾内形成的局限性化脓性感染,多继发于全身性感染的血源性播散或脾周感染的蔓延,也可为外伤、梗死后的并发症。脓肿为单房或多房,可孤立或多发。临床上,表现为全身感染症状并脾区疼痛。

2. 影像学表现

(1)X线表现:平片可见左膈升高,常伴有胸腔积液,表现无特征。

(2)超声表现。

1)二维超声:脾脓肿早期,脾实质内可无任何回声改变,或是有单个或多个边界模糊的稍低回声区,呈圆形或椭圆形。随着脓肿的成熟,病灶可呈圆形或不规则形无回声区(图4-105),内壁不光整,其中有散在点状或片状的高回声。脓肿较大时,其内部反射物可随体位改变而浮动。脓肿壁厚,后方回声增强。同时,部分病例可出现脾周围不规则低回声或无回声区。如脓肿位于脾上极,可致左侧胸腔反应性胸膜炎。个别病例可在脓肿内出现强回声气体样反射。

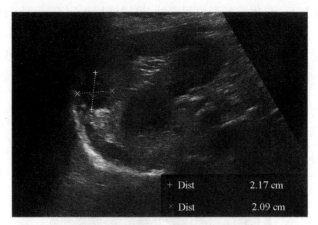

图 4-105 脾脓肿二维超声图像

注 显示脾内类圆形的低回声区,内部可见小无回声区。

2)彩色多普勒血流成像:在脓肿早期可测及彩色血流信号,并可测及动脉血流。成熟时,内部液化区未见彩色血流信号。而在脓肿壁可出现线状彩色血流,其动脉的阻力指数多为低阻型。

3)超声造影:脾内脓肿表现为边缘清晰、周围回声环状增强、内部轻度增强的病灶,尤其在造影晚期表现更明显。脓肿内部的分隔可见增强表现,其内部坏死、液化部分未见明显增强。脾包膜下或脾周脓肿病灶表现为周围环状增强,中心未见明显增强。

(3)CT表现:①平扫检查,典型脓肿表现为脾内圆形或椭圆形界清低密度区,单发或多发,CT值差别较大,一般<30HU,有时脓肿内有气体影;②增强检查,脓肿壁呈环状强化,脓肿中心不强化。

(4)MRI表现:①平扫检查,脾脓肿的脓腔表现为圆形 T_1WI 低信号和 T_2WI 高信号;病灶周围可见水肿,呈 T_1WI 低信号和 T_2WI 高信号;②增强检查,表现同CT增强检查。

3.诊断与鉴别诊断

根据影像学表现,结合临床,一般可做出诊断。CT对气体、液体的检出敏感,对本病诊断和鉴别诊断有重要意义。脾脓肿应与膈下脓肿、脾囊肿等鉴别,诊断困难时可行超声或CT引导下穿刺活检。

(三)脾梗死

1.临床与病理

脾梗死为脾动脉或其分支栓塞所造成的局部脾组织缺血坏死。病因包括动脉粥样硬化、血栓形成、慢性白血病所致脾动脉内皮细胞下白细胞浸润、镰状细胞性贫血所致微循环内凝血和血流停滞、左心附壁血栓脱落等。脾梗死灶大小不等,可单发,也可数个病灶同时存在或融合;病灶多呈楔形,底部位于被膜面,尖端指向脾门。脾梗死可无症状或有左上腹疼痛、左侧胸腔积液、发热等表现。

2.影像学表现

(1)超声表现。①二维超声:脾实质内有单发或多发楔形或不规则形低回声区,底部朝向脾外侧缘,尖端指向脾门;内部有高回声光点或呈蜂窝状回声。②CDFI 检查,显示病变区内无血流信号。梗死灶坏死、液化后可形成假囊肿,出现液性无回声区;陈旧性梗死灶纤维化、钙化时,回声明显增强,后方可伴有声影。

(2)CT 表现。①平扫检查,典型表现为尖端朝向脾门、边界清楚的楔形低密度区。②增强检查,低密度区无强化,与周围正常强化脾实质对比更加清楚(图 4 - 106)。

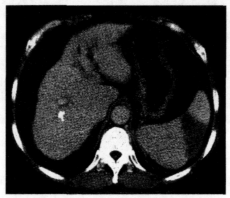

图 4 - 106　肝硬化合并脾梗死

注　CT 增强检查,脾内梗死灶呈尖端朝向脾门的楔形无强化区,底部朝向脾外侧缘。

(3)MRI 表现。①平扫检查,梗死区信号依梗死时间而不同,急性和亚急性梗死区在 T_1WI 和 T_2WI 上分别为低信号和高信号影;而慢性期由于梗死区有瘢痕组织和钙化形成,在 MRI 各种序列上均呈较低信号改变。②增强扫描,病灶无强化。

3. 诊断与鉴别诊断

在脾梗死,影像学上出现病灶呈楔形这一典型表现时,诊断不难;若形态不规则,则需与脾脓肿、脾破裂出血等鉴别。超声 CDFI 检查无血流,CT 和 MRI 增强检查病灶无强化是脾梗死的特征性表现,也是鉴别诊断的主要依据。

(薛艳青)

第五章　泌尿系统

第一节　检查技术

一、X线检查

对于泌尿生殖系统、肾上腺及腹膜后间隙疾病，X线平片的应用非常有限，仅作为泌尿系统结石的初查方法；X线造影检查则有其应用价值，能够反映泌尿系统疾病所致的肾盂、肾盏、输尿管和膀胱壁及其内腔改变以及女性生殖系统疾病引起的子宫输卵管壁及其内腔改变，但均难以明确壁外和(或)实质器官(肾、子宫)内异常；DSA检查应用较少，是诊断血管性疾病如肾动脉狭窄的金标准，但主要用于介入治疗。

1. 腹部平片

泌尿系统腹部平片检查常规摄取仰卧前后位片，临床上常称为肾、输尿管及膀胱平片(KUB)，仅用于检查是否存在阳性结石，如肾、输尿管、膀胱结石。

2. 尿路造影

主要用于观察肾盏、肾盂、输尿管和膀胱的内壁和内腔，分排泄性和逆行性造影。

(1)排泄性尿路造影：又称静脉性肾盂造影(IVP)。含碘水溶性对比剂于静脉注入后，由肾小球滤过而排入肾盏和肾盂内，不但能显示肾盏、肾盂、输尿管及膀胱内壁和内腔形态，且可大致了解双肾的排泄功能。含碘对比剂具有肾毒性作用，故对肾功能受损者应慎用或禁用该检查。

(2)逆行肾盂造影：是在膀胱镜下将导管插入输尿管内并注入含碘对比剂，使肾盏、肾盂和输尿管显影的检查方法，属于有创性检查，适用于有排泄尿路造影禁忌证或其他成像技术显示不佳者。

(3)逆行膀胱造影：可发现膀胱输尿管反流和膀胱瘘。

3. 选择性肾动脉造影

属于有创性检查，主要用于检查肾血管病变，还可进行肾血管病变及肾肿瘤的介入治疗。

二、超声检查

超声通常作为泌尿、生殖系统、肾上腺和腹膜后间隙疾病的首选影像检查技术，可以检出和诊断结石、肿瘤等大多数肾、输尿管及膀胱病变。超声检查另一重要应用是基于其高度安全性,已成为目前女性尤其是育龄期者生殖系统疾病和妊娠监测的主要影像检查技术。同时,泌尿、生殖系统超声检查也是健康体检的重要项目。然而,超声检查对于较小病变的检出以及疾病的定性诊断等还有一定局限,有时还受到肠内气体的干扰而影响检查效果。

泌尿系统常规超声检查包括二维灰阶超声和多普勒超声,前者可评估器官结构大小、形态和回声改变,后者则能反映血流状态变化。

三、CT 检查

CT 检查密度分辨率高且空间分辨率也相对较高,因而有利于检出较小的病灶,并可清楚显示病灶范围及其毗邻结构关系,解剖关系明确为其突出优点,是泌尿系统、肾上腺和腹膜后间隙疾病的主要影像检查技术,能够敏感地检出病变并常能显示其特征,故而可做出准确诊断。然而,CT 检查男性生殖系统疾病有较大的局限,尤其难以发现较早期病变;而对女性生殖系统疾病,由于较高的辐射剂量致其应用受到较大限制,除非老年女性,否则不主张应用CT 检查。

1. CT 平扫检查

平扫检查为 CT 常规检查方法,对于泌尿系统结石、单纯性肾囊肿和多囊肾等疾病,CT 平扫检查即可明确诊断。

2. CT 增强检查

大多数泌尿系统疾病,包括先天性发育异常、炎症、肿瘤、外伤乃至肾血管病变均需在平扫基础上行增强检查,以进一步明确病变范围和性质。增强检查时,应注意含碘对比剂的禁忌证。通常采用多期增强检查方法,即于静脉内快速注入非离子型含碘对比剂,并于不同延迟时间点进行扫描,可分别获得肾皮质期、实质期和排泄期图像。多期增强检查时,既可评估膀胱病变的强化表现,也可在延迟期膀胱腔内对比剂的衬托下,进一步观察病变的形态。

应用新出现的能谱 CT 扫描,能够对增强扫描数据进行后处理,获得虚拟平扫 CT 图像,可取代 CT 平扫检查,如此缩短了患者的检查时间,降低了辐射剂量。

3. CT 血管成像(CTA)

在静脉内快速注射含碘对比剂后的肾动脉期采集图像,并对容积数据进行三维重组,可获得犹如 X 线肾动脉造影效果的图像,称为 CT 血管成像(CTA)。目前 CTA 多用于诊断肾血管病变。

4. CT 尿路成像(CTU)

CT 与 CTA 类似,在肾脏排泄期采集图像,并对肾盂、肾盏、输尿管、膀胱容积数据进行三维重组,可得到类似 IVP 检查效果的图像,称为 CT 尿路成像(CTU)。目前,CTU 正逐步替代 IVP 检查,但其辐射剂量偏高。

四、MRI 检查

在泌尿系统、肾上腺和腹膜后间隙疾病的影像检查中,MRI 通常作为超声和(或)CT 检查后的补充方法,其组织分辨率高和多参数、多序列和多方位成像的优势,能进一步显示病变的特征,常有利于疾病的诊断与鉴别诊断。对于男、女生殖系统疾病,MRI 检查由于其独特的优势,已逐步成为主要影像检查技术。但 MRI 检查具有一定的禁忌证,选用时需注意;此外,也易产生不同形式的伪影而干扰检查效果。

1. MRI 平扫检查

平扫检查为常规应用方法,包括轴位 T_1WI 和 T_2WI 成像,必要时辅以冠状和(或)矢状位检查。脂肪抑制序列有利于含脂肪病变的诊断。扩散加权成像对疾病的诊断和鉴别诊断有一定价值。

2. MRI 增强检查

静脉内注入顺磁性对比剂 Gd–DTPA,应用快速 T_1WI 成像序列可获得肾、输尿管和膀胱不同期相的增强图像,检查效果类似 CT 多期增强检查。适应证同 CT 增强检查,可用于因碘对比剂禁忌证不能行 CT 增强检查者,但严重肾功能不全患者体内滞留的钆具有导致肾源性系统性纤维化的危险,同样禁行 MRI 增强检查。

3. 肾动脉 MR 血管成像(MRA)

对于肾动脉,可应用 Gd–DTPA 的增强 MRA(CE–MRA)检查,通常作为肾动脉及其较大分支病变的筛查方法,诊断准确性尚不及肾动脉 CTA 检查。

4. 磁共振尿路造影(MRU)

MRU 利用水成像原理,使含尿液的肾盂、肾盏、输尿管和膀胱呈高信号,周围结构皆为极低信号,犹如 IVP 所见,主要用于检查尿路梗阻,尤其适用于 IVP 检查显影不佳和不能行 IVP 和 CTU 检查者。

(常利芳)

第二节　正常影像表现

一、X 线表现

(一)腹部平片

泌尿系统 X 线平片常简称为肾、输尿管及膀胱平片(KUB)。前后位 KUB 上,双侧肾脏均为豆形,呈"八"字状位于脊柱两侧。正常肾脏密度均匀,其外缘光整,内缘中部稍内凹,为肾门所在(图 5–1A)。成人肾脏长 12～13cm,宽 5～6cm,其中长径约相当于同一个体 3 个腰椎椎体与 2 个椎间隙高度之和。肾脏通常位于 T_{12}～L_3 水平,右肾一般较左肾低 1～2cm。肾的长轴自内上斜向外下,其延长线与脊椎纵轴相交,形成锐角,称为倾斜角或肾脊角,正常为 15°～25°。侧位 KUB 上,双肾影与脊柱重叠,肾上极较下极稍偏后。

(二)尿路造影

尿路造影包括:①排泄性尿路造影或称静脉性肾盂造影(IVP);②逆行肾盂造影。

1. 静脉性肾盂造影

除能显示肾盏、肾盂、输尿管和膀胱外,还可显示肾实质。

(1)肾实质:静脉快速注入对比剂后 1 分钟的肾区片上,正常肾实质显影,密度均匀,但不能分辨皮质与髓质。

(2)肾盏:正常肾盏于注入对比剂后 2～3 分钟开始显影,15～30 分钟时显影最浓。肾盏包括肾小盏和肾大盏。每侧肾脏各有 6～14 个肾小盏和 2～4 个肾大盏。肾小盏分为:体部,又称漏斗部,是与肾大盏相连的短管;穹窿部,顶端因肾乳头的突入而形成杯口状凹陷。肾大盏边缘光整,呈长管状,分为 3 部分:顶端或尖部,与数个肾小盏相连;峡部或颈部,为长管状部分;基底部,与肾盂相连(图 5 - 1B)。正常肾大、小盏的形态有很大差异,可短粗或细长,数目亦常不相同,两侧也多不对称。

(3)肾盂:正常肾盂最佳显影时间是注入对比剂后 15～30 分钟。肾盂上连肾大盏,下连输尿管,其大部分位于肾窦内。肾盂形态有很大差异,其中多数呈三角形,上缘隆凸,下缘微凹,边缘光滑整齐。少数肾盂可呈壶腹状或分支状:壶腹状肾盂直接与肾小盏相连,而无明确肾大盏;分支状肾盂则几乎被两个长形肾大盏所替代。此外,还有少数肾盂主要位于肾窦之外,称为肾外型肾盂。

(4)输尿管:静脉注入对比剂后 30 分钟,肾盏、肾盂显影满意后,去除腹部压迫带,双侧输尿管腔即充盈对比剂,能够清楚显示(图 5 - 1C)。输尿管全长 25～30cm,上端与肾盂相连,下端和膀胱相连,可分为 3 段,即腹段、盆段和壁内段输尿管。腹段输尿管在 L_2 水平起于肾盂,于腹膜后沿腰大肌前缘下行,继而在骶髂关节内侧越过骨盆缘而续为盆段输尿管。盆段输尿管先向后下外行,继而转向前内,行至膀胱,形成一弯向后外下的弧形。壁内段输尿管由外上向内下斜行穿越膀胱壁,长约 1.5cm。输尿管有 3 个生理性狭窄区:与肾盂连接处、越过骨盆边缘即与髂血管相交处和进入膀胱处。正常输尿管边缘光滑整齐,具有柔和感,可有折曲,宽度为 3～7mm。由于输尿管具有节律性蠕动,故可呈分段显示,宽度也常发生变化。

(5)膀胱:膀胱正常容量为 350～500mL,其形态、大小取决于充盈程度及相邻结构对膀胱的推压。正位观察,充盈较满的膀胱呈圆形、类圆形或横置的椭圆形,位于耻骨联合上方,边缘光滑整齐,密度多均匀一致(图 5 - 1D)。膀胱顶部可以略凹,系子宫或乙状结肠压迫所致。有时在膀胱底两侧输尿管之间还可见横行透明带,代表输尿管嵴。当膀胱未全充盈或处于收缩状态时,其粗条状黏膜皱襞使边缘不整而呈波浪状。侧位观察,膀胱呈纺锤形或直立卵圆形,长轴几乎平行于耻骨联合。有时可见膀胱颈,位于膀胱底部,呈鸟嘴状突出。

2.逆行肾盂造影

逆行肾盂造影与静脉性肾盂造影不同,不能显示肾实质,而肾盏、肾盂、输尿管、膀胱的显示情况基本相同。若注射压力过高,会造成对比剂逆行进入肾盂、肾盏以外的区域,称为肾盂肾回流。

肾盂肾回流包括穹窿回流和肾小管回流。穹窿回流分为 3 种:①肾盂肾窦回流,对比剂自肾盏边缘外溢入肾窦或沿肾盏及肾旁组织到达输尿管周围;②肾盏血管回流,即静脉周围回流,表现为肾盏附近有弓形或弧状的线条影;③肾盂淋巴管回流,表现为肾间质内有 1 条或多条线状致密影。肾小管回流为对比剂自肾盂、肾盏进入乳头小管并向收集系统扩散,显示肾小盏外方毛刷状影或肾小盏旁肾实质扇状影。

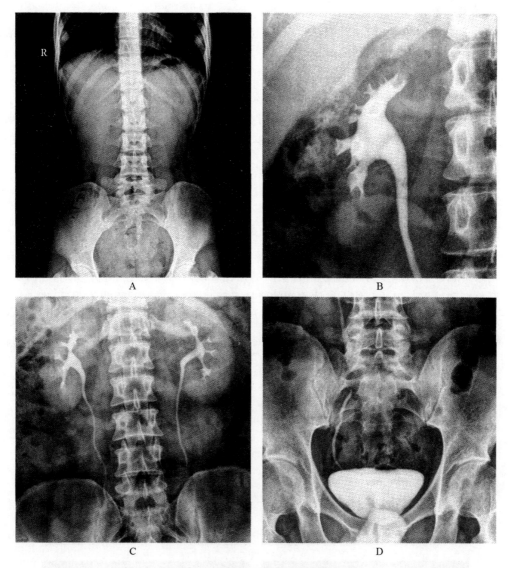

图 5 - 1　泌尿系统正常 X 线表现

注　A.正常 KUB 平片,仰卧前后位显示双侧肾脏呈豆形,位于脊柱两侧,内缘中部稍内凹,为肾门所在;
B~D 为正常 IVP 表现:B.肾小盏末端呈杯口状,肾大盏尖部与肾小盏相连,基底部与肾盂连接;C.肾盂为三角
形,上连肾大盏,尖端与输尿管相接,输尿管因蠕动,外形呈波浪状;D.膀胱呈类圆形,密度均匀,位于耻骨联合
上方。

(三)肾动脉造影

将导管置入腹主动脉或肾动脉内并注射对比剂,连续摄片可显示肾动脉、肾实质和肾静
脉,分别称为肾动脉期、肾实质期和肾静脉期。

1. 肾动脉期

开始注入对比剂后 1~3 秒,显示肾动脉逐渐分支,分布均匀,管径由粗变细,边缘光滑,无
局限性狭窄、粗细不均等表现。有时于腹主动脉造影时可见自腹主动脉直接发出的肾副动脉。

2.肾实质期

肾实质期又称毛细血管期,开始注入对比剂后2~3秒,肾实质显影,在5~7秒时最浓,之后逐渐变淡。肾实质显影是由于对比剂弥漫分布在肾微血管和肾小管内所致。早期,正常肾皮质显影较髓质为浓;晚期,肾锥体清楚显示。

3.肾静脉期

肾静脉于开始注入对比剂后4~12秒即可显示,而最佳显影时间为18~20秒。肾静脉属支通常与肾动脉分支伴行,但节段性分布不明显。每侧肾通常有1支肾静脉,偶为2支或3支。右肾静脉短而直,而左肾静脉较长。

二、CT表现

肾脏横断层为圆形或椭圆形影,肾门内凹,平扫肾实质呈均匀软组织密度,边缘光整,肾窦脂肪呈极低密度,肾盂呈水样密度(图5-2A)。自肾盂向下连续追踪多可确定腹段输尿管,而盆段输尿管难以识别。多期增强检查,肾实质的强化表现随时间变化。①皮质期(注药后1分钟),肾血管和外周肾皮质及伸入锥体之间的肾柱呈明显强化,而髓质强化不明显(图5-2B)。②实质期(注药后2~3分钟),皮质强化程度减低,髓质密度增高而与皮质近似,并逐渐超过肾皮质(图5-2C)。③肾盂期(注药后5~10分钟),肾实质强化程度下降,而肾盏、肾盂和输尿管内可见对比剂浓集(图5-2D)。

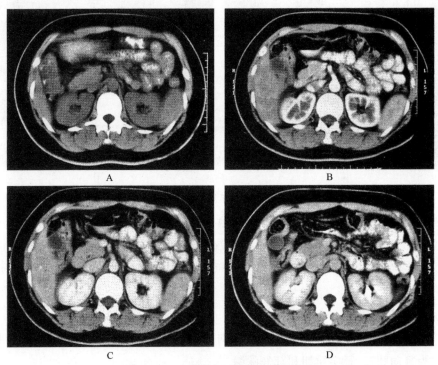

图5-2　正常肾CT平扫和增强表现

注　A.平扫,肾实质密度均匀,肾窦脂肪为低密度;B.增强扫描皮质期,外周皮质和突入肾锥体间的肾柱明显强化;C.实质期,髓质明显强化,密度略高于皮质;D.肾盂期,肾盂、肾盏内尿液中对比剂浓集成高密度,肾实质对比剂减少致密度减低。

膀胱一般呈圆形或椭圆形,充满的膀胱可呈类方形。膀胱腔内尿液呈均匀水样低密度。在周围低密度脂肪组织及腔内尿液的对比下,膀胱壁表现为厚度均一、薄壁的软组织密度影,内、外缘均较光整。增强检查,早期扫描显示膀胱壁强化;30 分钟后延迟扫描,膀胱腔呈均匀高密度,若对比剂与尿液混合不均,则出现液—液平面。

三、MRI 表现

1. 常规 MRI 检查

(1)肾脏:在平扫 T_1WI 上,由于肾皮、髓质含水量不同,致皮质信号强度略高于髓质,在预饱和脂肪抑制 T_1WI 序列上,肾皮、髓质信号强度差异更加明显(图 5−3A、B)。T_2WI 上,肾皮、髓质均呈相似的稍高信号,其中髓质信号强度常可更高(图 5−3C)。肾窦脂肪组织在 T_1WI 和 T_2WI 上分别呈高信号和中高信号。正常肾盏难以显示,然而肾盂多可识别,呈类似于游离水的长 T_1、长 T_2 信号。肾动脉和肾静脉由于流空效应常表现为无信号或低信号影。Gd−DTPA 增强检查,肾实质的强化形式类似 CT 增强检查(图 5−3D)。

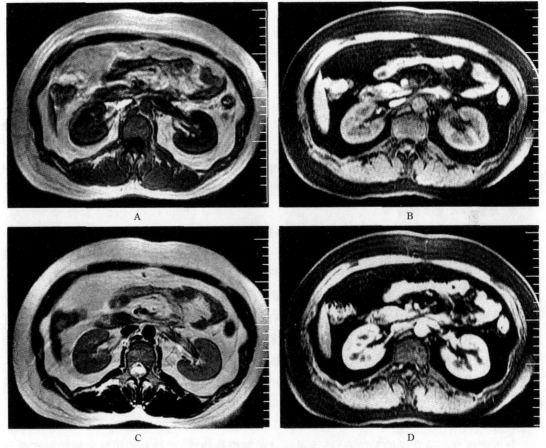

图 5−3 正常肾脏 MRI 表现(横断位双侧肾门水平)

注 A.T_1WI,肾皮质信号强度略高于髓质,在双肾后缘和左侧缘可见低信号的化学位移伪影;B.预饱和脂肪抑制 T_1WI,皮、髓质信号强度差异更加明显;C.T_2WI,皮、髓质信号强度相似,分辨不清;D.增强后预饱和脂肪抑制 T_1WI,皮质期可见肾皮质明显强化。

（2）输尿管：T_1WI 或 T_2WI 横断面上，有可能识别出部分正常腹段输尿管，呈小圆形低信号影，而正常盆段输尿管难以识别。

（3）膀胱：横断面上，充盈的膀胱呈圆形、横置的椭圆形或四角圆钝的类方形，矢状面上为类三角形。膀胱内尿液富含游离水，呈均匀长 T_1、长 T_2 信号；膀胱壁为厚度一致的薄壁环状影，与肌肉信号类似，在 T_1WI 上高于腔内尿液信号，而 T_2WI 上则低于尿液信号。

T_1WI 增强检查，膀胱腔内尿液含对比剂而表现为信号增高。然而，当对比剂浓度高并达一定程度时，可呈低信号改变，这是由于其缩短 T_2 作用超过缩短 T_1 作用所致。

2. 肾动脉 MRA 检查

3D TOF MRA 检查时，正常肾动脉表现类似 X 线肾动脉造影检查，但成像质量不及对比增强 MRA（CE MRA）。

3. 磁共振尿路造影（MRU）检查

正常含尿液的肾盂、肾盏、输尿管和膀胱为高信号，周围软组织等背景结构皆为极低信号。

（常利芳）

第三节　基本病变表现

一、肾脏基本病变

1. 肾脏数目及大小异常

肾脏数目异常可为单肾或重复肾。单肾多为对侧肾先天性无发育且单肾体积较大。重复肾多为一侧性，少数为双侧性，肾脏体积可增大或正常，可伴有重复输尿管。

肾脏增大可为局限性膨隆，如肾实质内肿瘤或囊肿；弥散性增大可见于代偿性增大或肾积水。肾体积缩小可见于肾炎性肾萎缩、肾动脉狭窄或先天性肾发育不全。

2. 肾脏形状及位置异常

正常肾脏形状如"蚕豆"，边缘光滑规则。肾脏实质内肿瘤或囊肿可表现为局部轮廓突起；先天性发育异常可表现为驼峰状或分叶状。慢性肾盂肾炎、创伤、手术等可以引起肾脏边缘皱缩，轮廓凹凸不平。肾内及肾周围炎性病变或严重的肾创伤时肾脏形态多不规则，轮廓模糊。肾脏形状改变往往提示病理改变的存在，各种影像检查技术能够协助做出定性诊断。

正常肾脏位于 T_{12}～L_2 椎体水平脊柱旁，有一定的上下和左右方向移动幅度。肾脏位置异常可以为先天性异位肾或肾移植术后改变，多位于盆腔。肾下垂者患肾上、下方向活动度增大，立位与卧位移动范围超过本人一个半腰椎椎体高度。肾移位多由肾脏周围结构病变引起，如肾上腺巨大占位、腹主动脉瘤或腹膜后肿瘤压迫所致。此外，肾脏位置异常还可表现为肾轴旋转不良。

3. 肾脏密度异常

肾内密度增高最常见的是结石，还可见于肾脏肿瘤性病变、肾结核或甲状旁腺功能亢进等代谢性疾病。肾结石 X 线平片表现为肾区点状、弧形或不规则形、单发或多发高密度影；CT 典型结石常位于肾盏、肾盂内，有利于对钙化的形态及位置显示，便于疾病诊断。

X 线平片对肾脏密度减低显示能力有限；静脉肾盂造影通过肾实质显影情况能够间接提

示肾内局部病变或全肾功能障碍。CT 及 MRI 对肾脏密度减低显示效果较好,且通过 CT 值测量,CT 能够明确病变的具体密度改变。病变呈水样密度或信号,多为囊肿性病变(单发或多发);若为脂肪密度或信号,提示血管平滑肌脂肪瘤或肾脂肪瘤可能性大。

4. 肾脏实质内结构异常

肾脏实质内结构异常 X 线检查难以显示,主要通过 CT、MRI 和超声检查。

肾脏实质内结构异常主要为占位性病变或各种原因引起的肾实质破坏。可表现为:①病变呈液体密度、信号、回声,边缘清楚,轮廓规则,密度、信号或回声均匀,增强扫描无强化,可能为囊肿或囊性病变;②病变为实性,密度、信号、回声相对较均匀,边缘清楚,轮廓规则,可能为肾脏腺瘤、血管平滑肌脂肪瘤等良性肿瘤或肾炎性假瘤、早期转移瘤等;③病变较小时一般不伴肾轮廓改变,较大者可引起肾轮廓局部外膨;④病变形态不规则,边缘不清,伴肾脏轮廓异常,密度、信号、回声不均匀;⑤不均匀性强化,可见于肾细胞癌、较大肾转移瘤、肉瘤等恶性肿瘤或大的血管平滑肌脂肪瘤、肾创伤、肾结核等。

5. 肾盂、肾盏内结构异常

肾盂、肾盏积水多由远端尿路梗阻性病变引起。占位性病变在静脉肾盂造影、CT 尿路成像、MR 泌尿系水成像表现为肾盂、肾盏内充盈缺损,较大者可引起邻近结构的压迫移位,甚至管腔变窄、梗阻积水,可能由结石、血凝块或肿瘤所致。肾盂、肾盏的破坏表现为肾盂、肾盏形态失常、边缘毛糙模糊,常见于肾结核等炎性病变。

6. 肾功能性异常

肾功能减低表现为静脉肾盂造影显影延迟或不显影,CT 或 MRI 增强肾实质强化程度降低或不强化。见于严重肾功能不全、各种原因引起的肾积水、肾血管病变(如肾动脉狭窄或梗死、肾脏病变侵犯肾动脉)等。

7. 肾脏周围改变

在超声、CT 和 MRI 上,肾脏周围改变主要表现为肾周脂肪密度、回声、信号异常,筋膜增厚,积液或积血。多见于炎症、创伤或肿瘤侵犯。

二、输尿管基本病变

1. 输尿管内充盈缺损

输尿管腔内充盈缺损可以为高密度的结石、略高密度的血凝块、软组织密度的炎性息肉、肿瘤。

2. 输尿管狭窄与扩张

输尿管扩张表现为管腔增宽、积水,常为远侧泌尿系统狭窄性病变引起的梗阻所致,如输尿管结石、肿瘤、结核、输尿管下段炎症、膀胱病变侵犯或累及输尿管开口等。先天性狭窄或瘢痕性狭窄也可引起类似改变。CT 尿路成像、MR 泌尿系统水成像能够全程准确显示输尿管狭窄及扩张范围,并显示病变的形态、位置及与周围结构的关系等。

3. 输尿管管壁增厚

①局限性增厚常见于输尿管肿瘤引起的偏心性增厚;②广泛性增厚见于输尿管炎性病变浸润;③管腔串珠状增厚并管壁僵硬、短缩多见于输尿管结核。

4. 输尿管位置及数目异常

输尿管可因周围组织病变压迫发生移位，如肾肿瘤、肾创伤、腹膜后淋巴瘤、腹主动脉瘤、盆腔巨大肿瘤等。输尿管先天发育异常也可表现为位置异常，如腔静脉后输尿管。输尿管数目异常多由先天发育异常引起，如双肾盂、双输尿管。

三、膀胱基本病变

1. 膀胱大小、形态异常

大膀胱和小膀胱系指膀胱体积或容量显著大于或小于正常者，其中前者常为各种原因的尿道梗阻所致，而小膀胱主要见于慢性炎症或膀胱结核所造成的膀胱挛缩。膀胱形态不规则，有囊袋状突出，是膀胱憩室表现。

2. 膀胱壁增厚

根据范围分弥散性增厚和局限性增厚，弥散性增厚多为膀胱各种类型炎症或慢性梗阻所致；局限性增厚见于膀胱肿瘤或某些类型炎症，也可为膀胱周围肿瘤或炎症累及膀胱所致。

3. 膀胱内团块

膀胱内游离或与膀胱壁相连的腔内团块影是各种成像检查中常见的表现，其既可为血块或结石，也可为膀胱肿瘤，它们的影像表现各具特征，多不难鉴别。

（常利芳）

第四节　疾病诊断

一、泌尿系统先天性发育异常

泌尿系统的先天性发育异常包括肾脏、肾盂和输尿管、膀胱及尿道的先天性发育异常。影像学检查是确定泌尿系统先天性发育异常的主要手段。

（一）肾脏先天性发育异常

肾脏是泌尿系统先天性发育异常最常见的部位，包括肾脏数目、位置、形态和大小异常。

1. 肾脏数目异常

以肾缺如常见，双侧者难以存活，出生后短期内死亡，故临床上肾缺如均为单侧性，即仅有一侧肾脏，又称孤立肾，尸检发现率为 0.1%。

(1)临床与病理：为了担负缺如侧肾脏的生理功能，孤立肾发生代偿性增生、肥大。此外，孤立肾也常伴有其他一些先天性异常，常见为孤立肾异位和旋转不良。肾脏缺如侧的输尿管未发育或呈盲端，同侧的膀胱三角区也可不发育，肾动脉则可完全缺如。

孤立肾一般无任何临床表现，多意外发现。

(2)影像学表现。

1)X 线表现：平片可见一侧肾影缺如，对侧肾影相对增大；排泄性尿路造影示缺如侧无肾和肾盏、肾盂显示；逆行性尿路造影，缺如侧的输尿管可见盲端且管径较正常为细；腹主动脉造影可见缺如侧无肾动脉发出。

2）CT 和 MRI 表现：缺如侧肾床内无肾影显示，为脂肪、胰体尾或肠管所占据，同侧肾上腺多明确显示；对侧肾代偿性增大且密度和信号强度正常。

（3）诊断与鉴别诊断：孤立肾影像学表现具有特征性，即缺如侧无肾结构显示，对侧肾发生代偿性增大，易诊断。孤立肾应与异位肾、先天性肾发育不良及术后肾缺如鉴别：不同位置异位肾时，超声、CT 和 MRI 检查均可发现异位的肾脏；先天性肾发育不良时，CT 和 MRI 检查显示肾床内有小肾即侏儒肾；术后肾缺如有明确手术史，鉴别多无困难。

2. 肾脏位置异常

肾脏位置异常即异位肾，主要包括单纯异位肾和游走肾。以下重点介绍单纯异位肾。

（1）临床与病理：单纯异位肾为肾脏在发育过程中未上升、上升不足或过度上升所致，但异位的肾脏仍居同侧腹膜后。单纯异位肾常伴有旋转异常。异位肾可位于盆腔、髂窝、下腹、膈下或胸腔内，分别称为盆肾、髂肾、腹肾、膈下肾和胸内肾。临床上，单纯异位肾常无症状，但可表现为腹、盆部肿块，也可因结石、感染而出现相应临床症状和体征。

（2）影像学表现。

1）X 线表现：排泄性尿路造影，可见肾盂、肾盏及输尿管显影，但位置异常，由于多伴肾旋转异常，因而肾盂、肾盏的形态也有别于正常。

2）CT 表现：平扫显示肾床内无肾影，而为脂肪、肠管、胰腺等结构占据，肾上腺位置正常。于盆腔、下腹部、膈下或胸内可见肿块影，密度和形态类似正常肾脏。增强检查，其强化形式和程度均与正常位置肾脏相同（图 5－4）。

3）MRI 表现：表现类似 CT 检查所见，异位肾的信号强度、强化表现均同于正常位置肾脏。

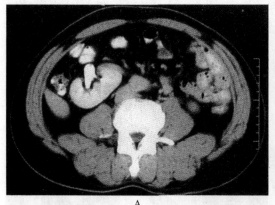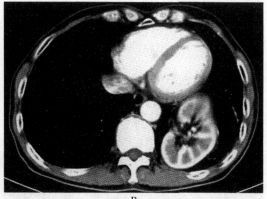

图 5－4 右侧低位异位肾（腹肾）及左侧高位异位肾（膈下肾）CT 表现

注 A.腹肾，CT 增强扫描显示右侧肾床内无肾影，于右下腹部可见旋转不良的肾脏影像，强化表现与正常位置肾脏相同；B.左膈下肾（另一病例），CT 增强扫描显示左侧肾床内无肾影，于左膈下见左侧肾脏，突入胸腔，其皮质和髓质分界清楚。

（3）诊断与鉴别诊断：根据上述影像学表现特征，单纯异位肾的诊断并不困难。低位的异位肾应与肾下垂及游走肾鉴别：肾下垂是由于肾脏支持结构松弛所致，影像学特征是超声或排泄尿路造影卧、立变换体位检查时，肾盂位置上下动度范围超过一个半椎体高径；游走肾位于腹腔内，超声和造影检查，当变换体位时，游走肾在各方向上均有明显的动度。

3. 肾脏旋转异常

肾脏旋转异常较为常见。

(1)临床与病理:在胚胎发育中,肾脏自盆腔升至腰部并同时发生旋转,致出生后肾盂及肾门指向前内方,若发生误差,则可产生肾脏旋转异常,其中最常见的是肾脏沿长轴的旋转异常,表现为肾盂和肾门指向前、外或后方。肾脏旋转异常可单独发生,也常并发其他异常,尤其是异位肾和融合肾。临床上多无症状,但也可因肾盂积水、结石和感染等并发症而产生相应症状。

(2)影像学表现。

1)X线表现:排泄性尿路造影可见肾盏转至肾盂内侧,肾盏指向前、后或内侧,且部分或大部同肾盂重叠。肾盂影显示较长。输尿管上段或上中段有不同程度向外移位。

2)CT 和 MRI 表现:肾旋转不良时,均可显示肾门的朝向异常。

(3)诊断与鉴别诊断:肾旋转异常时,各种影像学检查均可发现肾门、肾盂的朝向异常及其并发症,不难诊断,需注意的是应除外邻近肿物压迫造成的肾轴转位。

4. 肾脏形态异常

包括融合肾、分叶肾、驼峰肾和肾柱排列异常。

(1)融合肾。

1)临床与病理:融合肾中最常见的是马蹄肾,为两肾的下极或上极相互融合,以下极融合多见。融合部称为峡部,多为肾实质,少数为纤维组织相连。马蹄肾发生率为 $0.01\% \sim 0.10\%$,多见于男性,可无症状或因腹部肿块而就诊,部分病例可有尿路梗阻、感染表现。

2)影像学表现。①X线表现:平片上肾影位置较低且肾脊角发生改变。尿路造影检查,两肾下肾盏距离缩短,而上肾盏距离增大且伴有旋转异常(图 5-5A)。②CT 和 MRI 表现:均可于脊柱前方发现连接两肾下极或上极(少见)的肾实质,其密度、信号强度及强化表现均同于正常肾实质(图 5-5B),可合并有肾积水等表现。

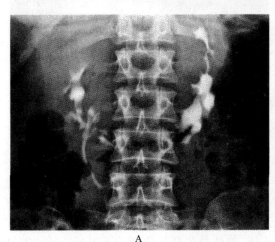
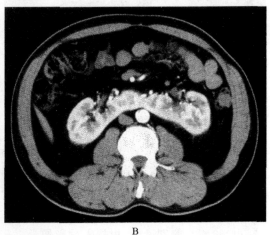

A   B

图 5-5 马蹄肾影像学表现

注 IVP(A)及 CT 增强(B)表现,IVP 上可见两肾的下肾盏距离缩短,CT 增强检查显示双肾下极肾实质融合。

3)诊断与鉴别诊断：马蹄肾的特征是两侧肾脏上极或下极相连且多为下极相连,易于诊断。

（2）分叶肾、驼峰肾和肾柱排列异常。

1)临床与病理：均为肾脏形态的正常变异,通常无症状,多为影像学检查时意外发现。分叶肾又称胎儿性分叶肾,发生率很高,50％的成人不同程度存在此种情况。其为胚胎时肾叶融合不完全、肾表面有浅沟所致,浅沟处则有自皮质向内伸入的肾柱（Bertin柱）。驼峰肾为肾表面局限隆突,状似驼峰,多发生在左肾上中部。肾柱排列异常,指肾皮质柱（即Bertin柱）肥大及卷曲畸形。

2)影像学表现。①X线表现：不能显示异常。②CT和MRI表现：分叶肾显示表面有多个切迹,致肾轮廓呈分叶状改变,增强检查皮质期见明显强化的肾柱自切迹处延伸至肾实质内（图5-6A）。驼峰肾表现为局限性肾实质外突,边缘光整,局部肾实质增厚,但其密度、信号强度及强化表现均同于正常肾实质（图5-6B）。肾柱排列异常于平扫CT表现为局部肾实质增厚,增强CT显示其与正常的皮质柱密度一致,呈卷曲状,其内有正常肾髓质（图5-6C）,MRI上可见增生肥大的Bertin柱与皮质相连,信号强度相等。

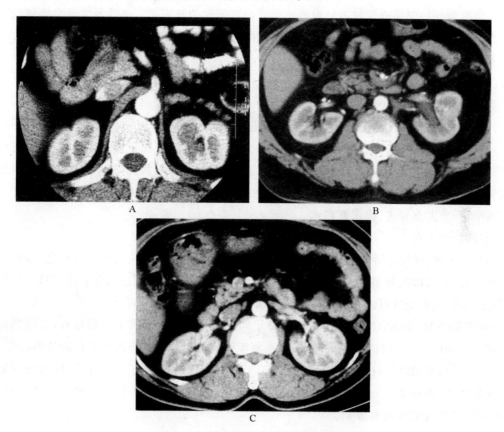

图5-6　肾脏形态先天异常CT表现

注　A.分叶肾,CT增强扫描显示双肾前唇皮质缘分别可见切迹,强化的肾柱自切迹处延伸至肾实质内；B.驼峰肾,CT增强扫描显示左肾门水平实质局限性外突,强化后密度与正常肾实质一致；C.肾柱排列异常,CT增强显示左肾门水平局部肾实质增厚,突入肾窦内,可见肥大卷曲的皮质柱。

3)诊断与鉴别诊断:CT 和 MRI 检查均可发现分叶肾及驼峰肾的肾轮廓改变,易于明确诊断。需与分叶肾鉴别的病变是慢性肾盂肾炎瘢痕造成的肾切迹改变,后者除肾表面切迹外,尚显示肾脏萎缩和肾实质变薄且临床上有相应病史。驼峰肾和肾柱排列异常应与肾脏肿瘤鉴别,应用增强 CT 或 MRI 检查,鉴别并不困难。

5. 肾发育不全

肾发育不全又称侏儒肾,较为少见。

(1)临床与病理:侏儒肾时,肾实质总量减少,致肾体积小,但组织结构正常。本病一般为单侧性,女性多于男性。临床上可无症状或有高血压、结石或感染表现。

(2)影像学表现。

1)X 线表现:平片示一侧肾影变小,对侧肾影增大。尿路造影检查,患侧肾盂、肾盏及输尿管均显示细小。

2)CT 和 MRI 表现:发育不全肾脏的密度、信号强度及强化表现均类似于正常肾脏,仅体积显著缩小。

(3)诊断与鉴别诊断:一侧肾脏体积小,但形态、密度及信号强度均正常,是肾发育不全的特征。需鉴别的病变是慢性肾盂肾炎和肾血管病变所致的肾萎缩。慢性肾盂肾炎所致的肾萎缩形态不规则,有瘢痕性切迹;肾动脉病变造成的肾萎缩在血管成像上显示肾动脉狭窄,而肾发育不全时肾动脉仅显示细小。

(二)肾盂、输尿管先天性异常

1. 肾盂、输尿管重复畸形

(1)临床与病理:肾盂、输尿管重复畸形即重复肾,较为常见,为一个肾脏分为上、下两部,各有一套肾盂和输尿管。上、下两部多不相等,上段肾体多较小,而下段一般较大,两段表面间有一浅沟。重复的输尿管向下走行时可相互汇合;也可分别汇入膀胱,其中与下方肾盂相连的输尿管在膀胱开口的位置正常,而与上方肾盂相连的输尿管常为异位开口。异位输尿管口可发生狭窄,导致上方肾盂、输尿管积水。

(2)影像学表现。

1)X 线表现:平片无特殊发现。排泄性尿路造影是确诊本病的主要检查方法之一,显示同一侧肾区有两套肾盂、肾盏及输尿管,并可见两支输尿管汇合或分别进入膀胱及开口在其他位置(图 5-7A)。若上方肾盂和输尿管扩张积水,则排泄性尿路造影可不显影。

2)CT 和 MRI 表现:CTU 和 MRU 均显示同一侧肾区有两套肾盂和输尿管,表现类似排泄性尿路造影(图 5-7B)。结合源图像,还有利于明确发生积水扩张的上方肾盂和输尿管。

(3)诊断与鉴别诊断:排泄性尿路造影、CTU 和 MRU 检查均可显示肾盂、输尿管重复畸形且征象明确,不难诊断。然而,合并有上方肾盂、输尿管积水时,排泄性尿路造影难以显示,CT 和 MRU 检查则可明确诊断。

2. 输尿管膨出

(1)临床与病理:输尿管膨出又称输尿管囊肿,为输尿管末端在膀胱内形成的囊状膨出,原因不明,多认为是输尿管口先天性狭窄致其膀胱壁内段扩张并突入膀胱所致,约 50% 病例上段尿路发生扩张、积水。本病常见于成年女性。临床上无症状或有梗阻、感染、结石表现。

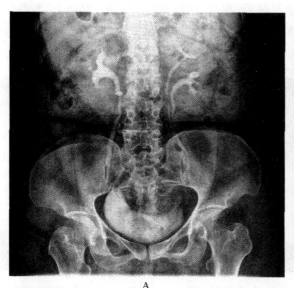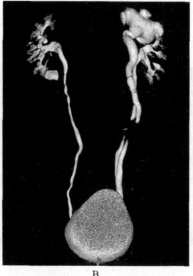

图 5-7　肾盂输尿管重复畸形 IVP 和 CTU 表现

注　IVP(A)和 CTU(B)示左侧肾盂、输尿管重复畸形,重复的输尿管下端分别进入膀胱。

(2)影像学检查。

1)X 线表现:排泄性尿路造影显示肾盂、肾盏和输尿管有不同程度扩张、积水,特征性表现是患侧输尿管膀胱入口处有一囊肿,即扩张、膨出的末段输尿管,囊肿与扩张的输尿管相连,犹如伸入膀胱的蛇影,囊肿即为蛇头,称为"蛇头征"。当囊内与膀胱内均有对比剂充盈时,囊壁为一环状透亮影;囊内无对比剂时则表现为圆形光滑的充盈缺损(图 5-8A、B)。

2)CT 和 MRI 表现:在膀胱三角区可发现薄壁圆形结构,其内为尿液密度或信号强度,壁的密度或信号特征类似于膀胱壁(图 5-8C、D)。CTU 和 MRU 表现类似排泄性尿路造影所见。

(3)诊断与鉴别诊断:输尿管膨出影像学表现具有前述特征,一般诊断不难。如尿路造影难以与膀胱肿瘤、前列腺肥大鉴别时,可用其他影像检查技术,多能做出明确诊断。

二、泌尿系统结石

泌尿系统结石又称尿路石,是常见病。结石可位于肾盏、肾盂甚至尿道的任何部位。本病多见于青壮年,20～50 岁为发病高峰期,约占 90%,男性多于女性。

泌尿系统结石往往由多种成分组成,其中包括草酸钙、磷酸钙、胱氨酸盐、尿酸盐和碳酸钙等,但多以某一成分为主。KUB 能够显影的尿路结石称为阳性结石,不能显示者称为阴性结石。阳性结石和阴性结石的概念只适于 X 线平片检查。泌尿系统结石依其发生部位,分为肾结石、输尿管结石、膀胱结石和尿道结石。

(一)肾结石

1. 临床与病理

肾结石在泌尿系统结石中居首位,常见于中青年男性,通常为单侧性,约 10% 为双侧性。

结石可单发或多发,引起的病理改变主要是梗阻、积水、感染和黏膜损伤。临床上,典型症状为疼痛和血尿。疼痛可为钝痛或绞痛,常向下腹和会阴部放射。血尿多为镜下血尿,少有肉眼血尿。如并发感染,则出现尿频、尿急、尿痛和脓尿。

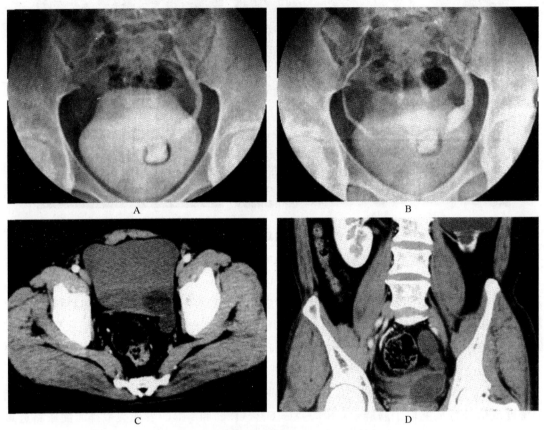

图 5 - 8 左侧输尿管囊肿 IVP 及 CT 表现

注 A、B.左侧输尿管末端膨出,形成囊肿,类似蛇头,扩张的输尿管与之相连,犹如伸入膀胱的蛇影;当囊肿内与膀胱内均有对比剂充盈时,囊壁成为环状透亮影;C.CT 横断位增强扫描示左侧输尿管膀胱壁内段明显扩张,突入膀胱内;D.CT 增强冠状位重建示左侧输尿管下段及膀胱壁内段明显扩张,形似蛇头状突入膀胱内。

2.影像学表现

(1)X 线表现:腹平片检查,肾结石多可显示,表现为肾门区的高密度影,可为单发或多发,单侧或双侧(图 5 - 9A)。结石的密度可均匀一致、分层或浓淡相间;形态可为类圆形、类方形、三角形、鹿角状、珊瑚状或桑葚状;大小不定,小者仅为点状或结节状,大者充满全部肾盂、肾盏。其中,分层、桑葚及鹿角状高密度影均为肾结石的典型表现。侧位片上,肾结石的高密度影与脊柱重叠,借此可与胆囊结石、淋巴结钙化及腹内容物鉴别。尿路造影主要用于检查阴性肾结石,表现为肾盏、肾盂内充盈缺损,但需与肾盂肿瘤、血块或气泡相鉴别。

(2)CT 表现:平扫能确切发现位于肾盏和(或)肾盂内的高密度结石影,而某些平片难以发现的阴性结石也可在 CT 检查中得以显示(图 5 - 9B)。应注意,肾盂、肾盏小结石不易与肾窦区肾动脉壁钙化影鉴别,特别是当患者年龄较大而有动脉壁多处钙化时,增强检查早期扫描能显示动脉强化,有助于这一鉴别。

(3)MRI 表现:对钙化不敏感,很少用于检查肾结石。

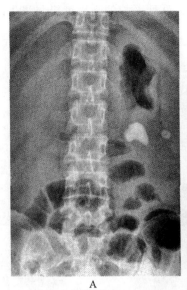 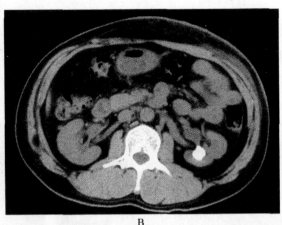

图 5 - 9 肾结石的影像学表现

注 A.仰卧前后位 KUB 显示左侧肾区可见多个大小不一、不规则、结节状、点状高密度影;B.CT 平扫显示左肾窦内可见分叶状高密度影(为结石)。

3.诊断与鉴别诊断

临床疑为肾结石时,通常以 KUB 平片或超声作为初查方法,多数阳性结石具有典型表现,诊断不难。若平片诊断困难或为平片难以发现的阴性结石,行 CT 检查有助于确诊。

肾结石主要应与髓质海绵肾(双侧肾集合管扩张并细小钙化)和肾钙质沉着症(双侧性,见于高钙血症和肾小管酸中毒)鉴别,后两者钙化均位于肾锥体处,且为双侧多发性,尿路造影、CT 或超声检查均可显示这些特征,通常不难鉴别。

(二)输尿管结石

1.临床与病理

输尿管结石也是泌尿系统常见结石,绝大多数为肾结石下移而来,且易停留在生理狭窄处,即输尿管与肾盂连接部、输尿管与髂血管交叉部(骨盆缘处)及输尿管的膀胱入口处。输尿管结石除造成黏膜刺激和出血外,尚可使其上方尿路发生不同程度扩张、积水。临床上易见于中青年男性,主要症状为突发性胁腹部绞痛并向会阴部放射,同时伴有血尿。继发感染时,出现尿急、尿频和尿痛等膀胱刺激症状。

2.影像学表现

(1)X 线表现:KUB 平片可发现输尿管阳性结石,典型者呈米粒至枣核大小的卵圆形致密影,边缘多毛糙不整,长轴与输尿管走行一致,易见于输尿管 3 个生理性狭窄处。尿路造影检查:可进一步证实平片结石影位于输尿管内;能显示阴性结石,为输尿管内充盈缺损;同时可发现结石上方输尿管及肾盂、肾盏有不同程度扩张、积水(图 5 - 10A、B)。

(2)CT 表现:平扫即可发现输尿管走行区内的高密度影,通常较小,横断面呈点状或结节状,其上下径一般大于横径和前后径。上方的输尿管常有不同程度扩张,并于高密度影处呈突然截断(图 5-10C、D),冠、矢状面重组显示更为直观。当输尿管结石仅表现为高密度影,而不合并有上方尿路扩张、积水时,需进行 CT 增强延迟扫描,可见平扫的高密度影与强化的输尿管相重合,从而提示其位于输尿管内。

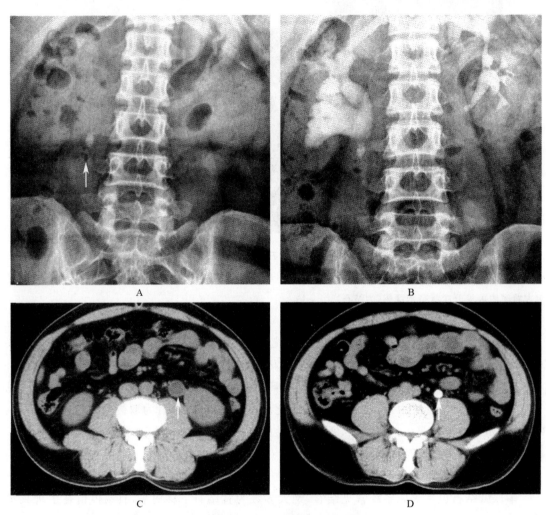

图 5-10 输尿管结石的影像学表现

注 A、B.右输尿管结石,KUB 发现位于 L₃ 右侧横突外缘一椭圆形致密影(↑),其长轴与输尿管走行一致(A),IVP 检查进一步证实该致密影位于输尿管内,并可见近侧肾盂、肾盏积水(B);C、D.另一患者,左输尿管结石,CT 平扫(C)显示扩张的左输尿管(↑),下方层面(D)扩张的输尿管突然截断并可见高密度结石影(↑)。

(3)MRI 表现:MRU 可显示结石梗阻所致的输尿管扩张、积水,结石则表现为梗阻端处的极低信号影。

3.诊断与鉴别诊断

输尿管结石多因具有典型临床表现而行影像学检查。通常以 KUB 作为初查方法,当发现前述阳性结石典型表现时,诊断不难。若平片检查由于:①肠内气体影响图质;②难以与其他钙化如静脉石等鉴别;③可能为阴性结石,则应行尿路造影、超声或 CT 检查。其中 CT 检查可获得较为准确的诊断效果。

（三）膀胱结石

1. 临床与病理

膀胱结石主要见于男性，多为 10 岁以下儿童和老年人。结石分原发和继发两种，前者形成于膀胱，后者由肾结石或输尿管结石下降而成。当结石梗阻膀胱出口时，上方尿路可以发生扩张、积水以及膀胱壁增厚，形成小梁，也可发生假性憩室。临床表现包括排尿疼痛、尿流中断、尿频、尿急和血尿等。

2. 影像学表现

（1）X 线表现：膀胱结石多为阳性结石，平片即可显示，表现为耻骨联合上方圆形、横置椭圆形或多角状致密影，单发或多发，大小不等，边缘光滑或毛糙，密度均匀、不均或分层。结石常随体位改变有一定动度，而膀胱憩室内结石偏于一侧且位置固定。膀胱造影检查可进一步确定膀胱和膀胱憩室内结石，并可发现阴性结石，后者表现为可随体位变化而移动的充盈缺损。

（2）CT 和 MRI 表现：不作为常规检查方法。CT 检查，结石表现为膀胱腔内致密影，即使阴性结石，密度也显著高于其他病变；MRI 检查，结石在 T_1WI 和 T_2WI 上皆呈极低信号。

3. 诊断与鉴别诊断

膀胱结石的诊断主要依赖于 X 线平片、膀胱造影和超声检查，根据其位置和表现特征，通常不难诊断。平片表现不典型的阳性结石需与其他盆腔钙化，如前列腺钙化、子宫肌瘤钙化及静脉石等鉴别，膀胱造影、超声和 CT 检查均能明确诊断；阴性结石在膀胱造影时表现为充盈缺损，应与血块、气泡或肿瘤鉴别，超声和 CT 检查均有助于鉴别。

三、泌尿系统感染性病变

（一）泌尿系统先天性异常

1. 临床与病理

泌尿系统先天性异常较为常见且类型较多，这同泌尿系统胚胎发育过程复杂有关。这一过程包括来自胚胎不同始基的肾曲管与集合系统的连接、肾轴的旋转和肾脏自盆腔上升至腰部等。其中较为常见的类型有肾盂、输尿管重复畸形、异位肾、肾缺如和马蹄肾等。这些异常通常无症状，也可因并发梗阻、感染或结石而出现相应症状。

2. 影像学表现

（1）肾盂、输尿管重复畸形：即单侧或双侧肾分为上、下两部分，各自与独立的肾盂和输尿管连接。尿路造影可见独立的上、下肾盂及分别与之连接的双输尿管，下肾盂体积一般较大。重复的输尿管可以相互融合，也可分别汇入膀胱（图 5-11A）。当上肾盂、输尿管积水时，排泄性尿路造影检查难以显示畸形，CTU 和 MRU 可明确诊断。

（2）异位肾：为胚胎发育中肾脏上升过程发生异常所致，多位于盆腔，少数位于膈下，甚至后纵隔内。异位肾形态类似正常肾，唯位置有所不同。

（3）肾缺如：又称孤立肾，行排泄性尿路造影检查时，缺如侧无肾显影，健侧肾代偿性增大，但此检查并不能与其他病因所致病侧肾不显影相鉴别,进一步行超声、CT 或 MRI 检查能够确诊。

(4)马蹄肾:为两肾上极或下极,且多为下极相互融合,状如马蹄。尿路造影显示两肾位置较低,且因下极融合致肾轴由外上斜向内下,肾盂位于腹侧,而肾盏指向背侧,可合并有肾积水和结石。超声、CT 和 MRI 检查均可以清楚地显示两侧肾实质下极相连及肾门朝向异常(图 5-11B)。

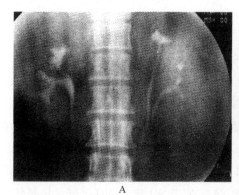
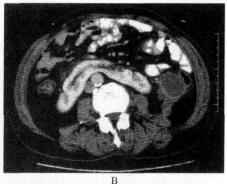

图 5-11 泌尿系统先天性异常

注 A.左侧肾盂、输尿管重复畸形 IVP 检查,显示左肾长径增大,可见上、下两个肾盂,各自与独立的输尿管连接;B.马蹄肾 CT 增强皮质期,显示两肾肾门朝向前外,两侧肾实质在腹主动脉前方相互融合。

3.诊断与鉴别诊断

尿路造影常可发现和诊断肾脏数目、位置以及肾盂和输尿管的先天性异常,而超声、CT 和 MRI 检查不但能进一步明确诊断,而且有助于了解异常肾脏和输尿管的形态及其与周围结构的关系。

(二)泌尿系结石

1.临床与病理

尿液中的矿物质结晶可沉积在肾盂、肾盏内形成结石,患者多无临床症状;小的肾结石可下移,易停留在输尿管生理性狭窄处而造成尿路梗阻,临床表现为向下腹和会阴部的放射性疼痛及血尿。结石常由多种化学成分构成,主要包括草酸钙、磷酸钙、尿酸盐和胱氨酸盐等,其中常以某一成分为主。不同成分构成的结石大小和形态差异很大。

2.影像学表现

泌尿系结石的成分不同,含钙量也不同,X 线检查时密度有很大差异。约 90% 结石可由腹部 X 线平片显示,称为阳性结石;余少数结石如尿酸盐结石腹部平片难以发现,故称为阴性结石。由于成像原理不同,阳性结石和阴性结石均可被超声或 CT 检查发现。

(1)肾结石:腹部 X 线平片,结石位于肾影内,表现为圆形、卵圆形、桑葚状或鹿角状高密度影,可均匀一致,也可浓淡不均或分层(图 5-12A);侧位片结石与脊柱影重叠,可与胆囊结石、淋巴结钙化等鉴别。超声检查,结石表现为肾窦区的点状或团块状强回声伴后方声影。CT 检查能够确切发现位于肾盏和肾盂内的高密度结石影,近年出现的能谱 CT 还可根据不同单能量上结石的 X 线吸收率判断结石成分。

（2）输尿管结石：超声检查表现为输尿管走行区内强回声灶伴后方声影，但显示效果较差；在腹部 X 线平片和 CT 平扫上，结石均表现为输尿管走行区内类圆形致密影，其间接征象为结石上方肾盂、肾盏和输尿管扩张、积水（图 5-12B）。MRI 对钙化显示不佳，常不能可靠地发现梗阻处的低信号结石影；MRU 可显示近侧输尿管和肾盂、肾盏扩张，有时可发现梗阻端低信号结石影。

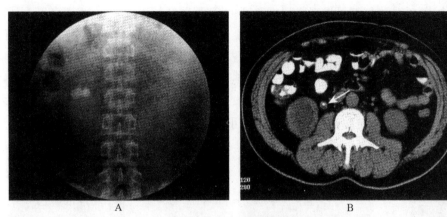

图 5-12　肾与输尿管结石

注　A.KUB 检查，右肾影内显示两个相互重叠的类圆形高密度钙化结节即为肾结石；B.CT 平扫，右肾下极内大片水样密度影为肾盏扩张积水，右肾盂输尿管移行部腔内钙化影（↑）即为输尿管结石。

（3）膀胱结石：结石位于盆腔内膀胱区域，与肾、输尿管结石表现类似，X 线平片和 CT 表现为圆形、卵圆形高密度影，超声检查表现为相应区域内强回声伴后方声影。

3. 诊断与鉴别诊断

当临床疑为肾和输尿管结石时，常以超声和腹部 X 线平片（KUB）作为初查方法，表现典型者诊断不难。CT 检查是诊断泌尿系结石最准确的方法，若 KUB 和超声确诊有困难或需与其他急腹症鉴别时，应选择 CT 检查。腹腔内可存在其他原因导致的异常钙化，当 KUB 和 CT 平扫难以确定腹部钙化影是否为结石时，可行尿路造影或增强 CT 检查，以显示输尿管与钙化影的关系，有助于鉴别诊断。

（三）泌尿系结核

1. 临床与病理

泌尿系结核通常开始于肾，即肾结核，是由血源性感染引起，常继发于肺结核，为肺外结核的一种类型。结核杆菌随血流进入肾脏而形成感染灶，大多数病灶位于肾皮质且多可自愈，若病变进展则侵犯髓质，形成干酪样脓肿，继而破入肾盏，造成感染扩散和肾盏、肾盂破坏，并可下行蔓延至输尿管和膀胱，造成输尿管管壁增厚、僵直和管腔狭窄，导致肾盂、肾盏积水（脓）、扩张。结核灶内可发生钙盐沉积，甚至全部肾脏广泛钙化，肾功能完全丧失，称为肾自截。肾结核早期症状隐匿，累及肾盂和输尿管、膀胱后，可出现尿频、尿急、脓尿和血尿，晚期可发生明显肾功能受损。

2. 影像学表现

X 线表现：肾结核尿路造影检查时，疾病早期表现为肾小盏边缘不整，如虫蚀状；当肾实质干酪性坏死灶与肾小盏相通时,可见对比剂突出于肾盏以外并形成窦道与肾盏交通;随病变进展,可见肾盏、肾盂广泛破坏、变形,并有肾盂、肾盏积脓、扩张,造成排泄性造影显影浅淡或不显影,若能显影,则表现扩张的肾盏和肾盂共同形成一大而不规则的囊腔(图5-13A)。输尿管结核表现为管腔边缘不整、僵直或多发性不规则形狭窄与扩张,而呈笔杆状、串珠状改变。膀胱结核表现膀胱容积缩小、膀胱挛缩。

超声表现:结核进展期可发现肾积水和钙化等,但肾结核表现多样,超声表现不具特征性。

CT表现:肾结核早期显示肾实质内低密度灶,增强检查排泄期可有对比剂进入肾实质内结核性空洞;病变进展,部分肾盏乃至全部肾盏、肾盂扩张、变形,呈多个囊状低密度影,CT值略高于尿液,肾盂壁不规则形增厚,可见不规则形钙斑(图5-13B);肾结核钙化时,肾实质可见多发点片状或不规则形钙化,甚至全肾钙化。输尿管结核显示输尿管壁增厚,管腔多发狭窄与扩张。膀胱结核显示膀胱壁增厚,膀胱腔缩小,呈小圆形或不规则形。

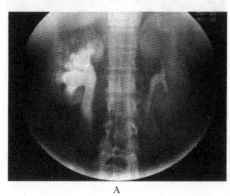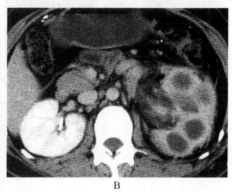

A   B

图5-13 肾结核

注　A.右肾结核进展期,IVP检查,肾盂、肾盏扩张、变形,边缘破坏如虫蚀状,并可见其外侧有多个不规则形含浅淡对比剂的囊腔与之相连;B.左肾结核进展期,CT增强检查,肾实质期可见左侧肾盏明显扩张,呈多个囊性低密度影,囊壁不均匀增厚和强化,肾盂输尿管移行部管壁不规则形增厚。

MRI表现:肾结核病灶的信号表现缺乏特征性。输尿管结核MRU可显示输尿管僵硬及串珠状改变;膀胱结核显示膀胱腔缩小,形态不规则。

3.诊断与鉴别诊断

肾结核的临床表现不典型,诊断依据主要依靠实验室血清学、细菌学检查以及影像学检查,后者以尿路造影和CT检查为主。尿路造影能发现较早期的肾盏改变,CT检查则可发现肾实质干酪样脓肿,病灶内钙化,肾盂和肾盏扩张及管壁增厚等征象,有助于肾结核的诊断。肾结核与黄色肉芽肿性肾盂肾炎不易鉴别,后者常并发肾结石,肾周筋膜可因炎症浸润而增厚、粘连,甚至并有肾周脓肿。输尿管和膀胱结核多由肾结核向下蔓延所致,根据典型影像征象诊断不难。

四、泌尿系统肿瘤

(一)肾肿瘤

肾肿瘤较为常见,其中以恶性者居多,常见类型依递减次序为肾细胞癌、肾盂癌和肾母细胞瘤,少见者为淋巴瘤和转移瘤。肾良性肿瘤发生率较低,其中较为多见者为肾血管平滑肌脂肪瘤,也可为肾腺瘤、纤维瘤或脂肪瘤等。

1. 肾细胞癌

(1)临床与病理:肾细胞癌(RCC)约占全部肾恶性肿瘤的85%,占全身恶性肿瘤的2%～3%。常发生在40岁以后,男女比例为3∶1。肿瘤通常为散发,但也可为遗传性,后者发病年龄较轻、男女比例类似且常为多发。病理上,RCC分为透明细胞癌(70%)、乳头状细胞癌(10%～20%)、嫌色细胞癌(5%～10%)、集合管癌(1%)和未分类癌(罕见)5种主要亚型。肿瘤易发生在肾脏上、下两极,表现为肾实质内肿块,周围可有假性包膜,血供多较丰富(主要指透明细胞癌),较大者易发生出血和坏死,进展期肿瘤常侵犯肾周组织器官、肾静脉和下腔静脉,并发生局部淋巴结转移和(或)远隔部位转移。

临床上,常表现为无痛性肉眼血尿、胁腹部痛和腹部肿块,但患者同时具有这3种表现者少见(不足10%);另有少数患者表现为副肿瘤综合征,如红细胞增多症或高钙血症等;具有遗传综合征的肾癌患者,还有其他相应临床表现,例如von Hipple - Lindau病可表现出小脑血管母细胞瘤相关的症状。

(2)影像学表现。

1)X线表现:平片可见点状或弧线状钙化和肾轮廓局限性外突。尿路造影检查显示邻近肾盏拉长、狭窄和受压变形,也可表现相邻肾盏聚集或分离。

2)CT表现:肾细胞癌的表现与其组织学亚型及病理分期相关。①平扫:RCC通常表现为肾实质内单发肿块,少数为多发,呈类圆形或分叶状,常造成局部肾轮廓外突。透明细胞型和乳头状型肿瘤较大者,密度常不均,内有代表陈旧性出血和坏死的不规则低密度区,偶可呈囊性表现;嫌色细胞癌或其他亚型较小肿瘤,密度常均匀,类似或略高于邻近肾实质;10%～20%肿块内可见点状或弧线状钙化。②增强检查:肿块的强化程度和形式与组织学亚型相关。常见的透明细胞癌于皮质期,肿块的实性部分明显强化,程度类似肾皮质,并于实质期强化程度迅速减低,呈所谓"快进快出"型;而乳头状和嫌色细胞癌,在皮质期肿块的实性部分强化程度较低,明显低于肾皮质,且其后各期强化程度有增高趋势,呈"缓慢升高"型,此外,嫌色细胞癌的强化相对均匀,极少有无强化的坏死区(图5-14)。

进展期的透明细胞癌、集合管癌及部分乳头状细胞癌易累及肾窦,并常向肾外侵犯,致肾周脂肪密度增高、消失和肾筋膜增厚,进而侵犯邻近组织器官(图5-15A、B);肾静脉和下腔静脉发生瘤栓时,管径增粗,于增强检查皮质期,瘤栓内血管呈不规则点、线状强化,实质期则表现为充盈缺损(图5-15C);淋巴结转移常位于肾血管及腹主动脉周围,呈多个类圆形软组织密度结节(图5-15C);远隔组织和器官发生转移时,增强检查多表现为显著强化的病灶。

3)MRI表现:T_1WI上,肿块的信号强度常等于或低于肾皮质;T_2WI上则多为混杂高信号,有时肿块周边可见低信号环,代表肿瘤的假性包膜,具有一定特征。Gd - DTPA增强检查,强化程度和形式类似CT增强检查。MRI检查还能清楚显示肾静脉、下腔静脉内瘤栓和范围以及肾周淋巴结转移和远隔部位的转移。

(3)诊断与鉴别诊断:RCC根据上述表现特征,结合临床资料,一般诊断并不难。RCC诊断时,需与以下病变鉴别。肾血管平滑肌脂肪瘤,其内常含有确切的脂肪成分,CT值测量和

MRI预饱和脂肪抑制技术检查均能明确这一特征;肾盂癌,病变主要位于肾窦区,一般不造成肾轮廓的改变,且强化程度不及大多数RCC;复杂性肾囊肿,其壁和分隔薄而均匀,无确切强化的壁结节或明显的实性部分;黄色肉芽肿性肾盂肾炎,常并有肾结石,病变呈浸润性生长,内有不规则环状强化的脓肿壁及低密度脓腔,临床和实验室检查表现也不同于RCC;肾转移瘤和肾淋巴瘤,表现可类似多灶性乳头状细胞癌,但转移瘤常可发现原发瘤和(或)其他部位转移灶,而肾淋巴瘤多伴有腹腔和腹膜后多发、显著肿大或融合成团的淋巴结。

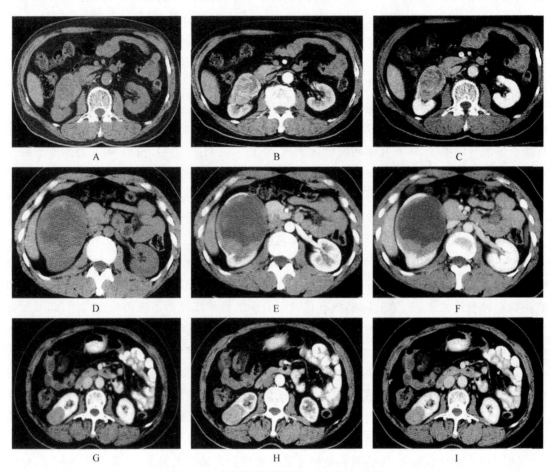

图5-14 不同组织学亚型RCC的CT表现

注 A~C.右肾透明细胞癌,平扫(A)表现为右肾门平面低密度实性肿块,突向肾轮廓外及肾窦;增强检查皮质期(B),肿块明显不均匀强化,坏死区未见强化;肾实质期(C),周围肾实质强化,肿块密度下降,呈相对低密度;D~F.右肾乳头状细胞癌,平扫(D)示右肾实质内类圆形肿块,局部突出于肾轮廓之外,密度不均匀,可见大片低密度区;增强各期(E、F),实性部分呈轻度持续强化,液化坏死区未见强化;G~I.右肾嫌色细胞癌,平扫(G)示右肾下极实质内类圆形较均匀软组织密度肿块,局部突出于肾轮廓之外;增强各期(H、I),肿块表现轻度持续强化。

2.肾盂癌

肾盂癌为肾脏第二位常见恶性肿瘤,原发于尿路移行上皮。

(1)临床与病理。

1)临床表现:本病好发于40岁以上男性,早期临床表现为间歇性、无痛性肉眼血尿,可伴有腰部隐痛、肾绞痛等症状;病变较大或引起肾积水者可触及腹部肿块。

2)病理:大多数为移行细胞癌(85%～95%,又分为乳头状和非乳头状),其次为鳞状细胞癌。

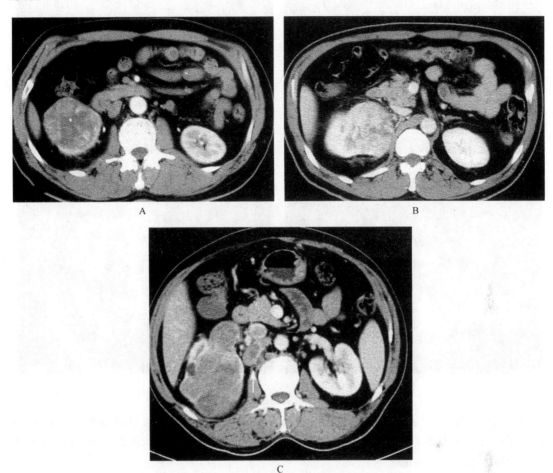

图5－15 进展期右肾透明细胞癌CT表现

注 A.肿瘤侵犯肾周间隙;B.肿瘤侵犯肾周间隙并累及腰大肌;C.CT增强扫描显示右肾静脉和下腔静脉内充盈缺损,提示瘤栓形成,腹主动脉旁下腔静脉后方可见淋巴结转移(↑)。

(2)影像学表现。

1)X线表现。①平片:缺乏特异性。②静脉肾盂造影:诊断肾盂癌的基本方法,表现为肾盂、肾盏内不同形态充盈缺损,边缘光滑或毛糙;侵犯肾实质,可引起肾内结构紊乱。病变较大或邻近肾盂、输尿管连接部,容易引起肾积水。

2)CT表现(图5－16)。①平扫:表现为肾窦内软组织密度肿块。较小者肿块形态一般规则,不压迫肾盂、肾盏;较大者肿块形态不规则,可呈分叶状,压迫肾窦脂肪发生移位,并引起肾盂、肾盏积水、扩张。病变侵犯肾实质表现为肾实质密度减低,与肾窦分界不清。②增强扫描:肾窦内软组织肿块呈均匀性、轻中度强化,可以与血凝块鉴别;受侵犯肾实质呈相对低强化区;患肾强化程度可低于对侧正常肾。排泄期在对比剂衬托下,能够更清楚地显示肾盂或肾盏内充盈缺损。还可显示肾外蔓延及腹膜后淋巴结转移。

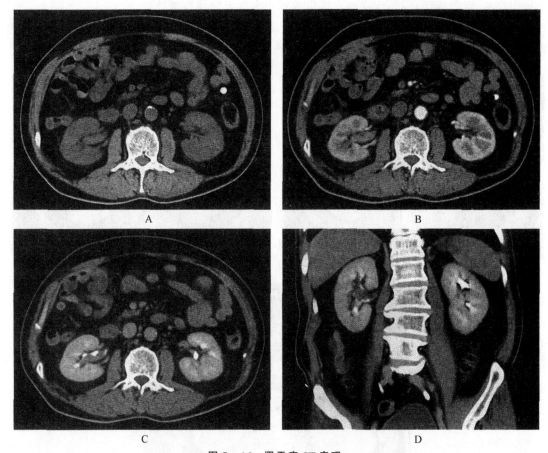

图 5 - 16 肾盂癌 CT 表现

注 A.CT 平扫,右肾盂内不规则条状软组织密度肿块,右肾形态无明显改变;B.皮质期,右肾盂内肿块中度强化;C.排泄期,肿块强化程度低于肾实质,周围可见线条状对比剂影;D.MPR 重建,在对比剂衬托下,肾盂内小规则形充盈缺损显示清楚。

3)MRI 表现。①平扫:与正常肾实质比较,呈相对略长 T_1、略长 T_2 信号;在高信号尿液衬托下,T_2WI 能够较明显地观察病变形成的充盈缺损。②增强扫描:强化方式与 CT 相似。③MR 泌尿系统水成像:能清楚地显示肾盂、肾盏及输尿管内的充盈缺损及泌尿系梗阻性积水。

(3)诊断与鉴别诊断:肾盂癌需要与肾盂内血凝块鉴别,肾盂内血凝块密度一般较高,增强扫描无强化,可以与轻至中度强化的肾盂癌鉴别。肾盂癌侵犯肾实质与肾细胞癌侵犯肾盂鉴别困难,肾细胞癌强化程度较肾盂癌明显,但强化多不均匀且病变部位肾轮廓多外膨,便于和肾盂癌鉴别。

3.肾血管平滑肌脂肪瘤

(1)临床与病理:肾血管平滑肌脂肪瘤是肾脏较为常见的良性肿瘤。一般为孤立性,常见于 40～60 岁女性;约有 20% 肿瘤见于结节性硬化患者,常为双侧多发,并可发生在任何年龄。病理上,血管平滑肌脂肪瘤为一种无包膜的组织错构性肿块,由不同比例血管、平滑肌和脂肪组织构成。肿瘤大小不等,可自数毫米至 20cm 以上。临床上一般早期无症状,肿瘤较大者,偶可触及肿块,血尿少见。肾血管平滑肌脂肪瘤是肾脏自发破裂的常见原因,并发出血时导致剧烈腰腹部痛。

(2)影像学表现。

1)X线表现:平片可显示较大肿块所致肾轮廓改变。尿路造影检查,肿瘤较小时,肾盂、肾盏显影正常,若肿瘤较大,则发生肾盂、肾盏受压、移位和变形等改变。肾动脉造影检查,可显示丰富、迂曲的肿瘤性血管,但不易与肾细胞癌鉴别。

2)CT表现:肿瘤表现取决于其内脂肪与非脂肪成分的比例。典型表现为肾实质内或突向肾外的边界清楚的混杂密度肿块,内有脂肪性低密度灶和软组织密度区,前者为瘤内脂肪成分,后者代表病变内血管和平滑肌组织。增强检查,肿块的脂肪性低密度区无强化,而血管性结构发生较明显强化(图5-17A、B)。并发急性出血时,肿块内和(或)周边甚至肾外可见高密度出血灶。

3)MRI表现:肿瘤的形态学表现类似于CT检查所见,在T_1WI和T_2WI上均呈混杂信号肿块,内有脂肪性高信号或中等信号灶,且可以被脂肪抑制技术所抑制而转变为低信号(图5-17C、D)。并发的出血随期龄不同而有不同信号强度。

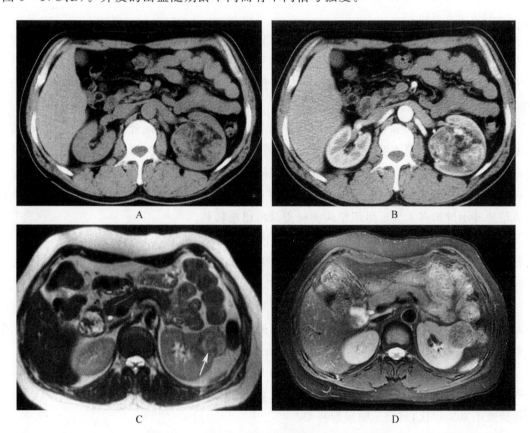

A   B

C   D

图5-17 肾血管平滑肌脂肪瘤CT和MRI表现

注 A、B.左肾血管平滑肌脂肪瘤,CT平扫(A)为混杂密度肿块,内有脂肪密度灶和软组织密度区;增强检查(B),肿块内软组织密度结构明显强化,脂肪性低密度区未见强化;C、D.左肾血管平滑肌脂肪瘤(另一病例),T_2WI(C)上,肿块呈混杂高信号(↑);T_2WI脂肪抑制像(D)上,肿块内脂肪高信号被抑制为低信号。

(3)诊断与鉴别诊断:CT 和 MRI 检查,依据肿块内含有明确脂肪成分,通常不难诊断。诊断较为困难的是脂肪含量很少的肿瘤,多不能与其他肾实质肿瘤特别是常见的肾细胞癌相鉴别。此外,发生在肾上极的血管平滑肌脂肪瘤应与肾上腺髓样脂肪瘤鉴别,两者均含有脂肪成分,易于混淆,超声及 CT 增强、MRI 检查显示肾上极的皮质完整与否有助于两者鉴别。

(二)输尿管肿瘤

输尿管肿瘤较为少见,占全部泌尿系统肿瘤的 1%~2%,其中 80% 左右为恶性肿瘤。

1. 临床与病理

输尿管恶性肿瘤多来自输尿管上皮组织,包括移行细胞癌、鳞状细胞癌和腺癌,其中以移行细胞癌最为常见。移行细胞癌具有不同的生长方式:其中 80% 左右肿瘤呈乳头状生长,突入腔内,即乳头状癌,约 1/3 为多发性肿瘤;其余肿瘤呈浸润性生长,造成输尿管管壁增厚,为非乳头状癌。鳞状细胞癌和腺癌少见,肿瘤常为浸润性生长,累及输尿管管壁各层。输尿管癌晚期可侵犯周围组织,转移至周围淋巴结,也可通过血行或淋巴发生远隔部位转移。

输尿管癌多见于男性,平均发病年龄为 60 岁,常见症状是血尿和腹部或胁腹部疼痛。由于肿瘤多引起输尿管梗阻,故腹部常可触及肾积水所致的肿块。

2. 影像学表现

(1)X 线表现:平片检查无意义。尿路造影价值较高,肿瘤的直接征象是输尿管内的中心性或偏心性充盈缺损,形态不规则,表面凹凸不平;若肿瘤呈浸润性生长,则病变处输尿管管壁不规则、僵硬。肿瘤的间接征象是病变致输尿管梗阻,其上方输尿管及肾盂、肾盏扩张、积水(图 5-18A)。

(2)CT 表现:平扫,显示病变上方的输尿管、肾盂、肾盏常有不同程度扩张、积水。于输尿管梗阻端可见类似肌肉密度的软组织肿块(图 5-18B),较小者呈圆形,边缘光滑或有棘状突起,较大者形态常不规则,并可累及周围组织,导致其密度发生改变。增强检查,肿块轻中度强化,病变区输尿管狭窄或闭塞、管壁不规则增厚或腔内充盈缺损(图 5-18C、D)。CT 检查还可清楚地显示肿瘤有无邻近组织结构的侵犯及淋巴结转移。

(3)MRI 表现:可显示肿瘤上方的输尿管、肾盂、肾盏扩张、积水,MRU 显示效果较佳。于输尿管梗阻部位可发现肿块,其在 T_1WI 和 T_2WI 上的信号强度分别高于和低于尿液信号。

3. 诊断与鉴别诊断

影像学检查,输尿管、肾盂和肾盏有不同程度扩张、积水,于输尿管梗阻端发现肿块或腔内有充盈缺损及管壁不规则增厚,结合临床表现,多可做出正确诊断,但不能判断肿瘤的组织学类型。

输尿管肿瘤需与输尿管结石及血块鉴别。CT 检查具较高的鉴别价值:输尿管结石即使是阴性结石,密度也显著高于肿瘤;输尿管内血块的密度和形态于短期内复查可发生改变,且增强检查不发生强化,有别于输尿管肿瘤。

(三)膀胱肿瘤

1. 临床与病理

膀胱肿瘤易发生在 40 岁以上男性,有多种组织学类型,分为上皮性和非上皮性肿瘤。上皮性肿瘤约占膀胱肿瘤的 95%,其中大多数为恶性,即膀胱癌。非上皮性肿瘤少见,包括平滑肌瘤、嗜铬细胞瘤和淋巴瘤等。

膀胱癌多为移行细胞癌,少数为鳞状细胞癌和腺癌。移行细胞癌常呈乳头状生长,故称乳头状癌,自膀胱壁突向腔内,并常侵犯肌层;部分移行细胞癌及鳞状细胞癌和腺癌呈浸润性生长,造成膀胱壁局限性增厚。膀胱癌易发生在三角区和两侧壁,表面常凹凸不平,可有溃疡,少数肿瘤尚有钙化。肿瘤晚期形成较大肿块,内有坏死,侵犯膀胱壁全层,进而累及膀胱周围组织和结构,常发生局部淋巴结和(或)远隔部位转移。

膀胱癌的主要症状是无痛性肉眼血尿,常并有尿频、尿急和尿痛等膀胱刺激症状。如血块阻塞膀胱出口,则出现排尿困难。

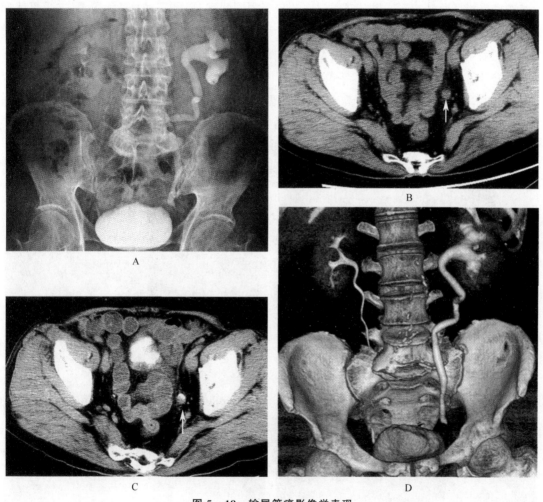

图 5 - 18 输尿管癌影像学表现

注 A～D.左盆段输尿管癌,在 IVP(A)上输尿管突然中断,其近侧输尿管和肾盂、肾盏扩张、积水;CT平扫(B)示左输尿管梗阻端可见软组织肿块(↑);增强延迟扫描(C)示肿块均匀强化,病变区输尿管不规则狭窄(↑);尿路造影 CT(CTU)检查(D),显示左侧输尿管盆段中断,近侧输尿管、肾盂、肾盏扩张、积水。

2.影像学表现

(1)X线表现:平片诊断价值不大,偶可发现肿瘤钙化,呈细小斑点状或结节状致密影。膀胱造影检查,乳头状癌表现为自膀胱壁突向腔内的结节状或菜花状充盈缺损(图5-19A)。当肿瘤侵犯膀胱壁或为浸润性生长的非乳头状癌时,膀胱壁局部表现僵硬。

(2)CT表现:平扫,多表现为自膀胱壁突入腔内的软组织密度肿块,常位于膀胱侧壁和三角区;肿块大小不等,呈菜花、结节、分叶或不规则状,与壁相连的基底部多较宽,少数者较窄;密度常均匀,少数肿块表面可有点状或不规则钙化(图5-19B)。部分膀胱癌无明确肿块,仅表现为膀胱壁局部不规则增厚,表面常凹凸不平。增强检查:早期扫描肿瘤多为均匀强化,偶见其内有坏死性无强化低密度灶;延时扫描,腔内充盈对比剂,肿瘤显示更为清楚(图5-19C、D)。

当膀胱癌发生壁外侵犯时,病变处膀胱壁外缘显示不清,周围脂肪密度增高,出现索条状软组织密度影乃至肿块影。肿瘤还可进一步侵犯周围器官:精囊受累时精囊角消失,受累精囊增大;侵犯前列腺时使之增大、变形;肿块部分或全部包绕子宫或直肠,则提示这些器官已受累。CT检查还可发现盆腔和腹主动脉周围淋巴结增大。

(3)MRI表现:膀胱癌的形态学表现与CT检查相似。在T_1WI上,肿瘤的信号强度类似正常膀胱壁;然而在T_2WI上,多为中等信号,要显著高于正常膀胱壁(图5-19E、F)。Gd-DTPA增强检查早期,肿瘤强化且信号显著高于正常膀胱壁,因此可准确显示肿瘤的范围。MRI检查同样可确定膀胱癌对周围组织器官的侵犯及淋巴结转移。

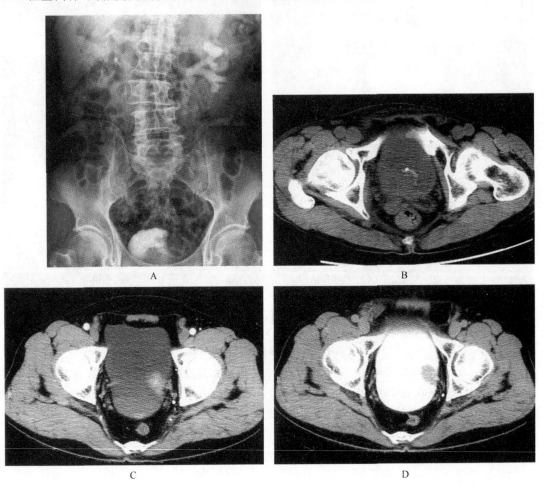

A

B

C

D

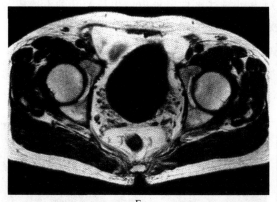
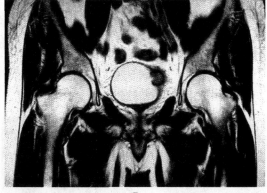

E　　　　　　　　　　　　　　　　　　F

图 5 - 19　膀胱癌影像学表现

注　A.IVP 检查,可见膀胱左侧壁菜花状充盈缺损,肿瘤累及左侧输尿管口,造成左侧输尿管扩张;B.CT平扫,膀胱左侧壁可见稍低密度结节,以宽基底与膀胱壁相连并可见表面钙化;C、D.CT 增强检查,膀胱左侧壁不规则增厚,早期(C)不均匀强化,延迟扫描(D)表现为腔内充盈缺损;E、F.MRI 检查,膀胱左侧可见分叶状软组织肿块,$T_1WI(E)$上类似膀胱壁信号,T_2WI冠状位(F)上高于膀胱壁信号。

3. 诊断与鉴别诊断

根据上述影像学表现,结合临床,多能明确膀胱癌的诊断。若同时发现有相邻组织结构侵犯和(或)淋巴结转移,则能进一步明确诊断,利于肿瘤分期、治疗和预后评估。

膀胱癌应与膀胱内阴性结石、血块或其他类型膀胱肿瘤鉴别。阴性结石和血块也可造成膀胱内充盈缺损,但变换体位检查两者多有位置变化,且 CT 和超声检查时阴性结石分别表现为较高密度和后方伴有声影的强回声病变,鉴别不难。早期膀胱癌与膀胱其他类型肿瘤可有相似的影像学表现,鉴别多较困难,此时膀胱镜活检可明确诊断;膀胱癌晚期已有局部侵犯和(或)转移时,一般不难与其他类型膀胱肿瘤鉴别。

五、肾囊性疾病

肾脏囊性病变有多种类型,包括肾单纯性囊肿、多囊性肾病、肾衰竭透析后囊肿、髓质海绵肾、肾盂旁囊肿、囊性肾肿瘤等。

(一)肾单纯性囊肿

1. 临床与病理

肾单纯性囊肿极为常见,文献统计 55 岁以上者约 50% 有肾单纯性囊肿,30 岁以下者则很少发生,无性别差异。本病病因不明。病理上囊肿可单发或多发,多起于皮质,常突向肾外。大小不等,可自数毫米至数厘米。囊内为浆液,囊壁薄、呈半透明状,内衬不连续上皮,囊内偶有分隔而呈分房状。囊壁偶可发生钙化。单纯性囊肿临床上多无症状,常属意外发现。较大的囊肿可有季肋部不适或可触及肿块。

2. 影像学表现

(1)X 线表现:平片,较大囊肿致肾轮廓发生改变,囊壁偶可发生弧线状钙化。尿路造影检查,单纯性囊肿的表现与囊肿的位置及大小有关:较小或主要向肾外方向生长的囊肿不造成肾盂、肾盏改变;若囊肿较大或位置较深,可使相邻肾盏、肾盂受压变形,但不造成破坏。

(2)CT表现:肾内边缘锐利的圆形水样低密度灶,常突向肾外,壁薄而不能显示,可以单发或多发,累及单侧或双侧肾脏;增强检查,病变无强化(图5-20)。单纯性囊肿偶可发生感染、钙化和出血而成为复杂性囊肿,表现为囊壁增厚、钙化和(或)囊内密度增高。

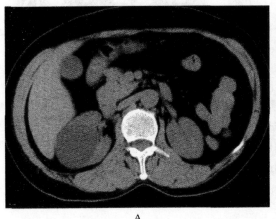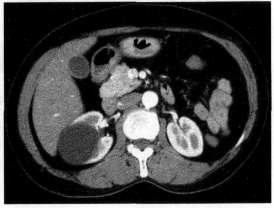

图5-20 肾囊肿影像学表现

注 A、B.肾单纯性囊肿,CT平扫(A)上,右肾门水平外侧类圆形水样低密度,增强CT(B)上无强化。

(3)MRI表现:肾单纯性囊肿呈水样信号强度的长 T_1 低信号和长 T_2 高信号,增强检查无强化。复杂性囊肿由于囊液内蛋白含量较高或有出血性成分,在 T_1WI 上可呈不同程度高信号,而 T_2WI 上仍呈较高信号。

3.诊断与鉴别诊断

CT和MRI检查,肾单纯性囊肿具有如上表现特征,易于诊断。然而,肾复杂性囊肿的诊断常较困难,甚至有时难以与囊性肾细胞癌鉴别。Bosniak关于肾囊性病变的分级常有助于其诊断、鉴别诊断,认为Ⅰ和Ⅱ级病变为"明显良性",Ⅳ级病变为"明显恶性",ⅡF级为"很可能良性,需要随访",Ⅲ级病变则为"性质不确定",良、恶性大致均等,借此来指导肾脏囊性病变的临床处理(表5-1)。

(二)多囊肾

1.临床与病理

多囊肾即多囊性肾病,是一种遗传性病变,分为常染色体显性遗传性多囊肾(ADPKD)(成人型)和常染色体隐性遗传性多囊肾(ARPKD)(婴儿型),其中成人型常合并多囊肝。在此仅介绍成人型多囊肾。

病理上,成人型多囊肾患者双肾有多发大小不等的囊肿,早期囊肿间仍有正常肾实质,晚期全部肾实质几乎完全为大小不等的囊肿所替代,囊内容为尿液及浆液,可并有出血。约1/2病例合并多囊肝。本病虽为遗传性病变,但通常在30~50岁出现症状,表现为腹部肿块、高血压和血尿等,晚期可死于肾衰竭。

表 5-1 2019 版肾脏囊性病变的 Bosniak 分级（基于 CT 和 MRI 表现）

分级	CT 表现	MRI 表现
I	边界清晰，壁薄（≤2mm）且光滑；均匀单纯液体密度（-9~20HU）；无分隔、钙化；囊壁可强化	边界清晰，壁薄（≤2mm）且光滑；均匀单纯液体信号（与脑脊液相似）；无分隔、钙化；囊壁可强化
II	边界清晰，壁薄（≤2mm）且光滑，分为 6 种类型：①囊性病变伴少（1~3 个）且薄的分隔，囊壁及分隔可强化，可伴任意类型的钙化；②CT 平扫上呈均匀高密度（≥70HU）；③病变均匀无强化，CT 值>20HU，可伴任意类型的钙化；④未行增强 CT 检查时，病变密度均匀，CT 值-9~20HU；⑤增强扫描实质期 CT 值为 21~30HU 的均匀密度病变；⑥太小而无法定性的均匀低密度病变	边界清晰，壁薄（≤2mm）且光滑，分为 3 种类型：①囊性病变伴少（1~3 个）、薄且强化的分隔，任意未强化的分隔，或伴任意类型的钙化；②未行增强 MRI 检查时，T_2WI 上呈均匀显著高信号（与脑脊液相似）的病变；③未行增强 MRI 检查时，T_1WI 上呈均匀显著高信号（约为正常实质信号的 2.5 倍）的病变
IIF	囊壁光滑、略增厚（3mm）且强化，或有 1 个或多个光滑且略增厚的强化分隔，又或有多个（≥4 个）光滑、薄（≤2mm）的强化分隔	两种类型：①囊壁光滑、略增厚（3mm）且强化或有 1 个或多个光滑且略增厚的强化分隔或有多个（≥4 个）光滑薄（≤2mm）分隔，伴强化；②脂肪抑制 T_1WI 上不均匀高信号的囊性病变
III	至少 1 个强化的厚壁（壁厚≥4mm）或分隔或者壁或分隔强化且不规则（出现≤3mm 与囊壁或分隔呈钝角的凸起）	至少 1 个强化的厚壁（壁厚≥4mm）或分隔或者强化的壁或分隔不规则增厚（出现≤3mm 与囊壁呈钝角的凸起）
IV	至少 1 个强化结节（≥4mm 与囊壁或分隔呈钝角的强化凸起，或者任意大小与囊壁或分隔呈锐角的强化凸起）	至少 1 个强化的结节（>4mm 与囊壁或分隔呈钝角的强化凸起或者任意大小的与囊壁或分隔呈锐角的强化凸起）

2.影像学表现

(1)X 线表现：平片显示双肾影呈分叶状增大。尿路造影可见双侧肾盏、肾盂移位、拉长、变细和分离，呈蜘蛛足样改变。

(2)CT 表现：双肾布满多发大小不等圆形或卵圆形水样低密度病变，增强检查病变无强化。肾的外形和大小早期大致正常，随病变进展，囊肿增大且数目增多，肾的体积增大，边缘呈分叶状（图 5-21A）。部分囊肿内可有急性出血而呈高密度。常合并有多囊肝表现。

(3)MRI 表现：囊肿的信号强度多为长 T_1 低信号和长 T_2 高信号（图 5-21B），但部分囊内可呈出血性信号。

3.诊断与鉴别诊断

成人型多囊肾的 CT 或 MRI 检查均有典型表现，即双肾布满多发类圆形水样密度或信号强度灶，常并有多囊肝，具有特征，不难诊断。需与双侧多发肾单纯性囊肿鉴别，后者肾脏增大不明显，囊肿数目相对较少且无阳性家族史，易于鉴别。

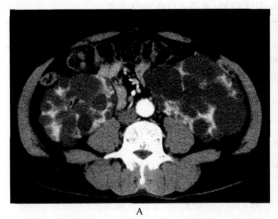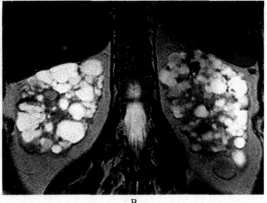

A   B

图 5 - 21　多囊肾 CT 及 MRI 表现

注　A.横断位 CT 增强扫描显示双肾体积明显增大,边缘呈分叶状,内可见多发囊状无强化低密度影,边界清晰,残存肾实质可见强化;B.MRI 冠状位 T_2WI 序列示双肾内多发大小不等类圆形水样高信号,双肾体积增大,呈分叶状。

六、肾外伤

(一)临床与病理

肾外伤较常见,是泌尿系统中最易发生损伤的脏器。肾外伤分为不同类型,常见者包括肾被膜下血肿、肾周血肿、肾挫伤及肾撕裂伤。临床上,肾外伤表现视损伤程度而异,主要为疼痛、血尿、伤侧腹壁紧张和腰部肿胀,严重者可发生休克。

(二)影像学表现

影像学检查可确定肾脏有无损伤、损伤的类型和程度,主要检查方法是 CT 和超声。

1. 肾被膜下血肿

CT 平扫,肾被膜下血肿早期表现为与肾实质边缘紧密相连的新月形或双凸状高密度区,常致邻近肾实质受压和变形(图 5 - 22A)。增强检查,病变无强化。随诊检查,由于血肿液化和吸收,密度逐渐减低并缩小。MRI 检查,血肿的形态学表现同 CT 检查,其 T_1WI 和 T_2WI 上的信号强度随血肿期龄而异。

2. 肾周血肿

CT 检查,肾周血肿早期表现为肾脏周围的新月状高密度病变,范围较广,但限于肾筋膜囊内(图 5 - 22B)。常合并有肾被膜下血肿。复查 CT,血肿密度减低。

3. 肾挫伤

CT 检查,视出血量的多少及肾组织水肿及尿液外溢情况而有不同表现,可为肾实质内高密度、混杂密度或低密度灶。增强检查病灶多无强化(图 5 - 22C),偶见对比剂血管外溢或由于肾集合系统损伤导致含对比剂的尿液进入病灶内。

4. 肾撕裂伤

CT 检查,肾撕裂伤表现为肾实质连续性中断,其间隔以血液和(或)外溢的尿液而呈不规则带状高密度或低密度影。增强检查,撕裂的肾组织可发生强化,但如撕裂的肾组织完全离断则不再有强化。肾撕裂伤通常并有肾周血肿(图5-22D)。

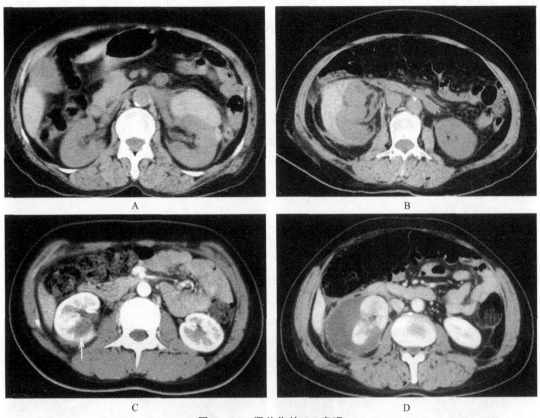

图 5 - 22　肾外伤的 CT 表现

注　A.左肾被膜下血肿,CT 平扫显示左肾前部肾实质边缘紧密相连的双凸状高密度区,邻近肾实质受压;B.右肾周血肿,CT 平扫显示右侧肾周间隙内广泛的新月形高密度病变;C.右肾实质挫伤,CT 增强扫描显示右肾实质内不均匀低密度区(↑),局部皮质缘未见中断;D.右肾撕裂伤,CT 增强扫描显示右肾实质不连续,局部裂隙状,肾脏周围新月形相对低密度区为肾周血肿。

(三)诊断与鉴别诊断

肾区外伤后,CT 和超声是主要检查方法,并应以 CT 作为首选检查方法,要特别强调增强检查的价值。根据上述 CT 表现可确定有无损伤及其类型和程度,以指导临床治疗。检查时,除应观察肾脏损伤外,还需注意有无并存的其他脏器如肝、脾和胰的损伤,以利于临床全面了解损伤情况。

七、库欣综合征

库欣综合征是由不同病因所致肾上腺皮质长期过量分泌皮质醇而产生的一组综合征,又称皮质醇增多症。

(一)临床与病理

库欣综合征可分为促肾上腺皮质激素(ACTH)依赖性(70%～85%)和非 ACTH 依赖性

两种类型(15%~30%)。ACTH 依赖性库欣综合征包括垂体性库欣病和异位 ACTH 综合征,前者是由于垂体前叶病变致 ACTH 的分泌增加,约占库欣综合征 80%;而后者为垂体之外的肿瘤组织异常地过量分泌 ACTH 类似物所致,常见肿瘤包括肺小细胞癌、胸腺瘤、神经内分泌肿瘤、甲状腺髓样癌和嗜铬细胞瘤等。非 ACTH 依赖性库欣综合征为肾上腺皮质腺瘤或皮质癌所致,由于肿瘤自主分泌皮质醇,从而反馈性地抑制垂体 ACTH 分泌,造成非肿瘤部位肾上腺萎缩。库欣综合征临床具有典型症状和体征,实验室检查血、尿皮质醇增高,垂体性和异位 ACTH 综合征者血中 ACTH 升高,而非 ACTH 依赖性者 ACTH 降低。

病理上,肾上腺增生造成腺体弥漫性增大,甚至边缘出现结节;腺瘤呈类圆形,有包膜,内含丰富脂类物质;皮质癌通常较大,其内出血、坏死常见,偶有钙化。

(二)肾上腺皮质增生

肾上腺皮质增生是库欣综合征最常见的病因,占 70%~85%。

1. 影像学表现

(1)CT 表现:CT 平扫即能发现异常,做出诊断。表现为双侧肾上腺弥漫性增大,侧支平均厚度大于 5mm 和(或)横断面积大于 150mm^2;少数病例增大的肾上腺边缘可有一些小结节影;增大肾上腺的密度和外形基本保持正常(图 5-23)。

(2)MRI 表现:双侧肾上腺弥漫性增大,可伴有边缘结节样突起,但信号保持正常。

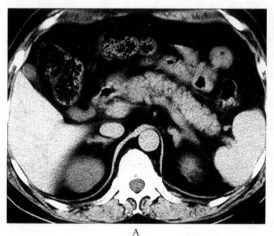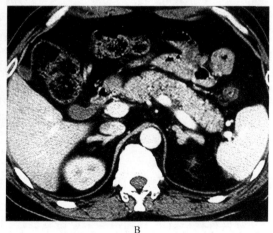

图 5-23 肾上腺皮质增生 CT 表现

注 A.CT 平扫显示双侧肾上腺弥漫均匀增大,以左侧明显,侧支增厚,基本保持原肾上腺外形;B.CT 增强扫描显示双侧弥漫增大的肾上腺呈均匀强化。

2. 诊断与鉴别诊断

库欣综合征患者,若 CT 检查发现双侧肾上腺弥漫性增大,侧支厚度和(或)面积大于正常值,不难做出肾上腺增生诊断。需要注意的是,约有 50%患者虽有肾上腺增生所致的功能异常,但无明显肾上腺形态学改变。此外,还应注意与其他病因所致的双侧肾上腺弥漫性增大相鉴别,包括长期处于应激状态时由于血浆 ACTH 水平升高所致的双侧肾上腺增大,肢端肥大症、甲状腺功能亢进和多种恶性肿瘤也可以造成双侧肾上腺非特异性增大。

（三）库欣腺瘤

库欣综合征 10%～30% 由肾上腺皮质腺瘤所致,又称库欣腺瘤。

1. 影像学表现

（1）CT 表现：单侧肾上腺类圆形或椭圆形肿块,边界清,与肾上腺侧支相连,大小多为2～3cm,密度等于或低于肾实质;动态增强检查,肿块快速强化、迅速廓清;同侧肾上腺残部和对侧肾上腺萎缩（图 5-24A、B）。

（2）MRI 表现：肾上腺类圆形肿块,在 T_1WI 和 T_2WI 上,信号强度分别类似或略高于肝实质（图 5-24C、D）。由于腺瘤内富含脂质,因而在化学位移反相位图像上信号强度明显下降。动态增强检查表现同 CT 所见。

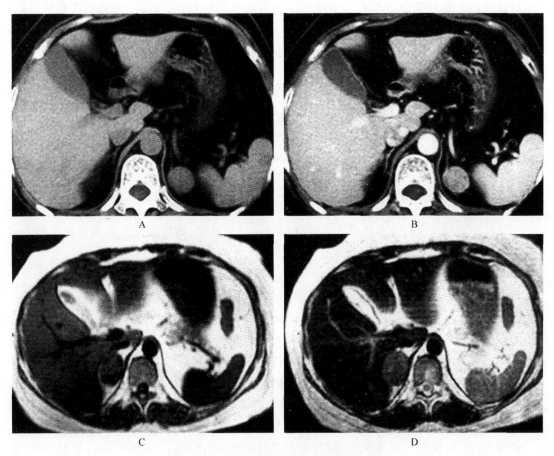

图 5-24 肾上腺库欣腺瘤的影像学表现

注 A.平扫 CT,右肾上腺较低密度椭圆形肿块为肾上腺腺瘤,右肾上腺其余部分及左肾上腺呈萎缩改变;B.CT增强扫描,右肾上腺椭圆形肿块均匀强化;C、D.平扫 MRI（另一病例）,在 T_1WI(C)和 T_2WI(D)上,右肾上腺肿块的信号强度分别类似和略高于肝实质。

2. 诊断与鉴别诊断

库欣综合征患者,当 CT 或 MRI 检查发现单侧肾上腺类圆形或椭圆形肿块,大小常为2～3cm,并伴有对侧肾上腺萎缩时,不难做出库欣腺瘤的诊断。然而,仅据肿块的影像学表现,常难以与肾上腺非功能性腺瘤鉴别,诊断必须结合临床资料。

(四)原发性肾上腺皮质癌

原发性肾上腺皮质癌是库欣综合征的少见病因,仅占 3%～5%;然而,约 65% 的功能性肾上腺皮质癌表现为库欣综合征。

1. 影像学表现

(1)CT 表现:较大的肾上腺肿块直径常超过 6cm,呈类圆形、分叶形或不规则形。肿块密度不均,周围为软组织密度,内有坏死或陈旧出血所致的不规则低密度区;增强检查,肿块呈不规则强化,中心低密度区无强化。某些肿块内可有散在点片状钙化影。CT 检查还可发现下腔静脉受累、淋巴结转移及其他脏器转移。

(2)MRI 表现:肿块信号不均:T_1WI 上主要表现为低信号;而 T_2WI 上呈显著高信号,内常有坏死和出血所致的更高信号灶。增强检查,肿块呈不均匀强化。当肿瘤侵犯下腔静脉时,其内流空信号影消失。

2. 诊断与鉴别诊断

肾上腺皮质癌体积较大,CT 和 MRI 检查易于发现。当发现肾上腺较大肿块,内部密度和信号不均,特别是伴有下腔静脉侵犯和(或)淋巴结转移、其他部位转移时,应考虑为肾上腺皮质癌。若患者同时有库欣综合征临床表现,则可明确诊断;无库欣综合征但有其他内分泌异常,也可诊断为肾上腺皮质癌;当无内分泌异常时,肿块难以与其他肿瘤鉴别。

八、原发性醛固酮增多症

原发性醛固酮增多症又称康恩综合征,以高血压、低血钾、高醛固酮水平和低血浆肾素活性为主要特征。

(一)临床与病理

康恩综合征是由于肾上腺皮质病变过多合成和分泌醛固酮所致。醛固酮导致水、钠潴留,血容量增加而产生高血压,在Ⅰ、Ⅱ、Ⅲ级高血压患者中患病率约为 2%、8%、13%。康恩综合征发病峰值年龄为 20～40 岁,女性多于男性,男女比例约为 1∶3。临床表现为高血压、肌无力和夜尿增多。实验室检查示血和尿中醛固酮水平增高、血钾减低和血浆肾素活性下降。

康恩综合征的病因包括:①肾上腺皮质球状带增生,又称为特发性醛固酮增多症(IHA),占 50%～60%;②分泌醛固酮的肾上腺皮质腺瘤(APA),占 40%～50%;③原发性肾上腺增生(PAH)和分泌醛固酮的肾上腺皮质癌,很少见,占约 1%。

病理上,APA 腺瘤大多为单发,偶为多发或双侧性,瘤体直径多为 1～2cm,包膜完整,切面为橘黄色,含有丰富的脂类物质。IHA 和 PAH 中,皮质增生位于球状带,肾上腺增大,常伴结节,可为小结节或大结节型,称为肾上腺结节性增生。

(二)APA 腺瘤

1. 影像学表现

(1)CT 表现:单侧肾上腺孤立性小结节,呈类圆形或椭圆形,与肾上腺侧支相连或位于两侧支之间,边界清楚。病变较小,直径多为 1～2cm,少数小于 1cm,偶尔较大者可达 3cm。结节密度均匀,由于富含脂质,常近于水样密度;增强检查,肿块呈轻度强化,动态增强表现为快速强化和迅速廓清。患侧肾上腺多能清楚显示,可受压变形,但无萎缩性改变(图5-25)。

(2)MRI表现:肾上腺肿块在T_1WI和T_2WI上信号强度分别类似和略高于肝实质,梯度回波同、反相位检查能证实肿块内富含脂质,表现为反相位上肿块信号明显减低。增强检查,肿块强化同CT所见。

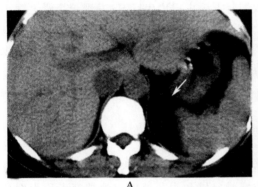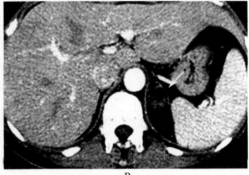

图5-25 APA腺瘤CT表现

注 A.CT平扫,左侧肾上腺见类圆形低密度结节(↑);B.CT增强扫描,结节轻度强化(↑),显示更加清楚,边缘呈薄纸样强化,左侧肾上腺其余部分及右侧肾上腺无明显萎缩。

2.诊断与鉴别诊断

CT和MRI均可发现APA腺瘤,CT空间分辨率高,易于发现这种较小的腺瘤,其检出率高于MRI。APA腺瘤影像学表现具有一些特征,即肾上腺较小的水样密度肿块,直径多小于2cm,MRI反相位显示肿块内脂质丰富,结合临床表现,不难做出APA腺瘤诊断。由于APA腺瘤CT密度常近于水,需与肾上腺囊肿鉴别:增强检查腺瘤强化,而囊肿无强化。MRI检查,腺瘤与囊肿在T_1WI和T_2WI上的信号均不相同,鉴别也不困难。

(三)肾上腺皮质增生(IHA)

1.影像学表现

(1)CT表现:双侧肾上腺常显示正常;少数者表现为弥漫性增大;偶尔增生可致肾上腺边缘有一个或多个小结节,直径甚至可达7~16mm,密度类似正常肾上腺或稍低。增强检查,结节强化程度低于正常肾上腺组织,显示更加清楚(图5-26)。

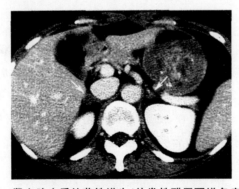

图5-26 肾上腺皮质结节性增生(特发性醛固酮增多症)CT表现

注 增强CT,双侧肾上腺增大并多发小结节,右侧肾上腺较大结节直径达8mm,密度略低于正常肾上腺(↑)。

（2）MRI表现：双侧肾上腺很少显示异常。

2.诊断与鉴别诊断

肾上腺皮质增生所致的原发性醛固酮增多症患者，CT检查有4种可能性：①显示双侧肾上腺增大，当可确诊为肾上腺皮质增生；②发现双侧肾上腺多发性小结节时，依据实验室检查高度提示为特发性醛固酮增多症，也能明确为双侧肾上腺皮质增生；③仅发现单个肾上腺小结节，应注意与APA鉴别，卧、立位醛固酮水平测定，或进行双侧肾上腺静脉取血测量醛固酮水平有助其间鉴别；④检查显示双侧肾上腺正常，并不能除外增生，因为球状带仅占肾上腺皮质的10％～15％，不显著的增生很难造成肾上腺大小或形态的改变。

MRI检查发现肾上腺皮质增生的敏感性很低，诊断价值不高。

九、嗜铬细胞瘤和副神经节瘤

嗜铬细胞瘤和副神经节瘤都是起源于交感神经嗜铬细胞的神经内分泌肿瘤，起源于肾上腺髓质者称为嗜铬细胞瘤，起源于肾上腺外的交感神经链和头颈部副交感神经者称为副神经节瘤，二者均导致过量的儿茶酚胺分泌，引起相似的临床综合征。

（一）临床与病理

肾上腺髓质是嗜铬细胞瘤的主要发生部位，占全部嗜铬细胞瘤的90％左右，高发年龄为30～50岁。副神经节瘤又称肾上腺外嗜铬细胞瘤，占10％左右，常位于腹主动脉旁、后纵隔、颈总动脉旁或膀胱壁。嗜铬细胞瘤也称为10％肿瘤，即10％肿瘤位于肾上腺之外，10％为双侧、多发肿瘤，10％为恶性肿瘤和10％为家族性。约30％的嗜铬细胞瘤见于家族遗传性疾病，包括多发性内分泌腺肿瘤病Ⅱ型和Ⅲ型、神经纤维瘤病、von Hippel - Lindau病和家族性嗜铬细胞瘤。在这些家族遗传性疾病中，嗜铬细胞瘤几乎全部发生在肾上腺，且常为双侧性。

嗜铬细胞瘤和副神经节瘤均可引起儿茶酚胺增多症，典型临床表现为阵发性高血压、头痛、心悸、多汗和皮肤苍白，发作数分钟后症状缓解。实验室检查，24小时尿中儿茶酚胺的代谢产物香草基扁桃酸明显高于正常值。病理上，所有嗜铬细胞瘤都具有一定恶性潜能，肾上腺嗜铬细胞瘤常较大，易发生坏死、囊变和出血，肿瘤有完整包膜，侵袭性肿瘤有包膜侵犯并可发生淋巴结或脏器转移。

（二）影像学表现

1.CT表现

嗜铬细胞瘤表现为一侧肾上腺较大的圆形或椭圆形肿块，偶为双侧。直径一般为3～5cm，也可较大，达10cm以上。较小肿瘤密度均匀，类似肾脏密度；较大肿瘤常因陈旧性出血、坏死而密度不均，内有单发或多发低密度区，甚至呈囊性表现（图5-27A）。少数肿瘤的中心或边缘可见点状或弧线状钙化。增强检查，肿瘤明显强化，而其内低密度区无强化（图5-27B）。副神经节瘤表现为腹主动脉旁、髂血管旁、膀胱壁或纵隔内等部位的类圆形或椭圆形肿块。直径为1cm至数厘米，其中发生在膀胱壁的肿瘤常较小。

2.MRI表现

肿瘤在T_1WI上信号强度类似肌肉，在T_2WI上由于富含水分和血窦而呈明显高信号。肿瘤有坏死或陈旧性出血时，瘤内可有短T_1或长T_1、长T_2信号灶（图5-27C、D）。瘤内不含脂肪,因而梯度回波反相位检查,信号强度无下降。增强检查,肿瘤实体部分发生明显强化。MRI 检查时,冠状面 T_2WI 并预饱和脂肪抑制技术对于寻找和显示腹腔、盆腔和胸腔内的副神经节瘤非常有帮助。

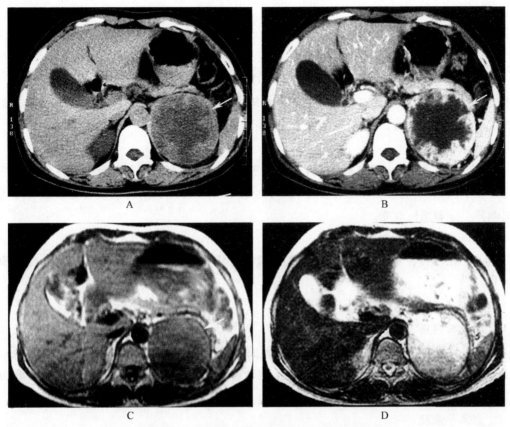

图 5－27 肾上腺嗜铬细胞瘤 CT 和 MRI 表现

注 A.CT 平扫,左侧肾上腺见较大的类圆形低密度肿块(↑),中心伴钙化;B.CT 增强扫描,肾上腺肿块边缘呈不均匀显著强化(↑),中心不规则低密度区无强化;C、D.MRI 平扫(另一病例),左侧肾上腺区肿块(↑)在 T_1WI(C)上信号强度稍低于肝实质,T_2WI(D)上呈高信号。

(三)诊断与鉴别诊断

肾上腺是嗜铬细胞瘤最常发生的部位,因此,所有临床拟诊嗜铬细胞瘤的患者均应首先行肾上腺区检查。若 CT、MRI 检查发现单侧或双侧肾上腺较大类圆形肿块,并具有上述表现特征,结合临床症状和实验室检查,通常可做出准确的定位和定性诊断。

嗜铬细胞瘤和副神经节瘤影像诊断时,应注意以下几个方面。①发现双侧肾上腺嗜铬细胞瘤时,需除外遗传性嗜铬细胞瘤,为此应进行相关部位和家族成员的相关部位影像学检查。②侵袭性嗜铬细胞瘤本身的影像学检查并无明显特殊表现,仅有当发现浸润转移征象时才可确定。③临床疑为嗜铬细胞瘤时,如影像学检查未发现肾上腺区肿块,应考虑行相关部位检查,特别是腹主动脉旁,以发现副神经节瘤,MRI 和 CT 检查诊断肿瘤仍有困难时,利用核素显像具有高度特异性的优点,常能做出准确诊断。

十、肾上腺非功能性病变

肾上腺非功能性病变不影响肾上腺皮、髓质功能,病变类型较多,以非功能性腺瘤和转移瘤最常见。

(一)肾上腺非功能性腺瘤

1. 临床与病理

肾上腺非功能性腺瘤的发现率随 CT、MRI 和超声的广泛应用而有明显增加。腹部 CT 检查时,非功能性腺瘤发现率为 1%～2%。病理上,腺瘤有完整被膜,内富含脂类物质。临床多无症状。实验室检查,肾上腺功能测定均显示正常。

2. 影像学表现

CT 和 MRI 表现:肾上腺非功能性腺瘤的密度和信号强度均类似于肾上腺库欣腺瘤。不同之处在于:①非功能性腺瘤直径多较大,可达 5cm 左右,甚至更大;②非功能性腺瘤无同侧和对侧肾上腺萎缩性改变。

3. 诊断与鉴别诊断

CT 和 MRI 检查对诊断肾上腺非功能性腺瘤无特异性,与功能性腺瘤的鉴别主要依赖临床资料。

(二)肾上腺转移癌

1. 临床与病理

肾上腺转移癌在临床上较为常见,其中肺癌转移居多,此外也可为乳腺癌、甲状腺癌、肾癌、胰腺癌、结肠癌或黑色素瘤的转移。肾上腺转移癌为双侧或单侧性,极少造成肾上腺功能改变。

2. 影像学表现

(1)CT 表现:为双侧或单侧肾上腺肿块,呈类圆、椭圆形或分叶状,大小为 2～5cm,也可较大。密度均匀,类似肾脏;大的肿瘤内有坏死性低密度区。增强检查呈均匀或不均匀强化(图 5-28A、B)。

(2)MRI 表现:形态学表现类似 CT 检查所见。T_1WI 上,肿块信号类似或低于肝实质;T_2WI 上,其信号强度明显高于肝实质,内可有坏死液性信号灶(图 5-28C、D)。化学位移反相位检查,转移瘤内不含脂质,故信号强度无明显改变(图 5-28E、F)。

3. 诊断与鉴别诊断

超声、CT 和 MRI 检查均可发现双侧或单侧肾上腺肿块,但不能与非功能性皮质癌、嗜铬细胞瘤等其他恶性肿瘤鉴别,需结合临床恶性肿瘤病史以明确诊断。

(三)肾上腺偶发瘤

肾上腺偶发瘤也称肾上腺意外瘤,是指患者临床上无明确内分泌症状和体征,而因其他原因行腹部影像学检查时意外发现的肾上腺肿块,几乎包括肾上腺所有肿瘤和非肿瘤性病变。近年来,随着影像学技术的发展及体检的普及,肾上腺偶发瘤的发现率越来越高,其临床诊治对策也越来越受到关注。

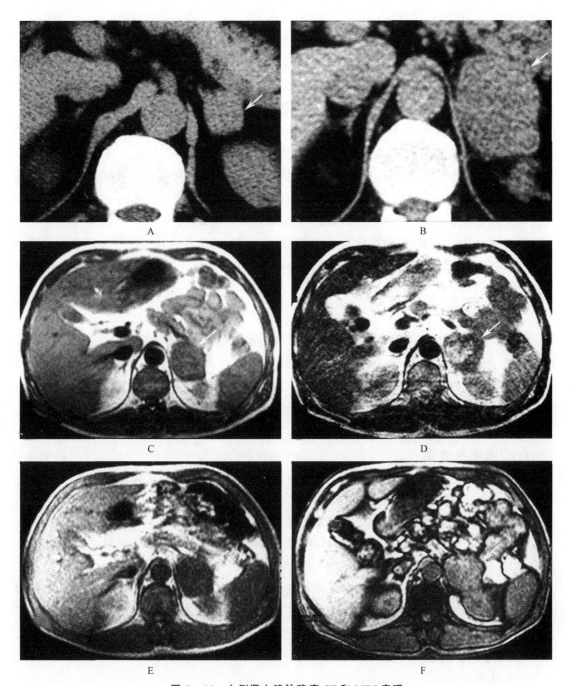

图 5 - 28　左侧肾上腺转移癌 CT 和 MRI 表现

注　A、B.CT 平扫，左肾上腺区椭圆形肿块（↑），呈稍低密度（A）；3 个月后复查，肿块（↑）明显增大（B）；C.MRI T_1WI 上肿块（↑）信号强度低于肝实质；D.T_2WI 上肿块（↑）内有偏心性高信号坏死区；E、F.化学位移同、反相位检查，肿块（↑）信号强度无变化，提示其内不含脂质。

1. 临床与病理

肾上腺偶发瘤主要包括非功能性腺瘤（约 51%）、转移瘤（31%）、非功能性皮质癌（4%）、亚临床型功能性肿瘤（2%）、神经节细胞瘤（4%）、囊肿（4%）、髓样脂肪瘤（4%）和肉芽肿性病变(2%)等。

2.诊断与鉴别诊断

肾上腺偶发瘤的影像学诊断原则与步骤如下。①观察肿块大小和形态学特征:肿块大小是判断病变良、恶性的重要指标。肿块小于2cm时,无原发肿瘤患者中99%为良性;肿块大于4cm,则70%为恶性。肿块6个月内增大提示恶性,而肿块在12个月以上保持稳定考虑良性。②分析肿块的组织学特征:非功能皮质腺瘤由于富含脂质,平扫CT上近于水样密度,化学位移反相位图像出现信号下降,而转移癌不含脂质,CT呈软组织密度,反相位图像无信号下降。③测量肿块的动态增强清除率:皮质腺瘤强化快,廓清迅速;转移癌强化中等,廓清缓慢。根据CT动态增强扫描计算肿瘤的清除率,诊断皮质腺瘤的敏感性和特异性很高。④当临床、实验室检查及其他影像学检查均难以做出诊断时,可进行核素检查,其中PET-CT检查是鉴别肾上腺偶发瘤的可靠工具。⑤对肿瘤直径在2~4cm范围、非功能性且无恶性表现的肾上腺偶发瘤,建议定期随访,选用超声或CT检查评估肿瘤的生长速度,以决定下一步治疗方案。

十一、腹膜后纤维化

腹膜后纤维化(RPF)是以腹膜后组织进行性非化脓性炎症伴纤维组织增生为特点的少见疾病,增生的纤维组织包绕腹主动脉、髂动脉、输尿管等,于影像上通常表现为软组织密度/信号肿块。既往认为其病因多不明,约70%为特发性,但目前研究显示常与自身免疫相关性疾病有关;其余为继发性腹膜后纤维化,与某些药物如甲基麦角类药物,某些感染如结核、梅毒、原发和转移瘤、主动脉瘤、外伤、出血以及放疗、外科手术等有关。

(一)临床与病理

早期细胞活跃期:表现为不成熟的纤维化,疏松的胶原纤维网内含有丰富的毛细血管、成纤维细胞和炎症细胞。晚期纤维化期:血管成分逐渐减少,胶原纤维透明化,成熟的斑块由乏血管和细胞的致密透明胶原和星芒状钙化组成。

大体病理特征是沿腹膜后间隙的后部有纤维组织增殖,并包绕大血管和输尿管,使其受压狭窄,产生梗阻。这些改变可延至盆腔而引起直肠和乙状结肠狭窄。

临床上,几乎任何年龄都可发病,但多见于中老年男性。大多数患者无明显症状,有的可以表现为非特异性腰背部痛和体重下降。病变累及输尿管时,产生尿路梗阻症状,直肠、乙状结肠发生狭窄则有排便障碍。少数病例由于下腔静脉受累,导致下肢水肿或深静脉血栓形成。

(二)影像学表现

1.X线表现

造成输尿管梗阻时,尿路造影可显示肾积水,上段输尿管呈不同程度、不同范围的狭窄,梗阻段输尿管则变细并内移。

2.CT表现

CT表现视所累及的部位、范围及病变的形态、大小的不同而各异。病变局限在中线及脊柱旁区,多位于肾脏水平下方,并可向下扩展达髂总动脉水平。病变常呈片状、板状或边界清楚的软组织密度肿块,包绕腹主动脉、下腔静脉和输尿管,以致腹主动脉、下腔静脉甚至髂总动脉平扫时显示不清。增强检查,病变强化的程度与其活动性有关,活动期病变由于含有丰富的毛细血管网而有明显强化;腹主动脉和下腔静脉能清楚显示,可有受压牵拉表现,但通常无明显向前移位。发生输尿管梗阻时,可发现肾盂及上段输尿管积水和受累输尿管狭窄移位表现(图 5 - 29)。

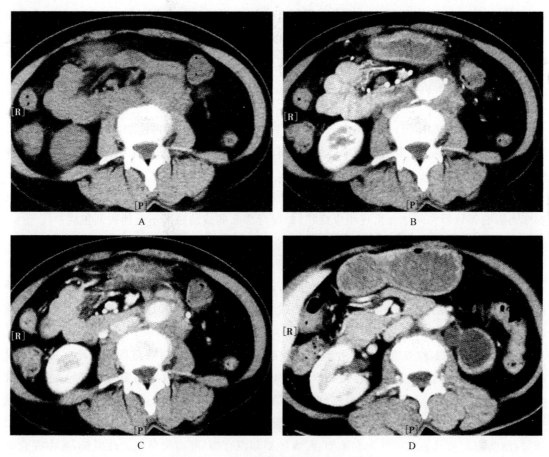

图 5 - 29 特发性腹膜后纤维化 CT 表现

注 A.CT 平扫,腹主动脉周围见软组织密度影包绕,致腹主动脉部分边界显示不清;B、C.增强 CT 可见病灶轻度强化,包绕腹主动脉,腹主动脉稍牵拉;D.左侧肾盂及输尿管上段扩张积水。

3. MRI 表现

腹膜后纤维化的 MRI 诊断略优于 CT,其形态学表现类似 CT 检查所见。静止期时 T_1WI 及 T_2WI 上病灶可与腰大肌信号相仿,强化不明显;当 T_2WI 呈较高信号时,则说明病变在活动期,增强检查,病变可发生明显强化。

(三)诊断与鉴别诊断

根据腹膜后纤维化的发病部位、范围、有无明显的临床症状及上述影像学表现,不难做出诊断。诊断时,本病需与具有融合表现的淋巴瘤或转移瘤鉴别,淋巴瘤常造成腹主动脉明显前移,转移瘤可查出原发瘤灶,且增强 CT 和 MRI 检查两者的强化程度均不及活动期的腹膜后纤维化,有助于三者间的鉴别。此外,相关临床表现的差异对病变鉴别也有很大帮助。

十二、腹膜后肿瘤

腹膜后肿瘤包括原发腹膜后肿瘤、淋巴瘤和转移瘤。前者指来自腹膜后间隙间质内的脂肪、肌肉、纤维、神经等组织的肿瘤,但不包括腹膜后各器官所发生的肿瘤。淋巴瘤是全身性疾病,可首先或单独累及腹膜后淋巴结,也可继而扩散至腹膜后淋巴结。转移瘤来源于腹膜后间隙以外的全身不同器官和组织的肿瘤播散,并以腹、盆腔脏器原发肿瘤较常见,多数沿淋巴系统扩散,少数为肿瘤沿筋膜或间隙的直接延伸。

(一)原发腹膜后肿瘤

1. 临床与病理

原发腹膜后肿瘤少见,但种类多。其中约85%为恶性,且以间叶组织来源的肉瘤最常见。腹膜后良性肿瘤少见,主要为脂肪瘤、平滑肌瘤、良性畸胎瘤、异位嗜铬细胞瘤、神经纤维瘤、神经鞘瘤和淋巴管瘤等。

腹膜后肿瘤的临床表现缺乏特异性,肿瘤较小时,一般无明显症状。仅当病变增大到一定程度而影响邻近器官时才会出现相应症状,如腰背部胀痛或胁腹部不适伴腹部包块。

2. 原发腹膜后恶性肿瘤

(1)影像学表现。

1)X线表现:平片可显示软组织密度肿块,还可发现恶性肿瘤造成的骨质破坏。腹膜后肿瘤较大时,可造成相邻器官明显受压移位,X线平片、胃肠道造影和尿路造影检查可显示这种改变。

2)CT表现:CT检查可以明确肿瘤所处腹膜后间隙的解剖部位、范围及大小。原发腹膜后恶性肿瘤常呈后腹部巨大肿块,根据腹膜后间隙内脏器的移位以及病变与筋膜的关系,不难判断其为腹膜后肿块及其所处的解剖间隙。CT检查还有可以判断肿瘤的病理结构及类型。平扫检查,肿块密度常常不均,其内可有坏死、囊变所致的低密度区。某些肿瘤具有一定特征,例如:脂肪肉瘤依其表现可分为实体型、假囊肿型和混合型,肿瘤常呈侵袭性生长,其中混合型者表现为不均匀密度并含有脂肪性低密度灶(图5-30);平滑肌肉瘤易发生坏死、囊变,其内有广泛而不规则的水样低密度灶,甚至呈囊性表现;神经母细胞瘤内常有斑点状钙化,并易发生在婴幼儿或儿童。其余恶性肿瘤缺乏明显特征。增强检查,腹膜后恶性肿瘤多呈不均匀强化。此外,CT检查还可发现局部淋巴结和(或)肝、肺、骨等部位转移。

3)MRI表现:原发腹膜后恶性肿瘤形态学表现同于CT检查。MRI检查主要通过不同序列或脂肪抑制技术,可以获得肿瘤组织结构的更多信息。其中分化良好的脂肪肉瘤呈混杂信号肿块,内有短 T_1 高信号和长 T_2 高信号灶,且在 T_1WI 和 T_2WI 上与皮下脂肪信号强度类似。应用脂肪抑制技术,这种高信号灶的信号强度明显减低,提示为脂肪组织。平滑肌肉瘤的发生率仅次于脂肪肉瘤,MRI检查显示肿瘤富有侵袭性,易侵犯下腔静脉,肿块信号不均。T_1WI 上以低至中等信号为主,T_2WI 上以中至高信号为主,坏死区则在 T_2WI 上呈高信号。纤维组织细胞肉瘤 T_2WI 呈较高信号,其内既无脂肪性信号灶,也无坏死造成的局灶性长 T_1 和长 T_2 信号灶,增强检查发生强化。其他恶性肿瘤少有特征,常呈混杂信号肿块,增强检查表现为不均匀强化。

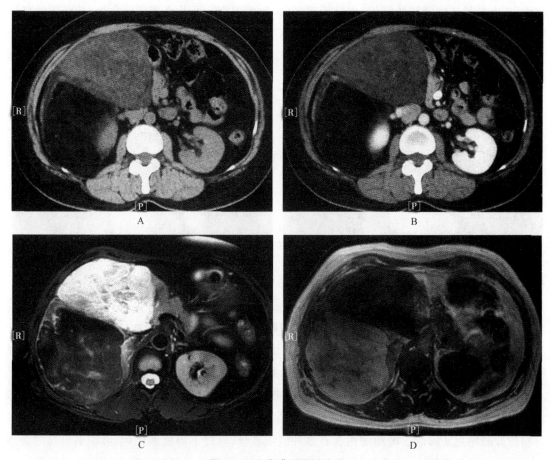

图 5 - 30　腹膜后脂肪肉瘤

注　A.CT 平扫可见右侧腹膜后巨大肿块,可见片状脂肪密度,其内可见索条状及斑片状软组织密度影;B.增强 CT 可见软组织成分不均匀强化,胰腺及右侧肠管向左前方移位;C.MR 平扫,病灶 T_2WI 抑脂像上脂肪成分呈低信号,软组织成分及分隔呈高信号;D. T_1WI 病灶脂肪成分呈高信号,软组织成分及分隔呈低信号。

（2）诊断与鉴别诊断:腹膜后较大的肿块常是这些肿瘤的共同表现,当发现肿块浸润周围结构,包绕腹部大血管和(或)发现转移灶时,则可确定为恶性肿瘤。部分原发腹膜后恶性肿瘤有一定的影像学特征,有可能做出定性诊断。例如,分化良好的脂肪肉瘤、平滑肌肉瘤有可能根据上述影像学表现提示诊断。神经母细胞瘤易发生钙化,并可为 CT 检查显示,结合患者为婴幼儿或儿童,也常能做出诊断。其余腹膜后恶性肿瘤影像学表现多缺乏特征,难以确定性质,甚至当肿瘤较小且无明确转移和浸润表现时,难以与腹膜后良性肿瘤鉴别。

3.腹膜后良性肿瘤

（1）影像学表现。

1）X 线表现:当腹膜后肿瘤较小时,一般无明显异常表现。

2）CT 表现:腹膜后良性肿瘤常呈圆形或椭圆形肿块,边界清楚,和邻近结构多有明确分界。其中,脂肪瘤呈均匀脂肪性低密度;畸胎瘤含有 3 个胚层组织结构而呈多种成分的囊实性肿块,其中包括低密度脂肪组织、水样低密度区、软组织密度区及高密度钙化灶;神经源性良性肿瘤包括神经纤维瘤、神经鞘瘤和副神经节瘤(腹主动脉旁异位嗜铬细胞瘤),通常位于脊柱两旁,多表现为边界清楚的软组织肿块,其密度可从水样密度到肌肉密度,增强检查,肿瘤实体部分发生强化(图 5-31)。

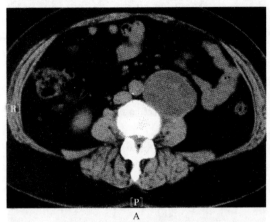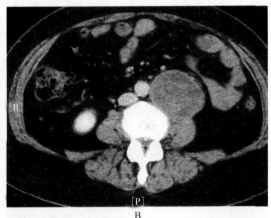

图 5-31 腹膜后神经鞘瘤

注 腹部 CT 平扫(A)及增强检查(B),左侧腹主动脉旁可见类圆形低密度肿块,其内可见多发分隔,并可见少许稍高密度影,增强分隔及壁可见强化,病理证实为神经鞘瘤伴囊变及出血。

3)MRI 表现:腹膜后良性肿瘤的形态学表现与 CT 所见类似。脂肪瘤具有特征性 MRI 表现,呈均匀脂肪信号,即为短 T_1 高信号和长 T_2 中高信号,且信号强度与皮下脂肪相同,并可为脂肪抑制序列所抑制。畸胎瘤内含有多种组织成分,通过不同成像序列,可识别出其内含脂肪、囊液、软组织和钙化,增强扫描,囊壁及实体性部分可增强。异位的腹主动脉旁嗜铬细胞瘤表现类似肾上腺嗜铬细胞瘤,即 T_2WI 上呈显著高信号并且实体部分有明显强化。

(2)诊断与鉴别诊断:某些良性腹膜后肿瘤的表现具有特征性,如脂肪瘤、皮样囊肿、畸胎瘤等,根据检查所见,多能做出准确定性诊断。另有一些肿瘤虽表现不具特征性,但根据病变位置、临床表现,也可做出提示性诊断。例如,位于脊柱两旁的肿瘤常为神经源性肿瘤,若患者有嗜铬细胞瘤的临床表现,则可诊为异位嗜铬细胞瘤。其余肿瘤缺乏特征表现,影像学定性困难。

(二)腹膜后淋巴瘤

1. 临床与病理

淋巴瘤是原发于淋巴结或淋巴组织的恶性肿瘤,分为霍奇金淋巴瘤和非霍奇金淋巴瘤两种类型,病变主要侵犯淋巴结和淋巴结外的网状组织。恶性淋巴瘤占全身恶性肿瘤的 4% 左右。腹膜后淋巴瘤多为全身淋巴瘤的一部分,但也可单独发生或为首先受累部位。受累淋巴结多有增大,质地均匀,有时可有小的坏死灶。

2. 影像学表现

(1)X 线表现:过去多用淋巴系造影检查,但因其具有创伤性、并发症及存在盲区,现已很少使用。

（2）CT表现：表现为腹膜后淋巴结增大或出现团块。初期，淋巴结以轻至中度增大为主，表现为腹膜后某一区域多个类圆形或椭圆形软组织密度结节影，边界清楚；当病变进展时，受累淋巴结明显增大，或相互融合成分叶状团块，其内可有多发、不规则、小的低密度区。病灶可包绕邻近血管，血管一般无狭窄，呈"血管漂浮征"（图5-32），增强呈延迟中度强化，发生坏死的淋巴结内可见无强化的偏心性低密度灶。此外，增强检查还能进一步鉴别增大的淋巴结和血管影，并可显示血管被包绕和移位情况。

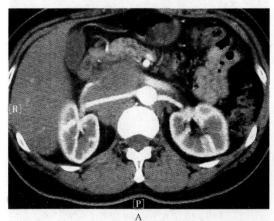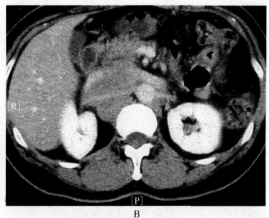

图5-32　腹膜后淋巴瘤CT表现

注　腹部CT增强检查：动脉期（A）脊柱右前方可见不规则形软组织密度肿块，包绕右肾动脉，右肾动脉未见明显狭窄，呈"血管漂浮征"，右肾静脉向前移位，实质期（B）肿块呈中度延迟强化。

另外，CT检查还能发现盆腔、肠系膜、纵隔或表浅部位的淋巴结增大及其他脏器如肝、脾受累的表现。

（3）MRI表现：MRI检查同样能显示局部多个增大的淋巴结或融合成团的增大淋巴结。其信号强度在 T_1WI 为等或稍低信号，略高于肌肉而低于脂肪；T_2WI 上呈稍高信号，明显高于肌肉信号，并与周围脂肪信号类似，DWI淋巴结内水分子运动受限，呈明显高信号，ADC信号减低（图5-33），可与腹膜后静脉血管区分，有助于检出小的淋巴结。

3. 诊断与鉴别诊断

对于已确诊的淋巴瘤，检查腹膜后淋巴结是否受累，根据上述表现不难明确诊断。当淋巴瘤仅累及腹膜后淋巴结时，依据影像学表现也可提示诊断，但应与腹膜后原发肿瘤和转移瘤鉴别。仔细观察肿块表现和累及的范围及发现原发肿瘤，均有助于鉴别，确诊困难时常需穿刺活检证实。此外，当腹膜后淋巴瘤放疗或化疗后随诊时，影像学检查可观察病变淋巴结缩小情况，并可判断有无肿瘤复发，其中MRI检查效果最佳，且常能鉴别治疗后纤维化与肿瘤残存或复发。

（三）腹膜后转移瘤

1. 临床与病理

身体各部位的恶性肿瘤均可转移至腹膜后间隙，但以腹膜后器官、消化系统、盆腔、泌尿和生殖系统的恶性肿瘤的转移最为多见。转移途径可经淋巴扩散、血行播散或经肠系膜和韧带附着处直接扩散或种植,但多以一种途径为主。就腹膜后肿瘤而言,淋巴结转移瘤要多于原发肿瘤。原发瘤部位不同,其淋巴转移途径和腹膜后淋巴结受累情况也就有所不同。例如,卵巢肿瘤转移常先至骶前、髂血管旁淋巴结,而后至腹主动脉旁淋巴结;而睾丸恶性肿瘤由于淋巴引流的关系,可直接转移至肾门水平的腹主动脉旁淋巴结,由于两侧淋巴结有淋巴管相通,单侧睾丸肿瘤也可发生双侧淋巴结转移。

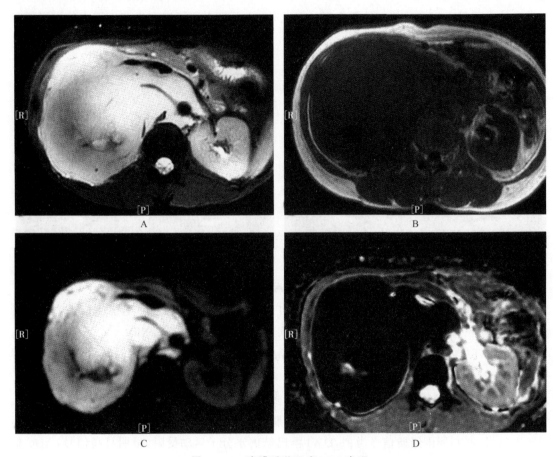

图 5 - 33 腹膜后淋巴瘤 MRI 表现

注 腹部 MR 平扫检查。右侧腹膜后可见巨大软组织信号肿块,T_2WI 抑脂(A)呈高信号,T_1WI(B)呈低信号,DWI(C)呈明显高信号,ADC 图(D)呈明显低信号,包绕右肾动脉,呈"血管漂浮征",右肾静脉及下腔静脉向前移位,肿块内可见坏死区域。

2.影像学表现

(1)CT 表现:腹膜后转移瘤最常见的两种表现,即为实质性肿块和淋巴结增大。实质性肿块表现多样,无特征性。淋巴转移多位于腹主动脉旁淋巴结。部分腹膜后转移瘤系由椎体转移瘤扩展而来,CT 上除显示软组织肿块外,还能清晰显示椎体骨破坏的情况。增大的淋巴结可呈单一或多个类圆形结节影,边缘清楚,呈软组织密度。多个增大淋巴结可融合成块而呈分叶状表现,推移或包绕大血管,部分淋巴结可发生坏死而致密度不均。增强检查可显示轻度乃至明显均匀或不均匀强化(图 5 - 34)。此外,相关部位检查还能发现原发瘤灶。

(2)MRI 表现:腹膜后实质性转移灶表现为软组织肿块,内可见肿瘤坏死所致 T_1WI 上低

信号和 T_2WI 高信号。增大的淋巴结也可融合,呈分叶状团块影,并可包绕大血管及其主要分支。

3. 诊断与鉴别诊断

伴有明确原发恶性肿瘤的腹膜后单发、多发或融合在一起的结节状肿块,应考虑为淋巴结转移。若无明确原发瘤病史,影像学检查发现上述表现,也应仔细寻找原发灶,以利诊断。

CT 和 MRI 检查通常只能从淋巴结的大小上来判断有无病变,一般认为直径超过 1.5cm 者有临床意义。目前影像学检查尚不能可靠鉴别肿大淋巴结的良、恶性,对于腹膜后肿大淋巴结,必须结合其他相关部位的影像学检查和临床检查方能做出正确的诊断。

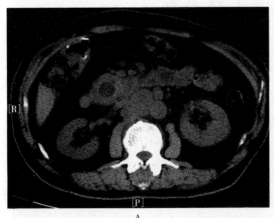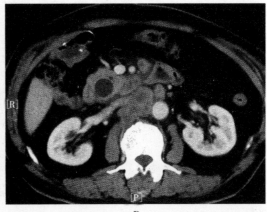

A　　　　　　　　　　　　　B

图 5－34　胆管腺癌腹膜后转移

注　腹部平扫(A)及增强 CT(B),肠系膜根部及腹膜后见多发结节状软组织密度影,部分融合成团,增强呈环形强化,中心见坏死区。图中可见明显扩张的胆总管。

（常利芳）

第六章　生殖系统及乳腺

第一节　女性生殖系统

一、检查技术

(一)X线检查

X线下女性生殖系统与周围结构缺乏自然对比,故需引入对比剂,进行子宫、输卵管造影或盆腔动脉造影。

1. 子宫输卵管造影

经宫颈口注入碘对比剂,可显示子宫和输卵管内腔的形态,还可用于评估输卵管通畅情况。

2. 盆腔动脉造影

子宫动脉和卵巢动脉造影检查很少用于疾病诊断,而多用于疾病的介入治疗。

(二)超声检查

超声检查较为安全,是女性生殖系统首选,也是最主要、最常用的检查方法。检查途径可为:①经腹扫查,是最常采用的检查途径,需适度充盈膀胱,可全面观察盆腔各脏器及了解病灶全貌,但检查效果易受腹壁厚度、肠道气体影响;②经阴道扫查,用于已婚妇女及无阴道畸形者,能清楚显示子宫、卵巢和肿块结构,但因穿透力所限而远场显示欠清;③经直肠扫查,用于未婚女性,其优缺点同经阴道扫查。

(三)CT检查

CT检查的辐射剂量高,不宜作为女性生殖系统的初查和常规影像检查方法,尤其是育龄期女性不宜使用,孕妇忌用,但对于绝经后或腹盆部有较大肿块患者,CT检查可为临床诊断和治疗提供更多有价值的信息。

1. CT平扫

平扫是CT检查常规采用的方法。在空腹、膀胱充盈状态下进行检查,并在检查前口服稀释阳性对比剂或等渗甘露醇,以充盈和识别盆腔肠管。检查后进行必要的图像后处理以显示病变的全貌。

2. CT增强扫描

在静脉内快速推注对比剂后,于不同延迟时间点对病变区进行多期增强扫描,以显示病灶的血供特点或发现平扫未能显示的病灶。

（四）MRI 检查

MRI 检查无 X 线辐射且组织分辨率高,有利于女性生殖系统检查及疾病的检出和诊断,已逐渐成为一些先天发育畸形和子宫内膜癌等疾病的首选和主要影像检查技术。

1. MRI 平扫

常规行 T_1WI 和 T_2WI 并脂肪抑制技术检查。其中 T_2WI 检查能显示子宫各部及卵巢解剖结构,有助于确定病变的起源和累及范围。此外,DWI 检查对宫体和宫颈病变的良、恶性鉴别有一定价值,也已逐步用于临床。

2. MRI 增强扫描

MRI 增强与 CT 相似,在静脉内快速注入顺磁性对比剂 Gd – DTPA 后,于不同延迟时间点对病变区行脂肪抑制 T_1WI 多期增强扫描。

二、正常影像表现

（一）子宫输卵管造影

正常宫腔呈边缘光整的倒置三角形;底边在上,为子宫底;两侧角为子宫角,与输卵管相通;下端与宫颈管相连,后者为柱状,边缘呈羽毛状。输卵管自子宫角向外下走行,为迂曲柔软的线状影,其在子宫壁的部分称间质部;近子宫细直部分为峡部;远端粗大,为壶腹部;壶腹部末端漏斗状扩大,为伞端。因输卵管有蠕动,局部可不连续,延迟摄片若对比剂进入腹腔内,呈多发弧线状或波浪状致密影,则提示输卵管通畅(图 6-1)。

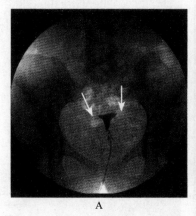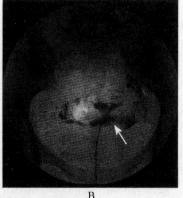

A   B

图 6-1 正常子宫输卵管造影表现

注 A.注入碘油后,子宫腔显影,呈倒置三角形,两侧输卵管纤细、迂曲(↑);B.注入碘油并延时摄片,显示壶腹部末端呈漏斗状扩大,并见部分碘油排入盆腔,呈片状致密影(↑)。

（二）超声表现

1. 生育期女性子宫、卵巢超声表现

(1)子宫。

1)二维超声。①子宫体:子宫位于膀胱后方正中或稍偏一侧,纵切时呈长椭圆形,横切面体部呈椭圆形。宫体为实性均质回声,轮廓清晰,浆膜层为纤细线状高回声,肌层呈均匀等回声。宫体中部子宫腔呈线状高回声,宫腔线周围有周期性改变的内膜层围绕(图6-2)。②子宫内膜:子宫内膜随月经周期改变有不同声像图表现(图6-3)。月经期子宫内膜功能层剥落,内膜厚薄不均,初为不均匀回声,月经基本结束时,表现为线状等回声,两层内膜间宫腔线清晰(图6-3A);增生期内膜腺体增生,内膜增厚,内膜功能层表现为低回声,基底层呈稍高回声;增生晚期,内膜两侧基底层加上宫腔线的高回声形成"三线征"(图6-3B);分泌期,即黄体期子宫内膜发生分泌反应,内膜继续增厚,由基底层向内膜表面逐渐转变成均质的较强回声层(图6-3C、D)。增生期和分泌期,经阴道扫查常可见由子宫肌层的收缩所致的内膜蠕动波,借此可辅助鉴别内膜病变。③宫颈:宫颈回声较宫体肌层稍高,宫颈黏膜层纵切时表现为颈管线周围的梭形低回声,横切时则为扁椭圆的低回声。④子宫大小的测量:取子宫正中矢状切面,以清楚显示宫腔线和宫颈管线相连为标准纵切面,自宫底部到宫颈内口距离为宫体的长径;与长径相垂直测量宫体前后最大距离为前后径;在子宫底部的横切面显示宫腔线最宽处,在经两侧宫角横切面的稍下方,为宫体的最大横径。正常育龄女性子宫体超声测量参考值为长径50~75mm,前后径30~45mm,横径45~60mm。子宫内膜厚度测量亦取子宫正中矢状切面,测量两侧内膜基底层之间内膜的最大距离,增生期内膜厚度10mm,分泌期末可达12~13mm。宫颈长径为宫颈内口至外口的距离,宫颈大小和长度变异较大,一般不需常规测量,育龄女性非孕期宫颈长度参考值为20~30mm。

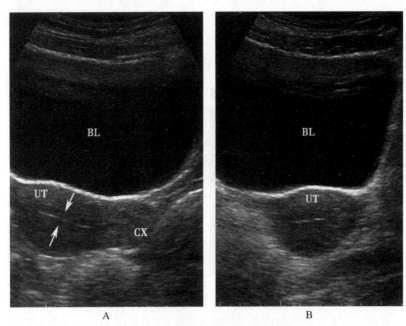

图6-2 正常子宫声像图(经腹扫查)

注 A.子宫矢状切面;B.子宫横切面。↑为子宫内膜,内膜间为高回声宫腔线;BL:膀胱;UT:子宫;CX:宫颈。

2)多普勒超声:在宫体与宫颈交界水平两侧CDFI可显示子宫动、静脉主干的血流信号。子宫浆膜下肌层可显示与浆膜面平行的血流信号,肌层可显示垂直于宫腔线的放射状动脉,子宫内膜增生期后,经阴道扫查可显示内膜基底层散在血流信号。

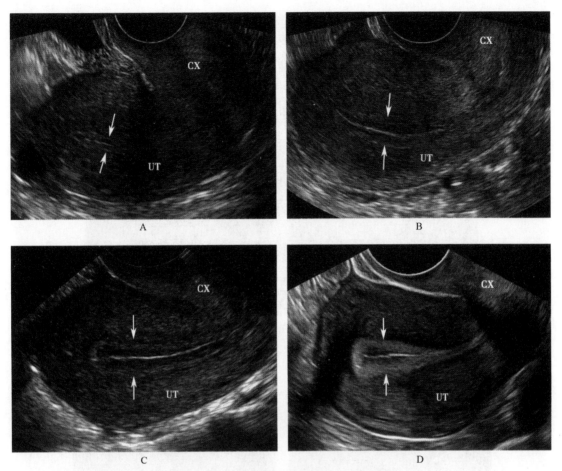

图 6-3 子宫内膜随月经周期变化声像图

注 A.月经期;B.增生期;C.分泌期;D.分泌期末。↑为子宫内膜;UT:子宫;CX:宫颈。

(2)卵巢。

1)二维超声:卵巢位于子宫体两侧外上方,经阴道扫查,在髂内动脉前方可以找到卵巢。卵巢呈扁椭圆形,边界稍有凹凸,中央部回声略高,周围为低回声皮质,内见大小不等、边缘清晰、壁薄的圆形无回声区,为卵泡声像(图 6-4)。卵泡大小随月经周期不同发生较大变化。月经期一侧卵巢内出现发育卵泡并逐渐增大,形成优势卵泡,呈圆形,无回声,壁薄,光滑,张力好,成熟卵泡直径在 2.0cm 左右,向卵巢外突出;排卵后卵泡消失,转变为黄体,后者因囊内出血量和时间不同,超声表现多样,囊壁较厚而不规则,内部可为囊性、混合性及实性回声(图 6-5)。月经后期黄体萎缩,形成白体。

2)多普勒超声:月经期卵巢内血流信号较少,难以获得血流频谱;卵泡期卵巢内血流信号逐渐增多,越近排卵血流信号越丰富,动脉频谱流速增高,阻力减低,在优势卵泡周围可显示半环状至环状的血流信号;黄体期黄体形成过程中,黄体囊肿周围血管增生,囊壁上血管扩张明显,出现特征性的黄体血流,表现为环绕黄体的环状血流信号(图 6-6),血流频谱阻力降低,阻力指数 RI 可低至 0.40 以下。

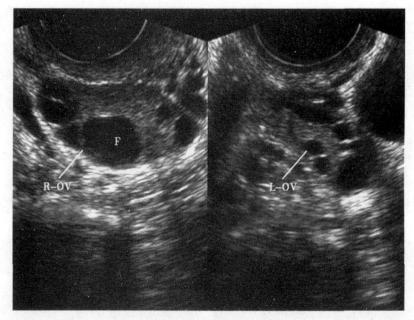

图 6-4　卵巢声像图（经阴道扫查）

注　R-OV:右侧卵巢;L-OV:左侧卵巢;F:优势卵泡。

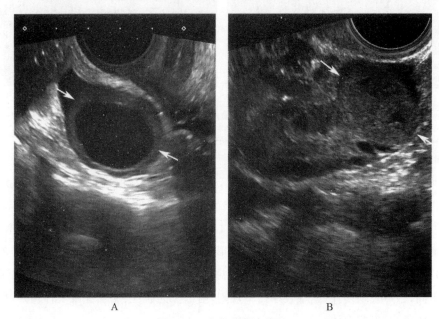

图 6-5　卵巢黄体声像图

注　A.黄体内部为囊性回声;B.黄体内部为实性回声。箭头所示为黄体,周边可见部分卵巢声像。

（3）输卵管。

1)二维超声:由于输卵管细而弯曲,位置不固定,加之周围肠管遮盖,在正常情况下超声检查无法显示。当盆腔有积液时,在周围液体衬托下,输卵管呈弯曲、细管状低回声,偶可显示伞端(图 6-7)。

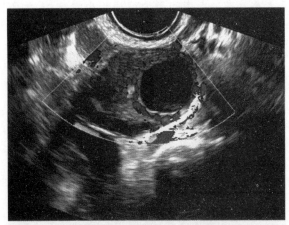

图 6 - 6　卵巢黄体 CDFI 表现

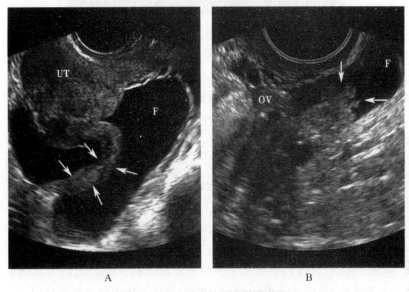

图 6 - 7　盆腔积液输卵管声像图

　　注　A.漂浮在积液中的输卵管(↑);B.漂浮在积液中的输卵管伞端(↑)。UT:子宫;OV:卵巢;F:盆腔积液。

　　2)子宫输卵管超声造影:正常情况下经宫颈管向宫腔内注入超声对比剂,宫腔和输卵管管腔显影,对比剂通过双侧输卵管,从伞端弥散到盆腔,借此判断输卵管是否通畅(图 6 - 8)。

　　2. 青春期前女性子宫、卵巢超声表现

　　青春期前分为新生儿期、儿童期和青春前期,生殖器官发育处于安静状态,子宫较小,卵巢尚未发育。

　　(1)子宫:青春期前子宫体较小,宫颈部相对较长,宫颈与宫体比例为 2∶1。女性 10 岁子宫长径约 3.5cm,13 岁增大至 6.2cm 左右,宫体增长的幅度比宫颈大。子宫矢状切面显示:子宫呈细长管状,肌层呈均质较低回声,内膜呈线状,常难以辨认。CDFI 难以显示肌层内血流。

　　(2)卵巢:卵巢通常为对称的细长形,至青春前期大小为:长 24～41mm,厚 8.5～9.4mm,

宽15~24mm,接近成人大小。部分女童卵巢内可显示小囊结构,为不同发育期的卵泡,最大直径可达7mm。

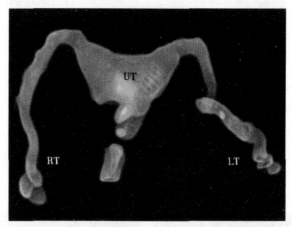

图6-8 子宫输卵管超声造影三维超声声像图

注 UT:子宫腔;LT:左侧输卵管;RT:右侧输卵管。

3. 绝经期女性子宫、卵巢超声表现

绝经后卵巢停止排卵,卵泡数量明显减少,卵巢门和髓质血管硬化、闭塞。子宫肌层逐渐萎缩,肌层大部分变为纤维组织。宫颈缩小速度较慢,宫颈与宫体长度的比例逐渐回复到与幼女时期的相同。内膜腺体也萎缩、变薄。在绝经2年后,大多数内膜只有一层含小腺体而无螺旋血管的致密基质。

(1)子宫:子宫体萎缩、变小,内膜薄,不超过0.5cm,无周期性变化,在宫腔闭合线周围显示低回声的结合带。子宫肌层普遍回声减低、不均质,绝经时间较长者,肌层可见散在斑点状高回声,为闭塞、机化的血管。浆膜下肌层有时可见小圆形、管道状呈低回声的血管。肌层内CDFI较难显示血流信号,子宫浆膜下静脉相对扩张,表现为细小裂隙。

(2)卵巢:绝经1年后,经腹扫查基本无法显示卵巢结构。经阴道扫查有时可找到萎缩的卵巢,呈较低回声的实性结节,内无卵泡结构,CDFI几乎不能探测到血流信号。

(3)CT表现。

1)CT平扫:子宫体为横置的椭圆或圆形的软组织密度影,边缘光滑,中心较小的低密度区为宫腔。宫颈在子宫体下方层面上,呈横置的梭形软组织密度影,外缘光滑,横径小于3cm。宫旁组织位于宫体、宫颈和阴道上部的外侧为脂肪性低密度区,内含细小点状或条状软组织密度影,代表血管、神经和纤维组织,并可见条带状自宫底向前外侧走行的子宫圆韧带。育龄妇女的正常卵巢常表现为双侧子宫旁低密度结构,多不易与邻近肠管区分,输卵管则难以识别(图6-9A)。

2)CT增强扫描:子宫肌层呈明显均一强化,中心低密度宫腔显示更为清晰;双侧卵巢强化不明显。

(4)MRI表现。

1)MRI平扫:T_1WI上,正常宫体、宫颈和阴道显示清楚,表现为均匀低信号,周围高信号脂肪组织内可见成对的低信号子宫圆韧带及子宫骶骨韧带。T_2WI矢状位上,宫体、宫颈和阴道呈分层表现：①宫体自内向外有 3 层，中心高信号为子宫内膜及宫腔分泌物，中间薄的低信号带即联合带为子宫肌内层，周围是中等信号的子宫肌外层（图 6 - 19B）；②宫颈自内向外分为 4 层，即高信号的宫颈管内黏液、中等信号的宫颈黏膜皱襞、低信号的宫颈纤维基质（其与宫体联合带相续）和中等信号的宫颈肌层（其与宫体子宫肌外层相续）；③阴道只有两种信号，即高信号的阴道上皮及内容物和低信号的阴道壁。DWI 上，宫体和宫颈呈较均匀的略高信号。绝经期前，正常卵巢可以识别：在 T_1WI 上为均匀低信号；在 T_2WI 上其内卵泡呈高信号，中心部为低至中等信号（图 6 - 9C）。绝经后子宫、阴道的分层现象及卵巢的结构多难以识别；MRI检查中正常输卵管均难以识别。

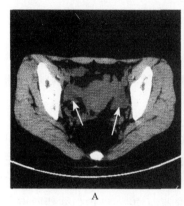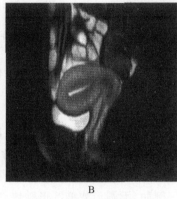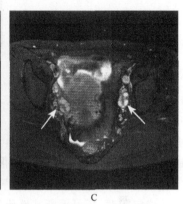

图 6 - 9　正常子宫及卵巢的 CT、MRI 表现

注　A.CT 轴位，子宫呈椭圆形等密度影，其两侧可见类圆形的卵巢（↑），其内见数个类圆形稍低密度影，为正常卵泡结构；B.MRI 检查 T_2WI 矢状位，宫体、宫颈和阴道呈分层表现；C.MRI 检查 T_2WI 轴位抑脂像，在子宫两侧可见不均匀高信号的卵巢，周边明显类圆形高信号为卵泡（↑）。

2）MRI 增强扫描：常规增强检查时，子宫内膜和子宫肌外层强化，而联合带强化程度低；动态增强检查，子宫、阴道各层强化程度随检查时间而异。

三、基本病变表现

（一）子宫异常

1. 子宫输卵管造影异常

子宫先天发育异常时可无明显异常表现；宫腔变形且边缘不整，多见于炎性病变；宫腔内圆形充盈缺损，多为黏膜下肌瘤或息肉；此外，如输卵管僵硬、狭窄、扩张或不通，常为结核或其他非特异性炎症改变（图 6 - 10）。

2. 子宫大小、形态异常

超声、CT 及 MRI 检查均易发现子宫大小、形态改变，见于子宫先天发育异常（幼稚子宫、双角子宫、双子宫等）、各类良恶性肿瘤及瘤样病变，可同时伴有宫腔改变。MRI 能显示内部各解剖带，对病变的显示优于超声和 CT。

3. 子宫回声、密度或信号异常

常伴有子宫大小和（或）形态改变，主要见于各类良、恶性肿瘤及瘤样病变。其中，边界清楚、含有钙化、超声上呈低等回声或 T_2WI 上为低信号的肿块常提示为良性子宫肌瘤，而边界

不清、超声上为混合性低回声或 T_2WI 上为中等信号的肿块多提示为恶性子宫肿瘤。

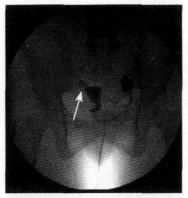

图 6-10　右侧输卵管炎症

注　右侧输卵管局部截断(↑),其近端扩张,远端未见显影,提示右侧输卵管局部不通;左侧输卵管显影良好,形态正常,见对比剂进入盆腔。

(二)盆腔肿块

女性盆腔肿块常来自卵巢,也可为盆腔炎性肿块或其他来源的肿块。超声和 MRI 检查对确定盆腔肿块是否来自卵巢有很大帮助,当双侧卵巢显示正常时,即能除外肿块来自卵巢,反之,则提示肿块源于卵巢。超声、CT 和 MRI 检查时,某些卵巢肿块常有一些特征性表现,不但能确定起源,还可推断其性质。例如,类圆形或椭圆形肿块、壁薄而均一、呈均匀液性回声或水样密度或信号强度,常为各种类型的卵巢囊肿;边缘不规则或分叶状肿块,呈多房状表现,同时含有液体和实性成分,为卵巢囊腺瘤或囊腺癌常见表现;肿块呈混杂回声、密度或信号、内有脂肪和钙化成分,是卵巢囊性畸胎瘤的表现特征。

四、疾病诊断

(一)先天畸形

女性生殖道先天性畸形发生率为 $0.1\%\sim0.5\%$,其中以子宫先天畸形最常见。

1. 临床与病理

(1)临床表现:常可导致不孕、流产和早产等表现。

(2)病理。女性生殖道畸形包括:①双子宫、双宫颈、单角子宫、双角子宫、纵隔子宫、半隔子宫、鞍状子宫、子宫发育不良等;②单侧或双侧卵巢发育不良或缺如;③输卵管重复畸形、先天性憩室和管腔闭塞等。

2. 影像学表现

(1)X 线表现。

1)子宫输卵管造影可显示子宫内腔,根据显影的内腔形态、有无纵隔及长度可诊断大多数子宫畸形并明确畸形类型。

2)X 线造影不能显示子宫外形,限制了某些畸形的诊断。

(2)CT 表现。

1)可发现先天性无子宫、较小的幼稚子宫和双子宫。

2)不能确切显示宫腔形态,难以发现局限于宫腔内的子宫畸形,如纵隔子宫。

（3）MRI 表现。

1）能清楚地显示子宫外形、内部各解剖带及宫腔，同时可发现有无卵巢异常及并存的其他畸形，是目前显示女性生殖道先天性畸形的最佳影像学检查方法。

2）子宫被分割成两个分离的宫体和宫颈为双子宫；单角子宫呈"香蕉"状表现；双角子宫的宫底外缘有明显切迹（图6-11）；鞍形子宫宫腔呈心形表现。

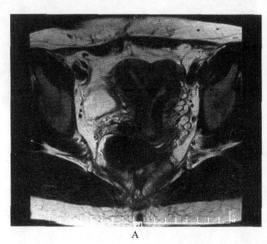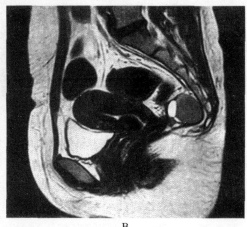

图6-11 双角子宫MRI表现

注 A.横断面;B.矢状面。MRI平扫 T_2MI子宫底内凹，子宫被分为左右对称的两个宫体，两者共用一个子宫颈。

（4）超声表现。

1）子宫未发育或发育不全。①先天性无子宫：在适度充盈膀胱的情况下，在膀胱后方，无论是纵切还是横切均不能显示子宫声像。有时在膀胱两侧可见卵巢结构（图6-12）。②始基子宫：在适度充盈膀胱的情况下，子宫很小，在膀胱后方呈条索状肌性结构回声，难辨子宫体和宫颈结构，无宫腔线和子宫内膜回声，可见卵巢结构（图6-13）。③幼稚子宫：在适度充盈膀胱的情况下，显示子宫小，宫体与宫颈之比为2:3或1:1，可显示宫腔线和子宫内膜回声，可见正常的卵巢结构（图6-14）。

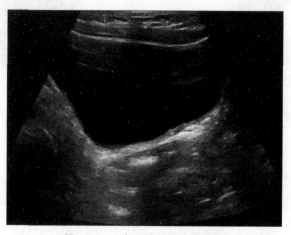

图6-12 先天性无子宫声像图

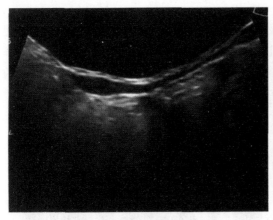

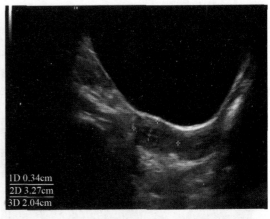

图 6-13　始基子宫声像图　　　　　　　图 6-14　幼稚子宫声像图

2)单角子宫及残角子宫。①单角子宫:子宫外形呈梭形,向一侧稍弯曲,横径较小,宫底横切面仅见一侧宫角,宫腔内膜呈管状,同侧可见正常卵巢。②残角子宫。a.无内膜型残角子宫:声像表现不典型,在单角子宫的一侧见肌性突起,其回声与子宫肌层回声相同。b.有内膜型残角子宫:在单角子宫的一侧见肌性突起,其回声与子宫肌层回声相同,中心区显示内膜回声。扫查其与对侧子宫内膜腔有相连则为相通型;若无相连,则为不相通型。c.残角子宫妊娠:在单角子宫一侧上方见一内含胎儿的包块(图 6-15),周围可见肌层回声。诊断残角子宫妊娠应具备两点,一是妊娠囊周围有正常肌层结构,二是妊娠囊周围内膜层与正常宫颈管不相连。

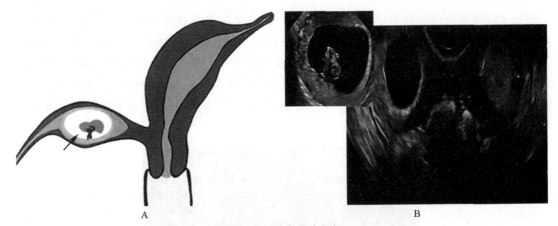

图 6-15　残角子宫妊娠

注　A.模式图;B.超声声像图。在残角子宫内可见一妊娠囊(↑),连续扫查可见胚胎回声及胎心搏动。

3)双子宫、双角子宫及纵隔子宫。①双子宫:在连续多个矢状切面上,可以先后显示两个子宫。横行扫查时,在宫底、宫体水平均见两个子宫中间有间隙,两侧子宫腔内分别见内膜回声;宫颈水平见一横径较宽的宫颈,有两个宫颈管回声,两子宫大小相近或其中之一稍大(图 6-16)。②双角子宫:矢状切面连续移行扫查时,其宫底部有间隙;子宫底部水平横切面呈分叶状,为两个子宫角,两角内分别可见子宫内膜回声,宫体下段、宫颈水平横切面表现无异常(图 6-17)。③纵隔子宫:子宫外形正常,但宫底横径较宽,宫底水平横切面显示宫腔内中隔,回声较肌层稍低,其两侧各有一梭形子宫内膜回声。三维超声子宫冠状切面成像显示子宫内膜腔呈 V 形,中隔达宫颈内口下方,则为完全纵隔子宫;部分中隔一直延续到宫颈管,为双宫颈管完全纵隔畸形;内膜腔呈 Y 形时,中隔位于宫颈内口上方,为不完全纵隔子宫(图 6-18)。

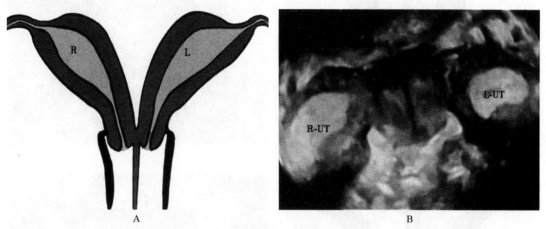

图 6-16 双子宫

注 A.模式图;B.超声声像图。R-UT:右侧子宫;L-UT:左侧子宫。

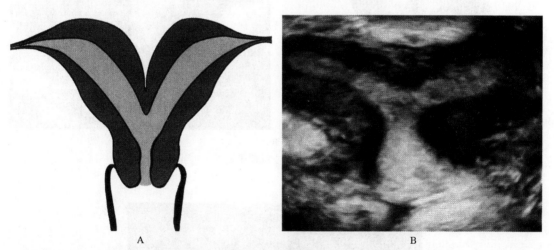

图 6-17 双角子宫

注 A.模式图;B.超声声像图。

4)处女膜闭锁:超声是诊断本病的可靠影像学检查方法。经腹或经直肠超声可显示子宫声像,宫颈下方可见粗管状的毛玻璃样回声区,周围见较薄的阴道壁声像;经会阴超声将探头置于处女膜处即可见其上方的积血声像;积血较多时,宫腔充满毛玻璃状回声(图 6-19)。

3.诊断与鉴别诊断

超声和 MRI 检查均能较好地显示子宫腔内、外结构形态,对于各种子宫先天性畸形做出明确诊断,特别是 MRI 检查可清楚显示子宫壁各层结构,排除并存的其他子宫病变的干扰,同时可发现合并的卵巢缺如等畸形。

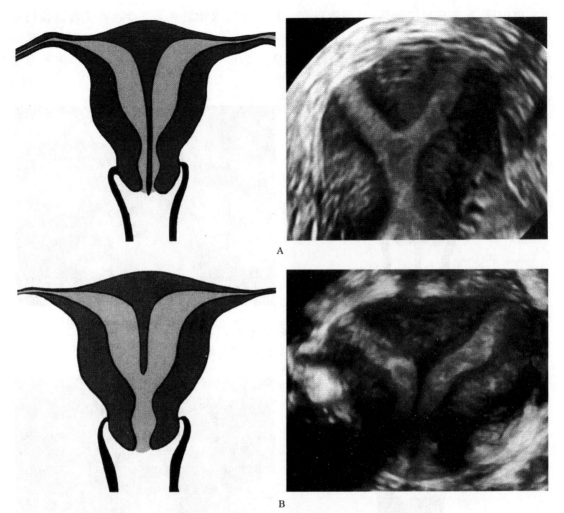

A

B

图 6 - 18 纵隔子宫

注 A.全纵隔子宫；B.不完全纵隔子宫。

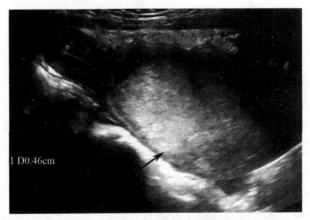

图 6 - 19 处女膜闭锁声像图

注 阴道内大量积血(↑)。

(二)子宫平滑肌瘤

子宫平滑肌瘤又称子宫肌瘤,是女性生殖系统最常见的良性肿瘤。好发于30～50岁育龄期女性,占绝经期前妇女的70%～80%。多发生于宫体,根据其与子宫肌壁的关系可分为浆膜下、肌层内和黏膜下肌瘤,以子宫肌层内肌瘤最为多见。肌瘤常多发,大小不一。

1. 临床与病理

(1)临床表现:与肌瘤生长部位、速度及大小等有关,最常见的症状为月经量过多、白带过多,也可出现阴道流血、腹部肿块、不孕、腹痛或出现相应的压迫症状等。

(2)病理:由旋涡状排列的平滑肌细胞构成,并有不等量纤维结缔组织分隔。较大的肌瘤由于血供相对不足可发生多种变性,包括透明样变性、黏液样变性、脂肪变性、红色变性及钙化。

2. 影像学表现

(1)X线表现:平片仅能发现子宫肌瘤的堆积颗粒状钙化或较大肌瘤产生的盆腔肿块影。

(2)CT表现。

1)CT平扫:较小的肌瘤CT平扫不易发现。较大的肌瘤可致子宫增大,呈分叶状改变,为等密度或略低于正常子宫肌密度。

2)CT增强扫描:可有不同程度强化,程度略低于正常子宫肌。若瘤内发生钙化,对子宫肌瘤的诊断更有意义。

(3)MRI表现。

1)MRI平扫:能发现小至3mm的子宫肌瘤。肌瘤的T_1WI信号强度类似于子宫肌,多呈等信号;在T_2WI上呈边界清晰的均一低信号结节,具有特征性(图6-20)。小的肌瘤不引起子宫轮廓的改变,多发、大的肌瘤常使子宫增大,轮廓变形,肌壁间肌瘤可使子宫呈分叶状增大,黏膜下肌瘤常突入宫腔,使宫腔变形。

2)MRI增强扫描:呈不均匀强化。肌瘤发生变性时,依变性类型不同,在T_1WI和T_2WI上瘤内可出现等、高或混杂信号灶。

(4)超声表现。

1)二维超声。①子宫增大、形态异常:发生肌壁间肌瘤或黏膜下肌瘤时子宫体常均匀增大;发生浆膜下肌瘤或数目较多的肌壁间肌瘤时子宫形态常不规则。②子宫肌层回声改变:肌壁间肌瘤,子宫肌层内见低回声、等回声或强回声病灶;瘤内回声均匀或不均匀,可伴有声衰减;病灶与正常组织分界较清晰;可见假包膜,呈增强回声。浆膜下肌瘤,浆膜处回声异常,完全凸出浆膜外者为浆膜下肌瘤,与宫体仅以一蒂相连者为带蒂浆膜下肌瘤,也可见浆膜外凸的部分性浆膜下肌瘤。黏膜下肌瘤,肌层内低回声结节凸向宫腔,挤压内膜,子宫内膜变形或移位。带蒂的黏膜下肌瘤可以脱垂入宫颈管内,表现为宫颈管内带蒂的实性占位(图6-21)。③肌瘤变性声像图表现:囊性变,瘤内出现大小不等、形状不规则的无回声暗区;红色变,瘤体增大,内部回声减低,不均质;钙化,瘤体内环状或斑点状强回声,伴后方声衰减;脂肪样变,肌瘤呈均质团状高回声;肉瘤变,瘤体增大,边界不清,内部回声减低、杂乱;玻璃样变性,声像图无特异性,可表现为瘤内回声减低,不均匀或呈囊实性改变。

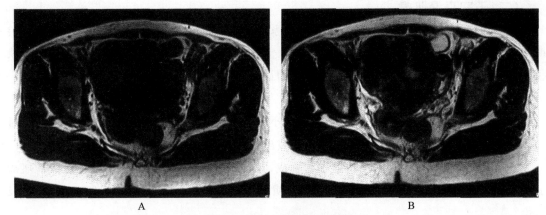

图 6 - 20　多发子宫肌瘤 MRI 表现

注　A.横断面 MRI 平扫 T_1WI 显示子宫体积增大,形态不规则,局部见结节状突起,突出表面,宫体信号尚均匀;B.横断面 MRI 平扫 T_2WI 显示子宫肌层内及浆膜下多发大小不等、边界清楚的明显低信号结节,与子宫肌层分界清楚。

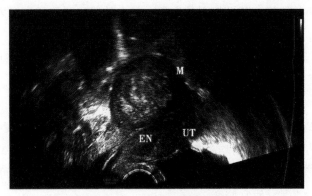

图 6 - 21　子宫肌瘤声像图

注　UT:子宫;EN:子宫内膜;M:子宫肌瘤。

2)多普勒超声。①CDFI:肌壁间子宫肌瘤周边见环状或半环状血流信号,并呈分支状进入瘤体内部;浆膜下肌瘤可显示来自子宫的供血信号;带蒂的黏膜下肌瘤蒂部可显示来自附着处肌层的血流信号。瘤体内部可见少量血流信号或无血流信号。②频谱多普勒超声:瘤体周边和内部均可见动脉及静脉频谱,RI 在 0.50～0.60。发生肉瘤变时,瘤内血流异常丰富,流速增加,阻力下降,RI 可低于 0.40。

3.诊断与鉴别诊断

超声检查作为子宫肿瘤的筛查手段,能发现大多数子宫肌瘤,然而难以识别较小的肌瘤。MRI 是发现和诊断子宫肌瘤最敏感的方法,能准确发现肌瘤,并显示其大小、位置和数目,还可确定肌瘤有无变性和变性的类型。

(三)宫颈癌

宫颈癌是我国女性生殖系统最常见的恶性肿瘤,多见于 45～55 岁,目前有年轻化趋势。

1.临床与病理

(1)临床表现:早期症状主要为接触性出血,晚期则出现不规则阴道出血和白带增多,肿瘤侵犯周围组织、器官,可出现继发症状,如血尿、便血、剧烈疼痛等。妇科检查,可见宫颈口糜烂及菜花状或结节状肿物。

(2)病理:多发生于宫颈管柱状上皮与鳞状上皮的移行处,病理类型多为鳞状上皮癌,约占90%,余为腺癌和腺鳞癌。宫颈癌具有较强侵袭性,转移途径主要为淋巴转移,血行转移少见。临床分期:①Ⅰ期,肿瘤完全限于宫颈;②Ⅱ期,肿瘤延伸超过宫颈,单位达盆壁和阴道下 1/3;③Ⅲ期,肿瘤延伸至盆壁或阴道下 1/3;④Ⅳ期,肿瘤延伸超过真盆腔或侵犯膀胱、直肠。

2. 影像学表现

(1)CT 表现。

1)CT 平扫:病变较小时,可无异常发现。肿瘤较大,明显侵犯宫颈基质时,表现为宫颈增大,呈不均匀低密度。

2)CT 增强扫描:强化程度低于邻近正常宫颈组织(图 6-22A、B)。

宫颈癌浸润宫旁组织时表现为肿瘤侵犯超出子宫颈范围,子宫颈间质环断裂,子宫颈外侧缘不整或模糊,宫旁低密度脂肪间隙密度增高或呈软组织影。晚期肿瘤侵犯盆壁、膀胱和直肠等,可出现相应结构的密度及形态改变,并可有盆腔、腹膜后淋巴结增大和其他脏器转移表现。

(2)MRI 表现。

1)MRI 平扫:局限于子宫颈部间质浸润,表现为子宫颈正常或增大,T_2WI 呈不均匀高信号,边界不清。

2)MRI 增强扫描:动态增强扫描早期可见明显强化,晚期强化减弱。当肿瘤侵犯周围组织、器官时,相应结构的形态及信号发生改变(图 6-22C、D)。

3)MRI 弥散成像:肿瘤及其周围受浸润组织 DWI 信号增高,ADC 值减低,DWI 可较敏感地显示病灶的范围,ADC 定量测量可对治疗效果进行评估。

(3)超声检查。

1)二维超声。①外生型宫颈癌:宫颈增大,宫颈形态不规则,宫颈外口见实性不均质低回声。②内生型宫颈癌:宫颈增大,宫颈管结构消失,宫颈实质内见实性不均质低回声。③浸润宫体:子宫下段内膜、肌层与宫颈界限不清,宫体回声不均质。④宫旁侵犯:膀胱侵犯时,宫颈实性低回声肿块凸向膀胱,膀胱后壁连续性中断,肿块向后或向宫旁生长时,盆腔内见低回声或不均质回声,淋巴结肿大等。

2)多普勒超声:宫颈肿块内部血流信号增多,呈散在条状、分支状,可见低阻型动脉频谱(RI<0.40)。

3. 诊断与鉴别诊断

宫颈癌的早期诊断主要依靠细胞学检查及病理活检。影像学检查主要用于宫颈癌的分期诊断,判断肿瘤侵犯范围,明确有无宫旁侵犯、盆壁或周围器官受侵及淋巴结转移。MRI 是宫颈癌分期首选影像检查方法,还有助于鉴别治疗后肿瘤复发与纤维化。

(四)子宫内膜癌

子宫体癌又称子宫内膜癌,是女性生殖系统常见恶性肿瘤,发病率仅次于子宫颈癌,多见于绝经期和绝经后妇女,以 55～65 岁为发病高峰。

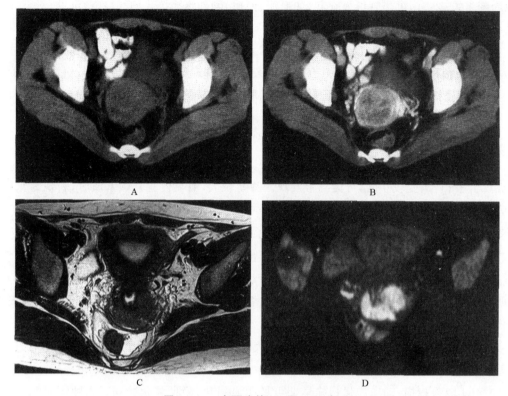

图 6 - 22　宫颈癌的 CT 和 MRI 表现

注　A.轴位 CT 平扫显示子宫颈增大,密度不均,可见肿块影,边界不清;B.轴位 CT 增强扫描显示子宫颈明显强化,子宫颈肿块呈不均匀强化,程度低于周围正常组织;C.横断面 MRI 平扫 T_2WI 显示子宫颈增大,宫颈后部肿块呈不均匀高信号;D.横断面 DWI 扫描(b 值为 800)显示肿块呈明显高信号。

1. 临床与病理

(1)临床表现:早期无明显临床症状,阴道不规则流血、白带增多并血性和脓性分泌物为常见症状,晚期出现下腹痛及全身症状。

(2)病理:来源于子宫内膜腺体的腺癌最常见。肿瘤早期局限于子宫内膜,晚期病灶可侵犯子宫肌层、宫颈,当肿瘤突破浆膜后,能直接累及宫旁组织、膀胱和邻近肠管。主要转移途径为直接蔓延、淋巴转移。

2. 影像学表现

(1)CT 表现。

1)CT 平扫:早期子宫内膜癌 CT 难以发现病灶。肿瘤侵犯子宫肌层时,子宫常呈对称性或分叶状增大,可见宫腔积液。

2)CT 增强扫描:肿瘤强化程度低于邻近正常子宫肌层,呈较低密度肿块,边界多不清楚。

CT 对肌层浸润深度的评估价值有限。肿瘤侵犯宫旁组织和邻近器官时,相应结构的密度发生改变,并可发现淋巴结和远处转移。

(2)MRI 表现。

1)MRI 平扫:有助于发现早期内膜异常。常表现为内膜增厚,在 T_2WI 上信号从低至高不等,可观察低信号结合带的连续性,判断肌层是否受累或肿瘤侵犯肌层的深度,结合带的中断表示肿瘤向子宫肌层的浸润(图6-23)。

2)MRI增强扫描:肿瘤强化明显低于子宫肌层和内膜而易于显示。

3)MRI弥散成像:在DWI上呈较高信号,ADC值低于正常内膜,有助于更为准确地评价肿瘤浸润深度,还可敏感地发现形态、大小正常的转移淋巴结。

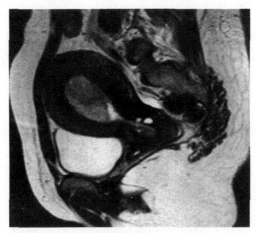

图6-23　子宫内膜癌MRI表现

　　注　矢状面MRI平扫T_2WI显示子宫腔明显增大,内膜增厚,信号不均,呈高、低不等混合信号,结合带(内膜与肌层间的低信号带)信号尚连续,病变与子宫肌层界限清晰,宫颈后壁多发小圆形长T_2WI信号灶为Naboth囊肿。

(3)超声检查。

1)二维超声。①子宫内膜表现:早期仅表现为内膜稍增厚,回声均匀,无法与正常内膜及内膜增生相鉴别。中、晚期子宫内膜明显增厚,呈局灶性或弥散性高低不均匀、杂乱回声,可伴发宫腔积液。②病变累及肌层:局部肌层增厚,呈低而不均匀回声,与周围正常肌层无明显界限,与局部内膜分界不清。③病变累及宫颈:可出现宫颈肥大或变形,宫颈回声不均匀,宫颈管结构不清。④子宫内膜癌晚期,肿瘤向子宫体外侵犯、转移,可在宫旁出现不均质、低回声团块及盆腔积液(图6-24)。

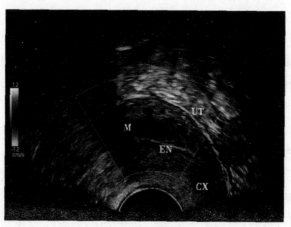

图6-24　子宫内膜癌声像图

　　注　UT:子宫;EN:子宫内膜;CX:宫颈;M:病灶。

2)多普勒超声:子宫内膜及内膜基底层可显示条状、短棒状或点状彩色血流信号。受累肌层局部血流信号增多,血供丰富。动脉频谱呈低阻型(RI<0.40),收缩期峰值流速常高于每秒 20cm。

3.诊断与鉴别诊断

子宫内膜癌的诊断主要依靠刮宫和组织细胞学检查,影像学检查主要用于确定肿瘤范围、观察治疗效果及判断肿瘤是否复发。其中,MRI 检查最具诊断价值,能较好地显示内膜及肿块、肿瘤的浸润深度及周围组织侵犯等,可用于肿瘤的分期,监测肿瘤的复发,评价治疗后的并发症。

(五)卵巢囊肿

卵巢囊肿包括单纯性囊肿和功能性囊肿,后者可为滤泡囊肿、黄体囊肿和黄素囊肿等。

1.临床与病理

(1)临床表现:临床上较为常见,表现为附件区肿块,常无症状,功能性者可有月经异常,多囊性卵巢表现为多毛和不孕。

(2)病理:多数囊肿为单侧性,部分为双侧性,大小不等,多为单房、薄壁、无分隔。多囊性卵巢呈双侧、多房表现,为下丘脑无周期性活动所致。

2.影像学表现

(1)CT 表现。

1)典型表现为附件区或子宫直肠陷窝处均一、水样、低密度肿块,呈圆形或卵圆形,边缘光滑,壁薄,无内隔。

2)多囊性卵巢常与肠管难以区分。

(2)MRI 表现。

1)根据囊液成分不同,T_1WI 可表现为低、中或高信号,T_2WI 上为明显高信号。

2)多囊性卵巢超声表现为双侧卵巢增大,其内囊性病变大小不一,呈蜂窝状表现。T_2WI 表现为双侧卵巢被膜下多发类圆形高信号小囊,中心基质肥大,卵巢常增大。

(3)超声表现。

1)卵巢单纯性囊肿:通常表现为卵巢内单房囊性肿块,壁薄,内壁光滑,囊内无回声,一般直径不超过 5.0cm;囊肿较小时,其一侧可见正常卵巢结构呈半月形附着(图 6-25)。囊肿较大时难以判断其来源和性质。CDFI 显示近卵巢组织的一侧囊壁上少许血流信号,卵巢动脉频谱呈中等阻力型。

2)黄体血肿:根据出血量和时间的不同,其声像图表现多样。黄体血肿早期表现为卵巢内近圆形囊肿,囊壁厚,内壁粗糙,囊内为杂乱不均质低回声(图 6-26A)。黄体中期,血肿内血液凝固并部分吸收,囊壁变薄而规则,内壁光滑,囊内回声减低,呈细网状结构(图 6-26B)。血液完全吸收后形成黄体囊肿,与卵巢其他非赘生性囊肿难以区分。黄体晚期,囊内血液吸收后转变为白体,囊内回声增高,与周围卵巢组织分界不清。CDFI 可显示黄体囊肿周围环绕的环状或半环状特征性血流信号(图 6-26B),可探及低阻力型血流频谱。

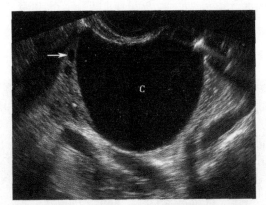

图 6 - 25　单纯性卵巢囊肿声像图

注　C:单房性囊肿;↑为囊肿周边卵巢内卵泡。

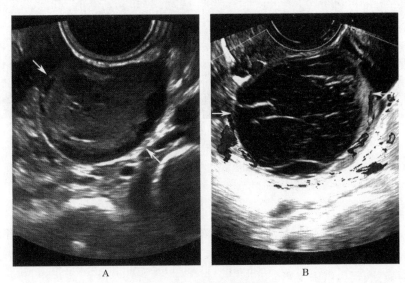

图 6 - 26　黄体血肿声像图

注　A.黄体早期;B.黄体中期血流分布。↑为黄体血肿。

3)多囊卵巢综合征:子宫稍小于正常,内膜较薄,与月经周期不相符。双侧卵巢均匀增大,轮廓清晰;卵巢皮质下每个平面可见 12 个以上大小相近的小囊,呈车轮状排列,直径不超过 1.0cm;卵巢中央髓质回声较高(图 6 - 27)。卵巢髓质内常可见到贯穿卵巢的纵行血流信号,与正常卵泡期相比,血流显示率较高,阻力较低。

3.诊断与鉴别诊断

表现典型的卵巢囊肿诊断不难,但多不能鉴别其类型。部分囊肿壁较厚或多房性囊肿则难以与卵巢囊腺瘤鉴别。多囊性卵巢在 MRI 和超声检查时,具有一定特征,结合临床和实验室检查,常可做出诊断。

(六)卵巢囊腺瘤

卵巢囊腺瘤分为浆液性囊腺瘤和黏液性囊腺瘤,分别占卵巢全部肿瘤的 23% 和 22%。

1.临床与病理

(1)临床表现:易发生于中年女性,主要临床症状为腹、盆部肿块,较大肿块可产生压迫症状。

(2)病理：为多房或单房性，囊壁和分隔较薄且光滑，内为稀薄或黏稠液体。浆液性囊腺瘤可含有钙化，恶变率高，可达 $30\% \sim 50\%$。

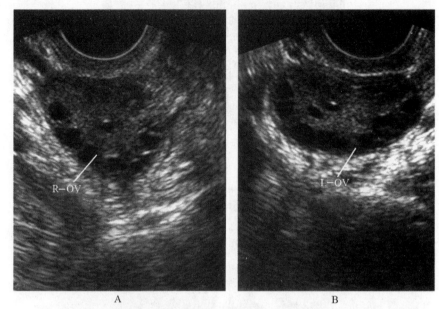

图 6-27　多囊卵巢综合征卵巢声像图

注　R-OV：右侧卵巢；L-OV：左侧卵巢。

2. 影像学表现

(1)CT 表现。

1)CT 平扫：肿瘤一般较大，尤其是黏液性囊腺瘤，直径多大于 10cm。典型者为多房性囊性肿块，壁和分隔薄而均匀，黏液性者壁可较厚，可有壁结节。囊内呈液性密度影。囊内液体含蛋白较高时，可表现为高密度影。

2)CT 增强扫描：囊壁及内隔强化。

(2)MRI 表现。

1)MRI 平扫：表现为边界清楚的肿块，大小不等，常为多房状。浆液性囊腺瘤表现为长 T_1、长 T_2 信号，黏液性者由于含有黏蛋白而致肿瘤 T_1WI 信号增高，T_2WI 仍为高信号。

2)MRI 增强扫描：囊壁及内隔强化。

(3)超声表现。

1)二维超声：单房或少房性囊腺瘤边界清晰，囊壁薄而且完整，厚度均匀，内壁光滑（图 6-28A）。多房性囊腺瘤囊内有多发的纤细分隔，分隔光滑而均匀；黏液性囊腺瘤囊内分隔相对较多（图 6-28B）；乳头状囊腺瘤囊壁上有乳头突出，呈结节状或不规则状。多房性浆液性囊腺瘤与黏液性囊腺瘤难以区分。

2)多普勒超声：瘤内无回声或低回声的囊性部分无血流信号；囊壁、分隔以及乳头可见细条状血流，动脉频谱呈低速中等阻力，RI 大于 0.40。当分隔或乳头增多、血流较丰富、血流阻力较低时，需注意交界性囊腺瘤或囊腺癌可能。

3.诊断与鉴别诊断

CT和MRI检查,卵巢浆液性和黏液性囊腺瘤具有一定特征性表现,不难做出诊断。当卵巢囊腺瘤较小且为单房时,需与卵巢囊肿鉴别。浆液性者可有小的壁结节,黏液性者壁较厚,有时要注意与卵巢癌鉴别。

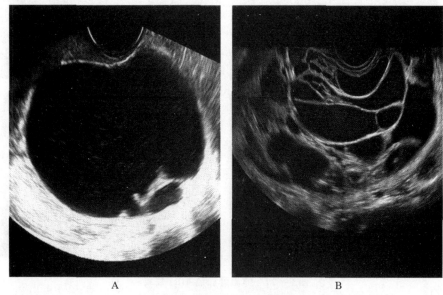

图 6-28　卵巢囊腺瘤声像图

注　A.浆液性囊腺瘤;B.黏液性囊腺瘤。

(七)卵巢囊腺癌

1.影像学表现

(1)CT表现。

1)CT平扫:盆腔内较大肿块,多呈囊实性,单房或多房,囊壁及间隔厚薄不均,有明显软组织密度的实性成分。多数患者合并大量腹水。肿瘤腹膜转移可造成大网膜增厚,形成饼状,有时可见腹膜和肠系膜多发结节、肿块。肿瘤淋巴结转移表现为腹腔、盆腔的肿大淋巴结。

2)CT增强扫描:肿瘤间隔、囊壁及实性部分显著强化。

(2)MRI表现。

1)MRI平扫:肿瘤形态学表现类似CT,囊性部分由于所含成分不同,在T_1WI上呈低至高信号,T_2WI呈高信号。

2)MRI增强扫描:强化表现、转移及腹腔播散征象同CT(图6-29)。

(3)超声表现。

1)二维超声:声像图上难以区别浆液性或黏液性囊腺瘤,均表现为囊实性肿块。肿块囊壁较厚而不均,内有粗细不均的分隔,囊液常呈无回声,囊内壁见实性块状突起,中部见大小不等的囊性区(图6-30A),瘤体向外生长时,肿块边界不清。

2)多普勒超声:在肿块边缘、分隔和实性区均见丰富的血流信号(图6-30B),可探及低阻力型动脉血流频谱(RI≤0.40)。

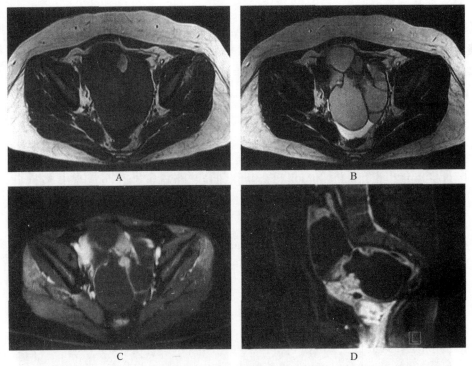

图 6 - 29　卵巢囊腺癌 MRI 表现

注　A.横断面 MRI 平扫 T_1WI 显示盆腔内巨大多房囊性肿块,呈混杂信号,以中等偏低信号为主,其间见片状高信号(陈旧性出血),囊壁和分隔厚薄不均,可见形态不规则的壁结节突入囊腔内;B.横断面 MRI 平扫 T_2WI 显示肿块囊内呈高信号(液性信号);C、D.横断面及矢状面 MRI 增强显示囊壁、分隔及壁结节明显强化,囊液无强化。

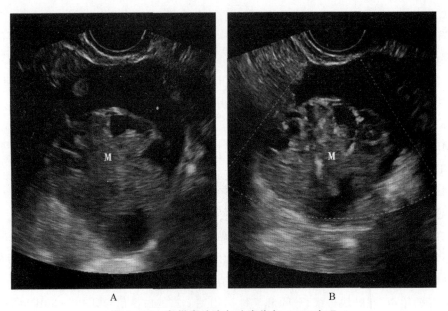

图 6 - 30　卵巢囊腺癌灰阶声像与 CDFI 表现

注　A.瘤体二维超声声像;B.瘤体内实性部分丰富的血流信号。M:瘤体。

2.诊断与鉴别诊断

女性盆腔内单侧或双侧囊实性肿块,壁厚薄不均,有明显的壁结节或实性成分,多伴腹水,可发现腹腔种植转移和淋巴结转移是诊断卵巢囊腺癌的主要依据。CT、MRI 和超声可诊断并可显示侵犯范围和有无转移征象。不典型病变的影像学所见与卵巢囊腺瘤有重叠,有时不易鉴别,需细致观察有无肿瘤的直接蔓延或转移征象,为诊断提供证据。原发瘤不清的卵巢转移瘤与囊腺癌鉴别常十分困难,实验室检查、相关肿瘤标志物的检查对其鉴别有一定帮助。

(樊　智)

第二节　男性生殖系统

一、检查技术

1. X 线检查

由于缺乏自然对比,男性生殖系统的 X 线成像提供的信息有限,目前很少应用。

2. 超声检查

超声检查通常作为男性生殖系统疾病的初查方法,可经腹或经直肠进行。经直肠超声需清洁肠道并适当充盈膀胱,其图像清晰,并可引导活检,在前列腺疾病检查中应用价值较高。超声多普勒及超声造影检查可分析组织血流分布情况,为前列腺和精囊疾病诊断提供有价值的信息。此外,对于男性外生殖器,超声也是首选和主要影像检查方法。

3. CT 检查

CT 较少用于检查男性生殖系统疾病。检查时,包括常规平扫和增强检查:平扫要在空腹和膀胱充盈状态下进行;增强检查为静脉注入碘对比剂后行多期或动态增强扫描,其中后者对前列腺疾病的定性诊断具有一定价值,但应用不多。

4. MRI 检查

对于男性生殖系统疾病,MRI 是最有价值的影像学检查方法。在前列腺疾病的检查中,MRI 有很大的优越性:能够清晰显示前列腺各区带解剖结构,有利于前列腺疾病检出、范围确定以及分期;^{1}H-MRS 和 DWI 等功能成像还明显提高了前列腺癌诊断的敏感性与特异性,尤其对于治疗疗效评价及治疗后复发判断均有较高价值。此外,MRI 检查还可清楚、确切地显示精囊和阴囊内结构,对于精囊疾病和睾丸肿瘤的检出和诊断也有重要价值。

(1)MRI 平扫检查:常规行 T_1WI 横断位和 T_2WI 横断位、矢状位和冠状位检查,必要时加行脂肪抑制技术 T_2WI 检查。

(2)MRI 增强扫描:通常采用动态增强检查,于静脉内注入对比剂 Gd-DTPA 后行快速成像序列检查,用于分析病变的动态强化特征。

(3)磁共振波谱成像(^{1}H-MRS):^{1}H-MRS 检查可分析前列腺病变内枸橼酸盐(Cit)、胆碱复合物(Cho)和肌酸(Cr)等代谢物的浓度变化,用于反映病变的代谢特征。

(4)磁共振功能成像:目前临床常用于前列腺疾病检查的磁共振功能成像(fMRI)包括扩散加权成像(DWI)、灌注加权成像(PWI)和弥散张量成像(DTI)等。DWI 可通过水分子扩散运动改变反映病变组织微观结构变化,并用 ADC 值高低表明扩散受限程度;PWI 可根据病变组织内对比剂通过速度和量的变化,推测其血供特点和微血管特征。

二、正常影像表现

1. 超声表现

正常前列腺实质为略低回声,内部为均匀分布细小点状回声,中央可见高回声尿道,包膜呈线状高回声影。精囊呈纤细、蜿蜒条状低回声。正常睾丸为椭圆形均匀中等或稍低回声,附睾头呈半圆形回声,紧邻睾丸上极。

2. CT 表现

正常前列腺呈均匀软组织密度影,其大小随年龄而增大。动态增强检查显示前列腺外周带和中央腺体不同强化特点:动脉期中央腺体密度增高,晚期中央腺体和外周带密度趋于一致。精囊位于膀胱底的后方,呈八字状对称的软组织密度影,边缘呈小的分叶;两侧精囊于中线部汇合,精囊前缘与膀胱后壁之间为尖端向内的锐角形低密度脂肪间隙,称为精囊角。

3. MRI 表现

T_1WI 上,正常前列腺呈均匀略低信号,不能识别前列腺各区带,周围脂肪组织内见蜿蜒状低信号静脉丛。前列腺各区带在 T_2WI 显示较好:中央区呈低信号,代表移行带和中央带;外周区为新月形较高信号,代表周围带;前纤维间质呈低信号;包膜为细环状低信号影。^{1}H-MRS 显示枸橼酸盐(Cit)峰值较高,胆碱复合物(Cho)和肌酸(Cr)峰值较低,(Cho+Cr)/Cit 比值约为 0.6。扩散成像显示正常前列腺周围带 ADC 值高于移行带和中央带。精囊呈 T_1WI 低信号和 T_2WI 高信号,精囊壁为低信号。正常睾丸为卵圆形结构,T_1WI 上信号强度低于脂肪而高于水,T_2WI 上则高于脂肪低于水。

三、基本病变表现

男性生殖系统缺乏自然对比,X 线较少用于生殖系统疾病的检查,故不做赘述。基本病变主要为前列腺增大、精囊肿块和睾丸肿块。

1. 前列腺增大

超声、CT 及 MRI 均可显示前列腺增大,前列腺对称性增大常见于良性前列腺增生和炎症,也可见于前列腺癌。对称性增大时,前列腺内部回声、密度和信号强度多不均匀,若[1]H-MRS显示较高的 Cit 峰和较低 Cho 峰及 ADC 值较高,则提示为良性病变。前列腺非对称性增大多见于前列腺癌,表现为局部结节状膨隆或呈分叶状改变,血供丰富则提示为前列腺癌,若[1]H-MRS 显示 Cit 峰 Cit 下降、Cho 峰升高和(或)ADC 值较低,也提示为前列腺癌。

2. 精囊肿块

精囊肿块常见于精囊囊肿、脓肿及原发或继发肿瘤。肿瘤的回声、密度及信号复杂且血供丰富,恶性肿瘤还可侵犯邻近结构;囊肿边界清晰,内部回声、密度及信号均匀,而精囊的血肿及脓肿具有相对特异性的回声、密度及信号特征。

3. 睾丸肿块

表现为睾丸增大,常见于睾丸肿瘤,不同类型的肿瘤回声及信号有所不同,睾丸鞘膜积液表现为液体包绕睾丸。

四、疾病诊断

(一)良性前列腺增生

良性前列腺增生(BPH)是由于前列腺细胞增生导致的前列腺体积增大,也是老年男性常见疾病,60岁以上的发病率高达75%,并且发病率随年龄增大而上升,可能与性激素水平有关。

1.临床与病理

(1)临床表现:常表现为尿频、尿急、夜尿、排尿困难及膀胱尿潴留,严重时可伴发肾、输尿管积水。其临床表现严重程度与尿道梗阻程度、病变进展快慢以及是否合并感染等因素有关,而与前列腺体积大小不成正比。直肠指诊可触及前列腺体积增大和增生结节。血清前列腺特异性抗原(PSA)正常或略高于正常水平。

(2)病理:多发生于尿道两侧与后方的移行带,压迫尿道。前列腺体积和重量都增加,质韧。增生组织内包括不同比例的腺体、结缔组织和平滑肌,并形成增生结节,周围有假包膜。增生区由于纤维肌肉组织增生形成交错花纹,中间有蜂窝状或囊样结构。前列腺增生致膀胱出口梗阻,容易导致膀胱慢性炎症和结石形成。膀胱逼尿肌代偿性肥厚,形成小梁、憩室。逼尿肌失代偿后导致膀胱内高压,随着病情加重成为无张力性膀胱,出现充溢性尿失禁和膀胱输尿管反流,引起肾后性功能损害。

2.影像学表现

(1)X线表现。

1)X线平片诊断价值不大,仅仅可显示前列腺结石,容易与尿道结石、静脉石混淆。

2)膀胱造影可以发现膀胱底部和颈部的受压以及膀胱形态的改变,IVP可辅助观察肾盂、输尿管积水。

(2)CT表现。

1)CT平扫:前列腺对称性增大,横径大于5cm或上缘超过耻骨联合上方2cm并突入膀胱底部。前列腺密度均匀,可见前列腺内圆形、小片状、小砂粒状高密度钙化。

2)CT增强扫描:多期增强扫描显示前列腺增生区延迟明显均匀强化。

(3)MRI表现。

1)MRI平扫:对于前列腺增生的诊断价值较高,能较好地区分前列腺解剖结构和增生结节。前列腺均匀对称性增大,呈均匀长T_1信号,边界清晰。T_2WI显示前列腺解剖结构清晰,中央腺区对称性增大,信号不均匀(图6-31),包括有高信号的腺体结节和低信号基质增生结节,边缘见低信号假包膜。周围带受压变薄。在增大中央腺区与周围带之间可见环形线状低信号的外科包膜。矢状位T_2WI显示前列腺压迫推移膀胱、精囊,膀胱壁和精囊信号正常。

2)MRI功能成像:DWI显示增生区无弥散受限,^1H-MRS显示前列腺增生区(Cho+Cre)/Cit比值与正常组织类似或略高。

(4)超声表现:前列腺增生的声像图表现为前列腺体积增大、形态饱满,增生的前列腺组织可凸向膀胱呈"僧帽"状(图6-32)。前列腺增生移行区明显增大,出现增生结节,结节周边可见到环状或点状血流信号,周缘区受压变薄,移行区与周缘区之间出现弧形低回声声晕或点状增强回声呈弧形排列(图6-33)。

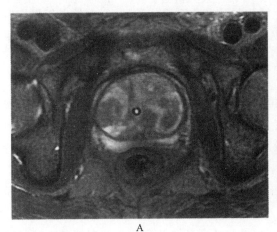
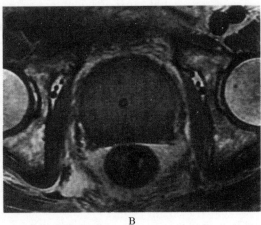

图6-31 前列腺增生MRI表现

注 A.轴位脂肪抑制T_2WI;B.轴位T_1WI。前列腺增生区呈不均匀长T_1、长T_2信号,中央腺区与周围带分解清晰,周围带受压变薄。

前列腺增生可引起膀胱出口梗阻,表现为膀胱壁增厚,膀胱小房、小梁及膀胱憩室形成,膀胱残余尿增多,膀胱结石以及肾盂、输尿管积水等。

3.诊断与鉴别诊断

老年人好发,临床表现为尿频、尿急、夜尿及排尿困难。影像学表现为前列腺体积对称性增大,以移行区增生为主,伴有增生结节形成,周围带受压变薄。BPH最佳检查方法为MRI和TRUS。需要鉴别的疾病包括前列腺癌、前列腺炎症和前列腺脓肿,有时还需与膀胱癌鉴别。

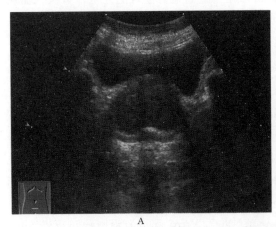
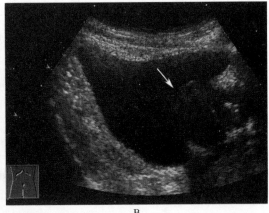

图6-32 前列腺增生经腹部超声图像

注 A.横切面;B.纵切面(↑为凸向膀胱的前列腺组织)。

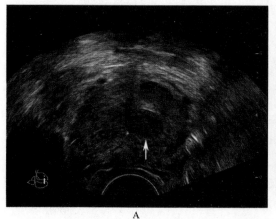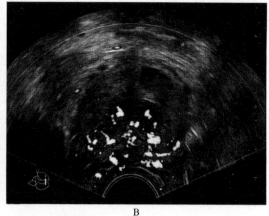

图 6 - 33 前列腺增生经直肠超声图像

注 A.灰阶超声(↑为移行区增生结节);B.能量多普勒超声。

(二)前列腺癌

前列腺癌是前列腺恶性上皮肿瘤,多发生于老年男性,是较常见的恶性肿瘤之一,我国部分地区超过 50 岁的男性前列腺癌检出率高达 0.74%。

1. 临床与病理

(1)临床表现:早期前列腺癌多无明显临床症状,常在 BPH 手术标本中发现。前列腺癌进展后出现尿频、尿急、尿流缓慢、尿流中断、排尿不尽,甚至出现尿潴留或尿失禁等。晚期肿瘤侵犯导致膀胱和会阴部疼痛,骨转移后引起骨痛、脊髓压迫和病理性骨折等症状。直肠指检可触及前列腺表面不规则硬结,血清 PSA 水平增高且游离 PSA/总 PSA 比值减低。

(2)病理:原发性前列腺癌约 95% 为腺癌,约 70% 发生于周围带。根据前列腺癌腺泡分化和间质浸润程度进行 Gleason 评分。前列腺非对称性增大、质硬。前列腺癌可直接侵犯膀胱底、精囊、尿道等,由于直肠膀胱筋膜的保护,较少直接侵犯直肠。淋巴结转移常见,常有闭孔、髂内、髂外、腹主动脉旁、腹股沟等淋巴结转移。前列腺癌是亲骨性肿瘤,容易发生成骨性转移。

前列腺癌分期主要应用国际抗癌联合会 TNM 分期和美国泌尿学会(AUA)的临床分期(Whitmore - Jewett 分期),见表 6 - 1。

表 6 - 1 前列腺癌临床 Whitmore - Jewett 分期和 TNM 分期与病理对照

Whitmore - Jewett 分期	TNM	病理表现
A	T_1	组织学检查偶尔发现前列腺癌
B	T_2	肿瘤局限于腺体内
C	T_3	肿瘤侵犯顶部或侵犯包膜以外、膀胱颈部或精囊,但肿瘤尚未固定
D	T_4	肿瘤已固定或侵犯 T_3 以外的邻近器官或结构;出现淋巴结转移或骨转移

2. 影像学表现

(1)X 线表现:对早期前列腺癌诊断无价值。造影检查可见尿道变形、狭窄、僵硬。累及膀胱示膀胱下缘不规则充盈缺损。前列腺骨转移瘤多为斑片状或结节状的高密度影。

(2)CT 表现。

1)CT 平扫:早期前列腺癌 CT 常难以显示病灶,仅表现为前列腺体积增大。进展期前列腺癌表现为前列腺不规则增大,形成分叶状软组织肿块,前列腺周围脂肪密度增高。精囊增大、不对称和膀胱精囊角消失。膀胱受累及表现为膀胱底壁增厚,出现突向膀胱腔内的分叶状肿块。

2)CT 增强扫描:有助于检出前列腺癌,强化早于邻近正常前列腺组织。

(3)MRI 表现。

1)MRI 平扫:典型表现为 T_2WI 上在正常较高信号的周围带内出现低信号病灶,边界清楚;T_1WI 难以分辨前列腺癌(图 6-34)。少数前列腺癌起源于移行区和中央区,其信号强度与周围组织类似而难以发现。包膜局部隆起而表面光滑,提示包膜侵犯;包膜不规则隆起、周围静脉丛不对称、信号异常、前列腺直肠角消失、神经血管束不对称,提示肿瘤穿破包膜。包膜穿破最易发生的部位在前列腺腺体的后外侧、邻近神经血管束的位置。

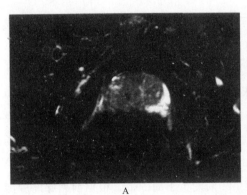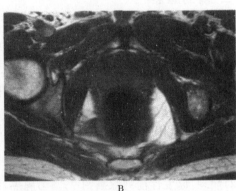

图 6-34 前列腺癌 MRI 表现

注 A.轴位 MRI 平扫脂肪抑制 T_2WI 显示前列腺癌病变位于右侧周围带,T_2WI 信号低于周围带,病变累及中央腺区并向包膜外侵犯;B.轴位 MRI 平扫 T_1WI 显示病变与正常腺体分界不清。

2)MRI 功能成像:MRS 表现为病变区域的 Cit 峰值明显下降和(或)(Cho+Cre)/Cit 比值明显增高。前列腺癌属于富血供肿瘤,磁共振动态增强或灌注成像显示前列腺癌区血流灌注明显高于正常前列腺组织,早期强化。DWI 提示前列腺癌弥散受限,ADC 值降低。

(4)超声表现:前列腺周缘区内局部低回声结节是早期前列腺癌典型的声像图表现(图 6-35)。除低回声结节外,部分前列腺癌还可表现为等回声结节,结节内部血流信号丰富。前列腺癌的超声造影特征是前列腺内局部早增强、高增强病灶或边界不清的低增强病灶;在实时弹性成像声像图上表现为前列腺内可重复出现的质地变硬区域,在剪切波弹性成像上表现为前列腺内杨氏模量增高(>50kPa)区域。

晚期前列腺癌的声像图特征为前列腺形态不规则,包膜不平整,内部回声分布不均匀,呈结节状或片状低回声,周缘区和移行区分界不清,甚至与邻近脏器分界不清(图 6-36A、B)。若前列腺癌发生淋巴结转移,可在髂血管旁、后腹膜和锁骨上检出肿大淋巴结,呈低回声结节或肿块(图 6-36C)。

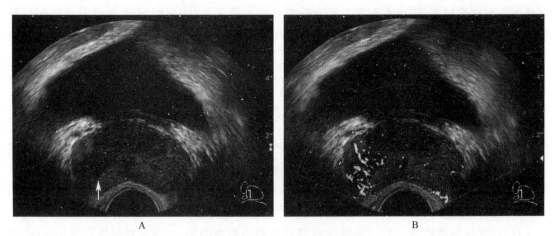

图 6-35 早期前列腺癌超声图像

注 A.灰阶超声(↑);B.能量多普勒超声。

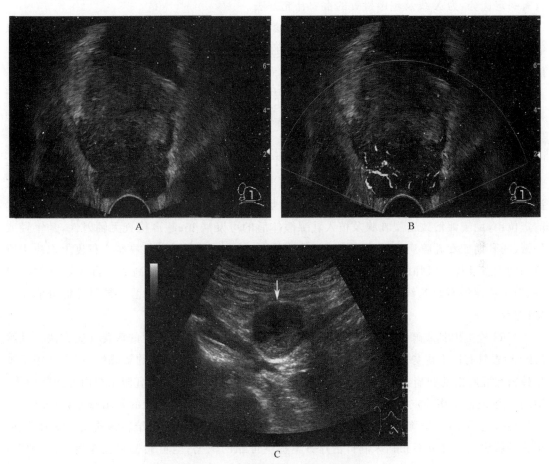

图 6-36 晚期前列腺癌超声图像

注 A.灰阶超声;B.能量多普勒超声;C.髂血管旁淋巴结转移病灶(↑)。

3.诊断与鉴别诊断

直肠指检可触及不规则硬结,PSA 增高;影像学检查见周围带出现低回声或低信号结节,前列腺不对称性增大，边缘不规整。超声检查可作为筛选方法，MRI 是目前诊断早期前列腺癌的理想检查方法。需要鉴别的疾病主要包括良性前列腺增生、慢性前列腺炎及血肿、前列腺肉瘤和进展期直肠癌。

（樊　智）

第三节　乳腺

乳腺疾病是妇女常见病、多发病，影像学检查是重要的诊断手段之一。乳腺影像检查的目的包括：检出病变并对其进行诊断及鉴别诊断；对乳腺癌进行分期，间接评估其生物学行为和预后以及治疗后随诊。

目前，乳腺影像检查主要以常规 X 线摄影及超声检查为主，二者有较好的优势互补性，已成为乳腺疾病检查的最佳组合。乳腺 X 线断层摄影，对比增强乳腺 X 线摄影及 MRI 检查也具有一定优势，为 X 线及超声检查的重要补充方法。

乳腺 X 线摄影操作简单，价格相对便宜，诊断比较准确，特别是对乳腺内钙化尤其是乳腺癌的微小钙化的检出率很高，已成为乳腺疾病的主要影像检查技术，并被用于 40 岁以上妇女的乳腺普查。然而，乳腺 X 线检查在某些方面尚存在局限性：即使在最佳的摄影和诊断条件下，仍有 5％～15％乳腺癌因各种原因而导致假阴性；乳腺 X 线检查的另一较大局限性是关于良、恶性病变的鉴别，与其他系统病变相同，乳腺病变也存在"同病异影，异病同影"的诊断难题；此外，乳腺 X 线检查还具有一定辐射性。

超声检查能清晰显示乳房内各层结构，对于乳腺疾病的诊断也是一种价值较高的影像检查技术。超声检查可明确区分囊、实性肿块；可实时动态观察病灶的活动性、弹性，并可评估血流状况；对临床未触到或 X 线摄片未发现的病灶进行确认，并可在超声引导下进行活检及术前定位；有助于评估致密型乳腺及植入乳腺假体后的可疑病变；超声检查无辐射性，是年轻或妊娠、哺乳期妇女乳腺病变的首选检查方法。然而，超声诊断的准确性在很大程度上取决于所使用的设备及检查医师的个人经验；10MHz 以上的高频探头虽可提高成簇微小钙化的检出率，但敏感性仍不如 X 线摄片；对于较小病变，超声检查常常不易显示且不能可靠区分病变的良、恶性。

MRI 检查因其成像特点和优势，已成为继乳腺 X 线及超声检查后的重要补充方法。乳腺 MRI 检查具有以下优势：软组织分辨率高，对发现乳腺病变具有较高的敏感性，特别适用于观察致密型乳腺内的肿瘤、乳腺癌术后局部复发以及确定乳房成形术后乳腺组织内有无肿瘤等；MRI 三维成像使病灶定位更准确，显示更直观；对乳腺高位、深位病灶的显示较好；对多中心、多灶性病变的检出、对胸壁侵犯的观察以及对腋窝、胸骨后、纵隔淋巴结转移的显示较为敏感，可为乳腺癌的准确分期和临床制订治疗方案提供可靠的依据；能可靠鉴别乳腺囊、实性肿物；可准确观察乳房假体位置、有无破裂等并发症；行动态增强检查还可了解病变血流灌注情况，有助于良、恶性病变的鉴别；双侧乳腺同时成像，有利于比对观察且检查无辐射性。乳腺 MRI 检查的局限性在于：MRI 检查比较费时，费用也相对较高；良、恶性病变的 MRI 表现也存在一定的重叠，因此 MRI 表现不典型的病变仍需进行活检，以明确诊断。

一、检查技术

(一)X线检查

1.常规X线检查

乳腺常规X线检查适用于乳腺疾病诊断和乳腺癌筛查。乳腺腺体组织随月经周期而有所变化,故X线检查的最佳时间为月经后1～2周。常规X线摄影应包括双侧乳腺,以利于对比;通常投照位置包括内外斜位和头尾位,必要时辅以侧位、上外、下内斜位,外内斜位,局部压迫摄影及全乳或局部压迫放大摄影等。

近年来,数字化乳腺X线设备在临床中的应用日趋增多,其主要优势包括:①可根据乳房的大小、压迫的厚度及致密程度自动调节投照的X线剂量,解决了传统乳腺X线摄影对致密型乳腺穿透不足的缺陷;②可进行图像后处理,根据具体情况调节对比度,并对局部感兴趣区进行放大观察等,提高了显示效果;③减少了部分因技术不当、图像不满意或需局部放大而导致的重复摄片,有助于减少辐射剂量;可通过PACS传输,并便于远程会诊。

2.乳腺导管造影

乳腺导管造影适用于有乳头溢液的患者,为经乳腺导管的乳头开口注入对比剂而使之显影的X线检查方法。通过乳腺导管造影可观察导管内的变化,如导管有无扩张、截断、充盈缺损等。

(二)超声检查

1.乳腺二维超声检查

乳腺二维超声检查的适应证同乳腺常规X线摄影,且二者间具有互补性。检查时需用探头顺序进行横切、纵切和斜切扫查,同时注意两侧乳腺比对观察。

2.乳腺频谱多普勒和彩色多普勒血流成像(CDFI)检查

乳腺频谱多普勒和CDFI检查能够反映乳腺病变内部及周围的血流状况,对病变的诊断及鉴别诊断有一定的帮助。

3.乳腺超声弹性成像

目前,乳腺超声弹性成像已用于临床,能够客观定量评估乳腺病变的硬度,从而为病变尤其是小病变的诊断和鉴别诊断提供新的信息。

4.超声引导下乳腺病变定位或穿刺活检

超声引导下的乳腺活检,适用于临床触诊不清而影像检查发现且难以确定良、恶性的乳腺病变,可为空芯针穿刺活检或组织切割活检提供较准确的定位。

(三)MRI检查

乳腺MRI检查主要适用于:①乳腺X线和超声检查对病变检出或确诊困难的患者;②评价腋下淋巴结转移患者乳腺内是否存在隐性乳腺癌;③乳腺癌术前分期或预行保乳手术患者;④鉴别乳腺癌术后或放疗后的纤维瘢痕与肿瘤复发;⑤乳腺癌高危人群筛查;⑥乳房成形术后观察假体位置、有无溢漏等并发症以及后方乳腺组织内有无病变;⑦乳腺癌新辅助化疗后的评价等。主要用于常规X线检查和(或)超声检查发现但难以确诊的疾病、疑为致密型或乳房成形术后乳腺内病变以及已确诊乳腺癌的术前分期。

乳腺MRI检查宜在月经后1～2周。采取双乳自然悬垂位置且需包括双侧乳腺,以利于比较。

1. MRI 平扫

(1)普通 MRI 平扫检查:常规行横断面和(或)矢状面 T_1WI 和 T_2WI 检查。

(2)特殊 MRI 平扫检查:脂肪抑制 T_1WI 和 T_2WI 检查能够更加清楚地显示乳腺病变,并能明确病变内是否含有脂肪组织,有利于含脂病变的诊断。

2. MRI 增强扫描

乳腺 MRI 检查需常规进行增强检查,所用对比剂为 Gd-DTPA,通常行能够兼顾高时间分辨率和高空间分辨率的快速成像序列 T_1WI 动态增强检查。增强检查不但有利于平扫检查难以确定病变的检出,而且通过分析病变在不同时相的强化方式、程度及其变化,有助于病变的定性诊断。

3. DWI 检查

DWI 检查常用,能够反映乳腺良、恶性病变组织内水分子受限程度的差异,对于乳腺良、恶性病变的鉴别诊断有较高的价值。

二、正常影像表现

(一)正常解剖结构

乳腺的基底部位于前胸壁锁骨中线第 2~5 肋间,覆盖于胸大肌表面,成年女性的乳房呈半球形,中央有乳头突起,其周围直径 3~4cm 的圆形色素沉着区为乳晕。乳腺主要由输乳管、腺叶、腺小叶、腺泡以及位于它们之间的间质(脂肪组织、纤维组织、血管及淋巴管等)所构成。①输乳管:乳腺内以乳头为中心有 15~20 条输乳管,呈放射状向后分布,输乳管在近乳头处扩大而形成输乳窦,在输乳窦以后输乳管逐级分支为排乳管、小叶间导管和小叶内终末导管。②腺叶:腺叶由相应输乳管及其分支引流,腺叶又分成许多腺小叶,小叶由若干腺泡构成。乳腺组织位于皮下浅筋膜的浅层与深层之间。皮肤及浅筋膜的浅层纤维与浅筋膜深层的结缔组织纤维束之间有网状束带相连,称为乳腺悬吊韧带,又称为 Cooper 韧带。在浅筋膜深层与胸大肌筋膜之间,组织疏松,称为乳腺后间隙(图 6-37)。

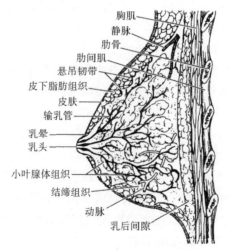

图 6-37 正常乳腺解剖示意图

（二）X线检查

乳腺是一终身变化的器官,乳腺发育情况、年龄、月经周期、妊娠、经产情况、哺乳以及内分泌等多种因素均可对乳腺X线表现产生影响,因而观察和分析时除应运用双侧比对方法外(在正常情况下,大多数人两侧乳房的影像表现基本对称,仅少数人不对称),尚需密切结合年龄、生育史、临床及体检所见。正常乳腺各结构X线表现分述如下。

1.乳头

乳头位于锥形乳腺的顶端和乳晕的中央,密度较高,大小不一,但一般两侧等大。

2.乳晕

乳晕呈盘状,位于乳头周围,乳晕区皮肤厚度为1～5mm,较其他部位的皮肤稍厚。

3.皮肤

皮肤呈线样影,厚度均一,但在下后方邻近胸壁反褶处的皮肤略厚。皮肤的厚度因人而异,为0.5～3.0mm。

4.皮下脂肪层

通常表现为皮肤下方厚度为5～25mm透亮的低密度带,其内交错、纤细而密度较淡的线样影为纤维间隔、血管和悬吊韧带。皮下脂肪层厚度随年龄及胖瘦不同而异:年轻者致密型乳腺此层较薄,肥胖者则此层较厚,脂肪型乳腺的皮下脂肪层与乳腺内脂肪组织影混为一体(图6-38)。

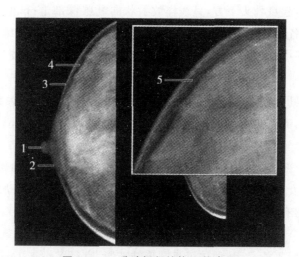

图6-38　乳腺解剖结构X线表现

注　1.乳头;2.乳晕;3.皮肤;4.皮下脂肪层;5.悬吊韧带。

5.纤维腺体组织

X线上的所谓纤维腺体影是由许多小叶及其周围纤维组织间质重叠、融合而成的片状致密影,边缘多较模糊。通常,纤维腺体组织的X线表现随年龄增长而有较大变化:①年轻女性或中年未育者,因腺体及结缔组织较丰富,脂肪组织较少,X线表现为整个乳腺呈致密影,称为致密型乳腺(图6-39A);②中年女性,随着年龄增加,腺体组织逐渐萎缩,脂肪组织增加,X线表现为散在片状致密影,其间可见散在的脂肪透亮区,称为中间混合型乳腺;③生育后的老年女性,整个乳腺大部或几乎全部由脂肪组织、乳导管、残留的结缔组织及血管构成,X线上较为透亮,称为脂肪型乳腺(图6-39B)。

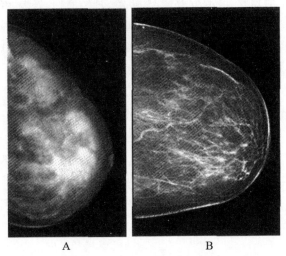

图6-39 正常乳腺X线检查

注 A.致密型乳腺;B.脂肪型乳腺。

6. 乳导管

正常人有15~20支输乳管即乳导管,开口于乳头,呈放射状,向乳腺深部走行。X线平片上有时可显示大导管,起自乳头下方,呈线样放射状向乳腺深部走行,但也可表现为均匀密度的扇形影而无法辨认各支导管。X线平片上乳导管表现的线样影同纤维组织构成的线样影难以鉴别,可统称为乳腺小梁。乳腺导管造影能清楚显示大导管及其分支导管。

7. 乳腺后脂肪

乳腺后脂肪位于乳腺纤维腺体层后方、胸大肌前方,与胸壁平行,X线上表现为线样透亮影,厚度0.5~2.0mm,向上可达腋部。在X线片上,乳腺后脂肪的显示率较低。

8. 血管

X线上,在乳腺上部的皮下脂肪层内多能见到线状静脉影,静脉的粗细因人而异,一般两侧大致等粗。未婚妇女静脉多较细小;生育及哺乳后静脉增粗。乳腺动脉在致密型乳腺多不易显示;在脂肪型乳腺有时可见迂曲走行的动脉影。动脉壁钙化时,呈双轨或柱状表现。

9. 淋巴结

乳腺内淋巴结一般不能显示,偶尔可呈圆形结节影,直径多小于1cm。X线上常见的淋巴结多位于腋前或腋窝软组织内,根据其走向与X线投照的关系可呈圆、椭圆形或蚕豆状的环形或半环形影,边缘光滑。淋巴结的一侧凹陷称为"门"部,表现为低密度区,此处有较疏松的结缔组织,血管、神经和淋巴管由此进出淋巴结。正常淋巴结大小差异较大,当淋巴结内含有大量脂肪即脂肪化时可至数厘米。

由于正常乳腺的X线表现个体间差异很大,缺乏恒定的X线类型,目前尚无统一的分型标准。国内外许多学者对正常乳腺均进行过分型。美国放射学院制定的乳腺影像报告和数据系统(BI-RADS)将乳腺分为4型:脂肪型(乳腺内几乎全部为脂肪组织,纤维腺体组织<25%)、散在纤维腺体型(乳腺内散在纤维腺体组织,占25%~50%)、不均质纤维腺体型(乳腺

呈不均匀致密表现,纤维腺体组织占 51%～75%)、致密型(乳腺组织非常致密,纤维腺体组织＞75%)。这种分型的主要意义在于说明 X 线对不同乳腺类型中病变检出的敏感性不同,对发生在脂肪型乳腺中病变的检出率很高,而对发生在致密型乳腺中病变的检出率则有所降低,临床医师了解这一点很重要。

(三)超声检查

1. 乳头

乳头位于乳房前表面中心位置,其大小、回声因年龄、发育阶段及经产情况而异。通常表现为边界清楚的中低回声类圆形结节。

2. 皮肤

皮肤表现为稍强回声的平滑光带,厚度 0.5～3.0mm,边缘光滑、整齐。

3. 皮下脂肪层和悬吊韧带

皮下脂肪层回声较低;内有散在的条索状或三角形的强回声光带为悬吊韧带。

4. 纤维腺体组织和乳导管

乳房深部为乳腺腺叶和乳导管。腺叶呈分布较均匀中等强度的光点或光斑,其内可见或多或少的低回声脂肪组织和条状、斑片状中等回声的纤维组织;放射状切面扫查容易显示自乳头基底呈放射状分布的乳导管长轴,导管短轴面则为圆或椭圆形,呈液性暗区,排列不整,但大小相似。

5. 乳后脂肪间隙

介于纤维腺体层和胸肌之间,与胸壁平行,乳腺后脂肪回声较低。

6. 胸大肌及肋骨

胸大肌位于乳后脂肪间隙的深层,呈均匀实体性低回声(图 6-40)。胸肌深层的肋骨呈强回声,后方有声影,肋软骨为边界清晰的椭圆形低回声区。

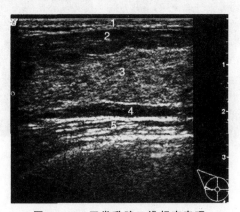

图 6-40 正常乳腺二维超声表现

注 1.皮肤;2.皮下脂肪层;3.纤维腺体层;4.乳后脂肪;5.胸肌及肋骨层。

7. 乳腺血管

二维声像图中腺体内血管呈管状无回声区,静脉较动脉位置表浅。频谱多普勒和 CDFI 能够显示乳腺血流信号,并可测得各种参数值。

8. 淋巴结

正常淋巴结在二维声像图上呈圆形或卵圆形,形态规则,界限清楚,表面光滑整齐,淋巴结门呈强回声。

(四)MRI 检查

乳腺 MRI 表现因所用脉冲序列不同而有所差别。

1. 脂肪组织

通常在 T_1WI 和 T_2WI 上呈高和中高信号,而在脂肪抑制序列上均呈低信号,增强检查几乎无强化。

2. 纤维腺体组织和乳导管

在 T_1WI 和 T_2WI 上,纤维和腺体组织通常不能区分;T_1WI 上表现为较低或中等信号,与肌肉大致呈等信号;T_2WI 上,表现为中等信号(高于肌肉,低于液体和脂肪);在 T_2WI 脂肪抑制像上则呈中等或较高信号。乳腺类型不同,MRI 表现有所差异。①致密型乳腺:纤维腺体组织占乳腺的大部或全部,T_1WI 为低或中等信号,T_2WI 上为中等或稍高信号,周围是较高信号的脂肪组织(图 6-41A)。②脂肪型乳腺:主要由高或较高信号的脂肪组织构成,残留的部分索条状乳腺小梁在 T_1WI 和 T_2WI 上均表现为低或中等信号(图 6-41B)。③散在纤维腺体型和不均质纤维腺体型:乳腺的表现介乎脂肪型与致密型之间。动态增强 T_1WI 扫描时,正常乳腺实质通常表现为轻度、渐进性强化,增强幅度不超过强化前信号强度的 1/3,如在经期或经前期,也可呈中度甚至重度强化表现。

3. 皮肤和乳头

乳房皮肤厚度大致均匀,增强后呈程度不一的渐进性强化。乳头双侧大致对称,也呈轻至中等程度的渐进性强化(图 6-41)。

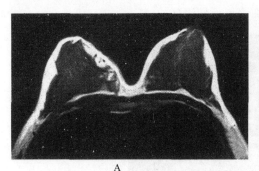 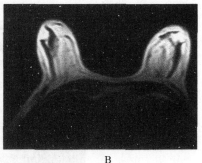

图 6-41 正常乳腺 MRI 检查

注 A.致密型乳腺;B.脂肪型乳腺。

三、基本病变表现

(一)X 线检查

1. 肿块

乳腺肿块可见于良性及恶性病变(图 6-42、图 6-43)。对于肿块的分析包括如下几方面。

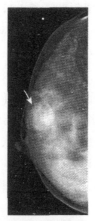

图 6－42　乳腺良性肿块

注　(纤维腺瘤)X 线表现肿块(↑)呈类圆形,轮廓清晰,边缘光滑,密度均匀并近似于腺体密度。

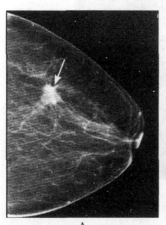 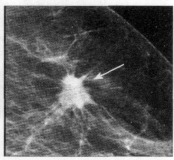

A　　　　　　　　　　　　　　　B

图 6－43　乳腺恶性肿块(乳腺癌)X 线表现

注　A.左乳 X 线头尾位;B.左乳病变局部放大。肿块(↑)形状不规则,边缘毛刺,密度较高,肿块内可见多发细小模糊钙化。

(1)形状:肿块的形状可为圆形、卵圆形及不规则形,按此顺序,良性病变的可能性依次递减,而癌的可能性依次递增。

(2)边缘:边缘特征可以是边缘清晰、模糊、小分叶及毛刺。肿块边缘清晰、锐利、光滑者多属良性病变;而轻微分叶、边缘模糊及毛刺多为恶性征象,但表现为边缘模糊时需注意是否系与正常组织影重叠所致,此时行局部压迫点片有助于明确判断。

(3)密度:肿块与周围或对侧相同体积的正常乳腺组织密度比较,分为高密度、等密度、低密度或含脂肪密度等类型。一般良性病变呈等密度或低密度;而恶性病变密度多较高,但极少数乳腺癌亦可呈等或低密度;含脂肪密度肿块仅见于良性病变,如错构瘤、脂肪瘤和脂性囊肿等。

(4)大小:肿物大小对良、恶性的鉴别并无意义,但当临床触及的肿块大于 X 线所示时,则恶性的可能性较大,这是因为触诊时常将肿块周围的浸润、纤维组织增生、肿瘤周围水肿以及皮肤等都包括在内所致。X 线和临床触诊肿块大小的差异程度与肿块边缘特征有关,通常有明显毛刺或浸润时差异较大,而边缘光滑锐利者相差较少。

2. 钙化

乳腺良、恶性病变均可以出现钙化(图6-43、图6-44)。通常情况下,良性钙化多较粗大,形态可为颗粒状、爆米花样、粗杆状、蛋壳状、圆形、新月形或环形,密度较高,分布较为分散(图6-44A);而恶性钙化的形态多呈细小砂粒状、线样或线样分支状,大小不等,浓淡不一,分布上常密集成簇或呈线性及段性走行(图6-44B)。钙化可单独存在,也可位于肿块内。钙化的大小、形态和分布是鉴别乳腺良、恶性病变的重要依据。对于大多数临床隐匿性乳腺癌而言,多依据X线上恶性钙化表现而做出诊断。

依据美国放射学会提出的BI-RADS诊断系统,将乳腺钙化表现类型分为典型良性、中间性和高度可疑恶性3类。

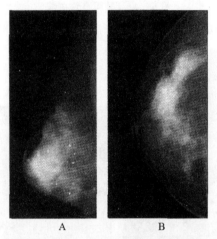

图6-44 乳腺良、恶性钙化X线表现

注 A.乳腺良性钙化X线表现,乳腺内多发大小不等粗颗粒状钙化,部分呈中空状,密度较高,分布较分散;B.乳腺恶性钙化X线表现,乳腺内可见多发细小砂粒状钙化,密度较淡,沿乳导管方向走行。

3. 结构扭曲

结构扭曲是指乳腺实质与脂肪间界面发生扭曲、变形、紊乱,但无明显肿块。其可见于乳腺癌,也可见于良性病变,如慢性炎症、脂肪坏死、术后瘢痕、放疗后改变等,应注意鉴别。此征象易与乳腺内正常重叠纤维结构影相混淆,需在两个投照方位上均显示时方能判定。对于结构扭曲,如能除外术后或放疗后改变,应建议活检以排除乳腺癌。

4. 局限性不对称

两侧乳腺比对,有不对称局限性致密区或与以前X线摄片比较发现一新出现的局限性致密区,特别是当致密区呈进行性密度增高或扩大时,应考虑浸润性癌的可能,需行活检。

5. 导管征

表现为乳头下一或数支乳导管增粗、密度增高、边缘粗糙。其可见于乳腺恶性病变,但非特异性,也可发生在部分良性病变中。

6. 晕圈征

表现为肿块周围一圈薄的透亮带,有时仅显示一部分,为肿块推压周围脂肪组织所形成。

此征常见于良性病变,如囊性病变或纤维腺瘤,但有时也可见于恶性肿瘤。

7. 皮肤增厚、凹陷

皮肤增厚、凹陷多见于恶性肿瘤。其为肿瘤经浅筋膜浅层及皮下脂肪层直接侵犯皮肤所致,此时多表现为局限性皮肤增厚;也可为血供增加、静脉淤血及淋巴回流障碍等原因所致,此时多表现为广泛性皮肤增厚。增厚的皮肤可向肿瘤方向回缩,此即酒窝征,但也可为术后瘢痕所致。

8. 乳头回缩

乳头后方的癌灶与乳头间有浸润时,可导致乳头回缩、内陷,称为漏斗征,但也可见于先天性乳头发育不良。判断乳头是否有内陷,必须是标准的头尾位或侧位片,即乳头应处于切线位。

9. 血供增多

血供增多表现为在乳腺内出现增多、增粗、迂曲的异常血管影,多见于恶性肿瘤。

10. 腋下淋巴结增大

病理性增大淋巴结一般呈圆形或不规则形,外形膨隆,边界模糊或毛刺,密度增高,淋巴结门的低密度脂肪结构影消失。淋巴结增大可为乳腺癌转移所致,也可为炎性反应。

11. 乳导管改变

乳腺导管造影可显示乳导管异常改变,包括导管扩张、截断、充盈缺损、受压移位、走行僵直、破坏、分支减少及排列紊乱等。

(二)超声检查

1. 肿块

肿块确认需在两个不同方位切面上均可显示。对肿块的分析应包括形状、边缘、界限、纵横径线比、内部回声、后方回声及侧方声影等表现,并观察 CDFI 血流情况。

(1)良性肿块:多表现为圆形或卵圆形,边缘光滑锐利,界限清楚,横径通常大于纵径(前后径),有时可见包膜回声,内部为均匀或比较均匀的低回声,肿块后方回声正常或增强,常有侧方声影(图 6-45);CDFI 显示病变通常无彩色血流或血流较少。含液体的囊性肿块表现为边缘整齐锐利的无回声液性暗区,肿块后方回声增强。

(2)恶性肿块:形态多不规则,纵径(前后径)通常大于横径,边缘特征可表现为模糊、成角、微分叶或毛刺,无包膜回声,内部呈不均匀低回声,肿块后方回声衰减,但也可表现为后方回声正常或增强,侧方声影少见,常有周围组织浸润(图 6-46);CDFI 显示病变内有较丰富的高阻血流。

2. 钙化

超声对钙化的显示不及 X 线摄影直观。钙化呈强回声光点或光团,伴后方声影。超声对低回声肿块内的微小钙化灶可清晰显示,但对纤维腺体组织内的微小钙化显示较难,因此,对于超声上表现为乳腺结构紊乱同时有微小钙化时,需多切面连续观察,以了解微小钙化的分布情况,如钙化呈沿乳导管走行方向分布,则高度提示导管内癌的可能性。超声对较大的或堆积成团、后方伴声影的钙化灶显示无困难。

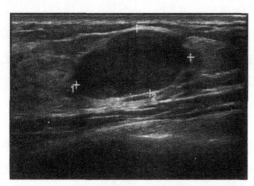

图 6-45 乳腺良性肿块(纤维腺瘤)二维超声

注 表现为肿块呈低回声,边界清楚,边缘光滑,长轴方向与皮肤层平行(横径大于纵径),肿块后方回声增强。

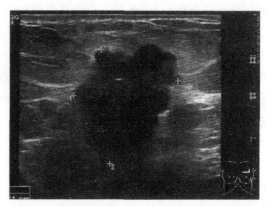

图 6-46 乳腺恶性肿块(乳腺癌)二维超声表现

注 肿块呈低回声,形态呈分叶状,纵径大于横径,边缘不规则,邻近结构纠集,肿块内部回声不均匀,可见多发点状强回声钙化,部分后方回声衰减。

3. 结构紊乱

乳腺结构紊乱表现为腺体增厚,内部呈强弱不等的网格状回声及片状低回声,可见于乳腺良、恶性病变。

4. 乳导管改变

乳导管扩张时,可见管径增粗,如增粗的导管内出现肿块,则提示导管内占位性病变。

5. 淋巴结增大

对增大淋巴结的观察应包括其形态、内部回声、血流情况等。转移性淋巴结多表现为单个或多个结节,形态不规整,边缘不光滑,皮、髓质分界不清且回声均较低,强回声淋巴结门结构消失;CDFI 显示血流信号丰富。

(三)MRI 检查

通常,对乳腺病变的 MRI 检查分析应包括形态学表现、信号强度和内部结构,尤其是动态增强后强化分布方式和血流动力学表现特征,如增强后早期强化率和时间—信号强度曲线类型等。如行 DWI 和 ^{1}H-MRS 检查,还可对乳腺病变的表观扩散系数(ADC)值和总胆碱化合物(Cho)进行测量和分析。

1. 形态学表现

通常平扫 T_1WI 有利于观察乳腺脂肪和纤维腺体的解剖分布情况,而 T_2WI 则能较好地识别液体成分。但单纯乳腺 MRI 平扫检查除能鉴别病变的囊、实性外,在病变的检出及定性诊断方面与 X 线检查相比并无显著优势,故应常规行 MRI 增强检查。依据美国放射学院的 BI-RADS-MRI 诊断规范,乳腺异常强化被定义为其信号强度高于正常乳腺实质。对异常强化病变的形态学观察和分析应在高分辨率动态增强检查的早期时相,以免由于病变内对比剂廓清或周围腺体组织的渐进性强化而影响观察。乳腺异常强化的形态学表现可为灶性、肿块和非肿块性病变。

(1)灶性强化:为小斑点状强化灶,难以描述其形态和边缘特征,无明确的占位效应,通常小于5mm。灶性强化也可为多发,呈斑点状散布于乳腺正常腺体或脂肪内,多为偶然发现的强化灶。灶性强化可为腺体组织灶性增生性改变,如两侧呈对称性分布,则提示可能为良性或与激素水平相关。

(2)肿块性强化:为呈立体结构的异常强化的占位性病变。对乳腺肿块性病变的形态学分析与X线检查相似:其中提示恶性的表现包括形态不规则,呈星芒状或蟹足样,边缘不清或呈毛刺样;反之,形态规则、边缘清晰则多提示为良性。然而,小的病变和少数病变可表现不典型。

(3)非肿块强化:如增强后表现为既非灶性强化又非肿块性强化,则称为非肿块性强化。其中,导管样强化(指向乳头方向的线样强化,可有分支)或段性强化(呈三角形或锥形强化,尖端指向乳头,与导管或其分支走行一致)多提示恶性病变,特别是导管原位癌(DCIS)。区域性强化(非导管走行区域的大范围强化)、多发区域性强化(两个或两个以上的区域性强化)或弥散性强化(遍布于整个乳腺的广泛散在强化)多发生在绝经前妇女(表现随月经周期不同而不同)和绝经后应用激素替代治疗的女性,多提示为良性增生性改变。

2. 信号强度及内部结构

平扫T_1WI上乳腺病变多呈低或中等信号;T_2WI上信号强度则根据其细胞、胶原纤维成分及含水量不同而异,通常胶原纤维成分含量多的病变信号强度低,而细胞及含水量多的病变信号强度高。一般良性病变内部信号多较均匀,但多数纤维腺瘤内可有胶原纤维形成的分隔,其在T_2WI上表现为低或中等信号强度;恶性病变内部可有坏死、液化、囊变、纤维化或出血,而于T_2WI表现为高、中、低混杂信号。动态增强检查,非肿块性良性病变的强化多均匀一致或呈弥漫斑片样强化,表现为肿块的良性病变强化方式多由中心向外围扩散,呈离心样强化或为均匀渐进性强化(图6-47);而表现为肿块的恶性病变强化多不均匀或呈边缘环状强化(图6-48),强化方式多由边缘强化向中心渗透,呈向心样强化,而表现为非肿块性的恶性病变,多呈导管样或段性强化。

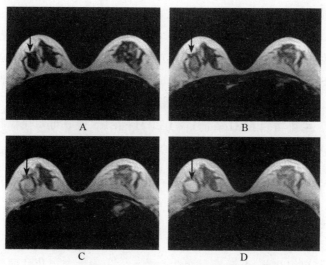

图6-47 右乳纤维腺瘤MRI表现

注 A.平扫T_1WI,右乳内可见类圆形低信号肿块(↑),形态规则、边缘光滑;B、C、D.为增强后1.5分钟、3分钟、7.5分钟T_1WI,显示肿块(↑)信号强度随时间延迟呈渐进性增高。

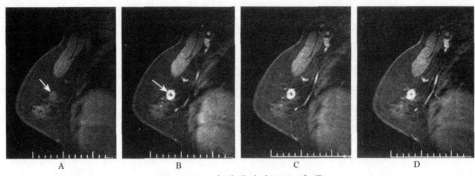

图 6 - 48　右乳乳腺癌 MRI 表现

注　A.矢状面平扫 T_1WI,显示右乳内肿块(↑),边缘呈小分叶;B~D.为增强后 1 分钟、2 分钟和 8 分钟矢状面 T_1WI.右乳肿块(↑)于动态增强早期(B)呈不均匀强化,且以边缘强化明显,随时间延迟,肿块强化由边缘环形强化向中心渗透(C、D)而呈向心样强化。

3.动态增强后血流动力学表现

包括评价增强后病变的早期强化率和时间—信号强度曲线类型等。关于早期强化率,因所用设备和序列而不同,目前尚缺乏统一标准。对于异常强化病变的时间—信号强度曲线的分析包括两个阶段:第一阶段为初期时相(通常指注射对比剂后 2 分钟内),其信号强度变化可分为缓慢、中等或快速增加;第二阶段为延迟时相(通常指注射对比剂 2 分钟以后),其变化决定了曲线形态。通常将动态增强曲线分为 3 型:①渐增型,在整个动态观察时间内,病变信号强度表现为缓慢持续增加;②平台型,注药后,于动态增强早期时相信号强度达到最高峰,在延迟期信号强度无明显变化;③流出型,病变于动态增强早期时相信号强度达到最高峰,其后减低。一般而言,渐进性曲线多提示良性病变(可能性为 83%~94%),流出型曲线常提示恶性病变(可能性约为 87%),平台型曲线可为恶性也可为良性病变(恶性可能性约为 64%)。

4.MRI 扩散及波谱成像

乳腺的 DWI 和 ${}^1H-MRS$ 检查为磁共振鉴别乳腺良、恶性病变提供了另外有价值的信息。DWI 检查能够检测出与组织内水分子运动受限有关的早期病变,有助于乳腺良、恶性病变的鉴别:通常恶性肿瘤在 DWI 上呈高信号,ADC 值较低;良性病变的 DWI 信号相对较低,ADC 值较高。MRS 是检测活体内代谢和生化成分的一种无创伤性技术,能显示良、恶性肿瘤之间的代谢物差异。在 ${}^1H-MRS$ 上,大多数乳腺癌可检出胆碱峰,相比而言,仅有少数良性病变可出现胆碱峰。动态增强 MRI 结合 DWI 和 ${}^1H-MRS$ 检查可明显提高乳腺良、恶性病变诊断的准确性。

四、疾病诊断

(一)乳腺增生

1.临床与病理

乳腺增生是乳腺组织在雌、孕激素周期性刺激下发生增生与退化共同作用的结果,是女性乳腺多见的一类临床综合征。有关此类疾病的病理诊断标准及分类尚不统一,故命名较为混乱。一般组织学上将乳腺增生描述为一类以乳腺组织增生和退行性变为特征的病变,伴有上皮和结缔组织的异常组合,包括囊性增生、小叶增生、腺病和纤维性病,其中囊性增生病包括囊肿、导管上皮增生、乳头状瘤病、腺管型腺病和大汗腺样化生,它们之间有依存关系,但不一定同时存在。乳腺增生并非炎症性或肿瘤性疾病,大多数为乳腺组织对激素的生理性反应,而非真正的病变。然而,少数可能属于病变,出现非典型增生或发展成原位癌,甚至最终演变为浸润性乳腺癌,但其并非为必然的发展过程。乳腺增生常发生在 30～40 岁患者,多为双侧。临床症状为乳房胀痛和乳腺内多发性"肿块",常与月经周期有关,以经前期明显。

2. 影像学表现

乳腺 X 线摄影、超声为此类病变的主要影像学检查技术。

(1)X 线表现:因乳腺增生成分不同而异,通常表现为:①乳腺内局限性或弥散性片状、棉絮状或大小不等的结节状影,边界不清;②反复增生、退化的交替过程中,可出现钙盐沉积,表现为边界清楚的点状钙化,大小从勉强辨认至 2～4mm,轮廓多光滑、清晰,单发、成簇或弥散性分布,若钙化分布广泛且比较散在,易与恶性钙化区别,若钙化较局限而成簇,则易被误诊为恶性钙化;③小乳管高度扩张形成囊肿时,表现为大小不等圆形或卵圆形影,密度较纤维腺瘤略淡或近似,边缘光滑、锐利;部分囊肿密度近似纤维腺瘤,X 线上有时难以准确区分乳腺囊肿与纤维腺瘤,需结合临床、超声或 MRI 检查进行鉴别;乳腺囊肿如有钙化,多表现为囊壁线样钙化。

(2)超声表现。

1)灰阶超声:①乳腺腺体局限性增厚、杂乱,回声减低,呈片状或结节状,无明显包膜,可以伴导管不同程度扩张;②乳腺腺体内可见多个大小不等无回声区,边界清,后方回声增强(图 6－49)。

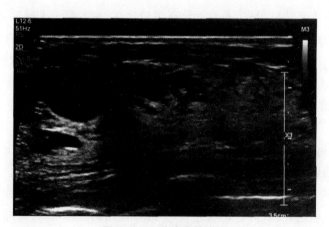

图 6－49　乳腺囊性增生

注　乳腺腺体内可见多个无回声区,壁薄,后方回声增强。

2)多普勒超声:增生的腺体或结节内部分可见点状血流信号。囊性结节内无血流信号显示。

(3)MRI 表现:①平扫 T_1WI 上,增生的导管腺体组织表现为中等信号,与正常乳腺组织信号相似;T_2WI 上,信号强度主要依赖增生组织内的含水量,含水量越高,信号强度也越高;②当导管、腺泡扩张严重,分泌物潴留时,可形成大小不等囊肿,T_1WI 上呈低信号,T_2WI 上呈高信号;少数囊肿因液体内蛋白含量较高,T_1WI上亦呈高信号;③动态增强检查,多数增生表现为多发或弥散性斑片状或斑点状轻至中度的渐进性强化,随强化时间的延长,强化程度和强化范围逐渐增高和扩大;强化程度通常与增生的严重程度成正比,增生程度越重,强化就越明显,严重时强化表现可类似乳腺恶性病变,正确诊断需结合其形态学表现,囊肿一般不强化,少数囊肿如有破裂或感染时,其囊壁可有强化。

3.诊断与鉴别诊断

在乳腺增生的影像学诊断中,应注意以下几点。①正确选择影像检查的时间很重要,一些妇女月经前可有生理性的乳腺增生,故影像检查最好在月经后1周或经前、经后分别进行检查,以资比较。②影像诊断应密切结合临床资料,包括患者年龄、临床症状及体征、生育史及月经情况等,因同样的X线表现,如为一年轻、临床无症状者,则可能为正常致密型乳腺,但若为中老年、有生育史且有临床症状者,则提示为增生。③增生包括多种成分,影像学检查尚不能如病理组织学那样做出具体诊断,当难以区分何种组织增生为主时,可统称为乳腺增生。④乳腺增生与乳腺癌特别是部分不典型乳腺癌在临床和影像学表现上有所重叠,容易混淆,从而造成相互误诊,故诊断的重点是其间如何进行正确鉴别。

乳腺增生的诊断要点:①患者多为30~40岁,病变常为双乳,临床症状与月经周期有关,乳腺胀痛和乳腺内"肿块"在经前期明显;②X线和CT上,增生的乳腺组织多表现为弥散性片状或结节状致密影;③MRI动态增强检查病变多表现为缓慢渐进性强化,随强化时间的延长,强化程度和强化范围逐渐增高和扩大;④囊性增生中的囊肿在超声上表现为大小不等无回声区,边界规则、清楚,后方回声增强。

局限性乳腺增生,尤其是伴有结构不良时需与乳腺癌鉴别:①局限性增生通常无血供增加、浸润及皮肤增厚等恶性征象;②若有钙化亦多较散在,而不同于乳腺癌那样密集;③增生多为双侧性;④动态增强MRI检查也有助于两者的鉴别,局限性乳腺增生的信号强度和强化范围逐渐增高和扩大,而乳腺癌的信号强度则常具有快速明显增高且快速减低的表现特点。

囊性增生中的囊肿在X线上与纤维腺瘤鉴别困难,此时超声检查有助于两者间鉴别。

(二)乳腺纤维腺瘤

1.临床与病理

乳腺纤维腺瘤是最常见的乳腺良性肿瘤。病理上,其由增生的乳腺纤维组织和腺管两种成分构成,其中多数以纤维组织为主要成分,但也可以腺上皮为主要成分。纤维腺瘤多发生在40岁以下妇女,可为一侧或两侧,也可多发,多发者约占15%。临床上常为偶然发现的乳腺肿块,不伴疼痛及其他不适,少数可有轻度疼痛,为阵发性或偶发性,以月经期明显。触诊时多为类圆形肿块,质地实韧,表面光滑,边界清楚,活动度好。

2.影像学表现

乳腺X线和超声检查是乳腺纤维腺瘤的主要影像学诊断方法,而MRI检查则有助于进一步确诊及鉴别诊断。

(1)X线表现:①圆形或卵圆形肿块,可呈分叶状,边缘光滑整齐;密度近似或稍高于正常腺体密度;肿块周围有时可见晕圈征,为被推压的周围脂肪组织;②部分肿瘤内可见钙化,位于边缘部分或中心;可呈蛋壳状、粗颗粒状、树枝状或爆米花样;钙化可逐渐发展,相互融合为大块状钙化或骨化，而占据肿块的大部或全部。

纤维腺瘤的 X 线检出率因肿瘤的发生部位、大小、病理特征、钙化情况及乳腺本身类型而异，如发生在致密型乳腺中，由于纤维腺瘤的密度近似于周围正常腺体组织，缺乏自然对比而呈假阴性，此时行超声或 MRI 检查有助于正确诊断。

（2）超声表现。

1）灰阶超声（图 6-50）：①肿块呈圆形、椭圆形或分叶状；②边界清晰，有完整包膜；③多数内部回声均匀，部分伴粗大钙化灶；④肿块可有侧方声影；⑤与周围组织无粘连，加压时，可被轻度压缩。

2）多普勒超声：较小的纤维腺瘤往往无明显血流信号；较大的肿瘤内及周边可见血流信号，周边的血流信号多呈环绕走行，有时可见有细小分支进入结节内，血流信号走行及形态均规则。脉冲波多普勒可测及低速、低阻动脉血流频谱。

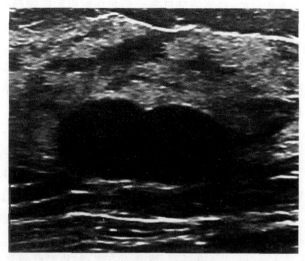

图 6-50 乳腺纤维腺瘤

注 乳腺腺体内低回声结节，呈椭圆形，边界清晰，包膜光滑，内部回声均匀，可见强回声，结节后方无衰减、有侧方声影。

（3）MRI 表现：①与其组织成分有关，平扫 T_1WI 上，肿瘤多表现为低信号或中等信号圆形、卵圆形或分叶状肿块，边界清晰；T_2WI 上，依肿瘤内细胞、纤维成分及含水量不同而表现为不同的信号强度，纤维成分含量多的纤维腺瘤信号强度低，而细胞及含水量多的纤维腺瘤信号强度高；大多数纤维腺瘤内有胶原纤维形成的分隔，其在 T_2WI 上表现为低或中等信号强度，此征象为纤维腺瘤较特征性表现；②钙化灶在 T_1WI 和 T_2WI 上均呈无信号；③DWI 检查，纤维腺瘤的 ADC 值多较高；④动态增强 MRI 检查，纤维腺瘤表现各异，但大多数表现为缓慢渐进性的均匀强化或由中心向外围扩散的离心样强化；少数肿瘤也可呈快速显著强化，有时难以与乳腺癌鉴别。因此，乳腺纤维腺瘤的准确诊断除依据强化程度、时间—信号强度曲线类型外，还需结合病变平扫 MRI 及 DWI 表现进行综合判断，以减少误诊。

3. 诊断与鉴别诊断

乳腺纤维腺瘤的诊断要点：①患者多为 40 岁以下的年轻女性，无明显症状，常为偶然发现；②X线检查，表现为类圆形肿块，边缘光滑、锐利，可有分叶，密度均匀且近似或稍高于正常腺体密度，部分瘤内可见粗颗粒状钙化；③多数纤维腺瘤在 T_2WI 上可见内部呈低或中等信号分隔的特征性表现；④MRI 增强检查，大多数纤维腺瘤表现为缓慢渐进性均匀强化或由中心向外围扩散的离心样强化。

纤维腺瘤需与常见的乳腺癌鉴别：①乳腺癌患者年龄多在 40 岁以上，常有相应的临床症状；②X线检查，乳腺癌形态不规则，边缘不整，常有毛刺，密度较高，钙化多细小；③MRI 动态增强检查，乳腺癌信号强度常具有快速明显增高且快速减低的特点，强化方式也多由边缘向中心渗透呈向心样强化，DWI 上大多数乳腺癌 ADC 值较低。

（三）乳腺癌

1. 临床与病理

乳腺恶性肿瘤中约 98% 为乳腺癌。我国乳腺癌发病率较欧美国家为低，但近年来在大城市中的发病率正呈逐渐上升趋势，已成为女性常见的恶性肿瘤。乳腺癌通常为单发，但也可为多发、双侧性或发生于副乳。病理上通常将乳腺癌分为 3 类：①非浸润性癌；②浸润性非特殊型癌；③浸润性特殊型癌。乳腺癌好发于绝经期前后的 40~60 岁妇女，仅约 1% 的肿瘤见于男性。临床常表现为乳腺肿块、伴或不伴疼痛，也可有乳头回缩、乳头溢血等，肿瘤广泛浸润时可出现整个乳腺质地坚硬、固定；腋窝及锁骨上有时可触及增大的淋巴结，也可发生纵隔淋巴结、肝脏、骨等转移而出现相应的症状和体征。

2. 影像学表现

乳腺 X 线和超声检查为乳腺癌的主要影像检查技术。MRI 对乳腺癌的诊断、术前分期及临床选择适当的治疗方案非常有价值，是 X 线和超声检查的重要补充手段。

（1）X 线表现：乳腺癌常见的 X 线表现包括肿块、钙化、肿块伴钙化、结构扭曲或结构扭曲伴钙化等。①肿块是乳腺癌常见的 X 线征象，其显示率因乳腺本身类型及肿瘤病理类型而异，在脂肪型乳腺显示率高，而在致密型乳腺显示率则相对较低；肿块的形状多呈分叶状或不规则形；肿块的边缘多呈小分叶、毛刺或浸润，或兼而有之；肿块密度通常高于同等大小的良性肿块，其内可有多发细小钙化。②钙化是乳腺癌另一个常见的 X 线征象，形态多呈细小砂粒状、线样或线样分支状，大小不等，浓淡不一；分布上常成簇、线样或段样走行；钙化可单独存在，亦可位于肿块内或外；钙化的形态和分布是鉴别良、恶性病变的重要依据，大多数导管原位癌就是由乳腺 X 线检查发现特征性钙化而明确诊断的，而临床触诊并无肿块。③部分乳腺癌也可表现为乳腺结构扭曲或局限性不对称致密。④还可见与乳腺癌相伴随的异常征象，包括导管征、血供增加、皮肤增厚和局限凹陷、乳头内陷和淋巴结增大等。

（2）超声表现。

1）灰阶超声（图 6-51）。①直接征象：肿瘤的边界特征多样，可呈毛刺状、成角或分叶，部分周围有薄厚不一的强回声晕。毛刺征及周边强回声晕是乳腺癌向周围组织浸润生长的典型特征。形态不规则是乳腺癌最为常见的表现，是诊断乳腺癌敏感性最高的超声征象。部分小乳腺癌仅表现为形态不规则，而缺乏其他典型恶性征象。乳腺癌内部多呈低回声，小肿瘤常呈均匀低回声，较大肿瘤可能因内部出血、坏死而出现内部回声不均匀甚至囊性成分。由于肿瘤生长不平行或垂直于乳腺腺体轴向生长，纵横比>1，尤其常见于体积较小的乳腺癌。部分乳腺癌可出现后方回声衰减，内可见斑片状或点状钙化灶。②间接征象：包括乳房悬韧带连续性中断,皮肤水肿、增厚和腋窝淋巴结肿大、形态失常等。

2)多普勒超声:多数乳腺癌血流丰富,尤其是肿瘤体积较大时。肿瘤周边可见粗大的穿入型动脉血流,血流形态不规则,失去了正常的树状分支结构,呈盲端囊状扩张,常提示肿块恶性可能性大。乳腺癌动脉血流多表现为高速、高阻的频谱特点。

(3)MRI表现:①在平扫T_1WI上,乳腺癌表现为低信号,当病变周围有高信号脂肪组织围绕时,则轮廓清楚,若周围为与之信号强度类似的腺体组织,则轮廓不清;肿块形态常不规则,呈星芒状或蟹足样,边缘可见毛刺;在T_2WI上,肿瘤信号通常不均,信号强度取决于肿瘤内部成分,成胶原纤维所占比例越大则信号强度越低,细胞和水含量高则信号强度也高;②动态增强MRI检查时,乳腺癌信号强度趋于快速明显增高且快速减低的特点,且强化多不均匀或呈边缘强化;强化方式多由边缘强化向中心渗透而呈向心样强化;表现为非肿块性病变的乳腺癌,可呈导管或段性分布强化,易见于导管内原位癌;③在DWI上,大多数乳腺癌呈高信号,ADC值较低;④在^1H-MRS上,部分乳腺癌于3.2ppm处可见胆碱峰。

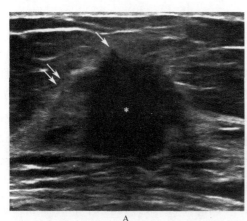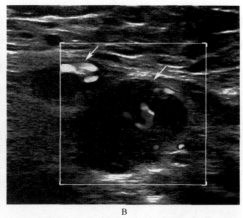

A B

图6-51 浸润性乳腺癌伴腋窝淋巴结转移

注 A.乳腺腺体内低回声团块(*),边界不清,形态不规则,呈毛刺征(↑),周边可见厚薄不均的强回声晕环绕(↑↑),后方回声衰减;B.腋窝见肿大的淋巴结(↑),淋巴结结构失常,内探及周边型血流信号。

动态增强MRI是乳腺癌诊断及鉴别诊断必不可少的检查步骤,不仅使病灶显示较平扫更为清楚,且可发现平扫上未能检出的肿瘤。然而,由于MRI对比剂Gd-DTPA对乳腺肿瘤并无生物学特异性,其强化方式并不取决于病变的良、恶性,而与微血管的数量及分布有关,因此,良、恶性病变在强化表现上有一定的重叠,某些良性病变可表现为类似恶性肿瘤的强化方式,反之亦然,故诊断时除评价病灶增强后血流动力学表现外,还需要结合形态学、DWI和^1H-MRS所见进行综合考虑。

3.诊断与鉴别诊断

乳腺癌的诊断要点:①患者多为40~60岁的妇女,有相应的临床症状;②X线摄片上,肿块形状不规则,边缘不光滑,多有小分叶或毛刺,密度高;钙化常表现为细小砂粒状、线样或线样分支状,大小不等,浓淡不一,分布上成簇、线样或段样走行;③MRI增强检查,病变信号强度趋向快速明显增高且快速减低的特点,DWI上大多数乳腺癌ADC值较低。

(樊　智)

第七章　骨骼肌肉系统

第一节　检查技术

一、X线检查

骨骼和关节疾病影像学检查首选 X 线平片。但不少骨骼和关节疾病如炎症和肿瘤早期，X 线表现比病理改变和临床症状出现晚，初次检查可能为阴性，需定期复查或进一步行 CT、MRI 检查；大多数骨骼和关节疾病缺少典型或特殊 X 线征象，需结合临床资料，如年龄、性别、病程、症状、体征和实验室检查等，才能明确诊断；除骨端以外，关节其他的结构，如关节囊、关节软骨等均为软组织，缺乏天然对比而无法显示，过去用关节腔内注入低密度（如气体）或高密度（如有机碘水）对比剂形成人工对比的方法即关节造影，通过显示关节腔形态对疾病进行诊断。自 CT、MRI 广泛应用于临床以来，由于其对软组织具有较高的分辨率，能直接观察不同的关节软组织结构，因此，X 线关节造影已很少使用。

骨骼和关节 X 线检查需注意下列事项：①多方位摄片，四肢长骨、关节和脊柱应摄正、侧位片；②加摄特殊体位片，如肋骨骨折应加拍斜位，髌骨骨折和跟骨骨折应加拍轴位；③骨骼 X 线检查需包括周围的软组织；④四肢长骨摄片应至少包括邻近的 1 个关节；⑤行脊柱摄片时要包括相邻的脊椎节段；⑥两侧对称的骨关节，常需同时投照双侧，以便对照观察；⑦关节投照技术上要求有更好的对比度，以便对关节的软组织做初步的观察。

软组织中的肌肉、血管、神经和关节囊等组织间密度差别不大，X 线摄片上无法分辨其组织结构，故一般不用 X 线检查观察软组织病变。

二、CT检查

当骨骼、关节和软组织疾病临床和 X 线平片诊断有困难时，可选用 CT 做进一步检查，但对骨骼解剖较复杂的部位，如骨盆、髋、肩、膝等关节以及脊柱和面骨等区域，可首选 CT。CT 可显示明确的解剖关系，易于区分松质骨和皮质骨的破坏、死骨、钙化、骨化等病变。

1. CT 平扫

检查时尽量将病变及其对侧对称部位同时扫描，以便进行两侧对照观察；一般行横断位扫描，层厚一般为 2~5mm；如拟行图像后处理，如多平面重组，则应以 1~2mm 的层厚进行横断位扫描。同时用软组织窗（L60HU，W300HU）和骨窗（L400HU，W1500HU）观察。

2. CT 增强扫描

用于显示病变血供情况,确定病变范围,发现病变有无坏死,便于定性诊断。

三、MRI 检查

当骨骼、关节和软组织疾病临床和 X 线平片和(或)CT 诊断有困难时,可选用 MRI 做进一步检查。对早期骨质破坏和细微骨折,MRI 较 X 线平片和 CT 敏感;MRI 对脊柱解剖结构和病变的显示及了解病变与椎管内结构的关系优于 CT;MRI 对脂肪、肌肉、韧带、肌腱及软骨等组织及病变,如肿块、坏死、出血和水肿等的显示,明显优于 X 线平片和 CT。但 MRI 对钙化、细小骨化及骨皮质的显示不如 X 线平片和 CT。观察关节内结构时,也可将稀释后的含钆对比剂注入关节腔行 MRI 关节造影检查。

1. MRI 常规检查

自旋回波 T_1WI 和快速自旋回波 T_2WI 是基本的扫描序列。脂肪抑制 T_1WI 和 T_2WI 也是骨骼检查常用的基本序列,由于骨髓内脂肪组织的高信号受到抑制,病变组织与正常组织的信号差别可更加明显,脂肪抑制技术也可用于检测组织和病变中的脂肪成分。层面方向可根据部位和病变选用横断、冠状、矢状或任意方向的斜切面。一般而言,对一个部位至少应有包括 T_1WI 和 T_2WI 在内的两个不同方位的切面检查,如冠状位、矢状位或横断位,其中在最佳方位上,至少应包括 T_1WI 和脂肪抑制 T_2WI 或 STIR 检查序列。

2. MRI 增强检查

增强检查的目的和意义与 CT 增强扫描相同,一般使用钆对比剂,常采用脂肪抑制 T_1WI 增强检查。

(薛艳青)

第二节　正常影像表现

一、X 线与 CT 表现

(一)骨骼

骨质按其结构分为密质骨和松质骨(图 7-1),密质骨有骨皮质和颅骨的内外板,松质骨由骨小梁组成,骨小梁间隙内充以骨髓。

骨皮质:骨皮质为密质骨,密度均匀、致密,在骨干中段最厚,向两端逐渐变薄,在 X 线摄片及 CT 上表现为致密的带状影。

骨膜:骨膜是紧贴在非关节面处骨皮质外表面的薄纤维膜,正常骨膜与骨周围的软组织密度相同,在 X 线摄片及 CT 上不能辨认。

骨松质:由骨小梁和其间的骨髓所构成,在 X 线摄片及 CT 上显示为细密的网状影,密度低于骨皮质。

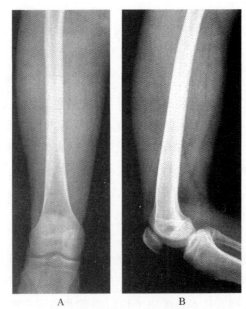

图 7 - 1　股骨正常 X 线表现

注　A.正位片；B.侧位片。

（二）关节

X 线摄片上滑膜关节由骨性关节面、关节间隙及关节囊构成，部分大关节可以辨识韧带、关节内外脂肪层等关节附属结构（图 7 - 2）。

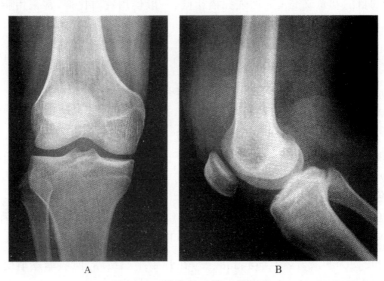

图 7 - 2　膝关节正常 X 线表现

注　A.正位片；B.侧位片。

骨性关节面：X 线所见的关节面实际上是关节软骨深层的菲薄钙化带和其下的薄层致密骨质，二者合称为骨性关节面。X 线摄片上表现为边缘锐利光滑的线样致密影，通常凹侧骨性关节面较凸侧厚。

关节间隙：为两个相对骨端的骨性关节面之间的透亮间隙，由于关节软骨与其他软组织密度相似而不能辨别,X 线摄片上显示的关节间隙实际上代表关节组成骨骨端的关节软骨和解剖学上真正的关节腔。

关节囊:由于其密度与周围软组织相同,平片上一般不能显示,有时在关节囊外脂肪层的衬托下可见其边缘。

关节附属结构:某些大关节,如膝、髋和踝关节周围的韧带,可在邻近脂肪组织的对比下被显示,如髌韧带。关节内脂肪位于关节囊内外层之间,见于大关节,如肘关节囊前、后两个脂肪垫及膝关节的髌下脂肪垫;关节外脂肪位于关节囊和周围肌肉之间,层次清楚,可衬托出关节囊的轮廓。

CT 能很好地显示关节骨端和骨性关节面,后者表现为线样高密度影。关节软骨常不能显示。在适当的窗宽和窗位时,可见关节囊、周围肌肉和囊内、外韧带的断面,这些结构均呈中等密度影。正常关节腔内的少量液体在 CT 上难以辨认。关节间隙在 CT 上为关节骨端间的低密度影(图 7 - 3)。

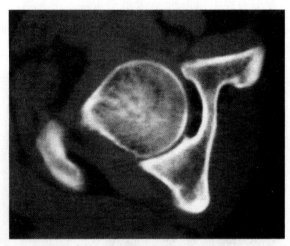

图 7 - 3　正常髋关节 CT 横断面表现

(三)软组织

在传统 X 线平片上,骨骼肌肉系统中的软组织之间的密度差别不大,缺乏良好的天然对比,无法显示各自形态和结构。在对比度良好的 DR 片上,可通过较低密度的皮下、肌间和关节囊内、外的脂肪组织衬托,观察某些肌肉、肌腱和韧带的轮廓,如跟腱、髌韧带、腰大肌外缘等;除此之外,软组织均表现为难以进一步分辨的中等密度的影像。对血管的观察可行血管造影,即将高密度的碘对比剂注入血管内,使其与周围的软组织形成良好的人工对比,可显示局部血管结构。通过不同时间点摄影,还可显示动脉期、静脉期等不同时相的表现。

CT 不仅能断面显示软组织解剖结构,而且可分辨密度差别较小的脂肪、肌肉和血管等组织和器官。在 CT 图像上,躯干和四肢的最外层是线样中等密度的皮肤,其深部为厚薄不一、低密度的皮下脂肪层,其内侧和骨的四周是中等密度的肌肉。由于肌肉之间有脂肪性低密度的间隔存在,因此,根据各肌肉的解剖位置和相互关系,不难辨认。血管和神经多走行于肌间,在周围脂肪组织的衬托下呈中等密度的小类圆形或索条影,增强扫描血管呈高密度影,显示更清楚,且易于与并行的神经区别。关节囊可因囊壁内、外层间的或囊外的脂肪而辨认其轮廓;关节附近的肌腱和韧带也可为其周围的脂肪所衬托而得以显示,上述结构也均呈中等密度影。

二、MRI 表现

(一)骨髓

骨小梁构成骨髓中细胞成分的支架,骨髓主要由造血细胞及脂肪组织构成,根据骨髓各成分比例不同,分为红骨髓和黄骨髓两类,红骨髓所含脂肪、水及蛋白质的比例约为 40∶40∶20,而黄骨髓约为 80∶15∶5。由于黄骨髓所含脂肪比例明显高于红骨髓,故其 T_1WI 上信号较高。正常情况下,T_1WI 上,黄骨髓表现为与皮下脂肪相似的高信号,红骨髓信号介于皮下脂肪和肌肉之间;T_2WI 上,红、黄骨髓信号相似,其信号高于肌肉而低于水(图 7-4)。在高分辨率 MRI 上,骨骺瘢痕和较大骨小梁在髓内呈条状低信号影而被识别。

新生儿大部分骨髓为红骨髓,随着生长发育的进行,四肢骨骨髓自远端向近端顺序转化为黄骨髓。儿童期,骨髓中脂肪与造血细胞混合分布,T_1WI 信号可不均匀,呈斑片状高低混杂信号。青春期,红骨髓主要分布在中轴骨、股骨及肱骨近端。成人期,上述部位的红骨髓均可发生黄骨髓转换,但一直保留有部分红骨髓(图 7-4)。脊椎内红骨髓成分中可含脂肪团,表现为 T_1WI 类圆形高信号区,类似于椎体内血管瘤。

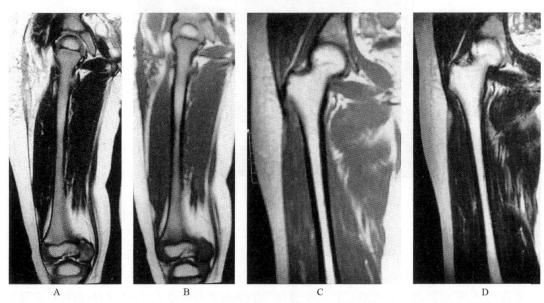

图 7-4 红骨髓与黄骨髓的 MRI 信号特征

注 A、B.正常小儿股骨 T_1WI 及 T_2WI,干骺端骨髓为红骨髓,T_1WI 信号介于脂肪和肌肉之间,T_2WI 信号高于肌肉而低于水;C、D.正常成人股骨中上段 T_1WI 及 T_2WI,髓腔内分布黄骨髓,T_1WI 为高信号,T_2WI 呈中、高信号,类似于脂肪。

(二)骨皮质、骨膜和关节软骨

由于骨皮质中自由水质子含量很少,因此在 MRI 上表现为低信号。骨膜菲薄,在正常情况下,MRI 不能显示。

MRI 图像具有良好的组织对比,能很好地显示关节的解剖形态,如关节软骨、滑膜等。关节软骨(透明软骨)是由软骨细胞、胶原纤维、水和蛋白多糖等成分构成的复杂的层状结构。

SE 序列 T_1WI、PdWI 上，关节软骨信号介于肌肉和脂肪之间，呈中等信号强度，T_2WI 上，关节软骨为相对低信号，与高信号关节内液体形成对比(图 7-5)。脂肪抑制 PdWI 是观察关节软骨较为理想的序列，可以增加关节软骨和邻近结构的对比度，此时关节软骨为高信号，关节积液为中等信号，软骨下骨板及骨髓为低信号。

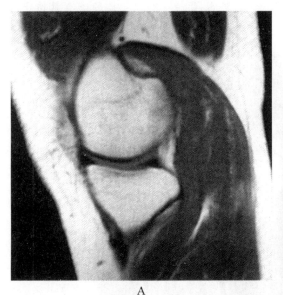
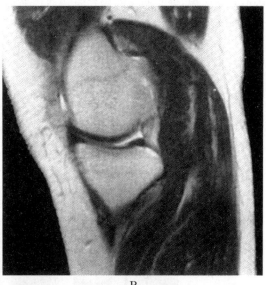

A   B

图 7-5 正常膝关节关节软骨与半月板 MRI 表现

注 A.矢状面 T_1WI，关节软骨呈中等信号；半月板呈低信号，并具有完整形态；B.矢状面 T_2WI，关节软骨呈低信号，在关节内液体衬托下显示清晰，半月板仍为低信号。

(三)滑膜

正常滑膜较薄，常规 MRI 上难以识别。有时在较粗厚的纤维性关节囊衬托下，滑膜可以表现为菲薄的低信号影。增强扫描，正常滑膜无明显强化或仅有轻度强化。正常关节、关节隐窝、滑囊和腱鞘内通常都含有少量滑液，表现为 T_1WI 低于肌肉的信号影，T_2WI 和 STIR 图像上呈高信号影。

(四)软组织

MRI 能够很好地显示软组织的解剖形态，能显示 X 线平片和 CT 不能或难以显示的一些结构，如纤维软骨、肌腱、韧带及肌肉等。

关节内数种支持结构，如关节盘、半月板及关节唇都由纤维软骨构成。正常纤维软骨在绝大多数序列上呈低信号。除特有信号特征外，正常纤维软骨尚有一定的形态特征，如膝关节半月板的断面呈三角形(图 7-5)或弯弓状；肩胛盂唇通常呈三角形，可因关节伸展和旋转程度不同而呈圆形或平板状。

正常肌腱在所有序列上均表现为均匀一致的低信号影。MRI 上，正常肌腱边缘光整，典型者，断面通常为圆形、椭圆形或扁平状，其直径一般不会发生改变，除非是与骨连接处，肌腱会变得宽大，以加大与骨的接触面。在肌腱与骨连接处，信号可以变得不均匀，局部组织成分为肌腱、纤维软骨的混合(图 7-6)。

　　绝大多数韧带与肌腱的组成成分相似,所有序列上都表现为低信号影。正常韧带有一定的走行和大小,应当是由一块骨连接至另一块骨的连续完整的结构(图7-7)。

　　肌肉与肌肉之间通常被含脂肪的间隔相隔。肌肉由肌束构成,肌束与肌束之间有含脂肪的结缔组织分隔。T_1WI上含脂肪高信号的肌肉间间隔与低信号肌肉形成天然对比,可以辨认不同的肌肉,并且肌束间隔使每块肌肉断面呈花纹样外观(图7-8)。每块肌肉有其特定的大小与形态,两端往往与低信号的肌腱相延续。

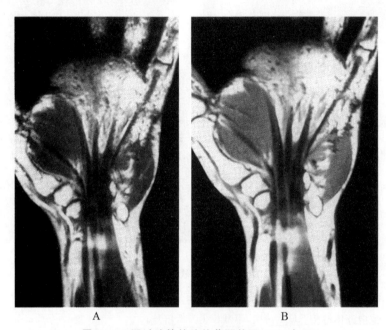

图7-6　通过腕管的腕关节冠状面 MRI 表现

注　A.T_2WI;B.T_1WI。可见穿行于腕管内的低信号肌腱及其走行。

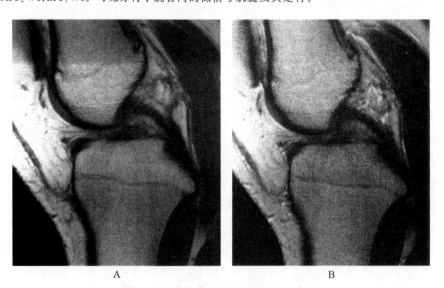

图7-7　膝关节正中矢状面 MRI 表现

注　A.T_1WI;B.T_2WI。后交叉韧带呈弧形完整显示,正常时 T_1WI、T_2WI 均为低信号。

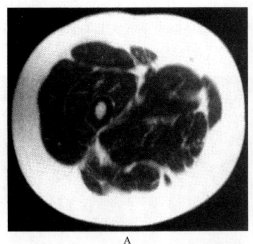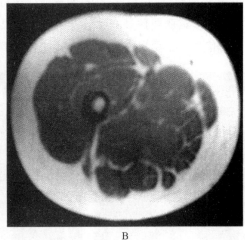

A　　　　　　　　　　　　　　　　B

图 7 − 8　大腿中段横断面正常 MRI 表现

注　A.T_1WI；B.T_2WI。肌肉、肌束的形态在筋膜与肌肉间隔衬托下可以清楚识别。

（薛艳青）

第三节　基本病变表现

一、骨基本病变

（一）骨密度增高

骨密度增高是因矿盐沉积过多或骨质增生、硬化所致。后者是指单位体积内骨量的增多，是成骨活动增加和（或）破骨活动减少的结果，组织学上表现为骨皮质增厚，骨小梁增多、增粗。

X 线平片表现为骨质密度增高，可为片絮状、磨玻璃样密度，也可以呈象牙质样密度；骨皮质增厚，骨小梁增多、增粗、密集，严重者可致骨结构消失，难以区分骨皮质、骨松质及髓腔。骨质增生硬化的 CT 表现与 X 线表现相似，但更容易发现不明显的、小片状的骨质密度增高（图 7 − 9）。MRI 对骨质密度较低或范围较小的增生、硬化不敏感，明显的骨质密度增高在MRI 各序列上均表现为低信号。

骨密度增高主要见于先天性疾病、成骨性肿瘤、慢性炎症、骨内钙化以及骨质坏死等。

（二）骨密度减低

按病因可分为骨质减少和骨基质钙化不足两类。前者表现为骨质疏松或骨质吸收，后者表现为骨软化。

1. 骨质疏松

骨质疏松指单位体积内骨质减少，表现为有机成分及无机成分含量减低，但两者的比例仍正常。

骨内矿盐减少 30％以上才能在 X 线平片表现出阳性征象，主要为骨质密度普遍性减低，皮质变薄，骨小梁变细、数量减少或骨端骨小梁减少，骨小梁间隙增大，骨性关节面变薄。CT

表现与 X 线相同,即骨小梁减少,骨皮质变薄(图 7 - 10)。MRI 对骨小梁显示不敏感,但可显示髓腔内增多的脂肪信号或骨髓浸润增生性改变,两者差别在于前者压脂 T_2WI 呈低信号,后者仍为高信号。主要见于先天性、代谢性、老年性、失用性营养不良、炎症或肿瘤。

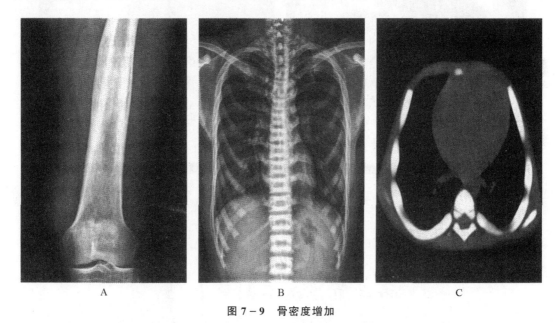

图 7 - 9　骨密度增加

注　A.左侧股骨中段慢性骨髓炎:X 线可见肱骨中段局部斑片样高密度影;B、C.石骨症:X 线及 CT 显示所及胸廓诸骨普遍性密度增高。

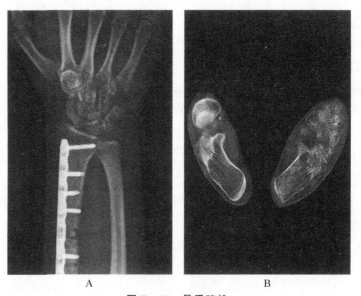

图 7 - 10　骨质疏松

注　A.左侧桡骨中下段骨折内固定术后:X 线可见左侧腕关节失用性骨质疏松;B.左侧胫腓骨骨折:CT 显示左足各骨失用性骨质疏松。

2.骨软化

骨软化指单位体积内骨组织有机成分正常而钙盐含量减低,骨质变软。单纯性骨软化少见,骨软化常伴骨质疏松。

X线与CT表现相似,表现为骨皮质变薄,骨质密度减低及骨小梁变细、数量减少。骨小梁及骨皮质因钙化不足而边缘模糊。假骨折线为软骨病的典型X线表现,多为两侧对称存在的部分或全部贯穿骨骼的规则透光线,宽1～2mm,与骨皮质垂直,无骨痂,好发于耻骨支、肱骨、股骨上段及胫骨。MRI对骨软化显示不敏感。常见的病因有3种:维生素D缺乏或代谢障碍、血磷减低及异常骨质形成。

(三)骨质破坏

骨质破坏指局部骨质被病理组织替代而造成的骨组织缺失,由病理组织的直接溶骨作用或由其引起的破骨细胞增生和活动亢进所致。

X线表现为局部骨质密度减低,骨小梁稀疏和正常骨结构破坏,可同时累及骨松质及骨皮质(图7-11)。根据边界情况可分为3种类型。①类圆形:病灶与宿主骨之间边界清晰且光滑,呈类圆形或囊状改变,可伴或不伴有硬化边。提示病灶生长速度缓慢,低度侵袭性,常见于骨囊肿、骨脓肿等。②虫蚀状:病灶边界模糊,呈筛孔状,累及骨皮质内外表面时表现为不规则的虫蚀样改变。常提示病灶发展较快,具有侵蚀性,是恶性肿瘤最常见的骨质破坏类型。常见于各类恶性肿瘤,也见于生长较快的良性肿瘤。③浸润性:病灶与周围骨边界模糊,难以区分,其中正常骨、异常骨及骨质破坏结构混杂在一起。反映病变生长迅速,具有高度恶性及侵袭性。常见于高度恶性的肿瘤,也见于急性骨髓炎。

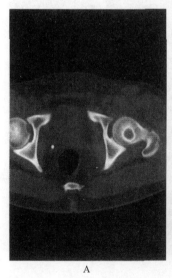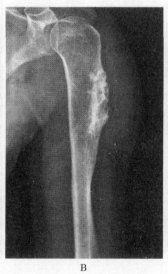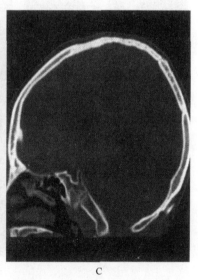

A　　　　　　　　　B　　　　　　　　　C

图7-11　骨质破坏

注　A.左侧股骨头骨囊肿:CT显示左侧股骨头内可见一类圆形囊状骨质破坏区,周边可见硬化边;B.左侧肱骨上段软骨肉瘤:X线显示左侧肱骨上段外侧可见一片状骨质破坏区,局部可见不规则高密度影;C.颅骨嗜酸性肉芽肿:CT矢状面重建示顶骨局部骨质变薄,可见多发虫蚀样骨质破坏。

CT有利于发现早期较小的骨质破坏病变以及取代骨质结构的软组织肿块。MRI对骨质破坏病灶十分敏感,可发现极早期的骨质破坏且有利于确定病变的性质。肿瘤病变常表现为软组织信号,即T_1WI呈低或等信号,T_2WI呈高信号。此外可显示病灶周边充血、水肿的改变。DWI 及增强扫描等更有利于确定病变的良、恶性。

(四)骨膜反应

骨膜反应是指在各种病理刺激下，骨膜水肿、增厚，内层的成骨作用活跃，形成骨膜新生骨的过程。

根据骨膜形态分为以下 5 种类型。①单层骨膜反应：为与骨皮质平行的细线样致密影，与骨皮质间有狭窄的透亮间隙，两端多与皮质相连续，为早期改变，常见于骨髓炎等。②实性骨膜反应：为与骨皮质融合的厚层骨膜，可呈与骨皮质分界不清的厚层致密影，也可表现为局限性的椭圆形、波浪状致密影，常提示病变发展缓慢或愈合过程，多见于骨样骨瘤等。③葱皮样骨膜反应：为呈同心圆排列的多层细线状骨膜，提示病变发展快慢不均，常见于骨髓炎、张力性骨折等，也见于骨髓腔内的恶性肿瘤。④日光放射状骨膜反应：表现为近乎垂直于骨皮质的细线状新生骨改变，是恶性肿瘤的征象，提示肿瘤生长迅速，最常见于骨肉瘤。⑤Codman 三角：为骨膜新生骨反复破坏、形成的结果，在破坏区两端的残留骨膜呈三角形，提示肿瘤进展迅速，最常见于骨肉瘤，也见于其他生长迅速的良、恶性病变。

CT 能够显示扁平骨的骨膜新生骨，此方面优于传统 X 线。但 CT 空间分辨率不如 X 线，不易显示多层状的骨膜新生骨(图 7-12)。MRI 对早期骨膜反应的水肿及非矿化组织的显示具有一定的价值，T_2WI 呈高信号改变。

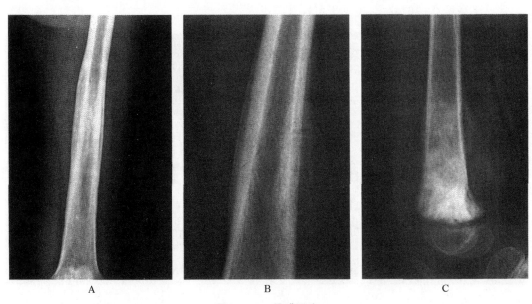

图 7-12 骨膜反应

注 A.左侧股骨中段慢性骨髓炎：X 线显示左侧股骨中段片状密度不均匀，相应部位可见单层状骨膜反应；B.左侧股骨中段骨肉瘤：X 线显示左侧股骨中段葱皮样骨膜反应；C.右侧股骨下端成骨性骨肉瘤：X 线显示右侧股骨下端局部见片状密度增高影，其后方可见骨膜三角。

(五)骨骼变形

骨骼变形即骨骼的大小及形态异常，表现为骨骼膨大、缩小、变形及轮廓不规整等。多发性或全身性骨骼变形多见于遗传性、先天性、代谢性、营养性疾病，局部的骨骼变形多见于外伤、炎症、肿瘤等(图 7-13)。

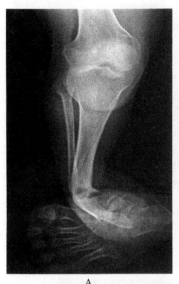
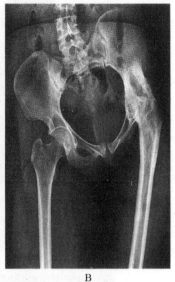

A   B

图 7－13 骨骼变形

注　A.右侧胫腓骨先天发育异常:X 线示左侧胫腓骨短小,下段扭曲;B.左侧股骨头外伤后畸形愈合;
X线可见左侧股骨上段结构紊乱,左侧股骨颈可见片状密度增高影,左侧股骨头及左侧髋臼可见骨性融合。

二、关节基本病变

1.关节肿胀

关节肿胀常由关节腔积液或关节囊及其周围软组织充血、水肿、出血所致。①X 线平片:
表现为关节周围软组织影增厚,密度增高,病变累及的结构层次难于区分;大量关节积液可致
关节间隙增宽。②CT 检查:可见软组织密度的关节囊肿胀、增厚;关节腔内积液表现为关节
腔内水样密度影,如合并出血或积脓,其密度可较高;关节附近的滑囊积液在 CT 上也可见到,
表现为关节附近囊状液体密度影。③MRI 检查:关节肿胀除见关节囊增厚外,在 T_2WI 上可
见关节囊呈高信号;关节周围软组织肿胀可呈弥散性 T_1WI 低、T_2WI 高信号;MRI 对关节积
液很敏感,一般积液表现为液性 T_1WI 低、T_2WI 高信号,合并出血时,T_1WI 和 T_2WI 可均为
高信号。

关节肿胀常见于关节炎症、外伤和出血性疾病等。

2.关节破坏

关节破坏指关节软骨及其下方的骨质被病理组织侵犯、代替。①X 线平片:当破坏只累及
关节软骨时,仅见关节间隙变窄;在累及骨质时,则出现相应区的骨质破坏和缺损(图 7－14),
严重时可引起关节半脱位和变形。②CT 检查:可清晰显示关节软骨下的骨质破坏,即使是微
细的改变也能发现(图 7－15),目前 CT 尚不能显示软骨,但软骨破坏导致的关节间隙狭窄却
易于发现,尤其是与健侧对比时。③MRI 检查:关节软骨的破坏早期可见关节软骨表面毛糙、
凹凸不平、表层缺损致局部软骨变薄,严重时可见关节软骨不连续、呈碎片状或者大片状破坏
消失;关节骨质破坏时低信号的骨性关节面中断、不连续。

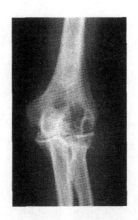

图 7 - 14　关节破坏

注　X 线平片示肘关节结核所致的关节破坏,显示关节间隙变窄,肱、桡骨相邻关节面和附近骨质破坏,其外侧肿胀的软组织中可见少量钙化影。

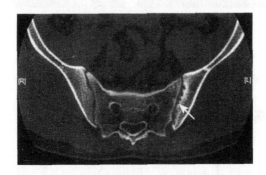

图 7 - 15　骶髂关节骨质破坏(CT)

注　CT 平扫示左侧骶髂关间隙宽窄不等,骨性关节面凹凸不平,呈虫蚀状骨破坏(↑),其周围可见骨质硬化,骨质破坏以髂骨侧明显。

关节破坏是诊断关节疾病的重要依据。破坏的部位与进程因疾病而异。①急性化脓性关节炎:软骨破坏开始于关节承重面,软骨与骨破坏范围可十分广泛。②关节滑膜结核:软骨破坏常开始于边缘,逐渐累及骨质,表现为边缘部分的虫蚀状破坏。③类风湿关节炎:到晚期才引起关节破坏,也从边缘开始,多呈小囊状。

3. 关节退行性变

关节退行性变的早期改变始于软骨,为缓慢发生的软骨变性、坏死和溶解,逐渐被纤维组织或纤维软骨所代替。软骨表面不光滑、变薄,甚至可碎裂,碎片可游离于关节腔内,并可发生钙化和骨化,可形成关节内游离体(又称为关节鼠)。软骨广泛变性、坏死可引起关节间隙狭窄,继而造成骨性关节面骨质增生硬化,并于骨缘形成骨赘,关节囊肥厚、韧带骨化。①X 线平片:关节退行性变的早期 X 线表现主要是骨性关节面模糊、中断、消失;中晚期表现为关节间隙狭窄(尤其在关节负重部位)、软骨下骨质囊变和关节非负重部位形成明显的骨赘,严重者可导致关节变形,不发生明显骨质破坏,一般无骨质疏松(图 7 - 16)。②CT 检查:关节退行性变的各种 X 线征象在 CT 上均可显示,且更加清楚。③MRI 检查:在关节退行性变时,可明确显示关节软骨变薄或缺损、关节间隙变窄;还可见骨性关节面中断或局部增厚;关节面下的骨质

增生在 T_1WI 和 T_2WI 上均为低信号；骨赘的表面为低信号的骨皮质，其内可见高信号的骨髓；关节面下的囊变区呈 T_1WI 低、T_2WI 高信号，大小不等，边缘清晰。

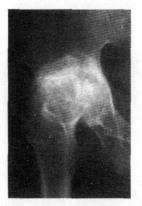

图 7－16　关节退行性变（平片）

注　右髋关节间隙明显变窄，髋臼、盂唇缘和股骨头明显骨质增生硬化。

关节退行性变多见于老年，以承重的脊柱和髋、膝关节为明显，是组织衰退的表现。此外，也常见于运动员和体力劳动者，由于慢性创伤和长期承重所致。不少职业病和地方病也可引起继发性关节退行性变。

4. 关节强直

关节强直可分为骨性与纤维性两种。骨性强直是关节明显破坏后，关节骨端由骨组织连接；纤维性强直关节骨端间为纤维组织连接。①X 线平片：骨性强直表现为关节间隙明显变窄或消失，并有骨小梁通过关节连接两侧骨端（图 7－17）；纤维性强直也是关节破坏的后果，虽然关节活动消失，但 X 线上仍可见狭窄的关节间隙且无骨小梁贯穿。②CT 检查：关节强直的各种 X 线表现在 CT 上均可清楚显示。③MRI 检查：关节骨性强直时，可见关节软骨完全破坏，关节间隙消失，骨髓信号贯穿于关节骨端之间；纤维性强直时，关节间隙仍可存在，但关节骨端有破坏，骨端间可有高、低混杂异常信号影。

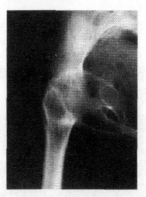

图 7－17　关节骨性强直（平片）

注　右髋关节化脓性关节炎后遗改变，右髋关节间隙消失，骨小梁贯通关节，连接两侧骨端。

5. 关节脱位

关节脱位是指关节骨端的脱离、错位，有完全脱位（原相对的关节面彼此不接触）和半脱位（原相对的关节面尚有部分接触）两种。①X 线平片：对一般部位的关节脱位可做出诊断(图 7-18),但对有些部位的关节脱位则难以明确。②CT 检查:对平片上难以发现的关节脱位,CT 也可清晰显示,如胸锁关节前、后脱位和骶髂关节脱位等。③MRI 检查:不但能显示关节脱位,还可直观地显示关节脱位合并的损伤,如关节内积血、囊内外韧带和肌腱断裂以及关节周围的软组织损伤等。

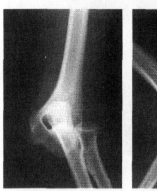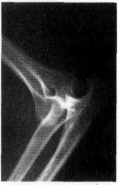

图 7-18 关节脱位(平片)

注 肘关节脱位,桡、尺骨向后、外、上方错位。

三、软组织基本病变

软组织疾病的病理变化过程反映在影像学上的表现,可归纳为以下几种基本病变表现。认识和掌握这些基本病变的影像表现,对建立疾病影像诊断的思路很重要。

1. 软组织肿胀

软组织肿胀指因炎症、出血、水肿或脓肿等原因引起的软组织肿大、膨胀。其影像学表现如下。

X 线平片上,病变密度略高于正常软组织,皮下脂肪层内可出现网状结构影,皮下组织与肌肉界限不清。如形成脓肿,边界可较清楚,邻近肌束受压移位;结核性脓肿壁可发生钙化。血肿的边界可锐利、清晰或模糊不清。

关节脱位多为外伤性,也有先天性或病理性。任何关节疾病造成关节破坏后都可能发生关节脱位。

CT 显示软组织肿胀优于 X 线平片(图 7-19)。脓肿的边界较清楚,内可见液体密度区;血肿呈边界清晰或模糊的高密度区。

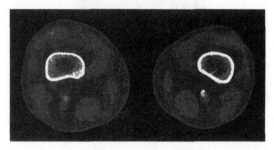

图 7-19 右下肢软组织肿胀

注 CT 平扫示右下肢肿胀,皮下脂肪间隙模糊,脂肪层内出现网状结构影,皮下组织与肌肉界限不清。

MRI 分辨血肿、水肿及脓肿优于 CT。水肿及脓肿呈 T_1WI 低信号、T_2WI 高信号;血肿不同时期的信号表现不同,如亚急性期血肿,在脂肪抑制的 T_1WI 和 T_2WI 序列上均呈高信号影。

2. 软组织肿块

软组织肿块多因软组织肿瘤引起,骨肿瘤破坏骨皮质侵入软组织时也可形成软组织肿块。软组织肿块也可见于某些炎症。

X 线平片上,良性肿块多边界清楚,邻近软组织可受压移位,邻近骨质可出现压迫性骨吸收或反应性骨硬化。恶性肿块一般边缘模糊,邻近骨表面的骨皮质受侵袭可出现骨质破坏。病变组织成分不同,密度有所差别:脂肪瘤密度比一般软组织低,在 X 线平片上就可以分辨出来;软骨类肿瘤可出现钙化影;骨化性肌炎内可出现成熟的骨组织影。

CT 显示软组织肿块的大小、边界及密度(如含脂肪、钙化或骨化的密度均有明显不同)均明显优于 X 线平片。CT 增强扫描可反映肿块的血供情况,也能区别肿块与邻近组织及血管的关系,还可区分肿瘤与瘤周水肿及肿瘤内有无液化坏死等。

MRI 除对钙化、骨质的显示不如 CT 外,对软组织肿块其他信息的显示均优于 CT。

肿块信号与肿瘤成分及成像序列有关:一般肿块多呈均匀或不均匀 T_1WI 低信号、T_2WI 高信号或混杂高信号(图 7 - 20);其中液化坏死区呈明显的 T_1WI 低信号、T_2WI 高信号,有时见液-液平面;含脂肪成分的肿块呈 T_1WI 高信号、T_2WI 等高信号,脂肪抑制序列上其信号可被抑制。MRI 增强检查与 CT 增强扫描一样,均可提供反映病变血供的相关信息。

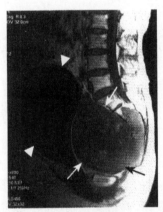

图 7 - 20　骶骨前方软组织肿块(脊索瘤)

注　SE T_1MI 矢状面:骶尾部骨质破坏并骶骨前方软组织肿块形成,肿块呈不均匀 T_1WI 低信号,边界清楚(↑)。膀胱内见尿液潴留(△)。

3. 软组织钙化和骨化

软组织钙化和骨化指软组织因出血、坏死、肿瘤、结核及寄生虫感染等原因而发生在肌肉、肌腱、关节囊、血管和淋巴结等处的钙化或骨化。

X 线平片表现为不同形状的钙质样高密度影。不同病变的钙化和骨化各有特点:软骨组织病变的钙化多为环形、半环形或点状高密度影;骨化性肌炎骨化常呈片状,可见骨小梁甚至骨皮质;成骨性骨肉瘤累及软组织内的瘤骨多呈云絮状。

CT 显示软组织内钙化和骨化的效果最佳,可以直接反映其形态、大小、密度与分布情况(图 7 - 21)。

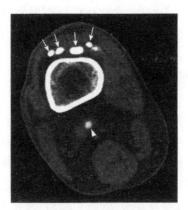

图 7 - 21　软组织钙化

注　股部 CT 平扫:髌上囊区滑膜骨软骨瘤钙化(↑)及股骨后方股动脉(△)类圆形高密度钙化。

MRI 表现:软组织内钙化和骨化在 MRI 各序列上均显示为低信号,不如 CT 清楚。

4.软组织内气体

软组织内气体指软组织外伤、手术或产气杆菌感染等病理情况下所致软组织内积气征象。在 X 线平片与 CT 上,气体呈不同形状的极低密度影。CT 能准确显示软组织内少量的气体。在 MRI 各序列上气体均呈低信号影。

(薛艳青)

第四节　疾病诊断

一、骨骼疾病诊断

(一)骨骼创伤

骨骼创伤包括骨折和软骨骨折。

骨创伤均需行影像学检查,其目的是:①明确有无骨折;②判断是否为病理性骨折;③了解骨折错位的情况;④复位固定后摄片,观察复位情况;⑤定期复查,观察愈合情况和有无并发症。骨折患者一般行 X 线平片检查,结构复杂、重叠较多的部位可以行 CT 检查,而要了解软骨和软组织损伤则需行 MRI 检查。

1.骨折

骨折是骨和(或)软骨结构发生断裂,骨的连续性中断。以长骨和脊椎骨骨折较多。

(1)临床与病理:骨折后在断端之间及其周围形成血肿,为日后形成骨痂修复的基础。患者一般均有明显外伤史,并有局部持续性疼痛、肿胀、功能障碍,有时有局部畸形。

(2)影像学表现。

1)X 线表现。①骨折的类型:骨的断裂多为不整齐的断面。断端间可呈不规则透明线,称为骨折线(图 7 - 22)。骨皮质断裂显示清楚整齐,骨松质断裂可仅表现为骨小梁中断、扭曲、错位。根据 X 线显示的骨折是否完全断裂可分为完全性和不完全性。根据骨折线的形状和走向,可将骨折分为横行、斜行和螺旋形骨折。复杂的骨折又可按骨折线形状分为 T 形、Y 形等。根据骨碎片情况可分为撕脱性、嵌入性、压缩性和粉碎性骨折。嵌入性骨折为骨折断端相互嵌入而成,较易漏诊,以股骨颈发生较多,其 X 线不显示骨折线,而表现为边缘不规则的高密度条带影,骨皮质与骨小梁连续性中断,可略有错位。可有骨的轻微缩短与变形。X 线投照中,中心 X 线平行于骨折断面,则骨折线显示清楚,否则可显示不清。②骨折的移位:长骨以骨折近段为准来判断骨折远段向内、外或前、后移位及其程度。上下断端也可相互重叠或分离,重叠时必然有内、外或前、后移位。骨折断端纵轴可形成大小不等的交角,称为成角移位。此外,骨折还可发生旋转移位,即骨折远段围绕该骨纵轴向内或向外旋转。上述骨折断端的内外、前后和上下移位称为对位不良,而成角移位则称为对线不良。X 线摄影至少需正、侧位。骨折的对位及对线情况与预后关系密切。③儿童骨折的特点:儿童长骨可以发生骨骺骨折。因在 X 线上骨骺软骨不显影,骨骺骨折导致骨骺移位后表现为骨骺与干骺端的距离增加,故以前也称为骺离骨折。在儿童,骨骼柔韧性较大,外力不易使骨质完全断裂,仅表现为局部骨皮质和骨小梁的扭曲,而看不见骨折线或只引起骨皮质发生皱折、凹陷或隆突,称为青枝骨折。④骨折愈合的病理及 X 线表现:骨折后,断端之间、骨髓腔内和骨膜下形成血肿。2 天后血肿开始机化,形成纤维性骨痂,进而骨化形成骨性骨痂。此时,X 线片上骨折线变得模糊不清;骨膜反应,骨化形成外骨痂。随着骨痂的形成和不断增多,骨折断端连接达一定强度即达临床愈合期。此后,骨痂范围加大,使骨折连接更坚实,骨折线消失而成为骨性愈合。机体为了适应负重和活动的需要,愈合的骨折还要进行缓慢的改建,使承力部骨小梁致密,不承力的被吸收,使断骨恢复正常形态,但如变形严重则不能完全恢复。骨折愈合的速度与患者年龄、骨折类型及部位、营养状况和治疗方法等有关。一般儿童、肌肉丰富区骨折、嵌入性骨折愈合快,而老年、关节内骨折、骨折断端移位严重、营养状态差或并发感染者则愈合慢。⑤骨折的并发症:常见并发症如下。a.骨折延迟愈合或不愈合:复位不良、固定不佳、局部血供不足、全身营养代谢障碍、软组织嵌入断端间和并发感染等都可引起延迟愈合或不愈合;延迟愈合的 X 线表现是骨痂出现延迟、稀少或不出现,骨折线消失迟缓或长期存在;不愈合的表现是断端间有明显裂隙,髓腔为密质骨封闭,骨折断端致密光整或吸收变尖。b.骨折畸形愈合:可有成角、旋转、缩短和延长改变。c.骨质疏松:伤肢失用性骨质疏松,重者持续较久。d.骨感染:多见于开放性骨折或闭合性骨折手术复位后,其表现同骨髓炎。e.骨缺血性坏死:各种原因导致动脉供血中断所致,例如股骨颈骨折后股骨头坏死。f.关节强直:多因关节周围及关节内粘连所致,关节不能活动而 X 线上关节间隙依然存在。g.关节退行性变:关节内软骨损伤和(或)骨折可引起这种改变。h.骨化性肌炎:骨折后于局部肌纤维之间形成广泛性骨化,可引起局部疼痛和关节活动受限。

2)CT 检查:不作为骨折常规检查方法,但对解剖结构复杂、有骨结构重叠的部位,则可以避免 X 线平片重叠遮掩导致的漏诊,如骨盆、髋、肩、膝、腕等关节以及脊柱和面骨;三维重组可立体显示骨折线,利于指导临床治疗(图 7-23)。此外,对 X 线平片难以确定、不明显的肋骨骨折和肋软骨骨折,CT 检查行 CPR 重组有助于诊断。

3)MRI 检查:由于骨髓高信号衬托,骨折线在 MRI 上表现为低信号。可清晰显示骨折断端及周围出血、水肿,也可清晰显示软组织、邻近脏器损伤。骨折后骨髓内水肿表现为骨折线周围边界模糊的 T_1WI 低信号、T_2WI 高信号影(图 7-24)。MRI 对于骨创伤的价值主要在于显示骨挫伤、隐性骨折、软骨骨折,区分是否为病理性骨折。

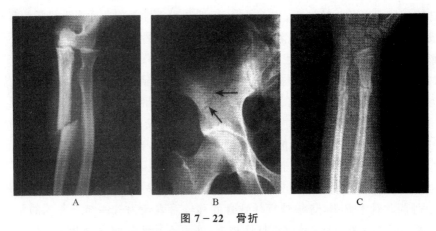

图 7 - 22　骨折

　　注　A.尺骨上段斜型骨折,可见骨折线、断端移位及轻度成角,另可见肱桡关节脱位;B.髂骨骨折,仅见骨折线(↑);C.尺桡骨远端骨折,断端间对位、对线良好,周围可见骨痂生成。

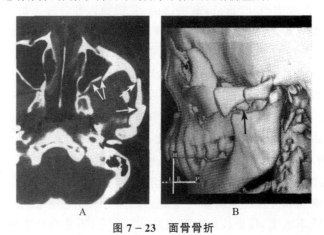

图 7 - 23　面骨骨折

　　注　A.CT 平扫示左侧上颌窦后壁和颧弓骨折(↑);B.三维 SSD 重建,除很好地显示了颧弓骨折的立体观,还显示了平扫难以发现的下颌骨喙突骨折(↑)。

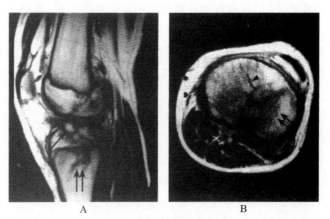

图 7 - 24　骨折(MRI)

　　注　膝关节 T_1WI 矢状面(A)和横断面(B)示左股骨远端和胫骨近端细小的骨折线(▲)、撕脱的小骨块(↑)和骨髓水肿(↑ ↑)。

骨挫伤是外力作用引起的骨小梁断裂和骨髓水肿、出血,在平片和 CT 上常无异常发现。MRI 检查,在 T_1WI 上呈模糊不清的低信号区,在抑脂 T_2WI 上呈高信号区,骨挫伤一般局限于暴力作用的部位。

(3)诊断与鉴别诊断:影像检查发现骨折线,结合患者的局部外伤史,即可确诊骨折。但仍需注意骨干骨折线应同骨滋养动脉管影区别,后者仅斜穿一侧骨皮质且边界光整,粗细一致;干骺端的骨折线需同骺线区别,后者解剖部位相对固定且两旁有硬化线。发现骨折线还应注意邻近有无骨质破坏,以除外病理性骨折的可能。X 线平片有时不能显示无移位或影像重叠较多部位的骨折,若临床高度怀疑骨折,则可行 CT 扫描和(或)MRI 检查,以发现不明显骨折或骨挫伤。当受伤后短时间内 X 线平片难以确定有无骨折时,也可于伤后 2 周左右复查,此时骨折线处骨质部分被吸收,容易被显示。

2. 常见的长骨骨折

(1)Colles 骨折:又称伸直型桡骨远端骨折,为桡骨远端 3cm 以内的横行或粉碎性骨折,骨折远段向背侧移位,断端向掌侧成角畸形,可伴尺骨茎突骨折。

(2)肱骨髁上骨折:多见于儿童。骨折线横过喙突窝和鹰嘴窝,远侧端多向背侧移位。

(3)股骨颈骨折:多见于老年妇女。骨折可发生于股骨头下、股骨颈中部或基底部。断端常有错位或嵌插。股骨头的血供几乎均来自股骨颈基底部,头下骨折影响了对股骨头及颈的血供,致骨折愈合缓慢,甚至发生股骨头缺血性坏死。

影像学表现:X 线平片可以发现 Colles 骨折、肱骨髁上骨折的骨折线,并可确定骨折移位、成角等改变,复位后还可评估骨折对位、对线情况。对股骨颈骨折,X 线平片能发现其中大多数骨折,但约有 10% 为嵌入性骨折而难以检出,此时需结合临床表现,进一步行 CT 或 MRI 检查。

3. 脊柱骨折

(1)临床与病理:患者多有自高处跌下、足或臀部着地或由重物落下冲击头肩部的外伤史,由于脊柱受到突然的纵向性暴力冲击,脊柱骤然发生过度前屈,使受应力的椎体发生压缩。常见于活动范围较大的脊椎,如颈椎 5、6,胸椎 11、12,腰椎 1、2 等部位,以单个椎体多见。外伤患者出现局部肿胀、疼痛,活动障碍,甚至神经根或脊髓受压等症状。有些还可见脊柱局部轻度后突成角畸形。断裂的骨质常重叠或嵌入,椎体变扁。

(2)影像学表现

1)X 线表现:X 线平片检查时,脊柱骨折表现与其类型有关,可为下列 3 种类型。①单纯压缩骨折:表现为椎体压缩呈楔形,前缘变短,无骨折线,呈横行不规则带状致密带,为典型的压缩骨折(图 7-25)。其上下椎间隙一般保持正常。②爆裂骨折:爆裂骨折为脊椎垂直方向上受压后的粉碎骨折,椎体和附件的骨折片向左、右、前、后各个方向移位,椎体压缩变扁;但平片对爆裂骨折的显示不及 CT 检查。③骨折并脱位:为骨折伴有椎体脱位、关节突绞锁。有时可见突入椎管的游离骨折片。严重时常并发脊椎后突成角、侧移。

2)CT 表现:因脊椎骨结构重叠,X 线检查可能会遗漏骨折或显示不清楚,而 MSCT 扫描及应用图像后处理技术,可充分显示平片漏诊的脊椎骨折,并确切判断骨折类型、骨折片移位程度等,还可以清楚地显示椎管变形、狭窄、骨碎片等,从而推断是否损伤脊髓(图 7-26A)。CT 也容易发现脊椎各附件骨折和椎间小关节脱位,如椎弓骨折、椎板骨折和横突骨折等。CT 检查的重点是观察有无骨折片突入椎管以及骨折移位对脊髓的压迫情况。

3)MRI 表现:除可显示脊椎骨结构变化外,更重要的是能发现平片及 CT 所不能显示的骨挫伤、椎间盘损伤、韧带撕裂和脊髓受压及损伤情况等(图 7-26B),对指导手术治疗及判断预后有很大帮助。①椎间盘损伤:急性损伤的椎间盘呈明显的 T_1WI 低信号和 T_2WI 高信号改变,以矢状面显示较好。②韧带撕裂:前纵韧带、后纵韧带、棘间韧带和棘上韧带在各成像序列中均呈低信号;撕裂后,其低信号影失去正常的连续性,且因水肿和(或)出血而表现为不同程度的高信号影,以脂肪抑制 T_2WI 或短时反转(STIR)序列观察较好。

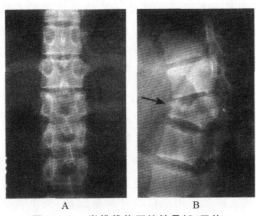

图 7-25 脊椎椎体压缩性骨折(平片)

注 A.正位片,示胸 12 椎体变扁;B.侧位片,示该椎体呈楔形,上缘密度增高,其前方见一小骨碎片(↑)。

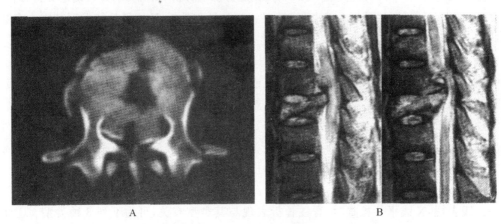

图 7-26 椎体爆裂骨折

注 A.腰椎 CT 平扫:椎体爆裂骨折,可见多处骨折线和多个骨折片,后者彼此分离并有部分突入椎管;B.另一病例 MRI T_2WI,示胸 10 椎体变扁,信号增高,椎体前缘骨质向前膨突,后缘皮质断裂,可见骨折片突入椎管致脊髓明显受压移位。

(3)诊断与鉴别诊断:依据外伤受力情况及椎体变形、骨质断裂等表现,容易诊断。脊柱外伤性骨折应注意与脊椎其他病变所致的椎体压缩变形鉴别,后者常见于全身性骨质疏松、脊椎结核和转移瘤等,这些病变可有椎体骨质疏松、椎间隙变窄或消失、椎旁脓肿或软组织肿块等其他表现,并有相应临床表现。

脊柱结构比较复杂,且毗邻脊髓、神经根,外伤后诊治不当,常引起多种并发症。脊椎骨折,特别是爆裂骨折,在 X 线平片的基础上应进一步行 CT 检查,必要时还需行 MRI 检查。

4. 椎间盘突出

(1)临床与病理:椎间盘由纤维环、髓核与软骨终板 3 部分构成,前方与侧方的纤维环厚而坚韧,且和坚强的前纵韧带紧密附着;后方的纤维环较薄,与后纵韧带疏松相连。椎间盘突出是指髓核经纤维环薄弱处向外突出,突出的纤维环部分或完全破裂。由于以上解剖结构的原因,大多数髓核突出为向后或外后方突出,压迫硬膜囊或神经根,引发临床症状。

椎间盘退行性变是椎间盘突出的内因,急性或慢性损伤造成椎间盘内压增高,为纤维环破裂及髓核突出的外因。本病多发生于青壮年,男性多见;可发生在颈椎、胸椎与腰椎,以下段腰椎最常见。发病时患部脊椎运动受限,局部疼痛并产生神经根受压症状,可有放射性疼痛。

(2)影像学表现。

1)X 线平片:不能直接显示椎间盘结构,不能做出诊断,故多不采用。

2)CT 表现:椎间盘的密度低于椎体但高于硬膜囊。根据椎间盘异常改变可以分为椎间盘变性、膨出、突出。①椎间盘变性:CT 不易显示。②椎间盘膨出:CT 表现为椎间盘的边缘均匀地超出相邻椎体终板的边缘;膨出的椎间盘后缘向前微凹、平直或轻度弧形向后突出(图 7 - 27)。③椎间盘突出:直接征象是突出于椎体边缘的局限性弧形软组织密度影,以后缘多见,其内可出现钙化(图 7 - 28A);间接征象是硬膜外脂肪层受压、变形甚至消失,硬膜囊受压和一侧神经根鞘受压。CT 显示颈椎间盘突出要比腰椎困难,MRI 检查显示更清楚。

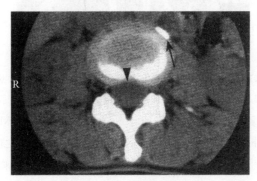

图 7 - 27　腰椎间盘膨出

注　腰 4~5 椎间盘 CT 平扫示中等密度的椎间盘边缘均匀地超出相邻椎体的终板边缘,膨出的椎间盘后缘仍向前微凹(▲),(↑)处为骨赘。

CT 的缺点是显示椎间盘突出不如 MRI 敏感,且不能显示脊髓和椎管内其他病变,而后者临床上往往与椎间盘突出不能鉴别。其优点是可以显示椎间盘、韧带的钙化,对指导手术有帮助。

3)MRI 表现:各部位的椎间盘都可在 MRI 上清晰显示,为本病首选影像学检查方法。可明确显示椎间盘变性、膨出和突出,也可以清晰显示脊髓及神经根受压情况,对指导手术非常有帮助。另外,某些椎管内占位的临床症状与椎间盘突出类似,MRI 可以明确区分二者。与CT 检查相比,缺点是 MRI 显示钙化不清楚。

正常椎间盘的髓核和纤维环内侧部的水分较纤维环外侧部和前、后纵韧带为多,在 T_1WI 上,前两者呈等信号,而后两者呈低信号;在 T_2WI 上,前两者呈高信号,而后两者仍呈低信号。MRI 平扫:①椎间盘变性,因水分丢失,T_2WI 上,椎间盘内高信号消失,矢状面上还可见变性的椎间盘变扁;②椎间盘膨出,除有椎间盘变性改变,矢状面上还可见椎间盘向前后方膨隆;在横断位上膨出的椎间盘均匀地超出椎体边缘,也可表现为椎体后缘光滑的弧形影,突向椎管,此时与轻度椎间盘突出很难区分;③椎间盘突出,在矢状面图像上,突出的髓核呈半球状、舌状向后方或侧后方伸出,其信号强度与其主体部分一致;横断面图像上,突出的椎间盘呈三角形或半圆形局限突出于椎体后缘或后外侧缘,边缘规则或略不规则(图 7-28B、C)。MRI 还能直接显示脊髓受压,除形态改变,如在 T_2WI 上局部出现高信号,往往提示为脊髓水肿,如同时 T_1WI 上显示局部低信号,提示为脊髓变性坏死。

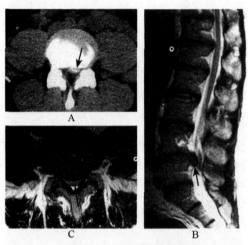

图 7-28 椎间盘突出

注 A.腰 4~5 椎间盘 CT 平扫,示椎体后侧偏左弧形较高密度软组织块影突入椎管(↑),其内见钙化影;B、C.另一病例 MRI T_2WI,示腰 4~5 椎间盘向后突入椎管(B,↑)并压迫脊膜囊(C,↑)。

(3)诊断与鉴别诊断:椎间盘突出的临床诊断主要依据 CT 和 MRI 表现。不典型的须与以下病变鉴别。①硬膜外瘢痕:有手术史,位于硬膜囊和手术部位之间,MRI 上信号低于椎间盘,强化较椎间盘明显。②肿瘤:椎管内硬膜外肿瘤如神经纤维瘤、淋巴瘤、转移瘤等可形成类似椎间盘突出样肿块,但常有较明显的强化,并往往合并有椎骨的破坏和(或)椎间孔扩大,MRI 对椎间盘突出与肿瘤鉴别价值最高。

5.膝关节半月板撕裂

MRI 是目前诊断半月板撕裂敏感性和特异性最高的影像学检查方法,术前主要依据 MRI 表现进行诊断。半月板的 MRI 检查常用 SE 序列,主要采用矢状位和冠状位,前者有利于显示前后角,后者适于观察体部。半月板是由纤维软骨构成,它在 T_1WI、PDWI 和 T_2WI 上均表现为均匀的低信号影,而半月板的异常表现为相对的高信号影。如果单纯半月板内高信号不达其上、下和内侧边缘,则一般为正常或变性改变;如果高信号达到其上、下或内侧边缘,则为撕裂(图 7-29)。严重的可以呈碎裂状表现。

(二)骨感染

1.化脓性骨髓炎

化脓性骨髓炎是血源或直接感染化脓性细菌引起的骨髓炎症。常见的致病菌为金黄色葡萄球菌,其他致病菌有溶血性葡萄球菌、链球菌等。病变好发于四肢长骨,通常从干骺端开始向骨干方向发展,以胫骨上端、股骨下端、肱骨和尺桡骨多见。

(1)临床与病理。

1)急性化脓性骨髓炎:临床表现主要是发病急、进展快,高热、寒战和明显中毒症状,局部可出现红、肿、热、痛等。实验室检查血白细胞计数明显增高。

病理改变如下。①脓肿形成:早期为干骺端骨髓内炎性细胞浸润、渗出,骨内压力增高,静脉回流受阻;发病1~2周,骨髓内开始形成脓肿,并引起骨质破坏。②脓肿蔓延:脓肿可在骨髓腔内直接蔓延;也可突破骨皮质到达骨膜下而形成骨膜下脓肿,骨膜下脓肿扩展、蔓延,又可穿过皮质返回骨髓腔,进一步加剧骨脓肿形成和骨质破坏。③死骨形成:骨膜下脓肿扩大,掀起骨膜,使长骨骨干血供中断,同时长骨供血动脉发生血栓性动脉炎,造成大片骨质坏死,形成死骨,死骨周围新生骨包绕形成骨包壳。④骨膜反应:在骨质破坏的早期,即可出现骨质修复和骨膜新生骨。⑤瘘管形成:脓液侵蚀、穿破包壳及骨外软组织时,形成了引流脓液到体外的瘘管。

2)慢性化脓性骨髓炎:急性化脓性骨髓炎若治疗不彻底,即转化为慢性化脓性骨髓炎;也有开始即为慢性化脓性骨髓炎。此时多无全身症状,局部可出现肿痛、窦道形成、流脓、久治不愈等。

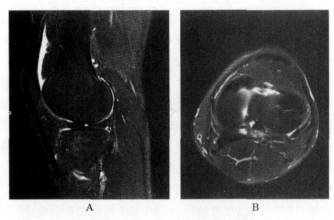

图7-29 外侧半月板体部撕裂

注 A.左膝矢状面脂肪抑制 PDWI,示外侧半月板体部高信号,垂直于胫骨平台,下端累及半月板关节面;B.同一患者横断面脂肪抑制 PDWI,示外侧半月板体部高信号,外侧延伸到半月板附着缘表面。

病理改变:①骨质明显增生硬化:急性期的骨质破坏区缩小,周围有大量骨质增生、硬化,骨小梁增多、增粗;骨膜新生骨增多,并与残存的骨皮质融合,骨干轮廓增粗;②脓腔、死骨和瘘管:残留的骨破坏区内部充满脓液和肉芽组织,在新骨包裹下成为无效腔,内可有死骨并常有经久不愈的瘘管。

慢性硬化性骨髓炎又称 Garre 骨髓炎,是一种特殊类型的慢性骨髓炎,少见,由低毒性感染引起,以骨质增生硬化为其主要病理改变,病灶中不能培养出病菌。好发于长骨骨干、锁骨和下颌骨,以较大儿童及成人多见;临床上无全身症状,主要表现为反复发作的病区肿胀、疼痛。

慢性骨脓肿又称 Brodie 脓肿,是另一种慢性局限性骨髓炎。大多局限于长骨干骺端骨松质,呈圆形或类圆形骨质破坏区,边缘较整齐,周围绕以骨硬化带。破坏区中很少有死骨。一般无骨膜反应和软组织肿胀。

（2）影像学表现：影像学检查方法的选用主要取决于化脓性骨髓炎的发展阶段，在急性化脓性骨髓炎早期，X线平片和CT表现多为阴性，MRI则对骨髓和软组织炎症反应灵敏，为其首选检查方法；CT对发现早期骨髓内小脓肿优于X线平片。①急性化脓性骨髓炎。X线平片、CT和MRI检查：早期（2周内），X线和CT表现为软组织肿胀，皮下脂肪层模糊并可出现网状影，MRI上显示为广泛的骨髓水肿和软组织肿胀，呈弥散性T_1WI低、T_2WI高信号；进展期，起病2周后，X线表现为干骺端松质骨内筛孔样或斑片状低密度骨质破坏灶，骨小梁结构模糊，可见到少量骨膜新生骨（图7-30A），CT可显示骨髓内脓肿的部位和蔓延范围，骨髓充满脓液，密度稍高，MRI显示骨髓炎症区在T_1WI呈低信号，在T_2WI呈不均匀高信号；炎症进一步发展，X线和CT显示干骺端骨质破坏范围扩大、相互融合，并累及骨皮质，或沿骨干方向发展，可有片状骨破坏及块状死骨出现，骨骺多不受侵犯，骨膜新生骨明显，呈葱皮状或花边状，偶被破坏可呈"袖口"样或断续状骨膜反应，MRI显示骨皮质多发的虫蚀状骨质破坏，T_1WI呈低信号、T_2WI呈高信号，骨膜反应在T_1WI、T_2WI上均为连续的环状稍高信号，增强扫描有明显强化。②慢性化脓性骨髓炎。X线平片和CT：骨质破坏区周围大量骨质增生、硬化，骨小梁增粗、增多，骨密度明显增高；死骨呈长条形或不规则高密度影，其长轴与骨干平行，骨小梁结构模糊，周围有骨质增生、硬化，死骨外围见到的环形低密度区系死骨与正常骨质间的肉芽组织或脓液所致（图7-30B、C）；髓腔骨质破坏趋向减少或停止，内部的脓液和肉芽组织在新骨包裹下成为无效腔，其内可有块状死骨；骨膜新生骨显著，与残存的骨皮质融合，骨外轮廓不规整。MRI：病灶的炎性水肿、肉芽组织和脓液在T_1WI上均呈低信号，在T_2WI上为明显高信号；骨质增生硬化在T_1WI和T_2WI上均呈低信号。③慢性硬化性骨髓炎：X线平片上表现为骨质增生、硬化，密度明显增高，病变区内无骨质破坏灶；皮质增厚，甚至局部膨大变形，骨髓腔变窄甚至消失（图7-31）；骨膜新生骨少见。④慢性骨脓肿：X线平片表现为长骨干骺端圆形、椭圆形或不规则形骨质破坏区，边缘较整齐，周围绕以骨质硬化带；病灶中很少有死骨（图7-32A）；周围多无骨膜反应和软组织明显肿胀。MRI上，病灶中心呈圆形T_1WI低信号、T_2WI高信号，代表脓腔；周边结构可呈两层信号，内层为T_1WI高信号、T_2WI高信号，代表脓肿壁和新生的骨样组织，外层为T_1WI低信号、T_2WI低信号的骨质硬化（图7-32B、C）。

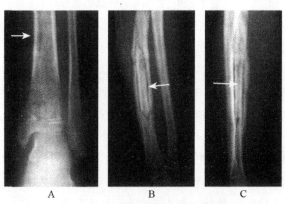

A   B   C

图7-30 急性和慢性化脓性骨髓炎

注 A.胫骨急性化脓性骨髓炎，胫骨远侧干骺端多发的虫蚀状骨质破坏区，边界模糊，并可见少量的骨膜反应（↑）；B、C.桡骨慢性化脓性骨髓炎，可见大量的骨膜反应包围死骨（↑），死骨两端的骨髓腔变窄，密度增高。

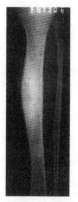

图 7 - 31　慢性化脓性骨髓炎

注　骨髓炎 X 线正位片见胫骨骨干骨质增生、硬化,骨密度增高,骨轮廓增粗,骨髓腔近于闭塞。

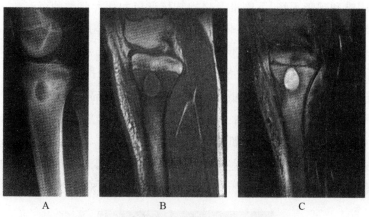

A　　　　　　　　　B　　　　　　　　　C

图 7 - 32　胫骨慢性骨脓肿(Brodie 骨脓肿)

注　A.X 线平片见胫骨近侧干骺端内类圆形骨质破坏区,边缘清楚,有薄层硬化边;B、C.MRI $T_1WI(B)$ 和脂肪抑制 $T_2WI(C)$,见胫骨近侧干骺端类圆形囊状 T_1WI 低信号、T_2WI 高信号,边缘清楚,呈双层结构,内层呈 T_1WI 高信号、T_2WI 高信号(为脓肿壁及新生骨样组织),外层呈不均匀 T_1WI 低信号、T_2WI 低信号(为骨质硬化);胫骨前缘皮质有轻度骨质破坏,其前方软组织呈弥散性肿胀。

(3)诊断与鉴别诊断:急性和慢性化脓性骨髓炎的临床症状和影像表现均较明确,诊断多不困难。需要注意与下列疾病鉴别。①急性化脓性骨髓炎与骨结核鉴别:骨结核起病隐匿,骨质破坏范围小,常有砂粒样死骨,病变邻近骨质疏松,一般无骨膜新生骨,常越过骨骺线生长,而不同于急性化脓性骨髓炎。②慢性化脓性骨髓炎应与成骨型骨肉瘤鉴别,见表 7 - 1。

2.骨结核

骨结核属于结核病第 5 型,即肺外结核的一种类型,多数病变是体内其他部位结核灶经血行播散到骨关节的结果,病变进展缓慢。

(1)临床与病理:本病好发于儿童及青少年。临床表现多较轻微,全身症状有不规则低热、乏力。早期局部症状为疼痛、肿胀和功能障碍,无明显发红、发热;晚期冷脓肿形成时,穿破皮肤后可形成窦道。长期的结核病变,可导致骨发育障碍、骨关节畸形和功能障碍。

1)四肢长骨结核:是肺等部位的活动性结核灶内细菌随血流到达血供丰富的长骨干骺端松质骨和骨髓引起的结核性炎症。骨结核进展缓慢,结核性肉芽组织侵蚀邻近骨质,形成大小不一的骨破坏区。结核性肉芽组织很少有成骨倾向,也极少引起骨膜新生骨。病理上分为增殖型和干酪型,干酪型结核可出现死骨,死骨体积较小。骨结核常发生在于骺端、骨骺,好侵犯软骨,易向关节方向蔓延,形成关节结核;骨内结核灶穿破骨皮质后在软组织内可形成冷脓肿。

表7-1 慢性化脓性骨髓炎与成骨型骨肉瘤的鉴别要点

鉴别疾病	临床表现特点	骨质增生硬化	死骨	骨膜新生骨	周围软组织改变
慢性化脓性骨髓炎	反复发作,局部窦道流脓	广泛	大块	广泛且成熟	常无明显肿胀
成骨型骨肉瘤	快速进展,间歇性或持续性疼痛	云絮状、斑片状、针状瘤骨	无	多见、不成熟且可被破坏	肿块,其内可有瘤骨

2)脊椎结核:是最常见的骨关节结核。常有脊柱活动受限,颈背痛或腰痛,脊柱可有后突畸形。脊髓受压可出现双下肢感觉运动障碍或瘫痪;颈椎结核形成咽后壁脓肿,可压迫食管和气管,引起吞咽困难和呼吸不畅;下胸椎及腰椎结核形成的腰大肌脓肿可流注入髂窝。脊椎结核按部位分为椎体结核和附件结核,椎体结核约占90%,单纯附件结核少见。

(2)影像学表现:X线平片是骨结核基本的影像检查方法,但早期脊椎结核宜选用CT、MRI检查;与X线平片比,CT、MRI更易早期发现骨质破坏和椎周软组织改变,清晰显示椎周脓肿。MRI可较CT更早发现椎体终板下的骨质异常。不同部位骨结核,影像学表现不同。

1)长骨干骺端与骨骺结核。X线平片、CT和MRI表现:①长骨干骺端或骨骺局灶性骨质破坏,常穿越骺板线,而发生骨骺和干骺端病变的相互侵犯(图7-33);②病灶呈圆形、类圆形或分叶状骨质破坏,边缘清楚,破坏区内可见"砂粒样"小死骨,周围可有少量骨质增生、硬化;③邻近骨骨质疏松明显;④干骺端、骨骺结核可侵犯邻近关节,形成骨型关节结核。

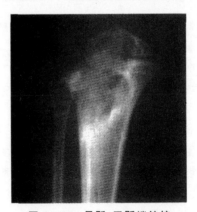

图7-33 骨骺、干骺端结核

注 胫骨近段平片见跨越骺线的骨骺和干骺端的骨质破坏区,邻近软组织肿胀,未见骨膜反应。

2)短骨结核:罕见,多发生于10岁以下儿童。多为双侧多骨发病,多见于掌、指、跖、趾等骨。

X线、CT和MRI表现:患部骨质疏松,骨干膨胀、皮质变薄,骨膜新生骨较明显,称为"骨气臌"。

3)脊椎结核:腰椎受累最常见,其次是胸椎、颈椎,好发于相邻的两个椎体,少数病例呈多椎体发病。X线平片主要表现如下。①骨质破坏:依椎体结核早期破坏的部位可分为3型,即中心型、边缘型和韧带下型,然而常见的是进展期病变,多难以分型,均表现为椎体骨质破坏,边缘清楚或不清,常见小死骨,典型者呈"砂粒样";又因脊柱承重的关系,椎体常塌陷变扁或呈楔形,重者整个椎体被破坏消失;附件型结核少见,表现为相应部位骨质破坏。②椎间隙变窄或消失:结核性病变易侵袭、破坏椎间盘及软骨终板,致椎间隙变窄、消失(图7-34A、B),造成相邻破坏的椎体互相融合,是脊椎结核的重要特征。③后突畸形:是晚期脊椎结核的特征性表现,可伴有侧弯。④冷脓肿:指脊椎结核周围软组织内的脓肿;腰大肌脓肿表现为腰大肌外突;胸椎结核形成的椎旁脓肿表现为胸椎两旁梭形软组织影;颈椎结核形成的咽后壁脓肿表现为咽后壁软组织影增厚,并呈弧形前突;较久的冷脓肿壁可有不规则钙化。CT与X线平片相比,能更清楚地显示骨质破坏,特别是较隐蔽和较小的破坏灶,也更容易发现死骨及病理性骨折碎片(图7-34C);平扫结合增强扫描可帮助了解冷脓肿位置、大小及其与周围组织器官的关系;CT也利于显示脓肿或骨碎片突入椎管内的情况。

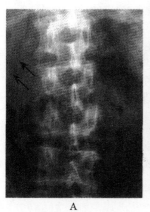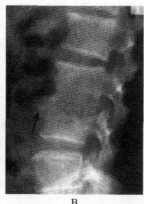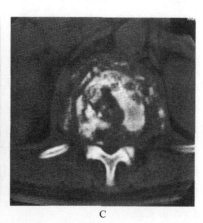

图7-34 腰椎结核X线和CT检查

注 A、B.腰椎正、侧位片,第2、第3腰椎椎体相邻的终板骨质破坏,椎间隙变窄,腰大肌影增宽(↑↑),侧位片还可见骨破坏区内和椎间隙前方软组织中的钙化影(↑);C.腰椎CT,椎体内多发骨质破坏灶,内见多发小片状、泥沙样死骨;椎体周围软组织肿胀,内见多发斑片状钙化。

MRI表现:大多数椎体和椎间盘的结核破坏灶在T_1WI上呈不均匀低信号,T_2WI多呈混杂高信号,增强检查常表现为不均匀强化;还可清楚显示脊椎结核脓肿,脓肿和肉芽组织在T_1WI上呈等低信号,T_2WI多为混杂高信号,部分为均匀高信号;增强检查脓肿壁强化,脓液不强化,而呈环形(图7-35)。

(3)诊断与鉴别诊断。骨结核的诊断要点是起病缓慢、以骨破坏为主、少或无骨质增生、邻近骨质疏松及可有脓肿形成。长骨干骺端结核应与慢性骨脓肿鉴别,前者破坏区常跨越骨骺线侵犯骨骺,边界模糊,周围无骨质增生、硬化,患肢有骨质疏松等,可资鉴别。脊椎结核有时需与椎体压缩性骨折鉴别:前者主要X线表现是椎体骨质破坏、变形,椎间隙变窄或消失和形成冷性脓肿;后者多有明确外伤史,椎体仅表现压缩、楔状变形,无骨质破坏,早期椎间隙不变窄,鉴别不难。

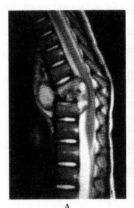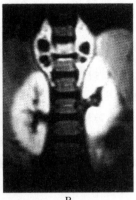

图 7－35　胸椎结核 MRI 检查

注　A.胸腰段矢状位 T_2WI，示第 11、第 12 胸椎椎体破坏并融合，第 11～12 胸椎椎间隙消失及第 12 胸椎至第 1 腰椎椎间盘破坏，脓肿向后突入椎管并突向前方；B.冠状位增强 T_1WI，示第 12 胸椎至第 1 腰椎椎间隙变窄以及椎旁梭形脓肿，融合的第 11、第 12 胸椎椎体、第 1 腰椎椎体上缘及脓肿外周部有强化。

（三）骨肿瘤

骨肿瘤临床、病理和影像学表现复杂多变，临床表现缺乏特征性，部分病例甚至单凭病理学检查也难以确定诊断。尽管影像学检查是骨肿瘤诊断与鉴别诊断的重要依据，但因存在"同病异影，异病同影"现象，给诊断造成困难。因此，影像、临床、病理三者结合才是诊断骨肿瘤的正确途径。

1. 骨肿瘤分类

根据 2020 年《软组织和骨肿瘤 WHO 分类》（第 5 版），不同组织起源的骨肿瘤依据其生物学行为分为良性、中间型（交界性）和恶性肿瘤 3 类。

2. 临床表现

骨肿瘤的诊断须密切结合临床资料，应注意骨肿瘤的发病率、发病年龄、部位、症状、体征和实验室检查结果等，这些资料对骨肿瘤定性诊断有参考价值。

（1）发病率：原发性骨肿瘤占全部肿瘤的 2%～3%，恶性骨肿瘤约占全部恶性肿瘤的 1%。有学者统计国内原发性骨肿瘤中良性和交界性肿瘤占 59.31%，以骨软骨瘤为最多，其余依次为骨巨细胞瘤、软骨瘤和骨瘤等；恶性者占 40.69%，以骨肉瘤最多见，其余依次为软骨肉瘤、纤维肉瘤、浆细胞瘤和尤因肉瘤等。

（2）年龄和性别：任何年龄均可能发生骨肿瘤，但多数骨肿瘤患者的年龄分布有相对的规律性。婴儿期以急性白血病和神经母细胞瘤的骨转移较常见，少年期以尤因肉瘤多见，青年期好发骨肉瘤、骨软骨瘤和软骨母细胞瘤，而转移瘤、骨的浆细胞瘤和软骨肉瘤多见于 40 岁以上。无论良性、交界性还是恶性骨肿瘤，发病率均男高于女，其比率约为 1.6∶1。

（3）症状与体征：良性肿瘤较少引起疼痛，而恶性者疼痛常是首发症状，而且常为剧痛，夜间更为明显。骨的浆细胞瘤和广泛的骨转移瘤往往引起全身性剧烈疼痛。大多数恶性骨肿瘤境界不清，可有表面皮肤红肿，血管充血扩张，皮温升高且皮肤常与深部组织粘连，邻近关节常有活动受限。良性肿瘤多不影响患者的健康；而恶性骨肿瘤发展快，病程短，患者于晚期可出现恶病质。

（4）实验室检查：良性骨肿瘤患者的血、尿和骨髓检验均正常，而恶性者则常有变化。如尤因肉瘤患者的白细胞总数可增高；骨的浆细胞瘤及广泛的骨转移瘤患者可有贫血、血尿酸增高以及血钙、磷增高；浆细胞瘤血中常出现异常免疫球蛋白，骨髓穿刺涂片可见浆细胞瘤细胞，尿中可出现本周蛋白。

3. 影像学诊断

影像学检查在骨肿瘤的诊断中占重要地位，它不仅能显示肿瘤的准确部位、大小、邻近骨和软组织的改变以及肿瘤的侵犯范围，对多数病例还能判断其为良性或恶性、原发性或转移性，这对确定治疗方案和估计预后非常重要。影像学检查对骨肿瘤良、恶性的判断准确率较高，但由于骨肿瘤的影像学表现具有多样性，恒定的典型征象不多，因而确定肿瘤的组织学类型在多数情况下仍较困难。正确的诊断有赖于临床表现、影像学表现和实验室检查的综合分析，最后还需同病理检查结合才能确定。

骨肿瘤影像诊断的目的：①检出或发现肿瘤，需合理使用敏感的影像学检查方法，并具备全面细致的图像观察与分辨能力；②准确定位，确定肿瘤的发生部位，如骨皮质、骨松质、骨髓等；③准确定量，判定肿瘤的大小、数量、边界或侵犯范围以及其他微观量化指标，如水分子弥散、灌注指标等；④准确定性，首先判断病变是否为肿瘤，若是肿瘤，需判断是良性肿瘤还是恶性肿瘤，是原发性肿瘤还是转移性肿瘤；根据肿瘤的影像学表现，结合临床及实验室检查，甚至穿刺活检，推断肿瘤的组织学类型；⑤肿瘤分期及预后判断，根据肿瘤的影像学表现，结合临床，判断肿瘤的分期，为临床治疗提供依据；⑥治疗效果监测与评估，观察、评估肿瘤治疗后的变化情况，有利于临床治疗方案的调整与优化。

在观察骨肿瘤影像时，应注意发病部位、病变数目、骨质变化、骨膜反应、肿瘤骨和周围软组织变化等。表7-2列举了良性和恶性骨肿瘤的X线表现特点。

表 7-2　良性和恶性骨肿瘤的影像学鉴别诊断

鉴别要点	良性肿瘤	恶性肿瘤
生长方式	生长缓慢，不侵及邻近组织，但可引起压迫移位	生长迅速，易侵及邻近组织和器官
骨质破坏	呈膨胀性骨质破坏，与正常骨界限清晰，边缘锐利	呈浸润性骨破坏，病变区与正常骨界限模糊，边缘不整
骨皮质	骨皮质变薄、膨胀，保持其连续性	骨皮质破坏、中断
骨膜反应（骨膜反应）	一般无骨膜反应，病理性骨折后可有少量骨膜反应，骨膜反应连续、光滑，骨膜新生骨不被破坏	可出现不同形式的骨膜反应且多不连续，并可被肿瘤侵犯破坏或形成Codman三角
肿瘤骨	无	可有
周围软组织变化	多无肿胀或肿块影，如有肿块，其边缘清楚	侵入软组织，形成肿块，与周围组织分界不清
远处或骨内转移	无	有

4. 软骨源性肿瘤

（1）骨软骨瘤：又称骨软骨性外生骨疣，是发生于骨表面的骨性突出物，顶端覆以软骨帽。

骨软骨瘤是最常见的骨肿瘤,占骨良性肿瘤的 31.6％,占全部骨肿瘤的 17％。骨软骨瘤单发或多发,单发多见。多发性骨软骨瘤病又称遗传性多发性外生骨疣,为一种先天性骨骼发育异常,是常染色体显性遗传病。

1)临床与病理:本病好发于 10～30 岁,男性多于女性。肿瘤早期一般无症状,仅局部可扪及硬结。肿瘤增大时可有轻度压痛和局部变形,近关节者可引起活动障碍或可压迫邻近的神经而引起相应的症状。若肿瘤突然长大或生长迅速,应考虑有恶变的可能。

肿瘤由骨性基底、软骨帽和纤维包膜 3 部分构成。骨性基底可宽可窄,内为骨小梁和骨髓,外被薄层骨皮质,均分别与母体骨的相应部分相连续。软骨帽位于骨性突起的顶部,为透明软骨,其厚度一般随年龄增大而变薄,至成年可完全骨化。镜下所见软骨帽的组织结构与正常的骺软骨相似,表层细胞较幼稚,深层近基底部位的软骨基质发生钙化,通过软骨内化骨形成骨质。

2)影像学表现。①X 线表现:骨软骨瘤可发生于任何软骨内化骨的骨,长骨干骺端是其好发部位,以股骨下端和胫骨上端最常见,约占 50％。X 线摄片上,骨性基底表现为从母骨的骨皮质向外伸延突出的骨性赘生物,发生于长管状骨者多背离关节生长,其内可见骨小梁且与母骨小梁相延续。肿瘤顶端略为膨大,呈菜花状或丘状隆起(图 7-36)。肿瘤顶缘为不规则的致密线。软骨帽在 X 线摄片上不显影。当软骨钙化时,肿瘤顶缘外出现点状或环形钙化影。②CT 表现:肿瘤基底部骨皮质和骨松质均与母体骨相延续,顶部表面有软骨覆盖。软骨帽边缘多光整,其内可见点状或环形钙化。增强扫描病灶无明显强化。③MRI 表现:肿瘤的形态特点与 X 线、CT 所见相同。骨性基底部的信号特点与母体骨相同;软骨帽在 T_1WI 上呈低信号,在脂肪抑制 T_2WI 上为明显高信号,信号特点与关节透明软骨相似。由于 MRI 能清楚显示软骨帽,对评估本病是否恶变有一定的帮助,若软骨帽厚度大于 2cm,常提示恶变。

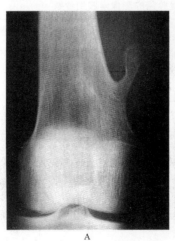 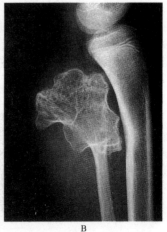

A   B

图 7-36　骨软骨瘤 X 线表现

注　A.股骨远段骨软骨瘤,肿瘤骨性基底部的皮质与母体骨相连续,肿瘤背离膝关节生长;B.腓骨近端骨软骨瘤,肿瘤骨性基底部的骨皮质与小梁均与母体骨相连续。

3)诊断与鉴别诊断:长管状骨干骺端的带蒂或宽基底、背离关节生长、内有与起源骨相延续的皮质和小梁结构的突起是骨软骨瘤的典型 X 线征象,可以做出明确诊断。解剖结构复杂部位发生的骨软骨瘤需借助 CT 检查确诊。由于 MRI 可以直接显示骨软骨瘤软骨帽情况,对于判断骨软骨瘤恶变具有重要价值。

骨软骨瘤需与以下疾患鉴别。①骨旁骨瘤:肿瘤来自骨皮质表面,其不与母体骨的髓腔相通;②表面骨肉瘤:不具有骨皮质和骨松质结构的基底,基底部与母体骨的骨皮质和骨小梁不延续;③皮质旁软骨瘤和皮质旁软骨肉瘤:鉴别点同表面骨肉瘤。

(2)内生软骨瘤:是发生于骨内的软骨瘤,是一种常染色体显性遗传病,为异柠檬酸脱氢酶基因 1(IDH1)、异柠檬酸脱氢酶基因 2(IDH2)先天突变所致。本病占骨肿瘤的 5%～10%,占良性骨肿瘤的 14%～22%,仅次于骨软骨瘤和骨巨细胞瘤,居第三位。可分为单发和多发。单发性内生软骨瘤多见于干骺端和骨干髓腔;多发性者可发生于骨髓腔、骨皮质(哈弗斯管),其中以髓腔多见,约为单发性的 1/6。Ollier 病是指伴有软骨发育障碍和肢体畸形的多发性内生软骨瘤,有单侧发病倾向。多发性内生软骨瘤并发软组织血管瘤则称 Maffucci 综合征。

1)临床与病理:内生软骨瘤多发生于 11～30 岁,其次是 31～50 岁。男性多见,男女比约为 1.6∶1,常发生在手足短管状骨。主要症状是轻微疼痛和压痛,位于表浅者见局部肿块。肿块表面光滑、质硬,局部皮肤正常。患部运动可有轻度受限,偶可合并病理性骨折。多发性者有单侧发病的倾向,但也可同时累及双侧而以一侧为主,常合并各种畸形。多发性内生软骨瘤的恶变率高于单发性者,前者的恶变率为 5%～50%。若肿瘤生长迅速,疼痛加剧,常提示恶变。

肿瘤由瘤软骨细胞和软骨基质构成。瘤软骨细胞较少,细胞和胞核均较小,一般为单核,双核极为少见,多直接分裂,为本病组织学的特征性表现。镜下对软骨瘤和软骨肉瘤的鉴别有时极困难,应密切结合临床和影像学表现。

2)影像学表现。①X 线表现:平片显示,病变常开始于干骺部,随着骨生长而渐移向骨干。病变位于骨干者多为中心性生长,而位于干骺端者则以偏心性生长为主。位于髓腔内者,表现为边界清楚的类圆形骨质破坏区,多有硬化缘与正常骨质相隔。病变邻近的骨皮质变薄或偏心性膨出,其内缘因骨嵴而凹凸不平或呈多弧状。由于骨嵴的投影,骨破坏区可呈多房改变(图 7-37)。骨破坏区内可见小环形、点状或不规则钙化影,以中心部位较多。②CT 表现:可显示髓腔内异常软组织影,密度略低于肌肉,其内可见小环形、点状或不规则钙化影。邻近皮质膨胀变薄,边缘光整、锐利,一般无中断,其内缘凹凸不平。增强扫描可见肿瘤轻度强化。③MRI 表现:未钙化的瘤软骨呈长 T_1、长 T_2 信号。钙化部分呈低信号,但 MRI 较难显示较小的钙化灶。

3)诊断与鉴别诊断:手足短管状骨发生边界清楚的髓腔内膨胀性骨质破坏,内见钙化,病灶侵蚀骨皮质内面,周缘呈花边或波浪状硬化是内生软骨瘤典型 X 线征象。发生于长管状骨及其他少见部位的软骨瘤有时与软骨肉瘤鉴别困难。

软骨瘤还需与以下疾患鉴别。①骨囊肿:极少见于短管状骨,也少见偏心性生长;骨破坏区内无钙化影。②骨巨细胞瘤:手足骨少见,多见于干骺愈合后的长骨骨端;膨胀一般较显著,骨破坏区内无钙化影。③上皮样囊肿:常为外伤性植入性囊肿,多见于末节指骨远端;骨皮质膨胀,边缘光滑,其内无钙化;内生软骨瘤少见于末节指骨。④血管球瘤:大多发生于末节指骨,有明显的疼痛和触痛;早期仅有局限性骨质疏松,晚期可见边缘锐利的小圆形骨破坏区(<1cm),但无钙化。

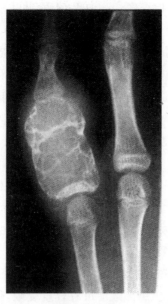

图 7 - 37　指骨内生软骨瘤 X 线表现

（3）软骨肉瘤：是起源于软骨或成软骨结缔组织的一种较常见的骨恶性肿瘤。发病率仅次于骨肉瘤，占骨恶性肿瘤的 16.1%，骨肿瘤的 6.5%。依肿瘤的发生部位，可分为中心型和周围型，前者发生于髓腔，呈中心性生长，后者发生于骨的表面。该瘤也可分为原发性和继发性两种。中心型以原发性居多，少数为内生软骨瘤恶变；周围型以继发性为多，常见的是继发于骨软骨瘤，尤其是多发性骨软骨瘤。

1）临床与病理：软骨肉瘤多见于男性，男女之比约为 1.8：1。发病年龄范围较广。一般认为原发性者发病年龄较继发性者为低。凡软骨内化骨的骨骼均可发生，发病部位以股骨和胫骨最为多见，其次除骶骨以外的骨盆部也是好发部位之一，指（趾）骨少见。主要症状是疼痛和肿胀，并可形成质地较坚硬的肿块。

分化较好的肿瘤为蓝白色，半透明、略带光泽，呈分叶状。切面上可见黄色的钙化灶和灰红色的软骨内骨化部分。肿瘤表面有纤维性假包膜，纤维组织伴随血管伸入瘤内，将肿瘤分隔为大小不等的小叶。软骨基质的钙化多沿血管丰富的小叶边缘区进行，故多呈环状，并可见以软骨内骨化方式形成骨质。

2）影像学表现。①X 线表现：平片显示，中心型软骨肉瘤显示为骨内溶骨性破坏，破坏区边界多不清楚，少数边缘可稍显硬化。邻近骨皮质可有不同程度的膨胀、变薄，骨皮质或骨性包壳可被破坏并形成大小不等的软组织肿块。骨破坏区和软组织肿块内可见数量不等、分布不均、疏密不一或密集成堆或稀疏散在的钙化影（图 7 - 38、图 7 - 39）。钙化表现为密度不均的边缘清楚或模糊的环形、半环形或砂粒样影，其中环形钙化具有确定其为软骨来源的定性价值，也可见到斑片状的软骨内骨化征象。分化差的肿瘤可能仅见数个散在的点状钙化甚至不见钙化影。肿瘤的非钙化部分密度均匀，呈软组织密度。偶见骨膜反应和 Codman 三角。②CT 表现：可见骨破坏区、软组织肿块和钙化、骨化影。由于 CT 有良好的密度分辨力并避免了组织的重叠，显示钙化的效果优于平片，有助于定性诊断。在 CT 片上，软骨肉瘤的典型钙化仍是点状、环形或半环形。肿瘤非钙化部分多表现为不均匀低密度影,肿瘤内可见到坏死、囊变等更低密度影。③MRI 表现:T_1WI 上,软骨肉瘤表现为等或低信号,恶性度高的信号强度常更低;T_2WI 上,恶性度低的肿瘤因含透明软骨而呈均匀的高信号,但恶性度高的软骨肉瘤信号强度常不均匀(图 7-39)。钙化和骨化均呈低信号。MRI 动态增强扫描检查,软骨肉瘤一般在注射对比剂后 10 秒内即出现强化,而软骨瘤的强化则发生得较晚,可依此对二者进行鉴别。

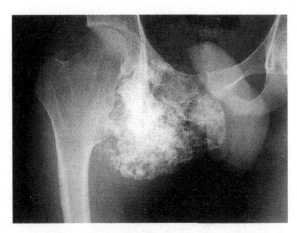

图 7-38　软骨肉瘤(周围型)X 线表现

注　耻骨软骨肉瘤,见局部膨胀性骨破坏及软组织肿块,骨破坏区和软组织肿块内可见斑片状、点状和环形钙化。

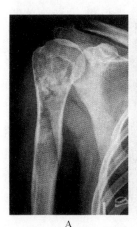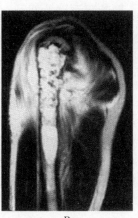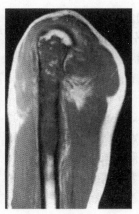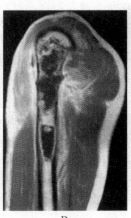

A　　　　　　　B　　　　　　　C　　　　　　　D

图 7-39　软骨肉瘤影像学表现

注　A.肱骨上段中心性骨质破坏区,轻度膨胀,内见薄雾状钙化,其边界不清;B、C、D.分别为同一患者矢状 T_2WI、T_1WI 及增强 T_1WI,肿瘤信号特征为 T_1WI 不均匀低信号,T_2WI 不均匀高信号,增强扫描肿块周边强化,并见伸向肿瘤内部的强化间隔。

3)诊断与鉴别诊断:单凭 X 线表现诊断软骨肉瘤存在一定困难。长管状骨内地图样或虫蚀样骨质破坏区伴钙化,边缘分叶样,骨内面侵蚀及骨膜反应都提示病灶来自软骨,最常见病变即为软骨肉瘤,然而与软骨瘤鉴别往往较困难。

本病需与以下疾患鉴别。①骨肉瘤:由于软骨肉瘤除点状和环形钙化外,可有斑片状骨化影；而骨肉瘤由于具有分化为骨样组织和骨质、软骨以及纤维组织的潜能，同样可见到瘤软骨的钙化影，因此，在肿瘤同时具有钙化和骨化影时，需要进行鉴别。一般而言，如果肿瘤的主体部分或中心部分表现为瘤软骨钙化而边缘部分可见瘤骨时，以软骨肉瘤可能性大；反之，则骨肉瘤的可能性大。如果镜下见到肿瘤内有膜内成骨的证据，则肯定是骨肉瘤。另外，如软骨肉瘤内有大量致密钙化影而类似于硬化型骨肉瘤时，两者须鉴别。前者大块致密影是由点状或小环形影密集而成，密度较高，边界较清楚，骨膜反应较少；后者瘤骨呈斑片状或大块状，边界较模糊，并多见各种骨膜反应。②软骨瘤：低度恶性软骨肉瘤在组织学上有时难以与软骨瘤区别。肿瘤部位有助于良、恶性的判断，位于长骨、中轴骨、肩胛骨和骨盆等处的软骨肿瘤，尤其是体积较大者，即使影像学表现为良性，也应看作是低度恶性；位于手足各骨的肿瘤多为良性，极少恶性。MRI 动态增强扫描对于软骨肉瘤和软骨瘤的鉴别可以提供帮助，软骨肉瘤强化早于软骨瘤。

5. 骨源性肿瘤

（1）骨瘤：是一种成骨性良性肿瘤，占骨良性肿瘤的 8%。骨瘤起源于膜内成骨，多见于膜内化骨的骨骼，也可见于其他骨骼有膜内成骨的部分。

1）临床与病理：致密型骨瘤主要由成熟的板层骨构成，松质型骨瘤由成熟的板层骨和编织骨构成。髓内骨瘤周围无骨质破坏，由正常骨小梁包绕。

骨瘤可发生于各个年龄组，其中以 11～30 岁最多。男多于女。骨瘤可在观察期内长期稳定不增大或缓慢增大。较小的骨瘤可无症状，较大者随部位不同可引起相应的压迫症状。

2）影像学表现。①X 线和 CT 表现：骨瘤好发于颅骨，以颅骨外板多见，其次为颌骨，多见于鼻窦壁。也可见于软骨内成骨的骨骼，如股骨、胫骨和手足骨等。a.颅骨骨瘤：一般为单发，少数为多发，可分为致密型和松质型。致密型大多突出于骨表面，表现为半球状、分叶状边缘光滑的高密度影，内部骨结构均匀实密，基底与颅外板或骨皮质相连。松质型较少见，可长得较大。自颅板呈半球状或扁平状向外突出，边缘光滑，密度似板障或磨玻璃样改变。起于板障者可见内外板分离，外板向外突出较明显，内板多有增厚。骨瘤突起时其表面的软组织也随之突起，但不受侵蚀，不增厚。CT 能更好地显示 X 线平片上骨瘤的各种征象（图 7 - 40）。b.四肢骨骨瘤：多为致密型，突出于骨表面，基底部与骨皮质外表面相连，肿瘤表面光滑，邻近软组织除可受推移外，无其他改变。②MRI 表现：致密型骨瘤在 T_1WI 和 T_2WI 上均呈边缘光滑的低信号或无信号影，其信号强度与邻近骨皮质一致，与宿主骨皮质间无间隙。邻近软组织信号正常。

3）诊断与鉴别诊断：骨瘤经 X 线检查一般可确立诊断，发生于解剖复杂部位者可经 CT 确诊，一般不需进行 MRI 检查。骨瘤需与以下病变鉴别。①骨岛：是正常松质骨内的局灶性致密骨块，它是软骨内成骨过程中次级骨小梁未被改建吸收的残留部分。X 线摄片上表现为位于骨内的致密影，密度类似于骨皮质。边缘清楚，但不锐利，常可见有骨小梁与周围正常小梁相连。②骨软骨瘤：发生于软骨内成骨的骨骼，多自干骺端或相当于干骺端的部位背离关节面方向向外生长。其基底部由外围骨皮质和中央松质骨构成，二者均与母体骨相对应结构相连续。③骨旁骨肉瘤：好发于中年，多见于股骨远端后侧。肿块多无软组织成分，一般较大，密度高,呈象牙质样,也可呈发髻样致密影,肿块外形可不规则,边缘多不光滑。骨性肿块有包绕骨干的倾向,与骨皮质相连或两者间可有一透亮间隙。有的病例骨皮质和髓腔可受侵犯。

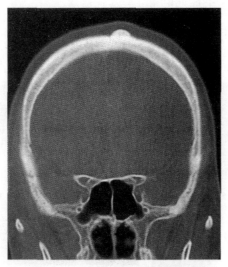

图 7－40　顶骨骨瘤影像学表现

　　(2)骨样骨瘤:是良性成骨性肿瘤,据国内统计,骨样骨瘤占骨良性肿瘤的1.66%,发病率较国外低。

　　1)临床与病理:本病多见于 30 岁以下的青少年。起病较缓,症状以患部疼痛为主,夜间加重。疼痛可局限于病变处,也可向肢体远端或周围扩散。疼痛可发生在 X 线征象出现之前。服用水杨酸类药物可缓解疼痛为本病的特点。

　　肿瘤本身引起的骨质破坏区称为瘤巢,由新生骨样组织所构成,呈放射网状排列,并伴有不同程度的钙化。新生的骨质不会变为成熟的板层骨。瘤巢常被增生致密的反应性骨质包绕,此为成熟骨质。

　　2)影像学表现。①X 线表现:任何骨均可发病,以胫骨和股骨多见,偶见于颅骨。肿瘤多发生于长管状骨骨干,约 85% 发生于骨皮质,其次为骨松质和骨膜下,少数发生于骨的关节囊内部位。发生于脊椎者大多位于附件。依据肿瘤部位,其 X 线摄片上大致可以分为皮质型(图 7－41A)、松质型和骨膜下型,均表现为瘤巢所在部位的骨破坏区以及周围不同程度的反应性骨硬化,骨质破坏区直径一般小于 1.5cm,可见瘤巢内的钙化或骨化影。②CT 表现:瘤巢所在的骨破坏区为类圆形低密度灶,中央可见瘤巢的不规则钙化和骨化影,周边密度较低,为肿瘤未钙化的部分。骨破坏区周围有不同程度的硬化环、皮质增厚和骨膜反应(图 7－41B)。③MRI 表现:肿瘤未钙化的部分在 T_1WI 上呈低到中等信号、T_2MI 上呈高信号,钙化部分在 T_1WI 和 T_1WI 上均呈低信号,肿瘤增强后强化明显。瘤巢周围骨质硬化呈低信号。肿瘤周围骨髓和软组织常有充血和水肿,呈长 T_1、长 T_2 信号,并有一定程度的强化(图 7－41C)。部分肿瘤甚至伴有邻近关节积液和滑膜炎症。

　　3)诊断与鉴别诊断:对于怀疑骨样骨瘤的患者,X 线平片是首选检查方法,依据典型 X 线表现诊断不难。对于瘤巢较小、X 线平片无法显示瘤巢以及解剖结构复杂部位的病灶,CT 检查有较大价值。MRI 对于骨样骨瘤的显示不如 CT。

骨样骨瘤需与以下疾患鉴别。①应力性骨折(疲劳骨折):当骨折处骨质增生和骨膜反应明显时可类似骨样骨瘤,但应力性骨折者多有较长期的劳损史,有特定好发部位;高电压摄影、体层摄影、CT 或多方向 MRI 都不能发现类圆形骨破坏区(瘤巢),而可能发现骨折线。②慢性骨脓肿:多见于干骺端,可有反复发生的炎性症状;骨破坏区可较大,内无钙化或骨化影。

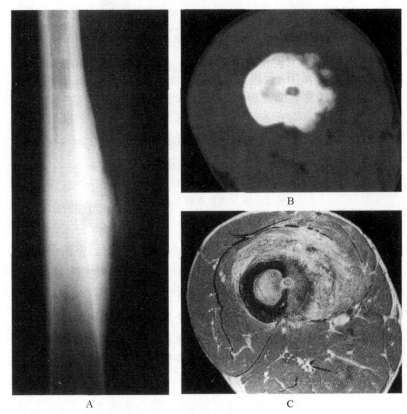

图 7-41　股骨骨样骨瘤影像学表现

注　A.平片示右股骨中段内侧骨内外膜明显增生,其中央部分的骨皮质内隐约可见一小破坏区;B.CT 横断扫描清楚显示骨皮质内的小破坏区、瘤巢内的钙化、骨化和明显的骨膜反应;C.MRI T_2WI 不仅显示瘤巢、巢内钙化、骨化和骨膜反应,还可见周围软组织的水肿。

(3)骨肉瘤:又称成骨肉瘤,是瘤细胞能直接形成骨样组织或骨质的恶性肿瘤。其恶性度高、发展快,是最常见的原发性恶性骨肿瘤,发病率约占骨恶性肿瘤的 34%。骨肉瘤可分为原发性和继发性两种。继发性者是在原先某种骨疾患的基础上发生的骨肉瘤,如在畸形性骨炎、慢性化脓性骨髓炎的基础上和受放射线照射后发生者。

1)临床与病理:原发性骨肉瘤多见于男性,男女之比约为 1.7∶1,好发年龄为 11～30 岁。骨肉瘤的恶性程度高,进展快,多早期发生肺转移。疼痛、局部肿胀和运动障碍是骨肉瘤三大主要症状。实验室检查多数有碱性磷酸酶明显升高。

肿瘤的切面呈多彩性。骨肉瘤肿瘤细胞具有形成骨样组织和骨质、软骨以及纤维组织的潜能,镜下主要成分是肿瘤性成骨细胞、肿瘤性骨样组织和肿瘤骨,还可见数量不等的肿瘤性软骨组织和纤维组织。

2)影像学表现。①X线表现:骨肉瘤可发生于任何骨,最常发生于股骨(47.0%),其次为胫骨(26.3%),其余依次为肱骨(7.1%)、颌骨(5.1%)、腓骨(3.8%)及骨盆(2.7%)。肿瘤好发于长骨干骺端,尤其是股骨远端和胫骨近端最多见。X线平片检查,骨肉瘤有以下基本表现。骨质破坏:多始于干骺端中央或边缘部分,骨松质呈小斑片状骨破坏,皮质边缘显示小而密集的虫蚀样骨质破坏,在皮质内表现为哈弗斯管扩张而呈筛孔状破坏。以后骨破坏区融合扩大,形成大片的骨缺损。肿瘤骨:骨破坏区和软组织肿块内的肿瘤骨是骨肉瘤本质的表现,也是影像诊断的重要依据。瘤骨的形态主要有:云絮状,密度较低,边界模糊,是分化较差的瘤骨;斑块状,密度较高,边界清楚,多见于髓腔内或肿瘤的中心部,为分化较好的瘤骨;针状瘤骨,为多数细长骨化影,大小不一,边界清楚或模糊,彼此平行或呈辐射状,位于骨外软组织肿块内。其成因是肿瘤向软组织浸润发展时,肿瘤细胞沿供应肿瘤的微血管周围形成肿瘤性骨小梁。一些非成骨性肿瘤的间质内可以出现反应性间质成骨,其中有的也形成针状瘤骨样表现,如血管瘤和尤因肉瘤,有时与针状瘤骨不易区分。软组织肿块:表示肿瘤已侵犯骨外软组织,肿块多呈圆形或半圆形,边界多不清楚。在软组织肿块内可见瘤骨。骨膜反应和Codman三角:骨肉瘤可引起各种形态的骨膜反应和Codman三角,两者虽是骨肉瘤常见而重要的征象,但并非特异,也可见于其他的骨肿瘤和非肿瘤性病变。在X线摄片上,据骨质破坏和肿瘤骨的多寡,骨肉瘤可分为3种类型。硬化型:有大量的肿瘤新生骨形成。X线检查可见骨内大量云絮状、斑块状瘤骨,密度较高,明显时呈大片象牙质改变。软组织肿块内也有较多的瘤骨。骨破坏一般并不显著。骨膜反应较明显(图7-42A)。溶骨型:以骨质破坏为主。早期常表现为筛孔样骨质破坏,以后进展为虫蚀状、大片状。广泛的溶骨性破坏易引起病理性骨折。一般仍可见少量瘤骨及骨膜反应,如瘤骨显示不明确,X线确诊就较困难。混合型:即硬化型与溶骨型的X线征象并存(图7-43A)。②CT表现:可清楚显示软组织肿块,常偏于病骨一侧或围绕病骨生长(图7-43B),有时可侵犯周围正常的肌肉、神经和血管而与之分界不清,其内常见大小不等的坏死囊变区。CT发现肿瘤骨较平片敏感,瘤骨分布在骨破坏区和软组织肿块内,形态与平片所见相似,密度差别较大,从几十至数百HU或更高。CT能很好地显示肿瘤与邻近结构的关系,血管神经等结构受侵犯的表现为肿瘤组织直接与这些结构相贴或包绕它们,两者之间无脂肪层相隔。CT能较好地显示肿瘤在髓腔的蔓延范围,表现为正常时的低密度含脂肪的骨髓为软组织密度的肿瘤所取代。增强扫描,肿瘤的实质部分(非骨化的部分)可有较明显的强化,使肿瘤与瘤内坏死灶和周围组织的区分变得较为清楚。③MRI表现:骨质破坏、骨膜反应、瘤骨和瘤软骨钙化在T_1WI上显示最好,其形态与CT所见相似,但MRI显示细小、淡薄的骨化或钙化的能力远不及CT。大多数骨肉瘤在T_1WI上表现为不均匀的低信号,而在T_1WI上表现为不均匀的高信号,肿块外形不规则,边缘多不清楚(图7-42B、C,图7-43C、D)。MRI的多平面成像可以清楚地显示肿瘤与周围正常结构如肌肉、血管、神经等的关系,也能清楚地显示肿瘤在髓腔内以及向骨骺和关节腔的蔓延。

(4)特殊类型的骨肉瘤。

1)骨旁骨肉瘤:又称皮质旁骨肉瘤,起自骨膜或骨皮质附近的成骨性结缔组织,多数分化较好,异型性较轻,预后较好。好发年龄为 25～40 岁,男女差别不大。一般发生于干骺端,多见于股骨远端的后部。肿瘤由肿瘤骨质、梭形细胞和软骨等构成,瘤骨形成较多且致密。X 线平片表现为基底部附着于骨表面的骨性肿块,与骨皮质间可有一透亮间隙,一般无骨膜反应(图 7-44)。肿瘤较大者常有包绕骨干生长的倾向,此时透亮间隙不易显示。CT 可清楚地显示骨旁的骨性包块,一般无软组织肿块。肿瘤相邻骨皮质增厚,有时可见瘤骨侵入髓腔,甚至基底部骨质被侵蚀破坏。MRI 图像上骨性包块呈低信号,未钙化的肿瘤组织 T_2WI 呈高信号,T_1WI 可清楚地显示肿瘤对髓腔的侵犯。

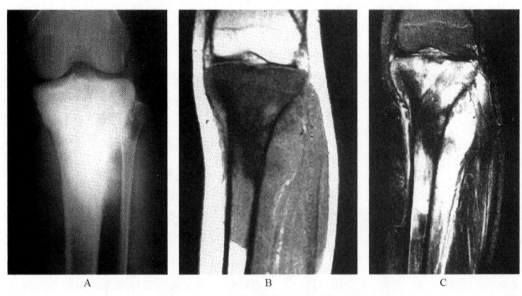

图 7-42　胫骨硬化型骨肉瘤影像学表现

注　A.平片上,左胫骨上段髓腔内见大量象牙质样瘤骨,邻近可见骨膜反应和 Codman 三角,无明显骨质破坏;B、C.MRI 冠状 T_1WI 及脂肪抑制 T_2WI 示髓腔内大量瘤骨、肿瘤在髓腔内的范围、骨外软组织肿块、周围水肿和 Codman 三角。

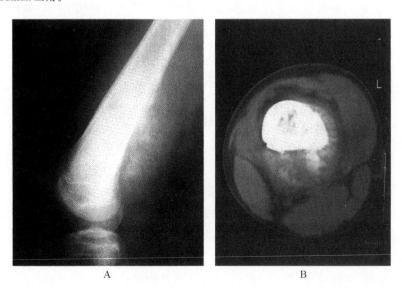

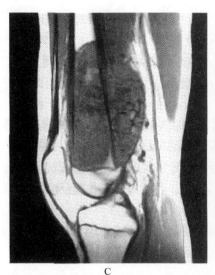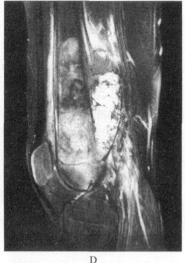

图 7 - 43　股骨混合型骨肉瘤影像学表现

注　A.平片上,股骨远段见溶骨性破坏和软组织肿块,骨破坏区和软组织肿块内可见多量斑片状肿瘤骨,骨破坏区近侧可见骨膜反应;B.CT 显示髓腔内瘤骨及软组织肿块影;C、D.MRI 矢状 T_1WI 和 STIR 示环绕股骨约 3/4 周的软组织肿块影,其内可见低信号的肿瘤骨。

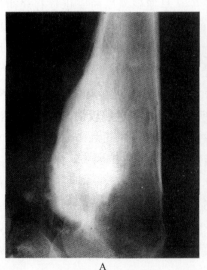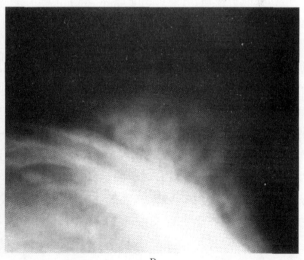

图 7 - 44　骨旁骨肉瘤 X 线表现

注　A.股骨远端后方骨旁骨肉瘤,致密的骨性包块境界清楚,有包绕骨干生长的倾向,后下方有数个小骨化影,与主体不相连;B.颅骨骨旁骨肉瘤,平片示与外板相连的骨性肿块,骨块一部分与外板间有一透亮间隙。

2)骨膜骨肉瘤:是起源于骨外膜的特殊类型骨肉瘤,少见,占骨肿瘤的 0.22%。好发于 15~20岁,男性多于女性。以胫骨上 1/3 段最常见,其次为股骨、桡骨和尺骨。X 线表现为紧贴骨皮质的软组织肿块影,长轴与骨干一致,瘤内可有瘤骨形成,呈放射针状或不规则形。相邻骨皮质局部粗糙、凹陷或增厚,晚期可侵犯骨髓腔。

3)高级别表面骨肉瘤:是一种发生于骨表面的高度恶性成骨性肿瘤,有高度细胞异型性和花边状骨样基质。发病率不到所有骨肉瘤的1%,发病年龄在10~20岁,男性发病略多。病变好发于长骨表面,股骨干多见。肿瘤常较大,紧贴骨皮质,与皮质间无游离间隙,一般不环绕骨骼生长。部分瘤内有瘤骨形成,肿瘤包块可突入软组织,边界常清楚。局部骨皮质常有破坏,可侵犯髓腔。肿瘤周围有骨膜反应。

诊断:绝大多数骨肉瘤可依X线平片确立诊断。典型骨肉瘤X线表现为长骨干骺端髓腔内边界不清的骨质破坏区,穿破骨皮质生长并伴软组织肿块形成,内见瘤骨、Codman三角和(或)日光照射样骨膜反应,有时可发生病理性骨折。应当强调的是,对于大多数骨肉瘤的患者,依靠X线平片基本可做出诊断,但CT或MRI是必不可少的补充。MRI能清楚了解肿瘤侵犯的范围,提供肿瘤周围血管、神经、肌肉受累的信息,有利于治疗方案的确立。CT除了与MRI一样有利于发现平片上不易显示部位的病变外,由于其对细小的骨化和钙化敏感,当平片上不能肯定有无瘤骨或瘤软骨钙化时,CT对确定骨肉瘤的诊断有重要意义。

骨肉瘤需与以下疾患鉴别。①与成骨性病变鉴别。成骨性骨转移瘤:发病年龄较大,好发于躯干骨和四肢长骨骨端。表现为骨松质内的多发性骨硬化灶,境界清楚,骨破坏少见,骨皮质一般不受累。化脓性骨髓炎:骨肉瘤与化脓性骨髓炎的征象有很多相似之处,如两者均有弥散性骨质破坏、较明显的新生骨和广泛的骨膜反应。两者的鉴别是必要的,有时也是困难的。以下几点有助于鉴别:骨髓炎的骨破坏、新生骨和骨膜反应从早期到晚期的变化是有规律的,早期的骨破坏模糊,新生骨密度低,骨膜反应轻微,晚期的骨破坏清楚,新生骨密度高,骨膜反应光滑完整;骨肉瘤则相反,新生的骨质又可被破坏,骨膜反应不是趋向修复,而是继续破坏。骨髓炎的骨质增生和骨质破坏常同时出现,骨破坏的周围有骨增生,而增生的骨中有破坏。骨肉瘤的骨增生和破坏不一定具有这种联系。骨髓炎早期有较广泛的软组织肿胀,当骨破坏出现后肿胀反而消退;而骨肉瘤在穿破骨皮质后往往形成明显的软组织肿块。动态观察,骨肉瘤呈稳定进展;骨髓炎在急性期进展迅速,而在慢性期发展缓慢,经治疗后可处于相对稳定状态。②与溶骨性病变鉴别。骨巨细胞瘤:多见于骨干愈合后的骨骺部,发病年龄多在20~40岁。起病缓慢,症状较轻。X线表现为偏心性膨胀性骨破坏,骨破坏区内无新生骨。若进展较快,骨壳可不完整,但发病年龄、部位和破坏区内无新生骨等仍有重要参考价值。骨纤维肉瘤:发病年龄较大(25~45岁),好发于骨干,呈溶骨性破坏。少见骨质增生,骨膜反应一般较少,破坏区内无肿瘤骨形成。溶骨性骨转移:发病年龄较大,好发于躯干骨和四肢长骨骨端,常为多发性,较少出现骨膜反应和软组织肿块。

6.纤维源性肿瘤

骨的纤维源性肿瘤在2020年《软组织和骨肿瘤WHO分类》(第5版)中只包含了属于中间型的韧带样纤维瘤和恶性型的骨纤维肉瘤两种。

骨纤维肉瘤起源于骨纤维结缔组织,较少见,多为原发性,少数为继发性。

(1)临床与病理:本病约占骨原发肿瘤的3.83%,多见于20~40岁,男性多于女性。好发于四肢长骨干骺端或骨干,以股骨下端、胫骨上端最多,颅骨、脊椎、骨盆等也可发病。主要表现有局部疼痛和肿胀,可有病理性骨折。

肿瘤主要由成纤维细胞及其所产生的胶原纤维构成,可发生出血、坏死及囊变。肿瘤可分为中央型和周围型(骨膜型)。中央型多见,起自骨内膜,可穿破骨皮质,形成软组织肿块。周围型起自骨外膜,环绕骨干向外生长,与母骨紧密相连,也可直接侵及骨皮质及髓腔。部分可继发于畸形性骨炎、骨纤维异常增殖症、慢性感染等。

(2)影像学表现。

1)X 线和 CT 表现。①中央型:多见,表现为溶骨性或轻度膨胀性骨破坏区,边缘模糊,呈筛孔样改变,周围伴有明显的软组织肿块(图 7 - 45)。瘤内少有钙化及骨化征象。一般无骨膜反应。可发生病理性骨折。生长慢者,破坏区可呈囊状,甚至呈膨胀性骨破坏。②周围型:少见,表现为骨旁软组织肿块和邻近部位的骨皮质毛糙、压迫性缺损或虫蚀样破坏,又可穿破皮质侵入骨髓腔。肿瘤巨大时,可出现不规则低密度坏死区。增强扫描,肿块呈不均匀强化。

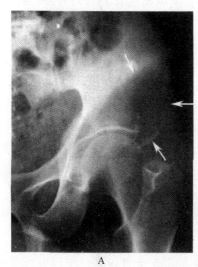 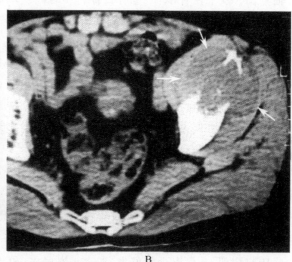

A   B

图 7 - 45 骨纤维肉瘤影像学表现

注 A.左侧髋关节正位片示左侧髂骨溶骨性骨质破坏,边界不清,无硬化边(↑);B.髂骨 CT 平扫示左侧髂骨骨质破坏并局部软组织肿块(↑)。

2)MRI 表现:肿瘤在 T_1WI 上多为低信号,T_2WI 上因分化程度不同,可呈高信号、低信号或混杂信号。

(3)诊断与鉴别诊断。本病需与下述疾病相鉴别。①骨膜骨肉瘤:软组织肿块内多有斑片状或针状瘤骨影,后者表现为起自骨皮质表面的放射状骨针,其近基底部浓密,周围部稀淡。②骨膜软骨肉瘤:软组织肿块内多有典型的环状或半环状软骨钙化。③骨恶性淋巴瘤:病变多位于长骨干骺端,可同时累及骨干,呈进展迅速的骨质破坏和明显的软组织肿块,但患者的全身状态良好。

7. 富含破骨性巨细胞的肿瘤

(1)动脉瘤样骨囊肿:动脉瘤样骨囊肿在 2020 年《软组织和骨肿瘤 WHO 分类》(第 5 版)中将其归为富含破骨性巨细胞的肿瘤,分原发性和继发性两种。

1)临床与病理:本病各年龄均可发病,以 10~20 岁就诊最多,占 80%。临床症状一般较轻,主要为局部肿胀、疼痛,呈隐匿性发病。侵犯脊椎可引起相应部位疼痛,压迫神经则引起相应症状。

病灶主要由大小不等的血腔组成,其中充满可流动的暗红色血液,血腔内衬薄的成纤维细胞和多核破骨细胞型巨细胞,在囊壁之间为柔软而易碎的肉芽肿样组织,呈灰白、白色或棕色。病灶固体成分占全部病灶一半以下,也偶有病灶均由固体成分组成的情况(称为动脉瘤样骨囊肿实性变异)。继发性动脉瘤样骨囊肿是在骨内原有病变的基础上发生的,骨内原有的病变可以是良性的,也可以是恶性的。

2)影像学表现。①X线表现:好发于长骨干骺端,60%～75%见于股骨上端、椎体及附件。跟骨、耻骨、锁骨和掌骨等皆可发病。平片上,病灶呈膨胀性囊状透亮区,与正常骨界面清楚,并可有硬化边;病灶可位于骨干的中央,也可偏心性生长。膨胀显著者可有菲薄骨壳。囊内有或粗或细的骨小梁状分隔或骨嵴,使病变成皂泡状外观(图7-46)。病灶可横向扩展,也可沿骨的长轴生长。发生在脊椎者,也有长骨病灶的特点,当发生压缩性骨折后则失去特点,如同时发现附件膨胀性病变则有助于诊断。②CT表现:病变多呈囊状膨胀性骨破坏,骨壳菲薄,破坏区内一般可见多个含液囊腔,有的可见液—液平面。囊腔间隔为软组织密度,并可见钙化和(或)骨化。增强扫描囊间隔强化而显示更清晰。③MRI表现:一般呈多囊状改变,部分病例囊内有多个液—液平面,在扫描前保持不动10分钟较容易显示。在T_2WI上,液平面上层一般为高信号,可能为血清液或高铁血红蛋白;下层为低信号,可能是细胞及碎裂细胞产物。但这种液—液平面也偶见于骨巨细胞瘤、骨囊肿和软骨母细胞瘤等。

3)诊断与鉴别诊断:本病应和骨巨细胞瘤鉴别,骨巨细胞瘤多见于干骺愈合后的骨端,与正常骨交界处多无骨质增生、硬化,病灶内无钙化或骨化。此外,还应与骨囊肿和血管扩张型骨肉瘤鉴别。

(2)非骨化性纤维瘤:非骨化性纤维瘤为骨结缔组织源性的良性肿瘤,无成骨活动。骨骼发育成熟时,有可能自行消失。

1)临床与病理:本病青少年好发,8～20岁居多,男性稍多于女性。多位于四肢长骨距骺板3～4cm的干骺部,尤以胫骨、股骨和腓骨多见,随年龄增长,逐渐移向骨干。发病缓慢,症状轻微或偶然发现,局部可有酸痛、肿胀。

肿瘤主要成分为分化良好的梭形成纤维细胞,编织成旋涡状,病灶内无成骨。本病与纤维性骨皮质缺损有相同的组织学表现和发病部位。一般将小而无症状并仅限于骨皮质的病变称为纤维性骨皮质缺损。病灶大、有症状、病变膨胀并有骨髓腔侵犯者,称为非骨化性纤维瘤。

2)影像学表现。①X线和CT表现:可分为皮质型和髓腔型。皮质型多位于一侧皮质内或皮质下,呈单房或多房的透光区,长轴多平行于骨干。大小4～7cm,最长可达20cm。边缘有硬化,以髓腔侧明显。皮质膨胀、变薄或中断,无骨膜反应及软组织肿块(图7-47)。髓腔型多位于长骨干骺部或骨端,在骨内呈中心性扩张的单或多囊状透光区,侵犯骨横径的大部或全部。密度均匀,有硬化边。CT上,病灶内密度低于肌肉组织,增强扫描无强化。能更清楚地显示病灶在骨内的位置、周围骨结构及邻近软组织改变。②MRI表现:长T_1、短T_2信号,硬化边呈更低信号。

3)诊断与鉴别诊断。本病鉴别诊断如下。①骨纤维异常增殖症:病变主要为纤维结缔组织增生和新生不成熟的原始骨组织取代了正常的骨组织,骨小梁表面缺乏成骨细胞覆盖;长管状骨和肋骨密度均匀的磨玻璃样改变是本病特征性改变。②骨样骨瘤:多发生于骨皮质内,瘤巢较小,长径一般小于 2cm,瘤巢周围有明显的反应性骨质增生和骨膜反应。局部常有疼痛。③纤维性骨皮质缺损:多见于 6～15 岁儿童,有家族发病倾向,病变常多发、对称,呈囊状或片状皮质缺损区,无膨胀性骨壳。④骨巨细胞瘤:多位于骨端,有横向膨胀的倾向,多呈分房状、膨胀性骨质破坏,相邻骨质一般无硬化,20～40 岁多见。

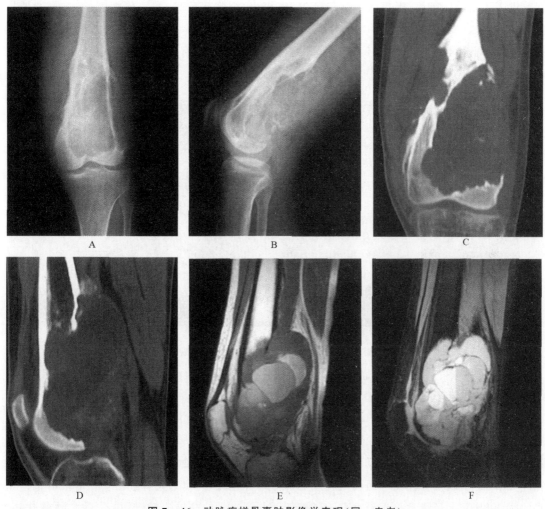

图 7－46 动脉瘤样骨囊肿影像学表现(同一患者)

注 A、B.平片,左股骨下端膨胀性骨质破坏区,有粗细不规则骨嵴;C、D.CT 扫描,病灶部分骨皮质不连续,内有散在残存骨;E、F.MRI 扫描,病灶为长 T_1、长 T_2 信号,有多个大小不等的液—液平面,液平面上方在 T_1WI 上为略高信号(E),在 T_2WI 上为高信号(F),液平面下方为略低信号,T_2WI 显示液平面较多。

(3)骨巨细胞瘤:骨巨细胞瘤是一种局部侵袭性肿瘤,在我国是最常见的骨肿瘤之一,占所有骨肿瘤的 14.13%,居第三位。

1)临床与病理:男女发病率相近,好发年龄为 20～40 岁(约占 65%)。骨骺愈合前本病非常少见,可以说骨骺愈合是一个年龄界限。肿瘤好发于四肢长骨骨端和骨突部,即愈合后的骨骺部,尤其是股骨远端、胫骨近端和桡骨远端好发,3 处发病占全部的 60%～70%。主要症状是患部疼痛和压痛。骨质膨胀变薄时,压之可有捏乒乓球感或有牛皮纸音。肿瘤穿破骨皮质形成软组织肿块后,皮肤可呈暗红色,表面静脉充盈曲张。

肿瘤主要由单核基质细胞和多核巨细胞构成,前者是决定肿瘤性质的细胞。此前,病理学上根据其单核细胞和多核巨细胞的数量比例和组织学特点,将其分为3级。Ⅰ级:为良性型,多核巨细胞数量多于单核细胞。Ⅱ级:为过渡型,两种细胞数量均衡。Ⅲ级:为恶性型,单核细胞数量多于多核巨细胞,多核巨细胞数量少,体积小,细胞核数少,而单核细胞核大,有间变现象,排列紊乱。

尽管有此组织学分级法,但不能完全代表其生物学特性,有的镜下分化成熟的肿瘤,在临床上却表现出恶性生物学行为。

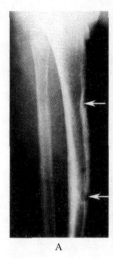
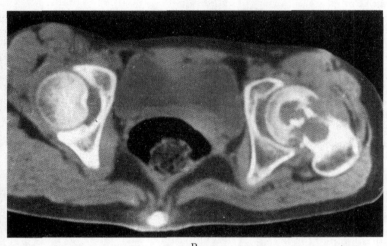

A   B

图 7 - 47　非骨化性纤维瘤影像学表现

注　A.胫骨侧位平片显示胫骨前缘皮质多发囊状骨质破坏(↑),边缘清楚,周围有硬化边;B.另一患者CT平扫显示左侧股骨头、颈区多囊状骨质破坏,边缘有轻度硬化。

2)影像学表现。①X线和CT表现:平片上,肿瘤好发于干骺愈合后的骨端,多呈膨胀性、多房性、偏心性骨质破坏。骨壳较薄,其轮廓一般完整,其内可见纤细骨嵴,构成分房状。有的肿瘤膨胀可很明显,甚至将关节对侧的另一骨端包绕起来,这是该瘤的特征之一。肿瘤常直达骨性关节面下,以至骨性关节面就是肿瘤的部分骨性包壳,此也为其特征之一。肿瘤有横向膨胀的倾向,其最大径线常与骨干垂直。骨破坏区与正常骨的交界清楚,但并不锐利,无硬化边。骨破坏区内无钙化和骨化影。一般无骨膜反应或仅在骨壳与正常皮质交界处可见少量骨膜反应,称为花萼样骨膜反应(图 7 - 48A)。CT 可清楚显示骨性包壳,甚至平片上显示不清的在CT上也可显示。骨壳内面凹凸不平,肿瘤内并无真正的骨性间隔,说明平片上的分房征象实际上是骨壳内面骨嵴的投影。肿瘤内密度不均,可见低密度的坏死区,有时可见液—液平面。肿瘤与骨松质的交界多清楚,但无骨质增生、硬化。对解剖结构较复杂的部位,CT 能很好地显示上述特点;对侵袭性较强的肿瘤,CT 也能显示其相应的特征,对诊断有很大帮助。良、恶性骨巨细胞瘤在 X 线上并无明确差异,以下几点提示恶性:有较明显的侵袭性表现,如肿瘤与正常骨交界处模糊,有虫蚀状、筛孔样骨破坏,骨性包壳和骨嵴残缺不全;骨膜反应较显著,可有 Codman 三角;软组织肿块较大,超出骨性包壳的轮廓;患者年龄较大,疼痛持续加重,肿瘤突然生长迅速并有恶病质。②MRI 表现：MRI 的优势在于显示肿瘤周围的软组织情况，与周围神经、血管的关系，关节软骨下骨质的穿破，关节腔受累，骨髓的侵犯和有无复发等。多数肿瘤在 MRI 图像上边界清楚，周围无低信号环。瘤体的 MRI 信号无特异性，在 T_1WI 呈均匀的低或中等信号，高信号区则提示亚急性、慢性出血（图 7-48B）。在 T_2WI 信号不均匀，呈混杂信号。MRI 常显示液—液平面，比 CT 更清楚。增强扫描，病灶可有不同程度的强化。

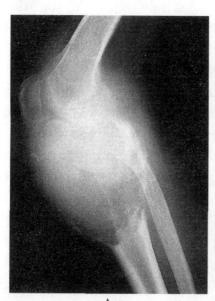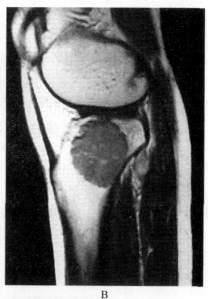

图 7-48　胫骨上端骨巨细胞瘤影像学表现

　　注　A.膝关节平片显示胫骨上端呈溶骨性、膨胀性骨破坏，骨壳菲薄，骨破坏区与正常骨交界清楚，但无硬化边；B.另一病例的 MRI T_1WI，肿瘤呈低信号，其中少量高信号影为肿瘤内出血。

　　3）诊断与鉴别诊断。本病需与以下疾病鉴别。①骨囊肿：多在干骺愈合前发生，位于干骺端而不在骨端。骨囊肿膨胀不如骨巨细胞瘤明显，且是沿骨干长轴发展。②软骨母细胞瘤：肿瘤多发生于干骺愈合前的骨骺，骨壳较厚，且破坏区内可见钙化影。③动脉瘤样骨囊肿：发生于长骨者多位于干骺端，常有硬化边。发生于扁骨或不规则骨者与巨细胞瘤鉴别比较困难，前者为含液囊腔，液—液平面较多见，且 CT 可显示囊壁有钙化或骨化影。

二、关节疾病诊断

（一）关节创伤

关节创伤主要包括关节脱位、关节软骨损伤以及邻近韧带、肌腱损伤。

　1. 关节脱位

关节外伤性脱位大都发生于活动范围大、关节囊和周围韧带不坚固、结构不稳定的关节，在四肢以肩和肘关节常见，而膝关节少见。

（1）临床与病理：患者外伤后关节局部肿痛，活动障碍，甚至引起关节畸形。关节脱位常伴有关节囊和韧带的撕裂，有的还伴有骨折。

（2）影像学表现。

1）X线表现：X线平片上，常见的关节脱位表现如下。①肩关节脱位：肩关节活动范围最大，肩胛盂浅，关节囊与韧带相对松弛而薄弱，易因外伤而脱位。分为肱骨头前脱位和后脱位两种。肱骨头前脱位，常见，多同时向下移位，位于肩胛盂的下方，称为盂下脱位；也可向上移位，位于喙突下方或锁骨下方，分别称为喙突下或锁骨下脱位；肩关节前下脱位常并发肱骨头后外侧缘压缩骨折（Hill-Sachs损伤）（图7-49）。肱骨头后脱位，少见，只有侧位时才能发现肱骨头在肩胛盂的后方，正位易漏诊。②肘关节脱位：较常见，多因肘关节过伸引起。肘关节后脱位，常见，尺骨与桡骨端同时向肱骨后方脱位，尺骨鹰嘴半月切迹脱离肱骨滑车。肘关节侧方脱位，少见，尺、桡骨向外侧移位。肘关节脱位常并发骨折、严重的关节囊及韧带损伤，还可并发血管及神经损伤。③髋关节脱位：根据股骨头脱位的方向，可分为前脱位、后脱位及中心脱位。髋关节后脱位：因髋关节囊后壁较薄弱，故以后脱位最为常见，表现为股骨头脱离髋臼并向后、上移位，Shenton线（耻骨下缘与股骨颈内侧缘的弧形连线）不连续（图7-50），可伴有髋臼、股骨头骨折。髋关节前脱位：股骨头突破关节囊向前、下方移位，Shenton线不连续，可合并髋臼前缘骨折。髋关节中心脱位：常继发于髋臼骨折，股骨头通过髋臼底骨折突入盆腔内，此型脱位较为严重，常合并髂外动脉损伤。④寰枢关节脱位：按外来暴力作用的不同，寰枢关节脱位分过伸性损伤和过屈性损伤，以后者多见。主要表现为寰齿间隙（寰椎前结节后缘与齿状突前缘之间的距离）增宽，并作为判断脱位的主要依据，成人超过2.5mm应怀疑脱位，超过3mm则肯定有脱位；儿童超过4mm应怀疑脱位，超过5mm则肯定有脱位；颈椎椎管前、后缘连续性中断；齿状突与寰椎侧块的关系失常，齿状突偏位，两侧小关节不对称。常合并齿状突骨折。

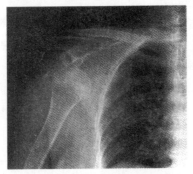

图7-49 右肩关节脱位X线平片

注 右肱骨头前下脱位，伴发肱骨后外侧Hill-Sachs损伤。

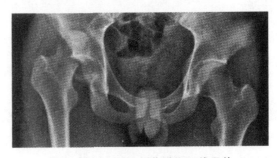

图7-50 右侧髋关节脱位X线平片

注 右侧股骨头脱离髋臼并向后、上移位，Shenton线不连续。

2)CT 和 MRI 表现：能够清晰显示解剖结构复杂或结构相互重叠的关节损伤情况，MRI对于显示伴随的韧带、肌腱损伤帮助很大。

（3）诊断与鉴别诊断：成人大关节脱位，特别是完全性脱位，X 线征象明确，临床诊断不难；解剖结构复杂及 X 线上相互重叠较多的关节，需行 CT 或 MRI 检查以明确脱位情况、有无合并骨折等并发症，对临床治疗至关重要。成人小关节半脱位和小儿骨骺未完全骨化的关节脱位，X 线征象不明确，诊断较难，常需加摄健侧进行比较，必要时可行 CT 和（或）MRI 检查以利于此类脱位的确诊。

2. 关节软骨损伤

关节骨端的骨折常引起关节软骨的损伤或断裂。

X 线平片和 CT 不能直接显示关节软骨的损伤，但如发现骨折线波及骨性关节面甚至骨性关节面出现错位时，应考虑合并有关节软骨损伤。MRI 可以直接显示断裂的关节软骨，表现为关节软骨内出现较高信号区，甚至关节软骨和骨性关节面呈现阶梯状改变，受损的软骨下骨髓内可见局部水肿和出血。

3. 韧带、肌腱损伤

临床常见的韧带、肌腱损伤主要包括前交叉韧带损伤和肩袖撕裂。

影像学表现：韧带、肌腱损伤的影像学诊断主要依靠 MRI 检查。

（1）前交叉韧带损伤：前交叉韧带起自胫骨髁间隆起的前方内侧，与内、外侧半月板前角愈合，斜向外上附着于股骨外侧髁的内侧，伸膝时紧张，具有限制胫骨前移的作用。当暴力撞击胫骨上端后方时，胫骨向前移位，则造成前交叉韧带撕裂，多见于青壮年运动人群。MRI 斜矢状面是显示前交叉韧带撕裂的最佳方位，表现为前交叉韧带走行区空虚或者正常低信号的前交叉韧带连续性中断，形态不规则，PDWI 呈高信号（图 7-51）。

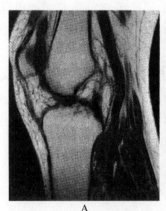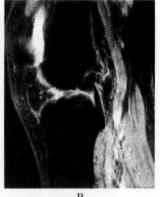

| A | B |

图 7-51 右侧膝关节前交叉韧带撕裂 MRI 表现

注 A.右膝 MRI 斜矢状位 T_1WI；B.脂肪抑制 PDWI。前交叉韧带正常形态、信号消失，局部被脂肪信号填充。

（2）肩袖撕裂：肩袖由冈上肌腱、冈下肌腱、肩胛下肌腱、小圆肌腱组成，冈上肌腱撕裂是最常见的肩袖撕裂。MRI 斜冠状位扫描是显示冈上肌腱撕裂的最佳方位，表现为肌腱连续性部分或完全中断，病变区在 PDWI 呈高信号。完全撕裂时，可见断端挛缩，陈旧性者可见冈上肌萎缩，其内出现脂肪成分，在 T_1WI 呈高信号（图 7-52）。

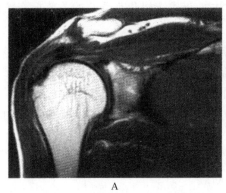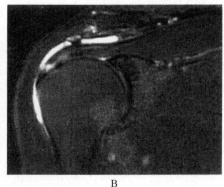

图 7 - 52　肩袖撕裂

注　A.右肩 MRI 斜冠状位 T_1WI;B.脂肪抑制 PDWI,右侧冈上肌肌腱增粗,呈稍高信号,见高信号影填充于肌腱撕裂处,伴有肩峰下囊和三角肌下囊积液。

(二)关节感染

1. 化脓性关节炎

化脓性关节炎是较为严重的急性关节病,常由金黄色葡萄球菌经血液至滑膜而发病,也可因化脓性骨髓炎继发侵犯关节而致;多见于承重关节,如髋和膝关节;常单发。

(1)临床与病理:本病儿童较成人多见;患者常急性发病,局部关节有红、肿、热、痛及功能障碍,并可有全身症状,如寒战、发热及血白细胞增多等。病理见关节滑膜明显充血及水肿,关节腔内有大量渗出液,内含较多的纤维素及中性粒细胞。

(2)影像学表现。

1)X 线表现:X 线平片仍是化脓性关节炎的基本检查方法。①急性期:X 线平片上表现为关节囊肿胀和关节间隙增宽;此时化脓性病变极易破坏关节囊、韧带而引起关节的半脱位或脱位,以婴儿和儿童的髋关节最常见;构成关节的骨可有失用性骨质疏松。②进展期:在关节内脓液中蛋白质溶解酶的作用下,关节软骨被破坏(以承重区明显),引起关节间隙狭窄,由于病变进展迅速,常在发病后 1 个月左右出现;由于肉芽组织增生并侵及骨端,使关节软骨下骨质发生破坏,以承受体重的部分出现早且明显,破坏区周围可见反应性骨质增生、硬化(图7-53A),严重时可发生干骺端骨髓炎。③愈合期:骨质破坏逐渐停止,骨质修复同时进行,病变区出现骨质增生、硬化;骨质疏松消失;若软骨与骨质破坏不甚明显,则关节间隙可部分保留,并有一部分功能,严重时则形成骨性强直。

2)CT 表现:CT 可以显示化脓性关节炎的关节肿胀、积液以及关节骨端的破坏,并能明确病变的范围(图 7 - 53B)。

3)MRI 表现:MRI 对于显示化脓性关节炎的滑膜炎症、关节积液和关节周围软组织受累的范围均优于 X 线平片和 CT,并可显示关节软骨的破坏。以上改变均为非特异性的,须结合临床做出诊断。

(3)诊断与鉴别诊断:化脓性关节炎特征是急性起病,多累及 1 个关节,症状明显;早期即可出现关节间隙改变,骨端破坏先见于关节的承重面,破坏区比较广泛;晚期表现为关节骨性强直。以上可与其他关节炎进行鉴别。

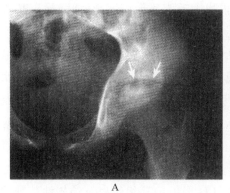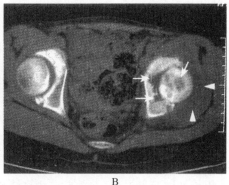

图 7 - 53　左侧髋关节化脓性关节炎

注　A.X 线平片,左侧髋关节间隙变窄,股骨头关节面多发骨质破坏,以承重区明显(↑),股骨头破坏区周围见不均匀骨质硬化;B.CT 检查,左侧髋关节间隙不均匀性变窄,股骨头及髋臼关节面多发骨质破坏(↑),关节囊内见积液(△)。

2. 关节结核

关节结核为继发于肺结核或其他部位结核的并发症,其可继发于骨骺、干骺端结核,为骨型关节结核;也可是细菌经血行先累及滑膜,为滑膜型关节结核;在后期关节和邻近骨质均有明显改变时,则无法分型。

(1)临床与病理:关节结核多见于儿童和青年;常单发,好侵犯髋关节及膝关节,其他关节也可受累。起病比较缓慢,有局部疼痛和肿胀,关节活动受限;时间长者可伴有相邻肌肉萎缩。关节结核大体病理可见滑膜充血明显,表面粗糙,常有纤维素性炎性渗出物或干酪样坏死物被覆;镜下可分为两大类,即渗出型和增殖型,前者见滑膜为大量巨噬细胞所浸润,后者见滑膜内有较多的典型结核结节。

(2)影像学表现。

1)X 线表现:与关节结核的类型有关。①骨型关节结核:X 线表现较为明显,即在骨骺、干骺端结核征象的基础上,又有关节周围软组织肿胀、关节间隙不对称性狭窄或关节骨质破坏等,诊断不难。②滑膜型关节结核:较常见,大多累及 1 个较大关节,以髋关节和膝关节常见。早期,X 线表现为关节囊和关节周围软组织肿胀,密度增高,关节间隙正常或增宽和骨质疏松,这些变化系因滑膜肿胀、增厚,形成肉芽组织和关节积液所致;可持续几个月到 1 年以上;因 X 线表现无特点,诊断较难。随病变进展,滑膜肉芽组织逐渐侵犯软骨和关节面,首先累及承重轻、非接触面的边缘部分,造成关节边缘部虫蚀状骨质破坏,对应关节面常对称受累;承重区关节软骨破坏出现较晚,因此关节间隙变窄出现也发生较晚,与化脓性关节炎不同。病变进一步发展,关节软骨破坏范围扩大,则出现关节间隙变窄,此时可发生半脱位;关节周围软组织常因干酪性液化物积聚而形成冷脓肿,有时穿破皮肤,形成窦道;如继发化脓性感染,则可引起骨质增生硬化,从而改变结核以骨质破坏为主的 X 线特点。病变愈合,则骨质破坏停止发展,关节面骨质边缘变得锐利;骨质疏松也逐渐消失;严重病例,愈合后产生关节强直,多为纤维性强直。

2)CT 表现:关节骨结构改变比 X 线平片表现更清晰,还可见关节囊和关节周围软组织的肿胀、增厚以及关节囊内积液。关节周围的冷脓肿表现为略低密度影,增强检查其边缘出现强化。

3)MRI表现:①滑膜型关节结核早期,可见关节周围软组织肿胀,肌间隙模糊,呈弥散性T_1WI低、T_2WI高信号;关节囊内大量积液表现为液性T_1WI低、T_2WI高信号;关节滑膜增厚呈T_1WI低、T_2WI等信号;②病变进一步发展,可见关节腔内肉芽组织呈均匀T_1WI低、T_2WI等或高混杂信号表现;关节软骨破坏表现为软骨不连续、碎裂或大部消失;关节面下骨破坏区内的肉芽组织信号特点与关节腔内肉芽组织相同,若为干酪坏死,则T_2WI上呈较低信号;关节周围的结核性脓肿呈T_1WI低、T_2WI高信号;增强检查,充血肥厚的滑膜明显强化,与不强化的囊内积液形成明显对比,在关节腔内和骨破坏区内的肉芽组织以及结核性脓肿的边缘也明显强化。

(3)诊断与鉴别诊断:本病应与化脓性关节炎鉴别。

(三)慢性关节病

慢性关节疾病是骨骼肌肉系统很常见的一大类疾病,其病因复杂,具体分类方法尚不统一。

1.退行性骨关节病

退行性骨关节病也称骨关节炎(OA),是以慢性关节软骨损伤退变、关节面及其边缘继发骨质增生形成新骨为特征的一组非炎症性的骨关节病变。

(1)临床与病理:退行性骨关节病分原发性和继发性两类。原发性者最常见,无明显原因,发病缓慢,多见于中老年人,是随着年龄自然增长,人体多关节软骨慢性损伤逐渐发生退行性变的结果;继发性者是先有某种明确原因引起关节软骨的损伤或破坏,进而发生局部的、非自然性关节退行性变。退行性骨关节病者关节软骨的主要病理改变是软骨表层破坏或磨损,水含量减少,引起软骨变薄,关节软骨破损严重者可完全被剥脱。关节软骨受损后,其表面不规则,使关节软骨面下骨质受力不均匀、破坏乃至发生局灶性微骨折,骨折修复进而产生骨质硬化。有时关节软骨下骨内可有黏液渗出、包裹形成的囊变,其周围是致密纤维组织和反应性新生骨。此类囊变的骨性关节面侧常有裂隙。关节面下囊变形成原因不清楚,可能与软骨破坏后其下方骨质应力传导不均匀,部分区域应力增加、液体慢性渗入有关。关节面边缘骨质增生可形成骨赘,组织学上为成熟骨质。晚期可见关节内游离体,游离体多由软骨退变、碎片脱落而来,并可发生钙化及骨化。

退行性骨关节病可发生于人体任何关节,但以膝关节、髋关节、脊椎关节和指间关节等最为好发,以相应关节功能障碍,如活动不灵和疼痛为主要症状。脊椎关节退行性变与椎间盘突出关系密切,可导致脊椎假性滑脱或引起神经孔狭窄。发生在脊椎的退行性骨关节病常可引起脊髓和(或)神经根的压迫,从而引起系列神经压迫症状。

(2)影像学表现。

1)X线表现:全身任何关节,包括滑膜关节和软骨联结,关节退变时X线平片的基本表现是关节间隙变窄、软骨下骨质硬化和骨赘形成。后期出现关节失稳、畸形、游离体和关节面下囊性变等。临床症状往往不与X线表现的严重程度密切关联。

关节间隙变窄是最常见的早期X线平片征象；骨质增生形成的骨赘开始可表现为骨的边缘变锐利，以后为关节面周缘的骨性突起，呈唇样或鸟嘴样；软骨下反应性硬化表现为关节软骨下广泛密度增高，在邻关节面区最显著，向骨干侧逐渐减轻（图7-54）；后期软骨下囊变很常见，可以单个或数个并存，表现为圆形、类圆形透光区，边缘清楚，常有窄硬化带。

如果是骨赘脱落引起的游离体则保留原有形态。如果为软骨钙化、骨化形成的游离体则表现为类圆形高密度环，中央相对透亮区为骨髓组织，多为单个。

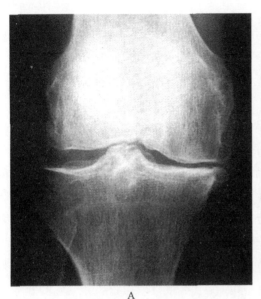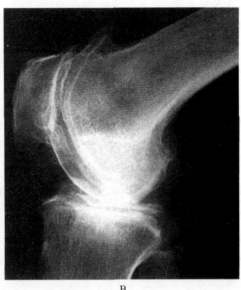

A   B

图7-54 退行性骨关节病X线表现

注 右膝关节间隙变窄，以内侧为著，各骨边缘骨赘形成。

2）CT表现：检查复杂关节时，扫描面与关节面垂直或薄层CT三维重建显示病变较好，如脊柱、髋关节等。关节积液时，CT比平片敏感，表现为关节囊扩张，内有均匀液体密度影。

3）MRI表现：是唯一可以直接清晰显示关节软骨的影像学方法。早期软骨肿胀，T_2WI或PdWI序列上为高信号；以后软骨层内可出现不规则缺失或小囊变；后期关节软骨变薄，甚至完全剥脱（软骨的信号消失），局部纤维化在T_2WI上表现为低信号。

2. 类风湿关节炎

类风湿关节炎（RA）是一种以侵蚀性、对称性多关节炎为主要临床表现的慢性、全身性自身免疫性疾病，对称性侵犯手足小关节为其特征。中国人患病率为0.32%～0.36%，男女比为1∶3，高发年龄为35～50岁。

（1）临床与病理：本病病因和发病机制复杂，在遗传、感染、环境等多因素共同作用下，自身免疫反应导致的免疫损伤和修复是本病发生和发展的基础。遗传因素可能与人白细胞抗原-DR4（HLA-DR4）有关；环境因素主要为病毒或细菌感染，此外，吸烟也会显著增加RA发生的风险，并与抗瓜氨酸化蛋白（ACPA）阳性的RA更相关。免疫紊乱是RA的主要发病机制。

主要病理变化为关节滑膜的非特异性慢性炎症。急性期病理表现为渗出和细胞浸润,慢性期滑膜增厚,形成血管翳,造成关节破坏、畸形和功能障碍。

临床上发病隐匿,对称性侵犯周围关节,以手(足)小关节为主,中轴骨受累少见。表现为双手指间关节梭形肿胀、疼痛。8%~15%的病例为急性发病,有发热、不适、乏力和肝脾肿大等症状与体征,多见于幼年型类风湿关节炎(JRA)(指 16 岁以下发病者)。晚期由于腕、指等关节的滑膜炎侵蚀骨质并使韧带拉长和撕裂,表现为多关节畸形,如手指尺侧偏移、指间关节屈曲和过伸畸形,并常伴有肌肉萎缩。

关节外表现:15%~25%的病例有类风湿结节,好发于肘关节附近,可累及动脉、心包、心肌、心内膜等,还可引起胸膜病变、肺间质性纤维化等。

实验室检查:类风湿因子阳性、ACPA 阳性、红细胞沉降率加快等。

(2)影像学表现。

1)X 线表现:平片显示,手足小关节是最早、最常受累的部位;少数可侵犯肘、肩、膝、髋等大关节。中轴骨受累少见,其中以颈椎为多,可引起寰枢关节半脱位。

早期,手足小关节多发对称性梭形软组织肿胀,进而关节间隙变窄(图 7-55A)。骨侵蚀起始于关节软骨的边缘,即边缘性侵蚀,为 RA 重要早期征象(图 7-55A、B)。尺侧腕伸肌腱鞘炎常引起尺骨茎突内缘特征性侵蚀。平片上骨质疏松为 RA 重要影像特点之一,早期多位于周围小关节,以后累及四肢大骨和中轴骨。RA 常有软骨下囊性病灶,呈多发、边缘不清楚的小透亮区。鹰嘴、肱骨远端、股骨颈或膝关节周围骨质偶见较大的囊性病灶,有学者称为假囊性 RA,可继发骨折。

晚期,关节破坏导致骨与骨之间异常接触,引起压迫性侵蚀,常见于持重的关节,如髋关节(图 7-55C),也见于掌指、桡腕等关节;RA 还可引起关节纤维性强直,而骨性强直少见,一般见于腕关节和足中部关节。

2)MRI 表现:MR 平扫与增强检查,对显示 RA 的关节滑膜炎症、骨质侵蚀等病变,比 X 线平片和 CT 敏感得多,主要能显示充填在侵蚀灶内的血管翳,表现为 T_1WI 低信号、T_2WI 高信号。增强检查局部有明显强化,与关节内血管翳相延续,根据动态测量滑膜体积及骨侵蚀灶的改变可以判断病变活动性。

(3)诊断与鉴别诊断:临床典型表现、类风湿因子阳性和影像学表现为本病的主要诊断依据。早期诊断主要依靠临床表现和实验室检查,MRI 也逐渐成为早期诊断 RA 的重要检查方法。

RA 应与下列疾病鉴别。①关节结核:多为单关节发病,关节软骨和骨质破坏发展相对较快而严重。②银屑病性关节炎:多有银屑病病史,好发于手足的远侧指(趾)间关节,以病变不对称和指(趾)骨的肌腱、韧带附着部骨质增生为特征。③Reiter 综合征:常有泌尿系感染的病史,侵犯关节不对称、肌腱和韧带附着部增生为其特征。④痛风性关节炎:呈间歇性发作,以男性多见,半数以上先侵犯第 1 跖趾关节,早期关节间隙不变窄,发作高峰期高血尿酸为其特点,晚期形成痛风结节。

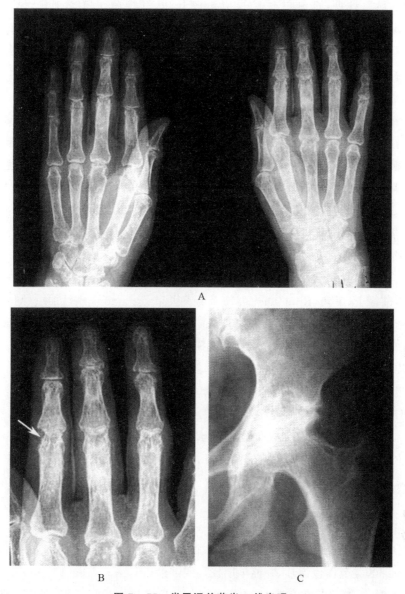

图 7-55 类风湿关节炎 X 线表现

注 A.双手小关节多发对称性侵蚀性骨质破坏,关节间隙变窄;B.为 A 局部放大像,显示典型边缘侵蚀性骨质破坏(↑);C.髋关节关节面侵蚀破坏,关节间隙显著变窄。

3. 强直性脊柱炎

强直性脊柱炎(AS)是一种以中轴骨关节慢性炎症为主的脊柱关节炎最常见的临床类型,原因不明。几乎全部病例均有骶髂关节受累,常导致脊柱诸韧带广泛骨化而致脊椎关节骨性强直。

(1)临床与病理:本病多发生于 20～30 岁,以 20 岁左右发病率最高,男女比约为 1∶1。发病初期多表现为臀部、骶髂关节或大腿后侧隐痛;活动期可有骶髂关节、耻骨联合、脊椎棘突、髂嵴、大转子、坐骨结节、胫骨结节和跟骨结节等部位疼痛及压痛。

实验室检查:急性期,部分可有 C 反应蛋白升高,红细胞沉降率加快。约 90% 的患者 HLA-B27 阳性,但正常人群中也有 4%～8% HLA-B27 为阳性。

关节滑膜的一般病理学表现为非特异性炎症。免疫组织化学分析,AS 浆细胞浸润以 IgG、IgA 型为主,而 RA 则以 IgM 型为主,可资鉴别。

(2)影像学表现。

1)X 线表现:骶髂关节常为最早受累的关节,并且几乎 100% 被累及,双侧对称性发病为其特征,是影像诊断的主要依据。平片显示,骨质破坏以髂侧关节面为主,开始髂侧关节面模糊,以后侵蚀破坏,呈鼠咬状,边缘增生、硬化,关节间隙假增宽(图 7-56A)。随后关节间隙变窄,最后关节间隙消失、关节骨性强直,为其最终表现。骶髂关节炎依其病变程度分为 5 级:0 级,正常;Ⅰ级,可疑异常;Ⅱ级,轻度异常,可见局限性骨侵蚀、硬化,但关节间隙无改变;Ⅲ级,明显异常,为中度或重度骶髂关节炎,有以下 1 项或 1 项以上改变:骨侵蚀、硬化,关节间隙增宽或狭窄或部分强直;Ⅳ级,骶髂关节破坏严重,关节完全骨性强直。

本病骶髂关节炎发病后,沿脊柱自下逐渐上行发展,约 74.8% 的患者发生脊柱受累。开始病变侵蚀椎体前缘上、下角(Romanus 病灶)及骨突关节;Romanus 病灶加重,则椎体前面的凹面变平直,甚至凸起,形成“方椎”;炎症引起纤维环及前纵韧带深层发生骨化,形成平行脊柱的韧带骨赘,使脊柱呈竹节外观,即竹节状脊柱(图 7-56C、D)。晚期,骨突关节囊、黄韧带、棘间和棘上韧带均可骨化;广泛的骨化使脊柱强直,但其强度下降,轻微外伤即可导致骨折。

寰枢椎侵蚀多发生于齿状突的前侧和背侧,寰枢椎半脱位较 RA 为少。

肌腱、韧带及关节囊与骨的附着部可有与骨面垂直的骨化,呈粗胡须状,也可有骨侵蚀,即为末端病,占 AS 患者的 10.7%。髋关节、坐骨结节、股骨大转子、髂嵴和跟骨结节等也是本病常见发病部位。髋关节是最常受累的周围关节,约占 AS 的 37.9%。髋关节炎多双侧对称,表现为关节间隙变窄、关节面侵蚀、关节面下囊变、反应性骨硬化、髋臼和股骨头关节面外缘骨赘及骨性强直。其他周围关节少有 X 线改变。

早期普遍性骨质疏松者预后多不良。

2)CT 表现:主要行骶髂关节扫描,因其可消除关节前后重叠的干扰,比平片能更清晰地显示关节的轮廓和关节面侵蚀灶,并能早期发现侵蚀灶(图 7-56B)。

3)MRI 表现:骶髂关节常有典型 MRI 表现。早期常显示相邻骨质水肿,关节间隙血管翳为 T_1WI 低信号、T_2WI 高信号,增强检查有明显强化,与侵蚀灶相延续。平扫联合增强检查可以 100% 地诊断出炎症,并可根据强化的程度来判断病变的活动性,是最敏感的影像学方法。MRI 显示强直后的脊柱骨折比平片敏感,并能同时显示脊髓受压情况等。

(3)诊断与鉴别诊断:主要依靠临床病史、体征和 X 线检查发现双侧对称性骶髂关节炎进行诊断。当临床高度怀疑本病,而平片未发现异常时,可以选用 CT 和 MRI 检查。

本病几乎 100% 对称侵犯骶髂关节,大多侵犯脊柱,青年男性易发病,类风湿因子阴性,因而容易与类风湿关节炎鉴别。牛皮癣性关节炎和莱特尔综合征累及脊柱和骶髂关节较少,病灶不对称,常形成与脊柱垂直的骨赘,而本病则形成与脊柱平行的韧带骨赘;临床上如发现皮肤牛皮癣、泌尿系的感染,更有利于排除本病。

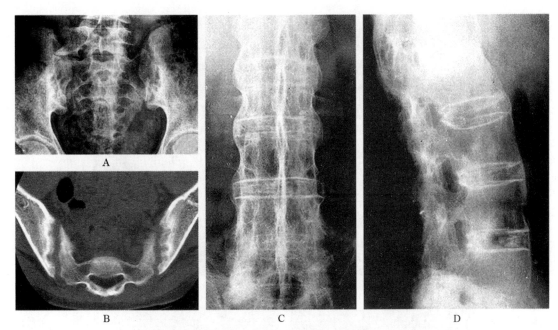

图 7 - 56 强直性脊柱炎影像学表现

注 A.X 线平片,双骶髂关节对称性侵蚀性骨质破坏,关节间隙假增宽;B.骶髂关节 CT 扫描,双侧骶髂关节炎,比 X 线平片显示病变更清楚;C、D.强直性脊柱炎晚期,脊柱呈典型竹节状。

4. 滑膜骨软骨瘤病

滑膜骨软骨瘤病又称滑膜软骨瘤病,以关节腔内黏液囊或腱鞘滑膜多发软骨结节化生为特征。

(1)临床与病理。病理过程分为 3 期:第一期,首先滑膜下组织内出现多中心软骨性化生;第二期,由滑膜增生突起、逐渐长大的结节,以蒂相连,突向关节腔,最终游离到关节腔内,而其他部分仍然埋在滑膜下;第三期,滑膜通过吸收残余的软骨化生灶又恢复其正常形态,而游离体进一步钙化或骨化。软骨化生结节游离入关节腔前、后均可发生钙化或骨化。

本病多见于青壮年,男比女多。多数病例为单关节病变。最常受累的是膝关节,其次为髋、肘、踝、肩和腕关节。主要表现为受累关节疼痛、肿胀和活动受限,也可无症状。即使有多发的游离体也很少出现绞锁现象。关节外滑膜骨软骨瘤病可发生在腱鞘和滑液囊。

(2)影像学表现。

1)X 线表现:平片显示关节内多个圆形或卵圆形钙化或骨化结节影,直径由数毫米到数厘米。小的钙化结节密度均匀一致。大的骨化结节表现为周缘高密度,其中央低密度代表形成的骨松质(图 7-57A);除非合并退行性骨关节病,关节间隙一般正常。

2)CT 表现:可以更清晰地显示病灶的分布,对指导手术有价值(图 7-57B)。

3)MRI 表现:也可以清楚显示病灶的分布,还可以显示未钙化的结节(图 7-57C、D)。多个结节聚集可类似软组织肿块。

(3)诊断与鉴别诊断:本病主要依靠 X 线表现进行诊断,应与剥脱性骨软骨炎、退行性骨关节病、神经性关节病等进行鉴别。

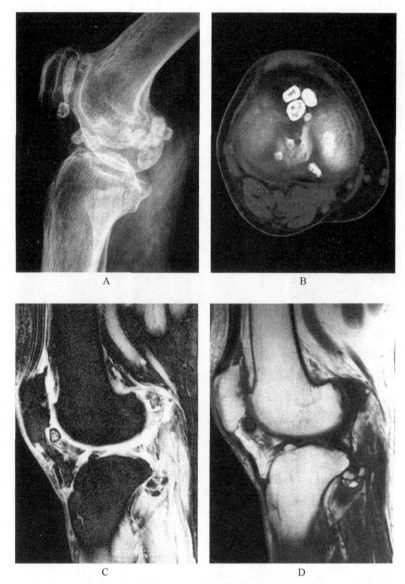

图 7-57　滑膜骨软骨瘤病影像学表现(同一患者)

注　A.X线平片,右膝关节囊及滑囊内多个高密度钙化或骨化影,呈环形或实心状;B.CT扫描;C、D.MRI帮助确定其空间位置,发现未钙化的病灶。

5.色素沉着绒毛结节性滑膜炎

色素沉着绒毛结节性滑膜炎(PVNS)是一种原因不明的关节病变,主要累及关节滑膜、滑液囊和腱鞘。

(1)临床与病理:病因不明,主要学说有滑膜良性肿瘤、对未知物质的炎症反应、细胞和体液免疫异常、脂代谢异常等。病理上,滑膜增厚呈绒毛状或结节状,其上被覆一薄层滑膜细胞。在结缔组织基质中含胶原束和血管,并有载脂细胞(泡沫细胞)和多核巨细胞等浸润,含铁血黄素沉积于细胞内外。早期病灶含血管较多(血管翳),老病灶则减少,而纤维变性和玻璃样变性增多,可含胆固醇晶体。病灶可以是弥散性或结节样。

本病侵犯关节者以青壮年多见,男女发病率近似。通常为单一关节受累,好发于膝关节,其次为髋、踝、肩、肘、手和腕关节及跖趾等关节。发病缓慢,病程长。受累关节以疼痛、肿胀为主,时有活动受限。关节周围可触及肿块。关节液呈巧克力色。病变发生在腱鞘者以女性较多。

(2)影像学表现。

1)X线表现:增厚的滑膜呈分叶状软组织肿块,一般无钙化(图7-58A),但由于含铁血黄素沉积,可呈均匀性高密度影;也可有关节囊积液,但X线难以分辨是积液还是滑膜肥厚。

约51%的病例有骨与软骨异常。骨质侵蚀发生在滑膜压迫较紧的区域,关节面出现压迫性侵蚀,以髋关节为著。关节软骨下或关节旁非持重区有多发性囊性病灶,其边缘清晰,有薄的硬化边,可呈分叶状。病变关节周围骨质不疏松为其特点。晚期关节间隙进行性狭窄,一般无骨赘形成。

侵犯腱鞘的病变主要侵犯手的小关节,最多见为示指和中指,X线多仅显示软组织肿块,有时相邻骨质广泛压迫性侵蚀。

2)CT表现:关节内及周围的软组织肿块,无钙化。可以显示骨侵蚀病灶。

3)MRI检查:最敏感并有一定特异性。结节样增生的滑膜可以表现为多个结节样软组织肿块或表现为不均匀肥厚的滑膜伴关节腔积液。增生的滑膜在 T_2WI 上呈不均匀的高信号,也可因含铁血黄素较多而呈低信号,在 T_1WI 上为低信号(图7-58B~D)。在梯度回波 T_2WI,特别是SWI上,含铁血黄素沉积引起的低信号更容易显示。钙化和血管流空在 T_2WI 上也为低信号。载脂巨细胞的聚集区为局部 T_1WI 高信号、T_2WI 中等信号。MRI发现骨侵蚀比传统X线敏感。MRI增强检查滑膜有明显强化,而滑液无强化,借此可以区分两者。MRI还可以明确韧带、滑液囊和软骨的侵犯情况。

(3)诊断与鉴别诊断:本病X线常表现正常,CT缺乏特异性。MRI检查结合临床表现是诊断本病的最好方法,组织病理学可以确立诊断。本病应与滑膜肉瘤、血友病性关节炎、类风湿关节炎等鉴别。有时其MRI表现与滑膜骨软骨瘤病相似,如X线平片或CT发现散在钙化则可排除本病。

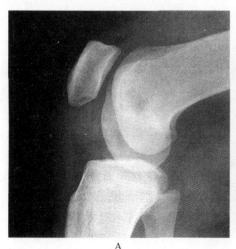
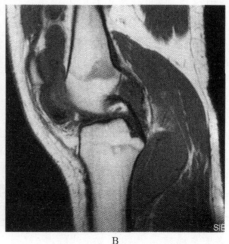

A   B

图 7-58

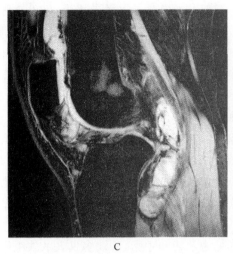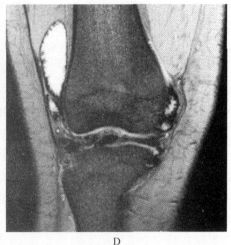

C   D

图 7 - 58　色素沉着绒毛结节性滑膜炎

注　右膝关节色素沉着绒毛结节性滑膜炎(同一患者)。A.X 线平片示髌下囊软组织肿块,骨质正常;B.T_1WI 见髌上、下囊及腘窝处多发低信号影;C.在 T_2WI 上,相对病灶为不均匀高信号影;D.梯度回波图像(Medic)示囊性病灶周边内侧有绒毛样低信号影,为沉积的含铁血黄素。

三、软组织疾病诊断

(一)软组织炎症

软组织炎症的病因多样。影像学检查的目的是协助临床明确炎症的位置、范围、有无脓腔及邻近骨关节受累情况。

1. 临床与病理

软组织炎症可原发于软组织或继发于骨的感染。原发于软组织的感染常有一个急性发病的过程。局部红、肿、热、痛,甚至全身发热和血白细胞计数升高。病理上急性期主要是局部充血、水肿、炎症细胞浸润及组织坏死,继而形成脓肿,脓肿可局限,也可沿肌间隙扩散。炎症慢性期病灶内可出现钙化,边缘有时会包绕一层纤维组织。

2. 影像学表现

X 线表现:局部软组织肿胀、密度略增高,肌间脂肪层模糊,皮下脂肪出现网状影。

CT 表现:受累肌肉明显肿胀,并呈片状低密度,肌间隙和脂肪层模糊;脓肿表现为液性密度区,壁较均匀,通常内壁光整,若其内有气泡影,则提示产气菌感染。CT 增强扫描,脓肿壁呈环形强化(图 7 - 59A)。

MRI 表现:MRI 对软组织炎症的显示比 CT 敏感。①炎症早期,MRI 检查表现为受累肌肉肿胀,肌间隙模糊,呈弥散性 T_1WI 低信号、T_2WI 高信号;形成脓肿时,脓液呈明显 T_1WI 低信号、T_2WI 高信号,脓肿边缘可为一低信号的包膜影,其厚薄较均匀,边界较光整;DWI 上,炎症脓腔常呈高信号。②增强后 MRI 检查,脓肿壁呈环形强化而中心脓腔不强化(图 7 - 59B、C)。

(二)局限性骨化性肌炎

1. 临床与病理

局限性骨化性肌炎多由于外伤或炎症等因素造成成纤维细胞转化为骨母细胞,进而出现骨化所致。多见于男性,以股四头肌、上臂肌受累多见。临床表现为无痛性肿块。病理上,早期病变内见大量新生血管和成纤维细胞;约1个月病灶外围出现钙化,并逐渐向中心区扩展;3～5个月病灶逐渐骨化,外围为致密的钙斑或骨组织,中部为低密度的类骨质;最后病灶渐小,形成片状或硬块样的骨块。镜下病灶中央为富血管、增生活跃的纤维组织,中间带是类骨组织,外围带为分化成熟的骨小梁。

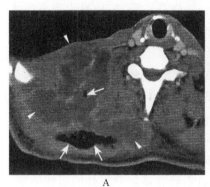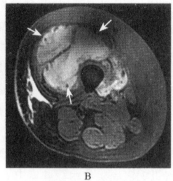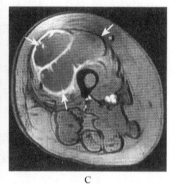

图7-59　软组织感染(脓肿)

注　A.颈部CT增强扫描,右侧颈部示不规则液性低密度区,边缘部强化(△),其内见气体影聚积(↑);B.股部横断面脂肪抑制 T_2WI,股部前肌群区脓肿呈高信号,内有间隔;C.股部横断面脂肪抑制 SE T_1WI 增强检查,脓肿壁明显强化。

2.影像学表现

X线表现:早期无阳性发现,病变钙化后,可见片状或无定形高密度钙化影,与肌纤维走行方向一致,并随病变进展逐渐向心性发展,邻近骨骼可出现骨膜反应(图7-60A、B)。

CT表现:CT早于X线平片显示其特征性的层状钙化及软组织变化。随病程进展,病灶逐渐局限、缩小,病变边缘出现边界清晰的层状钙化,并向中心渐进性发展,与邻近骨质间有透亮间隙相隔(图7-60C)。后期,肿块内除斑片状钙化外,还可见网状致密影。

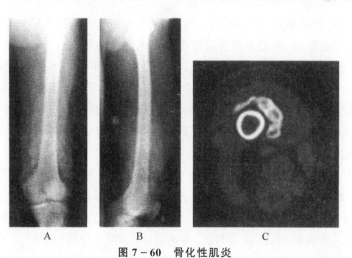

图7-60　骨化性肌炎

注　A、B.股骨正侧位平片,股骨中远段周围肌群广泛骨化,呈羽毛状,与肌肉纤维走行一致;C.股部横断面CT,钙化性肿块样病变环绕股骨,病变边缘部钙化明显,与邻近骨质间有透亮间隙相隔。

(三)软组织肿瘤

软组织是指人体除网状上皮系统、神经胶质、内脏器官及其支撑组织以外的所有非上皮性骨外组织,包括骨骼肌、脂肪、纤维组织及血管等。软组织主要来源于中胚层。周围神经和副神经节来源于神经外胚层,但因其部位在软组织内且与其相互交织生长,所发生的肿瘤也表现为软组织肿块,且其诊断和治疗原则与软组织肿瘤相似,故通常将其归为软组织范畴。

软组织肿瘤是起源于软组织的一大组群肿瘤,其种类繁多、分布广泛,发病率无明显的性别、地区、民族和肤色差异。2020 年《软组织和骨肿瘤 WHO 分类》(第 5 版),将软组织肿瘤分为脂肪细胞肿瘤、成纤维细胞/肌成纤维细胞性肿瘤、纤维组织细胞性肿瘤、血管性肿瘤、周细胞性(血管周细胞性)肿瘤、平滑肌肿瘤、骨骼肌肿瘤、胃肠道间质瘤、软骨—骨性肿瘤、周围神经鞘膜肿瘤、未确定分化的肿瘤以及骨与软组织未分化小圆细胞肉瘤共 12 大组织学类型,其中,每大组织学类型又分出若干亚型,该版软组织肿瘤分类里有近 200 种组织学亚型。软组织良、恶性肿瘤的总发病率之比约为 100∶1,软组织良性肿瘤每年总发病率约为 300/10 万。软组织良性肿瘤中,脂肪瘤约占 30%,纤维性及纤维组织细胞性肿瘤约占 30%,血管肿瘤约占 10%,神经鞘肿瘤约占 5%。软组织肉瘤是软组织肿瘤中一组最具有高度异质性的恶性肿瘤,其特点具有局部侵袭性,呈浸润性或破坏性生长,可局部复发和远处转移。软组织肉瘤最常见的部位是肢体,约占 53%,其次是腹膜后(19%)、躯干(12%)、头颈部(11%)等。

X 线平片难以清晰显示软组织肿瘤的内部结构。CT 对软组织肿瘤的密度显示有一定优势,但因多数软组织与其肿瘤病变密度相近,CT 难以进一步显示软组织的病变信息。MRI 因其多层面、多序列、多参数成像和软组织分辨能力好的优势,成为目前显示软组织肿瘤病变的最佳影像学技术。

1. 脂肪瘤

脂肪瘤是脂肪细胞肿瘤中最常见的一种由成熟脂肪细胞构成的良性肿瘤亚型,可发生于含有脂肪组织的全身任何部位,但多见于颈、肩、背、臀及肢体的皮下组织和腹膜后,也可见于肠系膜、肾周、肌肉和筋膜下等。

(1)临床与病理:脂肪瘤好发于 50~70 岁,多见于肥胖人群,无明显性别差异。临床表现与发病部位、肿瘤形态有关,典型表现为缓慢生长的无痛性肿块,但可产生压迫性症状。

病理上,脂肪瘤常有薄层纤维包膜,质软,边缘清楚。镜下见成熟的脂肪细胞堆积,其间有不规则纤维组织分隔。脂肪瘤内可含有其他的间叶成分,如纤维结缔组织、黏液、软骨和平滑肌组织等,分别称为纤维脂肪瘤、黏液脂肪瘤、软骨脂肪瘤和肌肉脂肪瘤,其中以纤维脂肪瘤最常见。脂肪瘤多为单发,偶可多发,多发者也称多发性脂肪瘤。

(2)影像学表现。

1)X 线和 CT 表现:X 线平片显示病变不够敏感,可表现为边缘规整、清楚的低密度区,多呈圆形或类圆形,随肌肉收缩,其形态可发生改变。肿瘤大小不等,肿瘤越大,透光度相对越强(图 7-61A)。CT 表现有典型征象,即肿瘤呈单发或多发、边缘光整的特征性低密度区,CT 值-120~-40HU,密度均匀,多呈分叶状,有包膜,内部可有分隔(图 7-61B);周围组织可受压,肿瘤的密度与周围正常脂肪组织难以区分;增强扫描病灶内无强化表现。

2)MRI 表现:脂肪瘤的 MRI 信号也具有特征性,即在 T_1WI 上呈高信号、T_2WI 上呈中高信号,边缘清楚,瘤体信号与皮下脂肪组织信号完全相同,其间可含有少许等信号的条状间隔影；在脂肪抑制序列上，其 T_1WI 的高信号、T_2WI 的中高信号均被抑制（图 7-61C、D）。

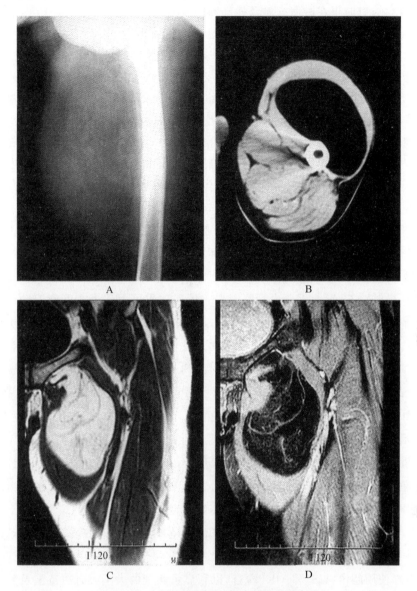

图 7-61　左股部软组织脂肪瘤影像学表现

注　A.左股部 X 线平片，左股部软组织低密度肿块；B.左股部 CT，左股部软组织内示肾形脂肪密度肿块，边缘清楚；C、D.左股部软组织肿块，T_1WI 呈高信号、脂肪抑制 PdWI 呈低信号，其内见等信号间隔。

（3）诊断与鉴别诊断：脂肪瘤在 CT 和 MRI 上的影像学表现均具有其特征性，一般无须与其他病变鉴别。但有时脂肪瘤需要与高分化脂肪肉瘤鉴别。高分化脂肪肉瘤在 T_1WI 增强检查时，常有间隔增厚强化或结节样强化，依此可与单纯脂肪瘤区分。

2.血管瘤

血管瘤为最常见的软组织良性肿瘤之一，由血管组织所形成，可累及皮肤、皮下组织和深部软组织。

（1）临床与病理：血管瘤多见于婴儿和儿童，女性多于男性 2～3 倍。临床上一般无明显症状,部分有间歇性疼痛、肿胀。若持续发展,可侵犯周围组织,引起肢体功能障碍、畸形或并发感染、溃疡及出血,有时可在肿胀处触及搏动和闻及血管性杂音。

血管瘤传统上分为下列类型。①毛细血管瘤:主要由紧密排列的毛细血管丛(衬覆扁平内皮细胞)并间有少量间质组织组成,多位于真皮和皮下组织。②海绵状血管瘤:由形状不规则、衬有内皮并扩张的海绵状血管所构成,各间隙相互交通并可扩展至皮下,形成界限不清、扪之柔软并易被挤空的块状肿物。③静脉性血管瘤:主要由厚壁静脉性血管组成,管壁周围有平滑肌围绕,管腔内衬扁平内皮细胞,腔内可见机化血栓或钙化(又称静脉石)。④上皮样血管瘤:以血管内皮细胞呈上皮样增生伴嗜酸细胞和淋巴细胞浸润为特征,由许多毛细血管型小血管围绕一中等大血管而成。⑤肉芽肿型血管瘤:肿瘤由分叶状或簇状的毛细血管组成,内皮细胞增生活跃。在上述各类型中,以毛细血管瘤最多见,海绵状血管瘤次之,其他各型少见。

(2)影像学表现。

1)X线和CT表现:X线平片常难以显示血管瘤的体积或范围。血管瘤在CT平扫时表现为软组织肿胀或肿块,边界不清,有时在局部皮下脂肪组织内可见到扭曲的索条样结构(肿瘤的供血动脉和引流静脉)。肿块内可有多发、大小不等、圆形或环状钙化的静脉石,为其特征性影像学表现(图7-62A)。部分血管瘤周围的骨骼皮质可因邻近血管瘤搏动产生压迫性骨质破坏;海绵状血管瘤常伴有脂肪组织增生,多位于肌间或肌内,CT呈不均匀低密度区(图7-62B)。CT增强扫描血管瘤有明显强化。血管造影检查时,血管瘤呈囊状、不规则扩张的血窦或粗细不均、迂曲扩张的血管样结构,对比剂通过缓慢,有时可见动静脉瘘。

2)MRI表现:多呈不均匀信号,在 T_1WI 上呈中或高信号,在 T_2WI 上呈高信号,其中 T_2WI 信号强度高于脂肪(图7-62C、D),且随着 T_2 权重的增加,病变信号也越来越高,范围和边界也更清楚,为血管瘤的特征性MRI表现。血管瘤的钙化或静脉石在MRI各序列上均呈低信号。亚急性出血在 T_1WI 及 T_2WI 上表现为不规则斑点、片状高信号;慢性反复出血引起的含铁血黄素沉着在 T_2WI 上表现为低信号。 T_2WI 显示血管瘤与周围正常组织的对比最好。受累的肌肉和皮下脂肪常可出现肥大或萎缩改变。

(3)诊断与鉴别诊断:皮肤和皮下血管瘤通常具有典型的临床表现,诊断不难。对深部血管瘤,宜先进行CT检查,以观察是否有特征性静脉石和骨侵蚀性改变;观察血管瘤本身的各种变化,则最好使用超声(US)和MRI检查,以利显示病变的大小、部位、范围及其与周围结构的关系。

3. 周围神经鞘肿瘤

周围神经鞘膜肿瘤主要指发生于周围神经的肿瘤,分为良性和恶性,前者包括神经鞘瘤、神经纤维瘤、神经束膜瘤、颗粒细胞瘤、神经鞘黏液瘤、孤立性局限性神经瘤、脑膜瘤、混杂性神经鞘瘤;后者包括恶性周围神经鞘膜瘤、上皮样恶性周围神经鞘膜瘤、黑色素性恶性周围神经鞘膜瘤、恶性颗粒细胞瘤及恶性神经鞘瘤等亚型。

(1)临床与病理:神经鞘瘤是起源于周围神经鞘施万细胞的良性肿瘤,病史长,生长慢,肿瘤沿神经走行方向生长,常呈椭圆形,通常具有完整的包膜。纵向活动受限而侧方活动度较大。

好发于 20～40 岁,男女发生率相近,以四肢、颈部和躯干多见,尤其四肢屈侧神经干周围,如肘、腋窝、腘窝及腕部等。肿瘤一般为无痛性肿块,但压迫神经时可伴有放射性酸胀和麻木感,并沿神经分布区出现触电感。发生在大神经干者可引起神经支配肌群萎缩。

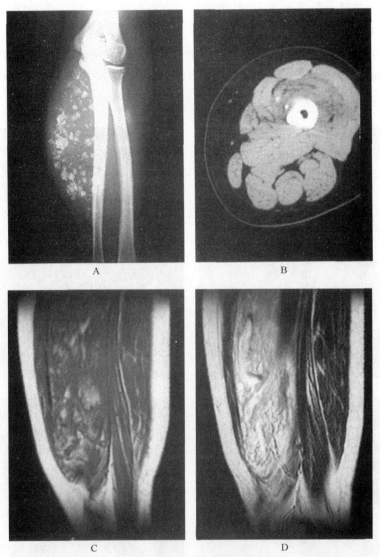

图 7 - 62　血管瘤影像学表现

注　A.左前臂正位片,前臂软组织内见多发、大小不一纽扣状及斑点状钙化;B.股部 CT,左股前部肌群内低密度肿块,边缘不清,其内见多发斑点状钙化;C、D.股部 T_1WI 和 T_2WI,与 B 为同一患者,股前部肌群内弥散性肿胀,其信号不均匀,T_1WI、T_2WI 均为高信号。

(2)影像学表现。

1)X 线和 CT 表现:平片常难以显示神经鞘瘤的全貌。在 CT 上显示梭形、边界清楚、密度不均匀的软组织肿块,位于肌间隙内,沿神经干方向走行发展。病灶内常因伴有囊变、钙化或出血而在 CT 平扫时表现为密度不均的肿块,增强扫描病灶呈不均匀强化。

2)MRI 表现:通常表现为椭圆形、边界清晰的肿物,T_1WI 呈中低信号,T_2WI 上呈中高混杂信号的肿块影像(图7-63A、B)。有时肿瘤中心在 T_2WI 上呈混杂信号,周围呈较高信号,再加上肿瘤外包膜的低信号影,共同形成典型的"靶征"。增强检查病灶常有明显强化和局部无强化区同时存在(图7-63C)。在沿四肢长轴成像的 MRI 上,有时可清楚地显示出肿瘤与其起源根部的粗神经干的邻接关系,称为"神经出入征"(图7-63D);有时还可见肿瘤灶神经分布区域肌肉萎缩改变。

(3)诊断与鉴别诊断:CT 或 MRI 上神经鞘瘤为边界清楚的软组织肿块,平扫密度或信号不均,有时见到"靶征";增强扫描肿瘤呈不均匀明显强化,常有无强化区;若 MRI 在肿块旁发现伴行的粗大神经,即"神经出入征",有助于与其他软组织肿瘤的鉴别。

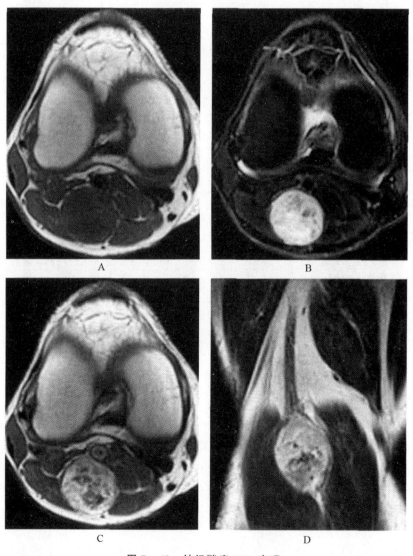

图7-63　神经鞘瘤 MRI 表现

注　A.T_1WI示腘窝区类圆形的等信号肿块,边界清楚;B.抑脂 T_2WI 示肿块呈高信号为主的混杂信号;C.T_1WI增强扫描示肿块不均匀显著强化,内部见片状无强化区;D.冠状面 T_1WI 增强检查示肿块与邻近神经干的关系。

4. 脂肪肉瘤

脂肪肉瘤占所有软组织恶性肿瘤的 10%～18%，是较常见的软组织肉瘤之一。

(1)临床与病理：多见于 40～60 岁，男性多于女性。肿瘤很少发生于皮下，多发生于深部软组织，最常见于大腿及腹膜后。病程为几个月或几年，瘤体可巨大。发生于四肢者，可呈局限性、分叶状、无痛性软组织肿块，边界清楚；发生于腹膜后者多引起继发症状。

肿瘤起源于间叶细胞，由不同分化程度和异型性的脂肪细胞组成，多为原发，很少从脂肪瘤恶变而来。肿瘤呈结节或分叶状，有假包膜，切面呈鱼肉状，可见出血及坏死灶。脂肪肉瘤分为高分化脂肪肉瘤、脂肪瘤样脂肪肉瘤、炎性脂肪肉瘤、硬化性脂肪肉瘤、去分化脂肪肉瘤、黏液样脂肪肉瘤、多形性脂肪肉瘤(上皮样脂肪肉瘤)和黏液样多形性脂肪肉瘤等亚型。其中高分化脂肪肉瘤、黏液样脂肪肉瘤、去分化脂肪肉瘤和多形性脂肪肉瘤都是常见的组织学亚型。

(2)影像学表现。

1)X 线和 CT 表现：X 线平片检出病变不敏感。CT 检查，分化良好的脂肪肉瘤以脂肪成分为主，表现为边界清楚、含有脂肪密度特点的低密度影，与良性脂肪瘤表现类似；而恶性程度较高的脂肪肉瘤，所含脂肪成分较少，表现为圆形或不规则形软组织密度肿块，呈浸润性生长，边界多不清(图 7-64)。肿瘤内通常无钙化，几乎看不到脂肪密度影像。CT 增强扫描肿瘤的非脂肪性部分呈不均匀强化。

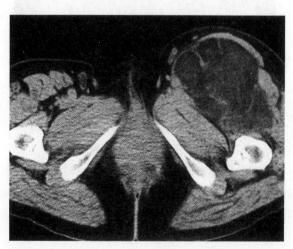

图 7-64　脂肪肉瘤 CT 表现

注　CT 平扫示左腹股沟区不规则形低密度肿块，边界尚清晰，内部见条形及云絮状稍高密度影。

2)MRI 表现：肿瘤呈大小不一、形态不整、边界不清、信号强度不均的软组织肿块。根据肿瘤成分与分化程度不同，其 MRI 信号表现有所不同。如黏液样脂肪肉瘤以含液体囊性成分为主，T_1WI 多为低信号，T_2WI 多为高信号；分化良好、含脂肪成分较多的脂肪肉瘤如高分化脂肪肉瘤，T_1WI 表现为不均匀高信号，T_2WI 表现为不均匀中高信号，瘤内纤维间隔呈低信号，脂肪抑制序列上可见上述同层面 T_1WI 高信号、T_2WI 中高信号的病灶变成较低信号；分化不良的脂肪肉瘤，瘤内脂肪成分较少，在 T_1WI 上呈中、低混杂信号，在 T_2WI 上呈中、高混杂信号为主,边界模糊。部分肿瘤如伴有钙化、出血或坏死,MRI 上也呈相应的信号特征。MRI 增强检查,高分化脂肪肉瘤可见肿瘤内间隔增厚强化或结节样强化,黏液样脂肪肉瘤和去分化脂肪肉瘤等其他亚型肿瘤常有比较明显到显著的强化(图 7-65)。

(3)诊断与鉴别诊断:脂肪肉瘤的不同亚型影像学表现不一,有时需与下列疾病鉴别。①脂肪瘤:多发生于皮下软组织内,边界清楚,CT、MRI 上有与人体正常脂肪组织等密度、等信号的特征影像。②软组织肉瘤的其他很多亚型:如横纹肌肉瘤、纤维肉瘤、平滑肌肉瘤等,与脂肪含量少的脂肪肉瘤亚型从影像上通常鉴别困难,如果怀疑肉瘤,薄层 CT 及 MRI 上发现有脂肪密度或信号时,有助于脂肪肉瘤的诊断。

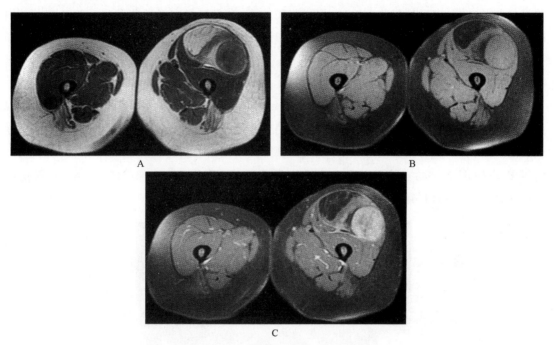

图 7-65 左侧股直肌脂肪肉瘤 MRI 表现

注 A.横断面 T_1WI:左侧股直肌群内见混杂信号肿块影,前半部呈高信号,后半部呈不均匀低信号,边界清楚;B.横断面脂肪抑制扰相梯度回波(SPGR):病变前半部信号被抑制,与皮下脂肪均呈低信号,后半部呈高信号;C.横断面脂肪抑制 T_1WI 增强扫描:肿块前半部信号被抑制呈低信号,无明显强化;后半部呈明显不均匀强化。

5.滑膜肉瘤

滑膜肉瘤占恶性软组织肿瘤的 $5\%\sim10\%$,是具有一定程度上皮分化的间叶组织梭形细胞肿瘤。

(1)临床与病理:多见于 $15\sim40$ 岁,男性略多于女性。常见发病部位是四肢大关节附近,尤以膝关节周围最多。临床症状包括局部隐痛、软组织渐进性肿胀,常伴压痛,病程数月至数年,易误诊为良性病变。如果肿瘤增长迅速,可出现局部皮温升高、皮肤静脉曲张、皮肤溃烂等。

病理上,多数肿瘤紧密附着于周围肌腱、腱鞘或关节囊的外壁,肿瘤呈圆形或分叶状,边界清楚或不清,表面可由受压的邻近组织形成假包膜。切面呈褐色或灰白色,甚至鱼肉状,常见出血和坏死灶。按组织病理学特点,分为非特指类型、梭形细胞型、双相型和低分化型。

(2)影像学表现。

1)X线和CT表现:软组织肿块、肿瘤钙化及局部骨质破坏是滑膜肉瘤的基本X线表现(图7-66)。CT可较清楚地显示肿块的大小、范围、与周围组织的关系以及X线摄片难以显示的钙化。CT平扫呈圆形或分叶状肿块,边界清楚,密度多低于肌肉且多不均匀,内可见更低密度的液化、坏死及高密度出血区;滑膜肉瘤钙化常位于病灶的周边,称为边缘性钙化(图7-67)。CT增强扫描肿瘤多呈不均匀强化,少数肿瘤周围可见异常增粗的血管。

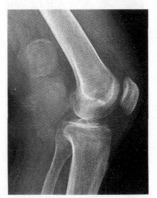

图7-66　滑膜肉瘤X线表现

注　X线平片示腘窝区等或高密度软组织肿块,边界较清楚,肿块边缘及内部见弧形、斑点状钙化。

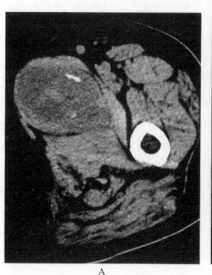
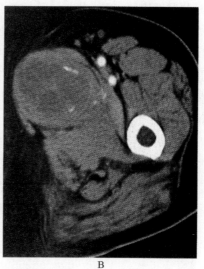

A　　　　　　　　　　　　　　　　　　B

图7-67　滑膜肉瘤CT表现

注　A.CT平扫示左大腿内侧类圆形肿块,边界清楚,密度不均,以低密度为主,边缘见点、条状钙化;B.CT增强扫描示肿块不均匀轻度强化。

2)MRI表现:肿瘤多为类圆形或分叶状肿块,在T_1WI上多呈等低信号,肿瘤合并出血时见小斑片状早期低信号、后期高信号。在T_2WI上,信号多不均匀,常呈现高、中、低3种信号混合存在的征象,称为"三信号征";有时在T_2WI脂肪抑制序列上能见到特征性"铺路石"征象,部分病例肿块内可出现液—液平面。MRI增强检查,肿瘤片絮状不均匀强化,其内可夹杂点片状无强化的区(图7-68)。

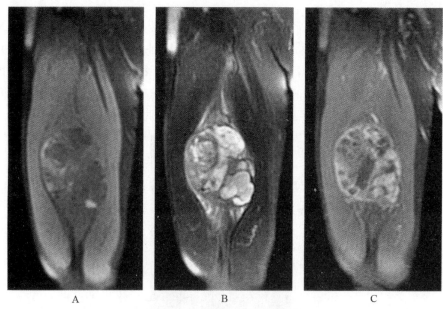

图7-68 滑膜肉瘤MRI表现

　　注　A.T_1WI示大腿类圆形肿块,边界较清,呈低信号为主的混杂信号,内见小片状高信号;B.T_2WI示肿块内呈高、中、低3种信号混合的"三信号征";C.T_1WI增强扫描示肿瘤不均匀明显强化。

　　(3)诊断与鉴别诊断:滑膜肉瘤好发于青年人四肢关节旁软组织,影像学上为关节旁软组织肿块,边缘性钙化,MRI的"三信号征"、特征性"铺路石"征象的出现具有一定特点,最后确诊需病理组织学检查。

　　滑膜肉瘤需与色素沉着绒毛结节性滑膜炎、纤维肉瘤、侵袭性纤维瘤、恶性神经鞘瘤等鉴别。①色素沉着绒毛结节性滑膜炎:可同时侵及关节内外组织;病灶内因有大量含铁血黄素沉积且于T_1WI、T_2WI上均呈低信号,具有一定特异性;较少出现钙化。②纤维肉瘤:发病年龄较滑膜肉瘤大,软组织肿块巨大而骨质破坏较轻,无明显钙化,免疫组化CK、EMA表达阴性,Vim表达弥漫阳性。③侵袭性纤维瘤:多见于中年,好发于大腿、腹壁及腹膜后,密度低于肌肉且多均匀,T_1WI及T_2WI上多因富含纤维成分而呈低信号,增强扫描多呈渐进性强化;④恶性神经鞘瘤:多包绕神经束,且有"靶环征",S-100表达高阳性。

(薛艳青)

参考文献

[1]于春水,郑传胜,王振常.医学影像诊断学[M].北京:人民卫生出版社,2022.

[2]韩萍,冉海涛.医学超声影像学[M].北京:人民卫生出版社,2022.

[3]高建波,王斌.医学影像诊断学[M].北京:人民卫生出版社,2016.

[4]曹厚德.现代医学影像技术学[M].上海:上海科学技术出版社,2016.

[5]郭英.CT技术原理与操作技巧[M].北京:科学出版社,2019.

[6]陈亮,马德晶,董景敏.实用临床MRI诊断图解[M].2版.北京:化学工业出版社,2019.

[7]冯艳,王萍,王红霞.实用临床CT诊断图解[M].2版.北京:化学工业出版社,2018.

[8]余建明,李真林.医学影像技术学[M].4版.北京:科学出版社,2018.

[9]徐克,龚启勇,韩萍.医学影像学[M].8版.北京:人民卫生出版社,2018.

[10]林晓珠,唐磊.消化系统CT诊断[M].北京:科学出版社,2018.

[11]陈懿,刘洪胜.基础医学影像学[M].武汉:武汉大学出版社,2018.

[12]张卫萍,谢寰彤,甘泉.MRI技术与实验[M].镇江:江苏大学出版社,2018.

[13]陈武凡,康立丽.MRI原理与技术[M].北京:科学出版社,2018.

[14]阿杰伊·K.辛格.胃肠影像学精要[M].北京:中国科学技术出版社,2018.

[15]许乙凯,王绍武.医学影像学[M].北京:高等教育出版社,2017.

[16]肖恩华.肝MRI与CT相关影像学[M].北京:人民卫生出版社,2017.

[17]陈涛.医学影像学超声诊断全集[M].北京:中华医学电子音像出版社,2017.

[18]江浩.急腹症影像学[M].2版.上海:上海科学技术出版社,2017.

[19]王骏,陈峰,潘珩.医学影像技术学[M].北京:科学出版社,2017.

[20]许乙凯,吴仁华.医学影像学[M].西安:西安交通大学出版社,2017.

[21]姜玉新,冉海涛.医学超声影像学[M].2版.北京:人民卫生出版社,2016.

[22]胡春洪,吴献华,范国华.放射影像诊断技能学[M].北京:人民卫生出版社,2016.

[23]刘艳君,王学梅.超声读片指南[M].北京:化学工业出版社,2015.

[24]穆玉明.临床超声医学实践[M].北京:人民卫生出版社,2015.

[25]金征宇,龚启勇.医学影像学[M].3版.北京:人民卫生出版社,2015.

[26]王骏.医学影像后处理技术[M].南京:东南大学出版社,2015.

[27]金征宇,龚启勇.医学影像学[M].北京:人民卫生出版社,2015.

[28]徐霖,罗杰,陈平有.实用医学影像学手册[M].武汉:华中科技大学出版社,2015.

[29]夏瑞明,刘林祥.医学影像诊断学[M].3版.北京:人民卫生出版社,2015.

[30]余建明.医学影像技术手册[M].北京:人民卫生出版社,2014.

[31]章东.医学超声基础[M].北京:科学出版社,2014.

[32]李联忠.颅脑MRI诊断与鉴别诊断[M].2版.北京:人民卫生出版社,2014.